R. Dembinski | M. Dreher (Hrsg.)

Intensivbuch Lunge und Beatmung

5., aktualisierte und erweiterte Auflage

begründet von Thomas Bein

Medizinisch Wissenschaftliche Verlagsgesellschaft

R. Dembinski | M. Dreher
(Hrsg.)

Intensivbuch Lunge und Beatmung

Von der Pathophysiologie zur Strategie der Intensivtherapie

5., aktualisierte und erweiterte Auflage

begründet von Thomas Bein

mit Beiträgen von
T. Bein | J. Bickenbach | R. Dembinski | F. Fichtner | M. Fischer | J. Geiseler | J. Hamacher
S. Hammerschmidt | H. Huwer | U. Janssens | A. Kersten | P.M. Lepper | R. Lucas | K. Mayer
M. Menk | P. Neumann | B. Niemann | M. Pfeifer | P. Pickerodt | J. Pochert | F. Reichenberger
B. Schönhofer | J. Spiesshoefer | U. Stammberger | S. Uhlig | H.-D. Walmrath | S. Weber-Carstens
J. Winning | H. Wirtz | H. Wrigge

Medizinisch Wissenschaftliche Verlagsgesellschaft

Das Herausgeber-Team

Prof. Dr. med. Rolf Dembinski
Klinikum Bremen Mitte
Klinikum Bremen Ost
Klinik für Intensivmedizin, Notfallmedizin und Beatmungsentwöhnung
St. Jürgen-Str. 1
28177 Bremen

Univ.-Prof. Dr. med. Michael Dreher
Uniklinik RWTH Aachen
Klinik für Pneumologie und Internistische Intensivmedizin
Pauwelstraße 30
52074 Aachen

MWV Medizinisch Wissenschaftliche Verlagsgesellschaft mbH & Co. KG
Unterbaumstr. 4
10117 Berlin
www.mwv-berlin.de

ISBN 978-3-95466-835-9

Bibliografische Information der Deutschen Nationalbibliothek
Die Deutsche Nationalbibliothek verzeichnet diese Publikation in der Deutschen Nationalbibliografie; detaillierte bibliografische Informationen sind im Internet über http://dnb.d-nb.de abrufbar.

Produkt-/Projektmanagement: Lisa Maria Pilhofer, Susann Weber, Berlin
Lektorat: Monika Laut-Zimmermann, Berlin
Layout & Satz: zweiband.media, Agentur für Mediengestaltung und -produktion GmbH, Berlin
Coverbild: © greenbutterfly/Adobe Stock
Druck: ADverts printing house

Zuschriften und Kritik an:
MWV Medizinisch Wissenschaftliche Verlagsgesellschaft mbH & Co. KG, Unterbaumstr. 4, 10117 Berlin, lektorat@mwv-berlin.de

MIX
Paper | Supporting responsible forestry
FSC® C106236
www.fsc.org

Die Autorinnen und Autoren

Prof. Dr. med. Thomas Bein, M.A.
ehem. Universitätsklinikum Regensburg
Klinik für Anästhesiologie

Prof. Dr. med. Johannes Bickenbach
Universitätsklinikum Aachen AöR
Klinik für Operative Intensivmedizin und Intermediate Care

Prof. Dr. med. Rolf Dembinski
Klinikum Bremen Mitte
Klinikum Bremen Ost
Klinik für Intensivmedizin, Notfallmedizin und Beatmungsentwöhnung

Dr. med. Falk Fichtner
Universitätsklinikum Leipzig
Klinik und Poliklinik für Anästhesiologie und Intensivtherapie

Dr. med. Michael Fischer
Lindenhofspital
Bern
Schweiz

Dr. med. Jens Geiseler
Knappschaft Kliniken Vest GmbH
Knappschaft Kliniken Paracelsus Marl
Medizinische Klinik IV: Klinik für Pneumologie, Beatmungs- und Schlafmedizin

PD Dr. med. Jürg Hamacher
Lindenhofspital
FMH Innere Medizin und Pneumologie, Schlafmedizin
Bern
Schweiz

Prof. Dr. Stefan Hammerschmidt
Klinikum Chemnitz gGmbH
Klinik für Innere Medizin IV
Pneumologie, Intensivmedizin, Onkologie, Allergologie, Schlaf- und Beatmungsmedizin

Prof. Dr. med. Hanno Huwer
SHG-Kliniken Völklingen
Klinik für Herz- und Thoraxchirurgie

Prof. Dr. med. Uwe Janssens
St.-Antonius-Hospital gGmbH
Akademisches Lehrkrankenhaus der RWTH Aachen
Eschweiler

Dr. med. Alexander Kersten
Universitätsklinikum Aachen
Klinik für Kardiologie, Angiologie und Internistische Intensivmedizin
Klinik für Pneumologie und Internistische Intensivmedizin

Prof. Dr. med. Philipp M. Lepper
Universitätsklinikum des Saarlandes
Innere Medizin V
Pneumologie, Allergologie und Intensivmedizin
Homburg

Rudolf Lucas, PhD
Medical College of Georgia at Augusta University
Vascular Biology Center and Division of Pulmonary and Critical Care Medicine
Augusta
USA

Prof. Dr. Konstantin Mayer
ViDia Christliche Kliniken Karlsruhe
St. Vincentius-Kliniken

Prof. Dr. med. Mario Menk
Universitätsklinikum Carl Gustav Carus an der Technischen Universität Dresden
Klinik und Poliklinik für Anästhesiologie und Intensivtherapie

Prof. Dr. Peter Neumann
Evangelisches Krankenhaus Göttingen-Weende gGmbH
Institut für Klinische Anästhesiologie und Operative Intensivmedizin

Dr. med. Bettina Niemann
BG Klinikum Bergmannstrost Halle
Medizinische Klinik

Prof. Dr. med. Michael Pfeifer
Krankenhaus Barmherzige Brüder
Regensburg

Dr. med. Philipp Pickerodt
Charité – Universitätsmedizin Berlin
Campus Virchow Klinikum
Klinik für Anästhesiologie mit Schwerpunkt operative Intensivmedizin

Dr. med. Julia Pochert
Universitätsklinikum Augsburg
Klinik für Anästhesiologie und Operative Intensivmedizin

Prof. Dr. med Frank Reichenberger
Klinik Augustinum
Abteilung Pneumologie
München
und
Lungenheilkunde 5-Seen-Land
Seefeld-Hechendorf

Prof. Dr. Bernd Schönhofer
Laatzen

PD Dr. Dr. med. Jens Spiesshoefer
RWTH Universitätsklinikum Aachen
Klinik für Pneumologie und Internistische Intensivmedizin

PD Dr. med. Uz Stammberger
Novartis Pharma AG
Basel
Schweiz

Prof. Dr. rer. nat. Stefan Uhlig
RWTH Aachen
Institut für Pharmakologie und Toxikologie

Prof. Dr. Hans-Dieter Walmrath
Universitätsklinikum Gießen und Marburg, Standort Gießen
UGLC Lungenzentrum der Universität Gießen
Medizinische Klinik und Poliklinik II

Prof. Dr. med. Steffen Weber-Carstens
Charité – Universitätsmedizin Berlin
Campus Virchow Klinikum
Klinik für Anästhesiologie mit Schwerpunkt operative Intensivmedizin

PD Dr. med. Johannes Winning
Friedrich-Schiller-Universität Jena
Klinik für Anaesthesiologie und Intensivmedizin

Prof. Dr. Hubert Wirtz
Universitätsklinikum Leipzig AöR
Department für Innere Medizin, Dermatologie und Neurologie
Abteilung Pneumologie

Prof. Dr. Hermann Wrigge
BG Klinikum Bergmannstrost Halle
Klinik für Anästhesiologie, Intensiv- und Notfallmedizin, Schmerztherapie

Inhalt

1 Grundlagen von Ventilation, Perfusion und Diffusion

Frank Reichenberger, Konstantin Mayer und Hans-Dieter Walmrath

Die Hauptaufgabe der Lunge ist der Gasaustausch zwischen Luft und Blut mit Aufnahme von Sauerstoff und der Abgabe von Kohlendioxid zur Aufrechterhaltung eines aeroben Metabolismus. Ermöglicht wird dies durch die enge Vernetzung von 2 primären Vorgängen: der Ventilation durch die Atemwege und der Blutzirkulation durch den Lungenkreislauf.

Der Lunge kommt auch eine große immunologische Bedeutung zu. Durch die große innere Oberfläche hat sie von allen Organen den größten Kontakt zur Umwelt und benötigt besondere Abwehrstrategien gegen eindringende Pathogene.

Weitere Aufgaben der Lunge bestehen in der Aufrechterhaltung der Homöostase des Säure-Basen-Haushaltes und der Stoffwechselfunktionen, insbesondere in der Aktivierung und Inaktivierung vasoaktiver Substanzen. Außerdem dient die Lunge als Luftreservoir für das Stimmorgan.

Die Funktionen der Lunge sind so eng mit dem strukturellen Aufbau und den funktionellen Eigenschaften der einzelnen Kompartimente verknüpft und untereinander abhängig, dass eine getrennte Betrachtungsweise kaum möglich ist.

Im Folgenden werden die Grundzüge der Funktion der normalen Lunge unter Berücksichtigung anatomischer Besonderheiten dargestellt.

1.1 Die Atemwege und die Ventilation

Die Atemwege stellen sich wie ein Baum dar: die Trachea der Stamm, die Bronchien die Äste und die Bronchiolen die Zweige, die in die Alveolen als Blätter enden. Die Atemwege fungieren hauptsächlich als Transportweg der Luft vom

Mund zu den Alveolen und zurück. In den oberen Atemwegen wird die Luft gereinigt und angewärmt. Dafür sind die Nase, der Rachen mit dem Waldeyerschen Rachenring und der Larynx zuständig. Partikel in der Atemluft mit einer Größe > 10 µm lagern sich bereits im Nasen-Rachen-Raum ab.

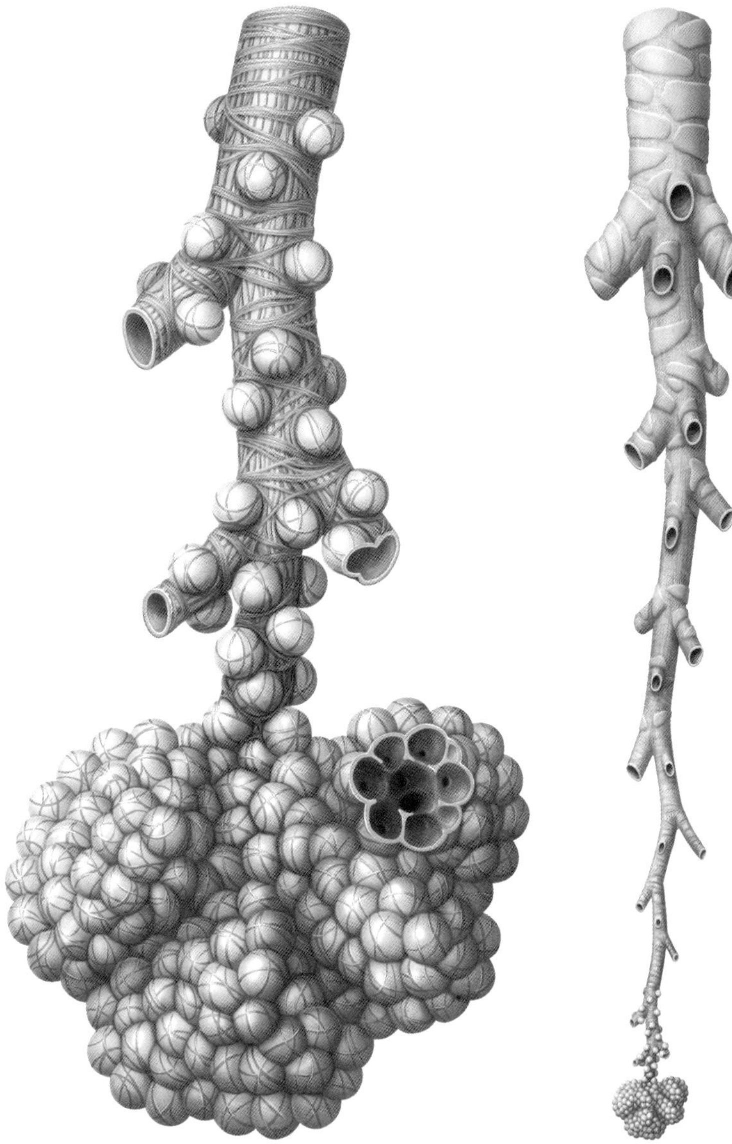

Abb. 1 Anatomischer Aufbau des Bronchialsystems und des Alveolarraumes. Der Bronchiolus terminalis ist der „Stamm" des Lungenazinus, dem funktionellen Endabschnitt der Lunge (mit freundlicher Genehmigung der Georg Thieme Verlags KG).

Die unteren Atemwege beginnen ab der Trachea, die beim Erwachsenen 12–15 cm lang ist und eine Weite von 1,5–2,0 cm hat. An der Hauptcarina, die sich zwischen dem 5. und 6. Brustwirbelkörper befindet, geht die Trachea in die beiden Hautbronchien über, die sich dann über 10–15 Generationen bis zu den terminalen Bronchien teilen.

Dieser Abschnitt der Atemwege ist primär für die Luftleitung zuständig und wird über die bronchiale Zirkulation versorgt. Die respiratorischen Bronchiolen der Generationen 16–18 und der Alveolarbereich mit den Generationen 19–23 bilden die Zone, in der der Gasaustausch stattfindet. Diese werden primär von der pulmonalen Zirkulation mit Blut versorgt (s. Abb. 1).

Als Endstrecke der Ventilation sind die Alveolen in Einheiten zusammengefasst, die Azinus heißen und von einem Bronchiolus terminalis ausgehen. Dieser teilt sich in respiratorische Bronchioli, die partiell bereits am Gasaustausch teilnehmen. Aus den respiratorischen Bronchioli gehen die Alveolargänge hervor, die als Sacculi alveolares die Alveolen tragen. Ein Azinus kann 10–12 Generationen von Atemwegen umfassen. Während der terminale Bronchiolus noch aus der bronchialen Zirkulation versorgt wird, erhalten die anderen Teile des Azinus ihre Versorgung über den Pulmonalkreislauf.

Die Trachea und die Bronchien besitzen ein Knorpelgerüst, das ihnen Stabilität verleiht. Sie tragen Flimmerepithel mit Mukus produzierenden Zellen. Die Bronchiolen besitzen keinen Knorpel, und ab 1 mm Durchmesser auch kein Flimmerepithel mehr. Die Zahl der Mukus produzierenden Zellen nimmt ebenfalls ab. Der Alveolarraum besteht aus den wandbildenden Pneumozyten Typ I und II. Hier finden sich auch Makrophagen, die eine wichtige Rolle im pulmonalen Immunsystem spielen.

Während der Ventilation wird die Luft durch die Atemwege in das Alveolargebiet geleitet, in dem der Gasaustausch stattfindet. Bei jedem Atemzug werden ca. 500 ml Luft eingeatmet. Bei einer Atemfrequenz von ca. 14/Minute ergibt sich ein Atemminutenvolumen von etwa 7 l/min in Ruhe. Die oberen und unteren Atemwege bis zu den terminalen Bronchiolen werden anatomischer Totraum genannt. Dieser beträgt bei einem Erwachsenen ca. 150 ml. Somit errechnet sich die alveoläre Ventilation mit 5 l/Minute (s. Abb. 2).

Die Abschnitte der respiratorische Bronchiolen und Alveolen, die nicht am Gasaustausch teilnehmen, bilden den alveolären Totraum, der sehr gering ist, jedoch variieren kann.

Anatomischer und alveolärer Totraum ergeben den so genannten physiologischen Totraum. Mit ca. 175 ml entspricht er etwa 1/3 des Atemzugvolumens ($V_D/V_t \cong 0{,}3$). Dieses Verhältnis kann sich bei pulmonalen Erkrankungen durch Zunahme des alveolären Totraumes ändern und bis auf ein V_D/V_t Verhältnis $\geq 0{,}6$ ansteigen.

Da der Totraum ein „verlorenes Ventilationsvolumen" hinsichtlich des Gasaustausches darstellt, sollte er so klein wie möglich sein. Eine Verringerung des Volumens der Atemwege durch Reduktion des Durchmessers führt jedoch zu einem hohen Atemwegswiderstand, der sich um den Faktor 4 bei

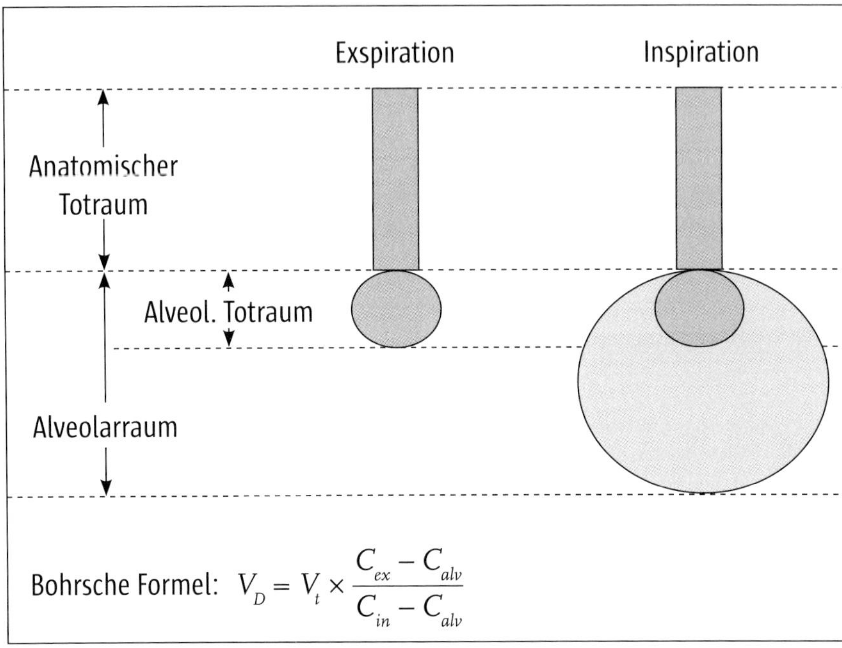

Abb. 2 Darstellung der Totraumverhältnisse in In- und Exspiration

abnehmendem Durchmesser potenziert (Hagen-Poisseuille-Gesetz). Bei größerem Durchmesser haben die Luftwege ein höheres Totraumvolumen, allerdings erhöht sich die Gefahr eines turbulenten Luftstromes, bei dem der Widerstand in 2. Potenz ansteigt (Reynoldsche Zahl). Eine effektive Luftleitung wird ermöglicht, indem bei jeder Teilung der Atemwege der einzelne Durchmesser abnimmt, der Gesamtquerschnitt sich aber vergrößert, so dass der totale Strömungswiderstand reduziert wird (s. Abb. 3). Dabei findet sich der hauptsächliche Atemwegswiderstand in den zentralen Atemwegen, d. h. in der Trachea und den ersten sechs Generationen der Bronchien. Auf diesen Abschnitt der Atemwege entfallen ca. 40 % des Strömungswiderstandes. Die Bronchiolen und Alveolargänge als periphere Atemwege tragen nur 10 % zum Gesamtwiderstand bei, obwohl sich in diesem Kompartiment ca. 60 % des gesamten Lungenvolumens befindet.

Zu Beginn der Inspiration wird eine Druckdifferenz zwischen Umgebung und alveolarem Kompartiment aufgebaut. Dies geschieht durch Kontraktion der Atemmuskulatur, wodurch über die Bewegung des Zwerchfelles und der Thoraxwand der negative intrapleurale Druck vergrößert und unter Überwindung der elastischen Rückstellkräfte des Lungengewebes ein negativer intraalveolärer Druck entsteht. Dadurch wird inspiratorisch ein Lufteinstrom bei geöffneter Glottis in die Atemwege initiiert. Die Druckdifferenz zwischen Umgebungsdruck und Alveolardruck als treibende Kraft der Luftbewegung muss jedoch den Strömungswiderstand der Atemwege überwinden (Ohmsches

Atemwegs-generation		Atemwege	Gesamtquerschnitt (cm^2)
0	Respirationstrakt	Trachea	ca. 3
1	Lunge	Hauptbronchus	
2	Lobus	Lappenbronchus	
3	Segment	Segmentbronchus	ca. 6
4	Subsegment	Subsegmentbronchus	ca. 10
5	↑	kleiner Bronchus	
10	Segment	Bronchiolus	
15	↓	Bronchiolus terminalis	ca. 85
16	↑	Bronchiolus respiratorius	ca. 390
	Azinus	Ductus alveolaris	
		Sacculus alveolaris	
23	↓	Alveolus	ca. 11.000

Abb. 3 Darstellung des Gesamtquerschnitttes der Atemwege in Abhängigkeit von der Teilungsgeneration des Bronchialbaumes

Gesetz). Beim Gesunden findet sich bei Ruheatmung ein turbulenter Luftstrom lediglich in der Trachea und den Hauptbronchien, während in den peripheren Atemwegen ein laminarer Luftstrom und somit ein optimales Flussprofil vorliegt (s. Abb. 4). Bei verstärkter Atmung kommt es zum turbulenten Luftstrom auch in den kleineren Atemwegen bis zu der 5.–6. Generation.

Während die zentralen Atemwege durch das Knorpelgerüst stabilisiert sind, werden die respiratorischen Bronchiolen durch ihre Einbindung in das alveoläre Netzwerk mit deren elastischen Gewebskräften erweitert. Bei Abnahme der Elastizität des Lungengewebes, wie beispielsweise beim Emphysem, wird auch die Weite der respiratorischen Bronchiolen verändert, die exspiratorisch kollabieren und zum so genannten „air trapping“ führen können.

Der Durchmesser mittelgroßer Bronchien wird durch den Tonus der Bronchialmuskulatur reguliert, der einer Steuerung des autonomen Nervensystems unterliegt. Sympathikusaktivierung führt zur Bronchodilatation, während der Parasympathikus eine Bronchokonstriktion begünstigt. Dieser Regelmechanismus beeinflusst auch die Verschiebung des Druck-Volumen-Verhältnisses während der In- bzw. Exspiration.

Durch die starke Zunahme des Gesamtquerschnittes der Luftwege auf Ebene der terminalen Bronchiolen kommt der Luftfluss im Alveolarbereich nahezu

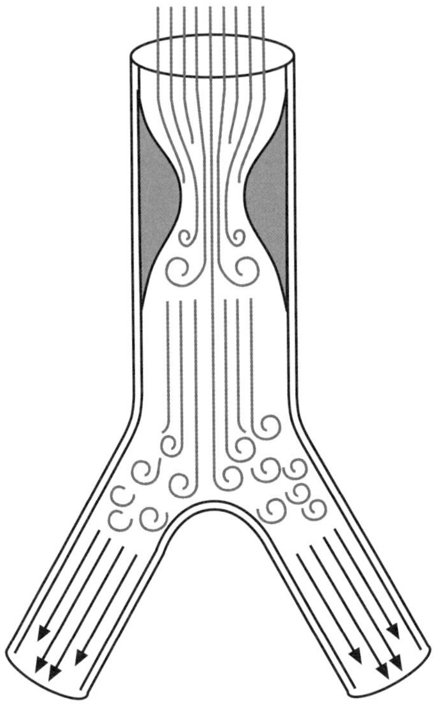

Abb. 4 Strömung in der Trachea und der großen Bronchien

zum Erliegen. Die Strömungsgeschwindigkeit der Luft beträgt weniger als 1 % im Vergleich zur Trachea. Auf alveolärer Ebene findet der Gasaustausch hauptsächlich durch Diffusion statt, die von der Pulsation der umgebenden Organe unterstützt wird. Die Verteilung der Atemluft innerhalb der terminalen Lungenabschnitte richtet sich nach deren Dehnbarkeit, der so genannten Compliance. Sie ist das Verhältnis von Änderung des Volumens zu Änderung des Druckes. Umso größer die Compliance, umso mehr Ventilation findet in der jeweiligen Alveolarregion statt. In der normalen Lunge ist die Compliance geringer zu Beginn der Inspiration, weil erst eine Rekrutierung von Atemwegen stattfindet. Auch am Ende des Atemzyklus sinkt sie wieder ab, weil das Limit der thorakalen Dehnbarkeit erreicht ist. Zusätzlich ist die Compliance einer Lungeneinheit von dem enthaltenen Volumen, der „Vordehnung" abhängig. Je größer das Volumen zu Beginn einer Inspiration, umso geringer ist die Compliance.

Zu Beginn der Exspiration in Ruhe entsteht mit der Relaxation der Atemmuskulatur ein positiver Alveolardruck. Dieser positive Druck wird insbesondere durch die pulmonalen Rückstellkräfte erzeugt, die aus dem elastischen Bindegewebe und dem thorakalen Bandapparat entstehen (s. Abb. 5).

Die Exspiration in Ruhe erfolgt passiv bis zum Druckausgleich zwischen intraalveolärem Druck und dem Luftdruck der Umgebung, der sich auf Höhe

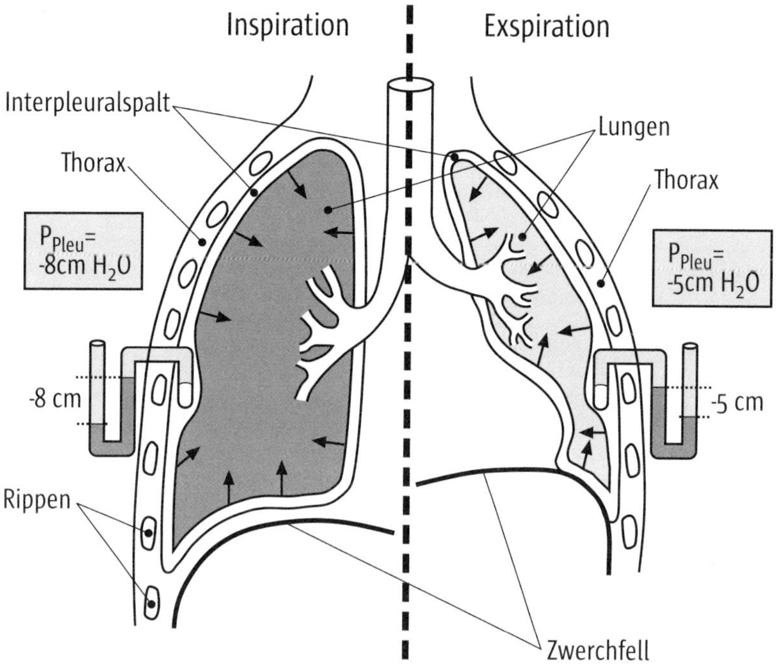

Abb. 5 Darstellung der Zugwirkung der Lunge bei Inspiration und Exspiration und deren Auswirkung auf den Interpleuraldruck P_{Pleu} (1 cmH_2O = 0,981 mbar) [aus Schmidt u. Thews 1993]

der funktionellen Reservekapazität einstellt. Dabei ist der transmurale Druck an der Bronchialwand, gemessen als Druckdifferenz zwischen intrapleuralem und intrabronchialem Druck, entscheidend für das Offenhalten der Atemwege.

Bei der Exspiration in Ruhe ist der transmurale Druck über der Bronchialwand positiv, da der intrapleurale Druck negativ ist, sodass die Atemwege unter physiologischen Bedingungen geöffnet bleiben. Der zunächst konstante Luftfluss in den kleinen Atemwegen nimmt an Luftflussgeschwindigkeit während der Exspiration zu, um schließlich einen turbulenten Fluss in den großen Atemwegen zu erzeugen (s. Abb. 6).

Bei forcierter Exspiration wird zusätzlich Druck durch die Atemmuskulatur aufgebaut, wodurch der intrapleurale Druck ansteigt, der transmurale Druck der Bronchialwand jedoch geringer ist. Wenn dieser Null ist (Punkt gleichen Druckes) bzw. negativ wird, besteht die Gefahr des Atemwegskollapses. Dieser Tendenz wirken mehrere Mechanismen entgegen:

- die Überwindung des Atemwegswiderstands während der Exspiration,

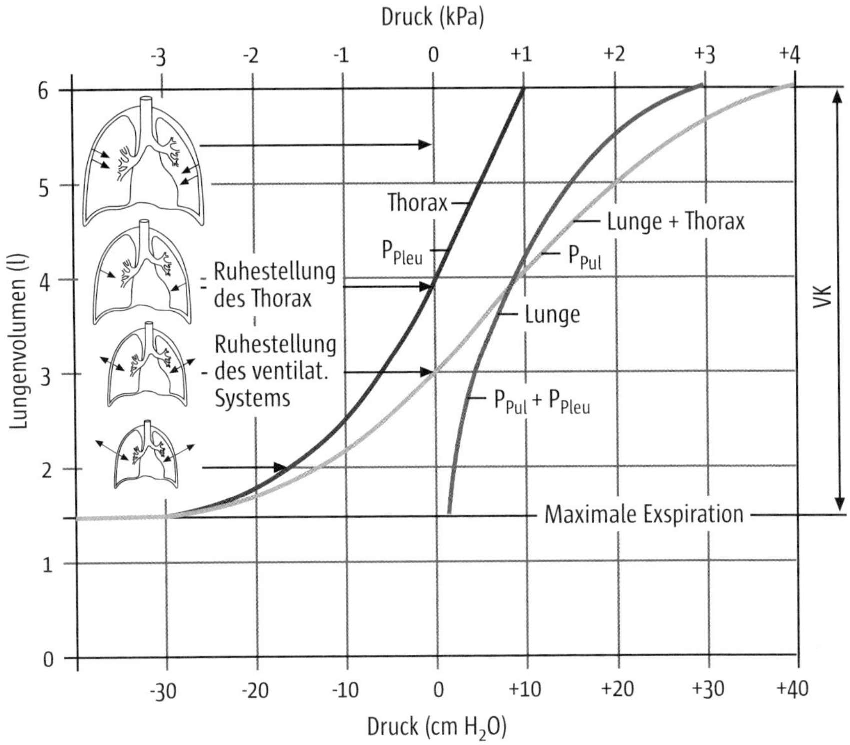

Abb. 6 Ruhedehnungskurven des Atmungsapparates, der Lunge und des Thorax mit Veranschaulichung der wirkenden elastischen Kräfte [aus Schmidt u. Thews 1993]

- die Zunahme der Flussgeschwindigkeit in den Bronchiolen und Bronchien bei konstantem Luftfluss während der Exspiration (Bernoulli Gesetz),
- das Auftreten von turbulentem Fluss in den großen Atemwegen und
- die elastischen Rückstellkräfte der Lunge, die insgesamt den transmuralen Druck anheben und so einen Atemwegskollaps in der Exspiration verhindern.

Am Punkt gleichen Druckes werden funktionell die zentralen von den peripheren Atemwegen unterschieden. Durch Summation der genannten Kräfte liegt dieser Punkt unter physiologischen Bedingungen in den zentralen Atemwegen, die vor einem Kollaps durch das Knorpelgerüst geschützt sind. Wenn jedoch diese Mechanismen geschwächt sind, wie z. B. beim Lungenemphysem mit Abnahme der elastischen Rückstellkräfte, wird der Punkt gleichen Druckes in die Peripherie zu weniger stabilen bronchialen oder bronchiolären Abschnitten der Atemwegen verlagert. Dadurch kann es zu einem exspiratorischen Kollaps der Atemwege kommen. Wenn es zum Ausgleich von intrapleuralem und intraalveolärem Druck kommt, ist die Exspiration auf die Druckdifferenz begrenzt, die durch die elastischen Rückstellkräfte der Lunge zur Umgebung aufgebaut werden kann. Eine weitere Forcierung der Ausatmung durch Steigerung des pleuralen Druckes ist dann nicht möglich (exspiratorische Flusslimitierung).

Die Verteilung der Ventilation in der Lunge ist auch von der Körperposition abhängig. In aufrechter Position werden bevorzugt die basalen Lungenabschnitte ventiliert. Dies ist einerseits der Schwerkraft geschuldet, andererseits ist der pleurale Druck an der Lungenspitze niedriger und führt bereits in Atemruhelage zur verstärkten Dehnung der Alveolen in der Lungenspitze, die damit eine reduzierte Compliance im Vergleich zu den basalen Abschnitten der Lunge besitzen. Daher besitzen am Ende der Exspiration die alveolaren Einheiten in der Lungenspitze einen größeren Durchmesser als die zwerchfellnahen Einheiten.

Sowohl für die Inspiration als auch für die Exspiration existieren Schutzreflexe, die eine Überdehnung der Lunge während der Inspiration (Hering-Breuer-Reflex) und eine übermäßige Entleerung während der Exspiration (Head-Reflex) verhindern.

Die Atemgasverteilung innerhalb der Lunge wird neben dieser vertikalen, broncho-alveolären Ventilation auch durch eine horizontale, so genannte kollaterale Ventilation ermöglicht. Sie dient der Aufrechterhaltung der Ventilation alveolärer Bezirke hinter verschlossenen Bronchien oder bei peripherer Atemwegsobstruktion und wird über intraalveoläre (Kohnsche Poren) und bronchoalveoläre Verbindungen (Lambertsche Kanäle) ermöglicht, die auch beim Gesunden zu finden sind. Eine Kollateralventilation über intrabronchiale Verbindungen (Martinsche Kanäle) findet sich nur bei pulmonalen Erkrankungen.

1.2 Die pulmonale Zirkulation

In der Lunge existieren zwei Kreisläufe: die pulmonale und die bronchiale Zirkulation. Die pulmonale Zirkulation führt das deoxygenierte Blut aus dem rechten Ventrikel zum pulmonalen Kapillarbett, wo der Gasaustausch stattfindet. Die Kapillaren münden in die Pulmonalvenen, die das oxygenierte Blut zum linken Vorhof leiten. Die Pulmonalarterie geht aus dem Trunkus pulmonalis hervor und teilt sich über 8 Generationen äquivalent zu den Bronchien auf. Ab einer Stärke von 2 mm laufen die Pulmonalarterien entlang der Bronchiolen. Ab der Ebene der terminalen Bronchiolen bestehen funktionelle Endstromgebiete, wobei die arteriellen Gefäße eine Weite von 100–150 μm haben und ins Kapillarbett übergehen. Da die pulmonale Zirkulation keine Arteriolen bzw. Venolen aufweist, setzt sich der pulsatile Blutfluss bis ins alveoläre Kapillarbett fort.

Die pulmonale Zirkulation ist ein System mit niedrigem Widerstand aber hoher Compliance; es kann sich an starke Änderungen von Blutfluss bzw. Blutvolumen (Herz-Zeit-Volumen) ohne große Widerstanderhöhung anpassen. Im Ruhezustand wird der Blutfluss entsprechend der Schwerkraft vermehrt in die basalen Lungenabschnitte geleitet. Dadurch werden insbesondere Alveolen im apikalen Bereich nicht adäquat perfundiert (alveolärer Totraum). Die pulmonale Gefäßkapazität wird im Ruhezustand nur zu etwa einem Drittel genutzt. Bei Anstieg des Herz-Zeit-Volumens werden zusätzlich die vorher nicht durchbluteten Alveolarbereiche perfundiert, die dadurch am Gasaustausch teilnehmen. Durch diesen Mechanismus wird bei erhöhtem Herz-Zeit-Volumen das Ventilations-Perfusions-Verhältnis verbessert, wodurch neben der Verminderung der Totraumventilation auch eine Reduktion des physiologischen Shunt-Blutflusses erreicht wird.

Die pulmonale Mikrozirkulation wird in ihrer Funktion entscheidend vom anatomischen Aufbau bestimmt, der die Anpassung der Zirkulation an die atmungsbedingten Veränderungen der pulmonalen Strukturen ermöglicht.

Die Zirkulation im alveolären Kapillarbett wird durch die Atmung beeinflusst und ist bei Inspiration durch Kompression der Alveolarkapillaren reduziert. Zusätzlich existieren extraalveoläre Gefäße, sog. „Corner-Vessels", die ebenfalls am Gasaustausch teilnehmen. Bei Erhöhung des intraalveolären Drucks werden diese durch radiär ansetzende Bindegewebssepten jedoch erweitert. Dadurch kann eine effektive intrapulmonale Blutzirkulation auch bei Kompression der Alveolarkapillaren stattfinden und das intrapulmonale Shuntvolumen physiologisch unter 2 % gehalten werden (s. Abb. 7).

Am Ende der terminalen Bronchiolen wird die Luft in die Alveolargänge geleitet. Deren Wände gehören zu den Alveolarsepten und nehmen bereits am Gasaustausch teil. Diese Alveolarwände bestehen zu 90 % aus Kapillaren, die nahezu die gesamte Alveole umgeben und ein dichtes kontinuierlich verlaufendes hexagonales Kapillarnetz ohne tatsächlichen Beginn oder Ende bilden, wobei das Blut periodisch von Arterien oder Venen eingespeist oder abgeleitet wird. Dieses Kapillarnetz teilt sich in regelmäßig angeordnete primäre Alveo-

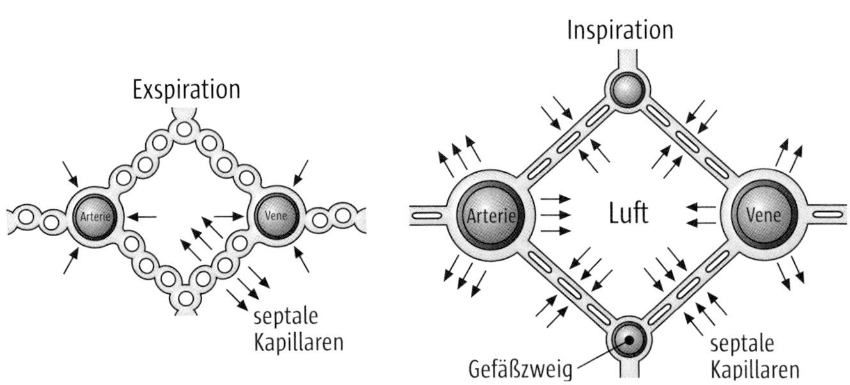

Abb. 7 Größenverhältnisse der extraalveolären Gefäße während Exspiration und Inspiration [nach Peacock u. Rubin 2004]

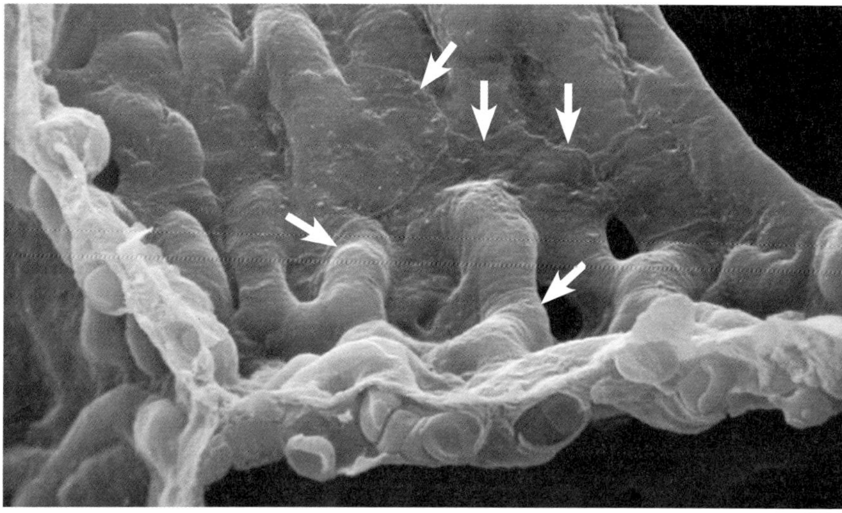

Abb. 8 Elektronenmikroskopische Darstellung der Alveolarstruktur und des mit Erythrozyten gefüllten Kapillarnetzes. Die Pfeile zeigen auf die intraalveolären Aufwerfungen durch das Kapillarnetz [mit freundlicher Genehmigung von E. R. Weibel, Institut für Anatomie der Univ. Bern]

larsepten, die die Alveolargänge unterteilen. Des Weiteren finden sich variable und irregulär angeordnete sekundäre Alveolarsepten, die orthogonal davon abgehen und die Sacculi alveolares teilen. Während primäre Alveolarsepten unidirektional perfundiert werden, gibt es in den sekundären Alveolarsepten einen bidirektionalen und damit turbulenten Blutfluss. Durch diesen anatomischen Aufbau kann sich die pulmonale Kapillardurchblutung den jeweiligen physiologischen Bedingungen anpassen (s. Abb. 8).

Die pulmonale Perfusion wird hauptsächlich von 3 Komponenten beeinflusst: dem pulmonalarteriellen Druck, dem pulmonalvenösen Druck und dem Alveolardruck.

Die Verhältnisse zwischen diesen Komponenten werden beim stehenden Menschen exemplarisch in dem 3-Zonen-Modell nach West beschrieben (s. Abb. 9):

- 1. Zone: der Alveolardruck ist höher als der pulmonal-arterielle und pulmonal-venöse Druck. Dies ist in aufrechter Position in der Lungenspitze der Fall.
- 2. Zone: der pulmonal-arterielle Druck ist höher als der Alveolar- bzw. der pulmonal-venöse Druck.
- 3. Zone: der pulmonal-arterielle und pulmonal venöse Druck sind größer als der Alveolardruck, in aufrechter Position liegt die Zone 3 in der Lungenbasis.

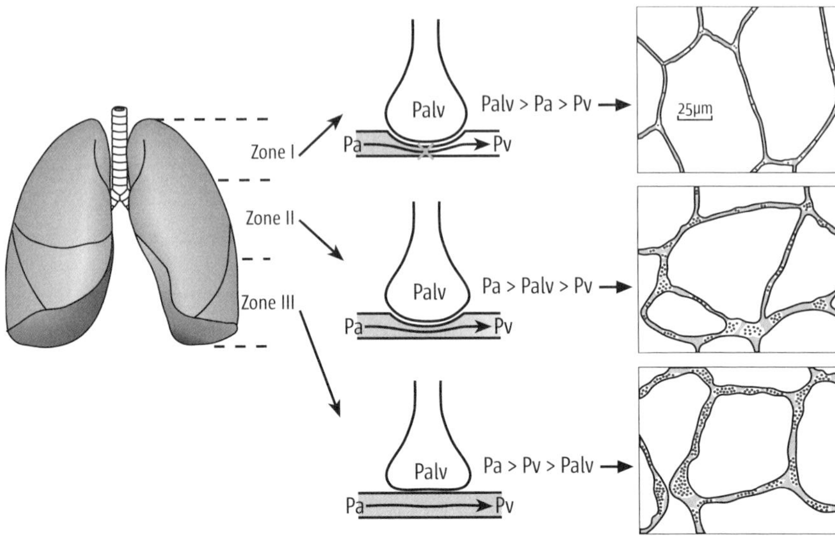

Abb. 9 Das 3-Zonen-Modell nach West mit Darstellung der mikroskopischen Veränderungen der Alveolarkapillare: Palv-Alveolardruck, Pa-Druck der Pulmonalarterie, Pv-Druck der Pulmonalvene [nach Tammeling u. Quanjer 1984 und Schwartzstein u. Parker 2006]

Wenn der intraalveoläre Druck den venösen Druck übersteigt (Zone 1 und 2), ist die alveoläre Oberfläche glatt („wie gebügelt"). Die Perfusion findet dann hauptsächlich über die erwähnten Eck-Gefäße statt, die vom intraalveolären Druck nicht beeinflusst werden. Die septalen Kapillaren sind nahezu kollabiert und können somit nicht maximal perfundiert werden. In Zone 2 lassen sich neben Eck-Gefäßen auch kapillare Konvolute von arteriovenösen Kurzschlussverbindungen finden, die die Anpassung der Perfusion bei sich änderndem Alveolardruck ermöglichen. In Zone 3 sind die Kapillargefäße geöffnet und dehnen sich in den Alveolarraum aus, während die Eck-Gefäße verschwunden sind.

Diese unterschiedliche Perfusion hat Konsequenzen für die Diffusion in den 3 Zonen. Während in Zone 1 der Gasaustausch auf das kleine Areal der Eck-Gefäße begrenzt ist, findet Gasaustausch in Zone 3 in der gesamten Alveole statt. Auch in der Zone 2 findet ein effizienter Gasaustausch über die Eck-Gefäße und kapilläre Konvolute statt, während die Alveolarkapillaren schlitzförmig geöffnet sind und nur gering am Gasaustausch teilnehmen. Dies entspricht am ehesten der Situation einer invasiven Beatmung mit positivem end-exspiratorischem Druck (PEEP).

Bei Veränderung der anatomischen Verhältnisse, z. B. alveolärer Flüssigkeitseinlagerung verschwinden die Eck-Gefäße und Kapillarkonvolute während sich die Alveolarkapillaren öffnen, allerdings kommt durch das Ödem kein adäquater Gasaustausch zustande.

Der Bronchialkreislauf, der ca. 1 % des systemischen Blutkreislaufes ausmacht, wird über die aus den ventralen Anteilen der Aorta thorakalis abgehenden Bronchialarterien gespeist. Zunächst münden sie in einen Gefäßring am Lungenhilus, von dem Verzweigungen entlang der Atemwege und ins Interstitium ziehen. Bei pathologischen Zuständen, z. B. Bronchiektasen können die Bronchialarterien hypertrophieren und Ursache von Hämoptysen sein.

Bronchopulmonale Kollateralen sind unter physiologischen Bedingungen funktionell unbedeutend, unter pathologischen Zuständen können sich auch große bronchopulmonale Shunts mit relevantem Volumen ausbilden. Auch im kapillären Gefäßbett gibt es physiologische Verbindungen zwischen pulmonaler und bronchialer Zirkulation, die bei pathologischen Zuständen relevant zunehmen können. Beim venösen Abfluss gibt es vielfältige Verbindungen zum pulmonalen und mediastinalen Venengeflecht. Ca. zwei Drittel des Blutes der Bronchialvenen fließt über die Lungenvenen in den linken Vorhof ab.

1.3 Die Alveole als funktionelle Einheit

Zum Zeitpunkt der Geburt besteht die Lunge aus circa 24 Millionen Alveolen, die bis zum 8. Lebensjahr auf circa 300 Millionen Alveolen zunehmen. Danach nimmt nur noch die Größe der Alveolen zu. Dabei beträgt die gesamte Alveolaroberfläche jeweils etwa 1 m^2/kg Körpergewicht.

Die durchschnittliche Größe einer Alveole beträgt 2,5 µm. Die Alveolarwand ist extrem dünn und besteht hauptsächlich aus 2 Zelltypen: Pneumozyten Typ I kleiden die Alveole aus, Pneumozyten Typ II produzieren und metabolisieren Surfactant. Zusätzlich bilden die Pneumozyten Antiproteasen, Zytokine und interagieren mit vasoaktiven Substanzen. Es kommt zur Aktivierung von Angiotensin I und zur Inaktivierung von Bradykinin, Serotonin, Prostaglandinen und Endothelin.

Durch die Millionen von Alveolen wird die Austauschoberfläche der Lunge sehr groß. Sie beträgt etwa 50–100 m^2 und wird von dem feinen Netz des Kapillarbettes sozusagen eingepackt. Dabei kommen die Kapillaren und somit die Erythrozyten mit vielen Alveolen in Kontakt. Im Normalzustand reichen circa 25–33 % des Weges durch die Kapillaren aus, um das intraerythrozytäre Hämoglobin mit Sauerstoff zu sättigen. Diese sehr hohe Diffusionsreserve wird in Situationen mit erhöhter Blutflussgeschwindigkeit durch ein gesteigertes Herz-Zeit-Volumen, z. B. bei körperlicher Belastung, oder bei Prozessen mit veränderter Diffusionsstrecke benötigt.

Die Diffusionsstrecke wird durch die alveolo-kapilläre Membran gebildet. Sie befindet sich in den respiratorischen Bronchioli, den Alveolargängen und den Alveolen. Das Kapillarnetz, welches jede Alveole umgibt, ist so angeordnet, dass die Luft in der Alveole nur durch die dünne alveolo-kapilläre Membran vom Blut in der Kapillare getrennt ist. Sie besteht per se aus dem alveolären Flüssigkeitslayer (*alveolar lining fluid*), der Alveolarwand (Typ I Pneumozyt), dem interstitiellen Raum, der hauptsächlich durch die fusionierte Basalmembran von Pneumozyt und Endothelzelle gebildet wird, dem kapillären Endothel, der Wand des Erythrozyten und dem erythrozytären Zytoplasma. Durch die optimale Anpassung des Systems Lunge an die Atmung beträgt die gesamte Länge der Strecke nur ca. 0,5–2 µm (s. Abb. 10).

Verschiedene Faktoren können die Funktion der alveolo-kapillären Membran und damit den Gasaustausch beeinflussen:

- Die *Dicke* der Membran: in der gesunden Lunge ist die alveolo-kapilläre Membran 0,5–2,0 µm dick. Eine Zunahme der Dicke der Membran verschlechtert den Gasaustausch durch Verlängerung der Diffusionsstrecke.
- Die *Diffusionseigenschaften* der Membran: da diese für jede Substanz unterschiedlich sind, wird die Diffusibilität eines Gases durch die Membran anhand des Diffusionskoeffizienten beschrieben. Dieser ist ein Maß dafür, wie gut ein Gas unter Berücksichtigung der spezifischen Löslichkeit und des Molekulargewichtes durch eine Flüssigkeit oder Gewebe diffundieren kann. Bezogen auf die Atemgase zeigt sich, dass der Diffusionskoeffizient für CO_2 20-fach höher ist als der für O_2. Da Kohlendioxid zwanzigmal schneller durch die alveolo-kapilläre Membran diffundiert als Sauerstoff, zeigt sich bei einer Schädigung der alveolo-kapillären Membran zunächst eine Hypoxämie ohne Auswirkung auf die CO_2-Abgabe.
- Die *Größe der Oberfläche der Membran*: deren Größe liegt bei einem normalen Erwachsenen zwischen 50–100 m². Eine Reduktion der Membranoberfläche tritt sowohl bei pulmonalen Erkrankungen (z. B. Emphysem)

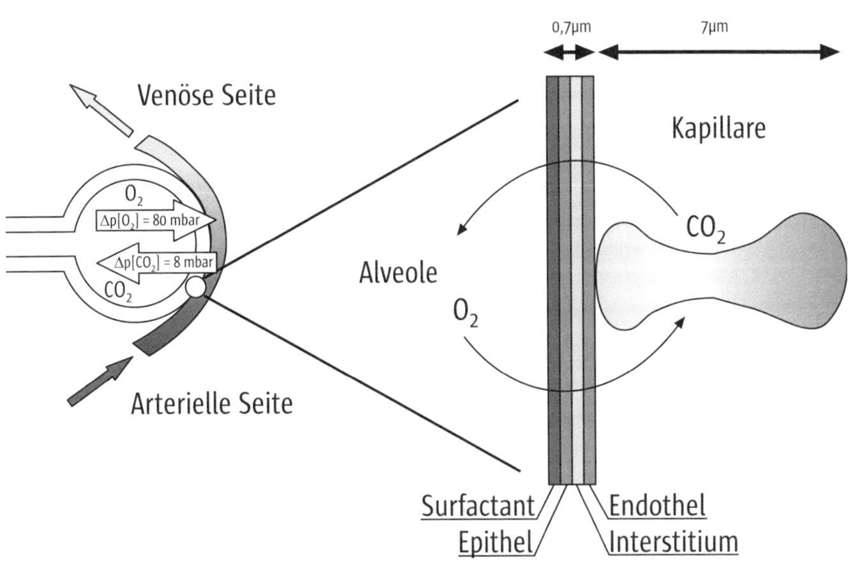

Abb. 10 Schematische Darstellung des Gasaustausches zwischen Alveole und Lungenkapillarblut und eines Erythrozyten in einer Alveolarkapillare mit Aufbau der alveolo-kapillären Membran

aber auch nach Lungenresektion auf. Der resultierende Funktionsverlust muss sich nicht unter Ruhebedingungen zeigen, kann aber möglicherweise unter Belastung auftreten. Bei Reduktion der Membranfläche um mehr als 60 % zeigen sich auch deutliche Veränderungen des Gasaustausches bereits unter Ruhebedingungen.

- Die *Partialdrücke der Gase* auf beiden Seiten der Membran: die Differenz der Partialdrücke von O_2 und CO_2 über die alveolo-kapilläre Membran, d. h. zwischen den intraalveolären und den intrakapillären Partialdrücken ist die treibende Kraft für die Diffusion der Atemgase zwischen beiden Kompartimenten. Normalerweise ist der O_2-Partialdruck (pO_2) in der Alveole mit circa 100 mmHg höher als in der Kapillare, in welcher der pO_2 etwa 40 mmHg beträgt. Für den CO_2-Partialdruck (pCO_2) verhält es sich entgegengesetzt, alveolär beträgt der pCO_2 circa 40 mmHg, kapillär etwa 47 mmHg. Die Partialdruckdifferenz kann durch Hyperventilation vergrößert werden. Eine Erhöhung der alveolären Ventilation steigert den alveolären pO_2 und senkt den alveolären pCO_2. Andererseits führt eine inadäquat niedrige Ventilation zu einem erhöhten alveolären pCO_2 und zu einem reduzierten alveolären pO_2 mit entsprechender Auswirkung auf den Gasaustausch.

Zur Erhaltung einer adäquaten Funktion der alveolo-kapillären Membran müssen die Alveolen stabil offen gehalten werden. Der intraalveoläre Druck ist wichtig für die Regulation der alveolären Ventilation, zusätzlich müssen der Alveolarraum und das Interstitium trotz der Nähe zur terminalen Gefäßstrombahn flüssigkeitsfrei bleiben, damit ein effektiver Gasaustausch stattfinden kann. Ein passiver Flüssigkeitstransport über die alveolo-kapilläre Membran in Richtung Kapillare wird über den hydrostatischen Druck der Alveole und den kolloidosmotischen Druck des Kapillarblutes aufgebaut. Zusätzlich gibt es aktive Transportsysteme für Natrium und Proteine aus der Alveole mit nachfolgendem Flüssigkeitsausstrom. Diese Systeme sorgen für eine aktive „Entwässerung" des Alveolarraums. Weiterhin existiert der Gewebedruck des umgebenden Alveolargebietes. Schließlich besitzen die Alveolen einen Oberflächendruck, der mit der alveolären Oberflächenspannung verknüpft ist.

Wie sensibel das System reguliert ist, zeigt sich an den Folgen bei Veränderung einer Komponente. Wenn der hydrostatische Druck in den Kapillaren ansteigt – beispielsweise bei pulmonal-venöser Stauung bei Linksherzinsuffizienz – wird dies zunächst durch den kolloidosmotischen Druck kompensiert. Wenn dieser Kompensationsmechanismus jedoch überlastet ist, kommt es zur interstitiellen Flüssigkeitseinlagerung und später zum alveolären Ödem mit der resultierenden Störung der Ventilation und des Gasaustausches.

Da während der Exspiration das alveoläre Volumen abnimmt, besteht physikalisch die Gefahr des alveolären Kollapses. Dem wird auf der einen Seite durch die strukturelle Architektur des alveolären Kompartimentes entgegengewirkt, indem die Alveolen und die terminalen Bronchiolen durch elastisches Bindegewebe wie ein Netzwerk verbunden sind und dadurch stabilisiert werden (s. Abb. 9). Für die alveoläre Stabilität sind jedoch noch andere Mechanismen notwendig. Aufgrund der unterschiedlichen Größe der einzelnen Alveolen während der Ventilation besteht auch ein Unterschied in der jeweiligen Oberflächenspannung, die nach dem Laplace-Gesetz umgekehrt proportional zum jeweiligen Radius ist. Auch diese Oberflächenspannung könnte zum alveolären Kollaps führen. Dies wird ausgeglichen durch das in den Pneumozyten Typ II gebildete Surfactant, ein Dipalmitoylphosphatidyl-Cholin, das sich in der Alveole als Film ausbreitet. Durch seine Wirkung als Detergenz („Spüli") weist es eine sehr geringe Oberflächenspannung auf und führt zu einer Reduktion der Oberfächenspannung in der Alveole. Das Surfactant kann sich zusätzlich dynamisch während des Atemzyklus an die Gegebenheiten der Alveole anpassen. Während des Beginns der Inspiration wird Surfactant in die Alveolen abgegeben, wodurch deren Oberflächenspannung sinkt und eine bessere Ausdehnung ermöglicht wird. Dadurch wird in dieser Phase die pulmonale Compliance durch das Surfactant beeinflusst und verbessert. Bei weiterer Einatmung wird kein weiteres Surfactant in die Alveole abgegeben, wodurch die Compliance von der pulmonalen Elastizität auch während der Inspiration bestimmt wird.

Während der Exspiration nimmt die intraalveoläre Surfactant-Dichte wieder zu, wodurch zunächst das alveoläre Volumen im Verhältnis zur Reduktion des transmuralen Druckes weniger abnimmt (Compliance-Effekt). Zusätzlich wird auch der Anstieg der Oberflächenspannung durch die Größenabnahme der Alveolen während der Exspiration ausgeglichen. Im weiteren Verlauf der Exspiration bilden die Surfactant-Moleküle so genannte Micellen, die entweder abgebaut oder als Reservoir für die nächste Inspiration dienen, da aus den Micellen der Surfactant schnell wieder rekrutiert werden kann.

Die Druck-Volumen-Beziehung ist nicht identisch bei In- und Exspiration. Für jedes vorgegebene Volumen ist bei der Exspiration die Compliance besser als bei der Inspiration. Diese Differenz, die Hysterese, wird einerseits durch die Rekrutierung des Surfactants bei der Inspiration erklärt. Weitere Faktoren sind der partielle Kollaps von alveolären Bezirken an der Lungenbasis, die zu Beginn der Inspiration mit relativ hoher Druckänderung rekrutiert werden müssen. Erst nach Überschreiten des kritischen Öffnungsdruckes werden diese Alveolen belüftet. Daneben sind die Stressadaptation des Bindegewebes und der Atemmuskulatur wichtige Determinanten der Änderung der Compliance.

Durch die Reduktion der Oberflächenspannung wird auch der hydrostatische Druck auf die pulmonalen Kapillaren reduziert. Dieser Mechanismus verhindert eine negative Flüssigkeitsbilanz über die kapillare Endstrecke und einen Flüssigkeitseinstrom in die Alveole.

Somit hat das Surfactant-System drei hauptsächliche Funktionen:

- dynamische Anpassung der pulmonalen Compliance während Inspiration
- Verhinderung des alveolären Kollapses während Exspiration
- Verhinderung des Flüssigkeitseinstromes in die Alveole

1.4 Das Ventilations-Perfusions-Verhältnis

Die Abstimmung von Ventilation und Perfusion ist wichtig für einen effektiven Gasaustausch, d. h. für die Aufnahme von Sauerstoff zur adäquaten Oxygenierung des Blutes aber auch zur Elimination von Kohlendioxid als Stoffwechselendprodukt.

Dafür hat die Lunge Anpassungsmechanismen, die eine regional und zeitlich enge und rasche Regulation ermöglichen. Neben dem Prostazyklin- und Endothelin-System spielt insbesondere Stickstoffmonoxid (NO) eine besondere Rolle. NO wird während der Inspiration durch Aktivierung der induzierbaren NO-Synthetase lokal freigesetzt. Über eine unmittelbare und kurzdauernde pulmonale Vasodilatation wird der Tonus der umgebenden pulmonalen Zirkulation an die regionale Atmung angepasst.

Der bekannteste Regulationsmechanismus ist die hypoxische pulmonale Vasokonstriktion (HPV), auch Euler-Liljestrand-Reflex genannt. Dieser bewirkt, dass die Perfusion in wenig ventilierten, d. h. sauerstoffarmen Arealen eingeschränkt wird. Die genauen Vorgänge sind nicht vollständig bekannt. Der eigentliche Sensor der Sauerstoffkonzentration wird in den glatten Gefäßmuskelzellen vermutet. Ein Redox basierter Sauerstoff-Sensor scheint ein diffusibles Sauerstoffradikal zu generieren. Sauerstoffmangel führt dann zur Inhibition von Kalium-Kanälen in den glatten Muskelzellen, was konsekutiv den Einstrom von Calcium und eine Kontraktion auslöst. Die Vasokonstriktion betrifft präkapillare Arteriolen und post-kapilläre Venolen, der größte Teil der Vasokonstriktion scheint allerdings auf der arteriellen Seite und nur zu 20 % auf der venösen Seite zu liegen.

Bei fehlender Belüftung der Alveole kommt es zu einer alveolären Hypoxie, die zur hypoxischen pulmonalen Vasokonstriktion der diesen Abschnitt versorgenden Gefäße führt. Die so gedrosselte pulmonale Zirkulation des nicht ventilierten Abschnittes führt zu einer Redistribution der Perfusion in besser ventilierte Areale, und ein Ventilations-Perfusions-Mismatch mit vermehrtem Auftreten von sauerstoffarmem Blut wird verhindert.

1.5 Der Gasaustausch

Grundlage des Gasaustausches ist auf der einen Seite die alveoläre Ventilation und andererseits die adäquate kapilläre Perfusion. Das effektive Zusammenspiel dieser beiden Funktionen („*Ventilations-Perfusions-Matching*“) ist einer der Schlüssel der aeroben Lebensform.

Der alveoläre Gasaustausch zwischen der Alveole und dem Lungenkapillarblut erfolgt durch Diffusion, die aufgrund der großen alveolären Kontaktfläche und der kurzen Diffusionsstrecke durch die dünne alveolo-kapilläre Membran ermöglicht wird.

Die Zusammensetzung der alveolären Atemgase unterscheidet sich von normaler Luft aufgrund des Gasaustausches zwischen Alveolen und Blut. Die Umgebungsluft besteht aus einem Gasgemisch von Stickstoff (N_2, 78,1 %), Sauerstoff (O_2, 20,9 %), Kohlendioxid (CO_2, 0,03 %) sowie Edelgasen (0,97 %). Bei der Inspiration wird die eingeatmete Luft durch die Atemwege auf Körpertemperatur erwärmt und mit Wasserdampf gesättigt. Dadurch werden eine Erhöhung des Sättigungsdrucks und eine Volumenvergrößerung erreicht. Die alveolären Atemgasfraktionen werden von den inspiratorisch zu- und exspiratorisch abgeführten O_2 und CO_2 sowie vom aufgenommenen O_2 und abgegebenen CO_2 des Blutes bestimmt. Im alveolären Gasgemisch beträgt der O_2-Anteil 14 % und der CO_2-Anteil 5,6 %. Das Verhältnis von CO_2-Abgabe und O_2-Aufnahme wird als Respiratorischer Quotient bezeichnet und liegt bei Erwachsenen in Ruheatmung bei 0,82. (s. Tab. 1)

Bei der Diffusion zwischen einer Gas- und Flüssigkeitsphase ist die Löslichkeit des Gases von großer Bedeutung. Bringt man ein Gas mit einer Flüssigkeit in Kontakt, so treffen durch die thermische Bewegung Moleküle auf die Flüssigkeitsoberfläche, wobei Gasmoleküle in der Flüssigkeit in Lösung gehen und dann aufgrund des Konzentrationsgradienten in tiefere Schichten der Flüssigkeit diffundieren. Andererseits können gelöste Gasmoleküle an der Flüssigkeitsoberfläche in den Gasraum austreten. Das dadurch auftretende Konzentrationsgefälle zwischen Oberfläche und tieferen Schichten lässt weitere Gasmoleküle zur Oberfläche diffundieren. In den Alveolarkapillaren befindet sich venöses Blut mit einem pO_2 von 53 mbar und einem pCO_2 von 61 mbar, während im alveolären Gasgemisch der pO_2-Wert 133 mbar und der pCO_2-Wert 53 mbar beträgt.

Aufgrund der Druckdifferenz von 80 mbar für pO_2 treten mehr O_2-Moleküle aus der alveolären Gasphase ins Kapillarblut über als entgegengesetzt.

Umgekehrt verhält es sich für CO_2. Bei einer Druckdifferenz von 8 mbar wird vom Kapillarblut mehr CO_2 in die Alveolen abgegeben, wodurch sich die

Tab. 1 Inspiratorische, alveoläre und exspiratorische Atemgasfraktionen und Partialdrücke bei Ruheatmung

	O_2		CO_2	
Gasgemisch	Anteil %	Partialdruck mbar	Anteil %	Partialdruck mbar
Inspiration (trockene Luft)	20,9	212	0,03	0,3
Alveolen	14	133	5,6	53
Exspiration	16	152	4,0	39

CO_2-Konzentration im Kapillarblut verringert (s. Abb. 10). Da im Blut etwa 24-mal mehr CO_2 als O_2 gelöst ist, wird trotz der im Vergleich zum O_2 deutlich geringeren Differenz der Partialdrücke mehr als doppelt so viel CO_2 aus dem Blut in die Alveole abgegeben. Stehen die Prozesse der Lösung und des Austritts der Gasmoleküle im dynamischen Gleichgewicht, so ist die Lösung gesättigt. Dies ist am Ende der Kapillarperfusion erreicht. Dort haben sich pO_2 und pCO_2 des alveolären Gasgemisches und des Kapillarblutes vollständig angeglichen. In Ruhe ist dies nach etwa 0,3 Sekunden bzw. nach circa einem Drittel der alveolo-kapillären Kontaktstrecke erreicht.

1.5.1 Die Sauerstoff-Aufnahme

Im Blut wird O_2 hauptsächlich an Hämoglobin gebunden und geringer im Plasma gelöst transportiert. Die Transportkapazität wird durch die Hüfnersche Zahl beschrieben: 1 Gramm Hämoglobin kann 1,39 ml O_2 transportieren. Daher kann bei einer unphysiologischen Steigerung des alveolären O_2-Angebotes zwar der arterielle pO_2, jedoch nicht der O_2-Gehalt des Blutes relevant weiter gesteigert werden, da die Transportkapazität des Hämoglobins für Sauerstoff die Löslichkeit von Sauerstoff im Blut bei weitem übersteigt. Bei einer Anämie kann zwar ein normaler arterieller pO_2 gemessen werden, trotzdem kann eine Gewebshypoxie aufgrund der reduzierten O_2-Transportkapazität vorliegen.

Das aus der Alveole ins Blut diffundierte O_2 wird an Hämoglobin unter Abgabe von CO_2 gebunden. Unter normalen Bedingungen ist der alveoläre pO_2 etwa 100 mmHg. Eine nahezu vollständige O_2-Sättigung des Hämoglobins wird auch bei niedrigen alveolären pO_2-Werten bis 60 mmHg erreicht. Somit sind Sauerstoffaufnahme und -transport entscheidend von den physiochemischen Eigenschaften des Hämoglobins beeinflusst. Der sigmoidale Verlauf der O_2-Hämoglobin-Dissoziationskurve, der sich aus der Steigerung der O_2-Affinität während der Bindung der 4 Untereinheiten des Hämoglobin-Moleküls ergibt, begünstigt die O_2-Abgabe ins Gewebe und andererseits die O_2-Aufnahme bei der alveolären Passage des Erythrozyten (s. Abb. 11).

Die Bindungsfähigkeit des Hämoglobins für O_2 wird von vielen Faktoren beeinflusst. Die Affinität des Hämoglobins für O_2 ist erhöht bei Alkalose, bei verringertem pCO_2 des Blutes und bei Abnahme der Temperatur. Umgekehrt führt eine Reduktion des Blut-pH wie auch ein Temperaturanstieg bzw. ein erhöhter pCO_2 zu einer verschlechterten O_2-Bindung an Hämoglobin. In der Summe bewirkt dieser Bohr-Effekt eine Begünstigung der Abgabe von Sauerstoff an periphere Gewebe und eine Verbesserung der Aufnahme von Sauerstoff in der Lunge. Kohlenmonoxid (CO) bindet kompetitiv jedoch etwa 200-mal stärker als O_2 an die identischen Bindungsstellen des Hämoglobins, sodass ein O_2-Transport nicht mehr möglich ist und eine Gewebshypoxie resultiert. Der alveoläre pO_2 kann anhand der O_2-Konzentration der Einatemluft, der alveolären Ventilation und anhand des arteriellen pCO_2 genau berechnet werden (alveoläre Gasgleichung). Aufgrund des geringen physiologischen Ventila-

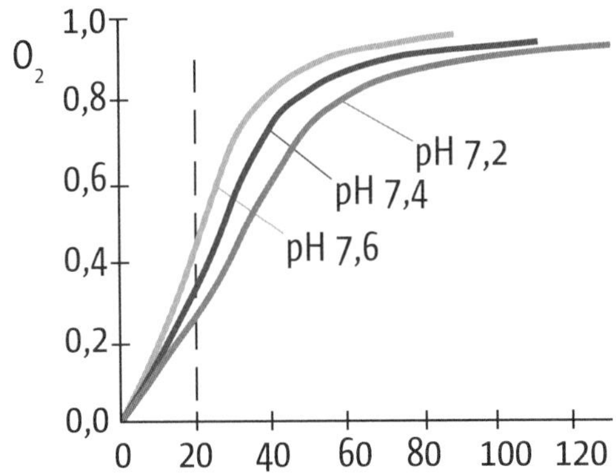

Abb. 11 Die Bindungskurve für O_2 an das Hämoglobin-Molekül in Abhängigkeit vom pH-Wert (Bohr-Effekt)

tions-Perfusions-Ungleichgewichtes ist der alveoläre pO_2 immer etwas größer als der arterielle pO_2. Die Differenz zwischen beiden, die so genannte alveolo-arterielle O_2-Differenz ($AaDO_2$) ist ein sensibler Parameter zur Erkennung von Gasaustauschstörungen und damit eine wertvolle Hilfsgröße zur Klärung von Hypoxämien. Die normale $AaDO_2$ beträgt weniger als 10 mmHg, sie wird aber mit zunehmendem Alter größer. Die altersabhängige $AaDO_2$ kann durch die Formel *Alter in Jahren x 0,3* abgeschätzt werden. Unter physiologischen Bedingungen bleibt die $AaDO_2$ stabil, da die Reservekapazität der alveolokapillären Membran auch unter Belastung nicht ausgeschöpft wird.

Ein Mangel an Sauerstoff (niedriger pO_2) in der Luft wird Hypoxie genannt, ein niedriger pO_2 im Blut heißt Hypoxämie. Eine Hypoxämie kann verschiedenste Ursachen haben:

- Eine alveoläre Hypoventilation kann durch eine alveoläre Hypoxie zur Hypoxämie führen. Ein reduzierter inspiratorischer pO_2 ist die physiologische Ursache einer Hypoxämie bei Höhenaufenthalt. Dabei ist bei stabilem Sauerstoffgehalt in der eingeatmeten Luft (FIO_2) der inspiratorische pO_2 durch den reduzierten atmosphärischen Druck reduziert. Einen ähnlichen Effekt auf den inspiratorischen pO_2 hat eine Reduktion des FIO_2, beispielsweise in der Nähe von Feuerbränden. Die $AaDO_2$ ist in diesen Fällen jedoch normal.
- Ein Ungleichgewicht von Ventilation ($\dot{V}$) und Perfusion ($\dot{Q}$) ist die häufigste pathologische Ursache der Hypoxämie („Ventilations-Perfusions-Mismatch"). Bereits unter physiologischen Bedingungen besteht ein geringes Ventilations-Perfusions-Mismatch, das bei Patienten mit kardiopulmonalen Erkrankungen zunimmt und sich dann in einer Steigerung der $AaDO_2$ zeigt. Extreme Fälle von Ventilations-Perfusions-Mismatch finden sich beim Ausfall der Ventilation in einem größeren Lungenareal,

durch Kollaps (z. B. Atelektase) oder Flüssigkeitseinlagerung (alveoläres Ödem). In diesen Situationen wird auch die intrapulmonale Regulation der regionalen pulmonalen Zirkulation durch den pathologischen Prozess beeinträchtigt, sodass die Perfusion von nicht ventilierten Arealen fortgesetzt wird (Shunt-Fluss). Dieser Shunt-Blutfluss bewirkt eine Hypoxämie, bei der die $AaDO_2$ deutlich gestört ist. In dieser Situation kann der arterielle pO_2 trotz einer Verschlechterung der $AaDO_2$ durch eine Anhebung des alveolären pO_2 mittels Sauerstoffgabe erhöht werden. Wenn in einem Alveolargebiet allerdings keine Ventilation stattfindet, kann trotz zusätzlicher O_2-Gabe der arterielle pO_2 nicht vollständig ausgeglichen werden, wenn ein Shuntfluss in diesem Areal besteht.
- Auch Diffusionsstörungen können zum Anstieg der $AaDO_2$ z. B. bei Veränderung der aolveolokapillären Grenzschicht führen. Dabei wird zunächst in Ruhe die Reservekapazität ausgeschöpft, ohne dass sich die $AaDO_2$ ändert. Unter Belastung kann dann allerdings bereits ein Anstieg der $AaDO_2$ gefunden werden.

1.5.2 Die Elimination von Kohlendioxid

Neben der O_2-Aufnahme hat die Lunge auch einen entscheidenden Anteil an der Abgabe von CO_2 als Stoffwechselendprodukt. Dabei besteht ein direkter Zusammenhang zwischen der CO_2-Produktion und der alveolären Ventilation, wodurch ein konstanter CO_2-Partialdruck im Blut aufrecht erhalten wird. Ein Anstieg der CO_2-Konzentration im Blut löst im Atemzentrum eine Steigerung der Ventilation aus. Diese Verbindung kann z. B. bei Erkrankung der Atempumpe gestört sein, wodurch der pCO_2 im Blut nicht konstant gehalten werden kann.

CO_2 wird in drei Formen im Blut transportiert. In geringer Menge wird es an Hämoglobin gebunden, es findet sich gelöst im Blutplasma und im Äquilibrium gebunden als Bikarbonat.

CO_2 diffundiert schnell durch die alveoläre Grenzmembran, sodass aufgrund der geringen Druckdifferenz rasch ein alveolo-kapillärer Konzentrationsausgleich entsteht. Eine weitere pulmonale CO_2-Elimination ist erst nach erneuter Ventilation mit Absinken des alveolären pCO_2 möglich. Ein Anstieg des pCO_2 im arterialisierten pulmonal-venösen Blut bewirkt eine Stimulation des Atemzentrums mit nachfolgender Steigerung der Ventilation, um eine Normalisierung des arteriellen pCO_2 zu erreichen. Dabei wird durch die regional unterschiedliche Ventilation und Perfusion nicht in allen Lungenarealen der CO_2-Gehalt einheitlich gesenkt, da besser ventilierte Areale für weniger gut ventilierte Areale kompensieren. Der Effekt zeigt sich anhand des pCO_2 im gemischten arterialisierten pulmonalvenösen Blut. Unter normalen Bedingungen bleibt der pCO_2 im Blut relativ konstant, was auf die linear verlaufende CO_2-Dissoziationskurve zurückzuführen ist.

Zusätzlich bindet CO_2 an die Proteinkette des Hämoglobin-Moleküls, wodurch sich die Bindung von O_2 ändert. Dieser Haldane-Effekt ermöglicht eine leichtere O_2-Abgabe ins Gewebe durch gleichzeitige CO_2-Aufnahme. Der umgekehrte Mechanismus findet in der alveolären Passage des Blutes statt, wo durch die CO_2-Abgabe eine bessere O_2-Bindung an das Hämoglobin erreicht wird (s. Abb. 12).

Zum Anstieg des arteriellen pCO_2 (Hyperkapnie) kommt es, wenn bei konstanter CO_2-Produktion die alveoläre Ventilation reduziert ist. Diese Situation findet sich bei einer Reduktion des Atemminutenvolumens, z. B. bei Versagen der Atempumpe, aber auch bei erhöhter Ventilation des anatomischen Totraums, z. B. bei schneller flacher Atmung. Auch bei vergrößertem alveolären Totraum durch Ventilations-Perfusions-Mismatch kann eine Hyperkapnie auftreten, wobei diese Ursache wegen der oben beschriebenen intrapulmonalen

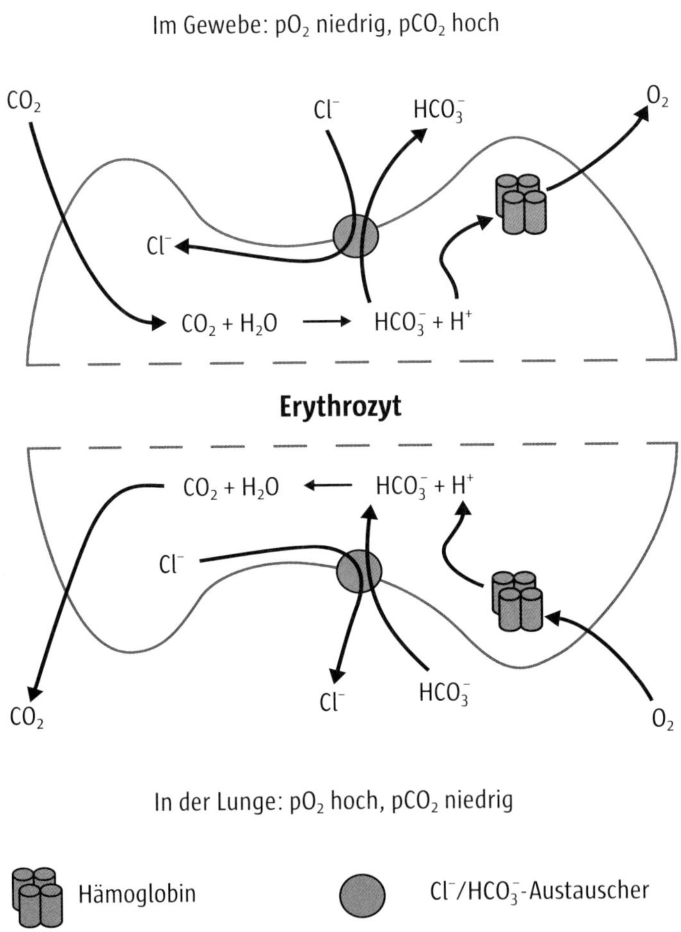

Abb. 12 Zelluläre Wirkmechanismen des Haldane-Effektes im Gewebe und in der Lunge

Kompensationsmechanismen sehr selten ist. Auch bei fehlender Anpassung der Atmung durch zentrale Fehlregulation oder Atempumpversagen zeigt sich eine Hyperkapnie (s. Kap. 2, „Die Atempumpe").

Durch Messung der Konzentrationsunterschiede von pCO_2 in der In- und Exspirationsluft kann die Totraumventilation bestimmt werden. Die Messung beruht darauf, dass die Gaskonzentrationen in der Exspirationsluft des anatomischen und alveolären Totraumes identisch sind mit deren Inspirationsluft. In der Exspirationsluft der perfundierten Alveolarareale, die am Gasaustausch teilnehmen, ist die CO_2-Konzentration dagegen höher und die O_2-Konzentration niedriger als in der Inspirationsluft. Durch kontinuierliche Messung der exhalierten CO_2-Konzentration während der Ausatmung kann man den anatomischen Totraum durch den Anstieg der CO_2-Konzentration in der Ausatemluft näherungsweise bestimmen. Die Berechnung des physiologischen Totraumes gelingt dann über die Differenz der CO_2-Partialdrücke in der exhalierten Luft und des CO_2-Partialdruckes am Ende der Ausatmung (end-tidal), die dem alveolären CO_2-Partialdruck, jedoch aufgrund der guten Diffusionseigenschaften von CO_2 auch dem arteriellen pCO_2 entspricht (Bohrsche Formel s. Abb. 11).

1.6 Abwehrsysteme der Lunge

Die pulmonalen Abwehrmechanismen unterscheiden sich in den verschiedenen Kompartimenten der Atemwege. Die großen Atemwege werden hauptsächlich durch mechanische Systeme gereinigt, die neuronal gesteuert werden. Der Verschluss der Glottis beim Schlucken wird durch den Nervus Vagus ausgelöst. Partikel aus der Trachea und den größeren Bronchien werden durch den Hustenreflex entfernt. Dieser Reflex erzielt eine Reinigung durch mechanische Austreibung, wobei die Luft dabei bis auf 50 % der Schallgeschwindigkeit beschleunigt werden kann. Die Innervation über den Nervus Vagus kann bis zu den Bronchiolen verfolgt werden.

Im bronchialen Kompartment gibt es neben den immunologischen Abwehrmechanismen durch Leukozyteninfiltration und intrabronchialer IgA-Sekretion auch einen mechanischen Reinigungsmechanismus. In den Bronchien verfangen sich Fremdmaterialien im Mukus, der via Flimmerepithelien in die Trachea und zum Pharynx transportiert wird, wo er abgehustet oder verschluckt wird. Dieser Transport (mukoziliare Clearance) funktioniert kontinuierlich aus den terminalen Bronchiolen parallel zum Luftstrom. Dabei liegt der Mukus in einer Gel- und einer Solphase auf dem Flimmerepithel. Durch gerichteten Zilienschlag, der etwa 20 x pro Sekunde erfolgt, wird die Gelphase über die Solphase nach oral transportiert. Die Reinigung kann durch Pharmaka beeinflusst werden. Eingeatmete Partikel mit einer Größe von 2–10 μm lagern sich in den großen intrathorakalen Atemwegen ab. Bei einer Größe von 0,5–2 μm erfolgt eine Deposition jenseits der vierten Bronchiengeneration. Partikel bis 0,1 μm Größe können sich im gesamten Tracheobronchialbaum ablagern. Die Form der Partikel spielt dabei eine entscheidende Rolle, beispielsweise können Asbestfasern trotz ihrer Größe bis in den Alveolarraum vordringen.

Das Besondere im Aufbau der Alveole und des alveolo-kapillären Kompartments zeigt sich auch in der Strategie der lokalen Abwehr. Einerseits hat das Alveolargebiet eine große Oberfläche mit Kontakt zur Außenwelt, in die unablässig vorgereinigte Luft einströmt. Andererseits ist das interstitielle Bindegewebe aufgrund der Gasaustauschfunktion so minimal, dass es nicht wie in anderen Organen als Reservoir für immunkompetente Zellen dient. Die Immunabwehr in der Alveole beruht einerseits auf den in großer Anzahl vorhandenen Alveolarmakrophagen, die auch intraalveolär proliferieren und durch aus dem Kreislauf rekrutierte Monozyten ergänzt werden können. Als weitere Abwehrstrategie steht im pulmonalen Gefäßbett ein in den Kapillaren sequestrierter großer Leukozytenpool zur Verfügung, der für verschiedene Leukozytenpopulationen wie Neutrophile und Monozyten den zirkulierenden Pool und die intravasale Leukozytenakkumulation in anderen Organen bei weitem übersteigt. Dieser Leukozytenpool kann bei Bedarf aktiviert und in das alveoläre Kompartiment rekrutiert werden. Diese Abwehrstrategie ist unter physiologischen Bedingungen sehr effektiv, kann sich aber bei pathologischen Zuständen wie dem ARDS deletär auswirken.

1.7 Weitere Funktionen der Lunge

Obwohl die Hauptfunktion der Lunge der Gasaustausch ist, sollte nicht unerwähnt bleiben, dass die Lunge auch an weiteren physiologischen Prozessen beteiligt ist. Der Lungenkreislauf stellt mit seinen Kapazitätsgefäßen ein Reservoir an Blutvolumen für eine schnelle Kreislaufkompensation dar. Zusätzlich besitzt die pulmonale Mikrozirkulation eine Filterfunktion, z. B. für Mikrothromben aus dem venösen Stromgebiet.

Die metabolische Aktivität der Lunge bezieht sich hauptsächlich auf kreislaufaktive Substanzen. So kommt es während der pulmonalen Passage zur Aktivierung von Angiotensin I und II, während Noradrenalin, Bradykinin, Serotonin und Prostaglandine inaktiviert werden. Zusätzlich greift die Lunge auch in den Endothelin-Metabolismus ein.

Zusammenfassung

Der Aufbau der Lunge ist an deren zentrale Funktion des Gasaustausches adaptiert. Dabei ist die Struktur der Atemwege an die physikalischen Eigenschaften der Luftströmung für die Ventilation mit optimaler Balance zwischen Totraumventilation und Atemwegswiderstand unter Schutz der Lunge und des Alveolargebietes vor Überdehnung angepasst. Die pulmonale Zirkulation mit dem großen Kapillarbett ermöglicht eine optimale Anpassung der Perfusion an die Ventilation sowohl in Ruhe als auch unter Belastung, die durch intrapulmonale Regelmechanismen, z. B. Euler-Liljestrand-Mechanismus situativ abgestimmt werden. Die zentrale

Einheit bildet die Alveole mit der alveolo-kapillären Membran, deren Aufbau auf einen effektiven Gasaustausch ausgerichtet ist, jedoch spezieller Regel- und Schutzsysteme benötigt (z. B. Surfactant), um diese Funktion permanent aufrechtzuerhalten. Zusätzlich besitzt die Lunge auch Funktionen in der Kreislaufadaptation zwischen pulmonaler und systemischer Zirkulation und der Immunologie. So zeigt sich in der Lunge die Integration verschiedener Systeme in Form und Funktion zum Erhalt der aeroben Lebensform.

Literatur

Peacock A J, Rubin L J (Eds.): Pulmonary Circulation – Diseases and their treatment. Part One: The structure and function of the normal pulmonary circulation. London: Arnold Publisher; 2004. pp. 3–21.

Schmidt R F, Thews G: Physiologie des Menschen. Berlin, Heidelberg, New York: Springer-Verlag, 1993.

Schwartzstein RM, Parker M J: Respiratory Physiology: a clinical approach. Philadelphia, Baltimore: Lippincott Wlliams & Wilkins; 2006.

Tammeling G J, Quanjer Ph H: Physiologie der Atmung. Frankfurt/Main: Thomae. pharm- und -medicalinformatin-Verlags-GmbH, 1984.

2 Die Atempumpe

Jens Spiesshoefer

Die gasaustauschende Lunge und die Atempumpe als ventilierender Apparat bilden gemeinsam das „respiratorische System". Ein Funktionsverlust einzelner Bestandteile der Muskelpumpe – vom Atemzentrum als „Trigger" bis zur Atemmuskulatur – kann sich klinisch in ausgeprägten Versagens-/Ermüdungssituationen äußern und bedarf intensivmedizinischer Intervention. Obwohl eine Reihe unterschiedlicher Messmethoden zur qualitativen und quantitativen Beurteilung der Atempumpe existieren, stehen im klinischen Alltag der ständig wachsenden Anzahl von wissenschaftlich orientierten Publikationen zum Thema „Physiologie und Pathophysiologie der Atemmuskulatur" wenig bettseitig durchführbare, für den klinischen Gebrauch geeignete Messtechniken auf den Intensivstationen zur Verfügung.
Dieser Artikel soll spezifisches Wissen vermitteln, er versteht sich aber auch als Beitrag zur weiteren Verbreitung der vorgestellten Messverfahren in der Primärdiagnostik und Verlaufskontrolle von vital bedrohlichen Erkrankungen, die mit einer Dysfunktion der Atempumpe einhergehen.

2.1 Physiologie

Die ständige Zufuhr von Sauerstoff (O_2) und Elimination von Kohlendioxid (CO_2) ist Voraussetzung für den zellulären Stoffwechsel des Menschen. Der Gastransport innerhalb des Körpers wird durch den Blutkreislauf gewährleistet, während die Aufnahme von O_2 und die Abgabe von CO_2 durch das respiratorische System geregelt werden. Das respiratorische System besteht aus zwei unabhängig voneinander arbeitenden Anteilen, der gasaustauschenden Lunge und dem ventilierenden System. Die einzelnen Elemente des ventilatorischen Systems werden auch unter dem Begriff „Atempumpe" zusammengefasst [Criée u. Laier-Groeneveld 1995; Windisch 2008]. Die Atempumpe ist als ein komplexes Organsystem zu verstehen, das auf seinen unterschiedlichen Ebenen pathologische Veränderungen aufweisen kann. Rhythmische Impulse des Atemzentrums werden über zentrale und periphere Nervenbahnen auf die neuromuskuläre Endplatte und von dort auf die Atemmuskulatur übertragen. Eine Kontraktion der Inspirationsmuskulatur bewirkt über eine Volumenzunahme des knöchernen Thorax eine Erniedrigung des Alveolardrucks, der als Gradient zum atmosphärischen Munddruck den Einstrom von Luft und damit die Ventilation bewirkt.

Die Atempumpe als Teil des respiratorischen Systems besteht aus dem Atemzentrum als „Taktgeber", aus den zentralen und peripheren Nervenbahnen, der neuromuskulären Endplatte, der Atemmuskulatur und dem knöchernen Thorax. Auf jeder dieser Ebenen können pathophysiologische Störungen zum Funktionsverlust der Atempumpe führen.

2.2 Pathophysiologie

Bei einer pulmonalen Insuffizienz ist aufgrund der im Vergleich zum O_2 über 20-fach besseren Diffusionsleitfähigkeit des CO_2 nur die O_2-Aufnahme, jedoch in der Regel nicht die CO_2-Abgabe gestört [Schönhofer u. Köhler 1994; Windisch 2008]. Bei der ventilatorischen Insuffizienz, d. h. Insuffizienz der Atempumpe, ist die CO_2-Abgabe reduziert, sodass eine Hyperkapnie entsteht, sekundär ist die O_2-Aufnahme gestört. Therapie der Wahl bei Lungenerkrankungen mit eingeschränkter O_2-Aufnahmekapazität ist die Sauerstoffgabe. Dagegen muss bei Störungen der Belüftung infolge eingeschränkter Funktion der Atempumpe mechanisch beatmet werden (s. Abb. 1).

Die Funktionsstörung der Atemmuskulatur betrifft primär die Inspirationsmuskeln (d. h. Zwerchfell, externe Interkostalmuskeln, Atemhilfsmuskulatur). Entsprechend der Komplexität der Atempumpe sind ihre Störanfälligkeiten vielfältig, sodass differentialdiagnostisch eine Vielzahl von zum Teil sehr unterschiedlichen Erkrankungen eine Atempumpinsuffizienz bedingen kann (s. Tab. 1, Abb. 2). Die Exspiration erfolgt rein passiv über die elastischen Rückstellkräfte des Thorax und der Lunge. Erst bei körperlicher Anstrengung wird die Exspirationsmuskulatur eingesetzt. Der physiologische Hustenstoß resultiert aus der kurzen maximalen Aktivierung der Exspirationsmuskulatur, d. h. der internen Interkostal- und Bauchwandmuskulatur.

Die Inspirationsmuskulatur stellt das Kernstück der Atempumpe dar. Pathophysiologisch kommt es bei den meisten Erkrankungen mit chronischer ventilatorischer Insuffizienz zu einer Überbeanspruchung der Inspirationsmuskulatur, die schließlich zur Ermüdung und im Extremfall zur Erschöpfung

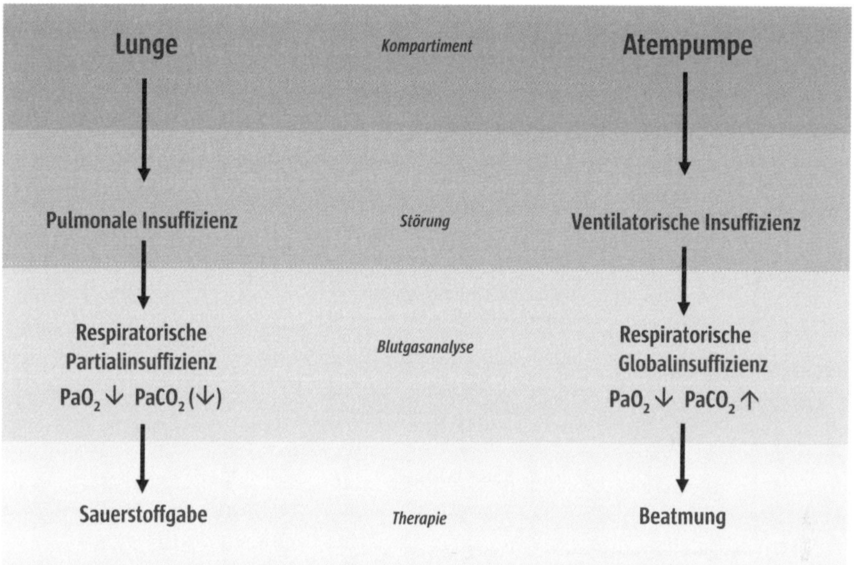

Abb. 1 Das respiratorische System mit seinen beiden Kompartimenten: Lunge und Atempumpe. $PaCO_2$ = Kohlendioxidpartialdruck, PaO_2 = Sauerstoffpartialdruck.

Tab. 1 Ätiologie der ventilatorischen Insuffizienz

Atemantriebsstörungen	Muskelschwäche	Störungen der Atemmechanik	Atemwegsobstruktion
Primär	**Muskulär**	Kyphoskoliose	COPD
Undine-Fluch-Syndrom	Progressive Muskeldystrophie	Thorakoplastik	Asthma bronchiale
Sekundär	Polymyositis	Lungengerüsterkrankungen	Trachealstenose
Hirnstamminfarkt	Steroidmyopathie	Lungenüberblähung	Stimmbandparese
Hirnstammtumor	Lupus erythematodes	Rippenserienfraktur	Tubusatmung
Narkotika, Sedativa	Hyperthyreose	Adipositas	Obstruktive Schlafapnoe
Metabolische Störungen	Unterernährung	Obesitas-Hypoventilation	
Zentrale Schlafapnoe	Inaktivität	Pneumonie	
Myxödem	Ventilator-Induced Diaphragmatic Disfunction (VIDD)	ARDS	
	Neural	Lungenödem	
	Amyotrophe Lateralsklerose		
	Spinale Muskelatrophie		
	Poliomyelitis		
	Multiple Sklerose		
	Guillain-Barré-Syndrom		
	Neuromuskulär		
	Myasthenia gravis		

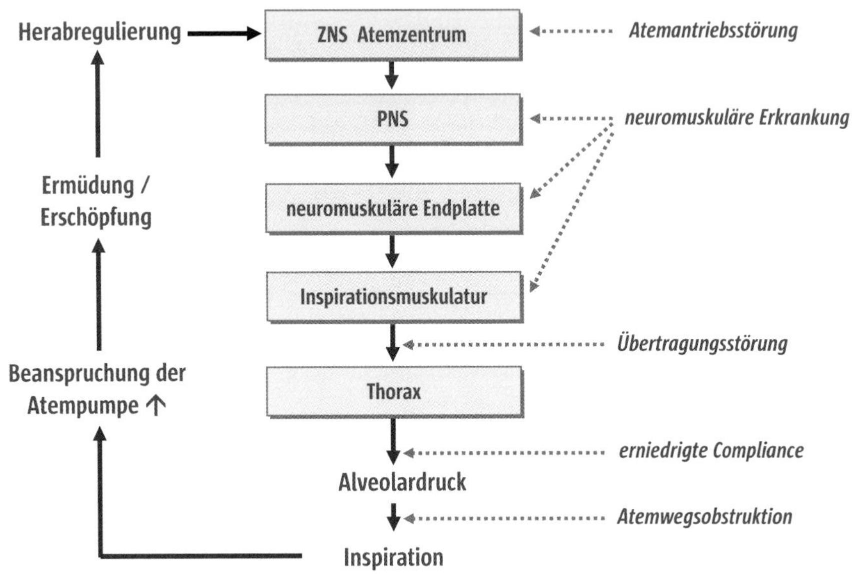

Abb. 2 Die Atempumpe und ihre Störungen auf verschiedenen Ebenen. (ZNS = zentrales Nervensystem, PNS = peripheres Nervensystem)

führen kann (s. Abb. 2). Ursächlich für eine atemmuskuläre Insuffizienz ist häufig die Kombination aus gesteigerter atemmuskulärer Last und reduzierter muskulärer Kapazität, z. B. bei einer Atemwegsobstruktion, oder eine Verringerung der atemmuskulären Kraftentwicklung wie z. B. bei ungünstigen Hebelmechanismen (Lungenüberblähung, Thoraxdeformitäten). Des Weiteren kann es bei akuten kardiopulmonalen Erkrankungen in der Intensivmedizin zu Compliancestörungen der Lunge und/oder schweren Gasaustauschstörungen (z. B. bei Pneumonie, ARDS oder akutem Lungenödem) mit passagerer Beeinträchtigung der Atemmechanik kommen. Schließlich führt die genuine Muskelschwäche bei neuromuskulären Erkrankungen zur ventilatorischen Insuffizienz.

Die ventilatorische Insuffizienz kann akut auftreten und geht in diesem Fall mit einer respiratorischen Azidose einher. Sie kann in kurzer Zeit zur vital bedrohlichen Notfallsituation führen und bedarf der zügigen intensivmedizinischen Beatmungstherapie. Eine chronische ventilatorische Insuffizienz kann dagegen lange vom Organismus toleriert werden [Schönhofer et al. 1995; Schönhofer u. Köhler 1997; Windisch 2008]. Durch diesen Anpassungsmechanismus kann eine akute Erschöpfung der Inspirationsmuskulatur verhindert oder zumindest hinausgezögert werden. Folge ist jedoch eine chronische Hypoventilation mit zunehmender Hyperkapnie, wobei die so entstehende respiratorische Azidose durch eine renale Bikarbonatretention über lange Zeit metabolisch kompensiert werden kann. Bis dato ist jedoch unklar, ob bei chronischer Atempumpinsuffizienz die Inspirationsmuskulatur chronisch ermüdet oder ob die Hypoventilation Folge einer zentralen Anpassung des

Atemzentrums ist, um eine Erschöpfung zu verhindern. Schließlich ist in der Intensivmedizin ein häufiger Grund für die Schwäche der Atempumpe eine isolierte, nahezu immer reversible Inaktivitätsatrophie der Zwerchfellmuskulatur, die sogenannte „Ventilator Induced Diaphragmatic Dysfunction" (VIDD) (Kabitz et al. 2013). Diese tritt bereits nach wenigen Tagen kontrollierter Beatmung ein, wenn keine assistierten oder spontanen Atmungsphasen zwischengeschaltet werden.

! **Die akute ventilatorische Insuffizienz basiert meist auf einem Versagen der Inspirationsmuskulatur (Zwerchfell, Interkostalmuskeln).**

2.3 Diagnostik

2.3.1 Klinische Zeichen der insuffizienten Atempumpe

Die *akute respiratorische Insuffizienz* hat besonders in der Notfall- und Intensivmedizin einen hohen Stellenwert. Führendes Symptom als Ausdruck der erschöpften Atmungsmuskulatur ist das sogenannte „rapid shallow breathing". Dieses Atemmuster entspricht unter energetischer Betrachtung einem „Schongang", da sich der mittlere Inspirationsdruck durch die Tachypnoe mit geringem Atemzugvolumen verringert und die Muskulatur weniger Energie verbraucht [Roussos 1982]. Yang und Tobin haben eindrucksvoll gezeigt, dass „rapid shallow breathing" bei einem Wert des Verhältnisses *Atemfrequenz [min]: Tidalvolumen [Liter]* von > 105 für die erschöpfte Atemmuskulatur steht und damit ein brauchbarer Prädiktor für das Scheitern einer Entwöhnung von der maschinellen Beatmung (Weaning) ist [Yang u. Tobin 1991].

Aus der qualitativen Analyse der Bewegung von Thorax und Abdomen ergeben sich weitere Erkenntnisse zur Funktion der Atempumpe. Physiologischerweise bewegen sich Thorax und Abdomen während In- und Exspiration gleichsinnig, d. h. es kommt während der Inspiration zur Auswärtsbewegung und während der Exspiration zur Einwärtsbewegung. Die Dyssynchronität die-

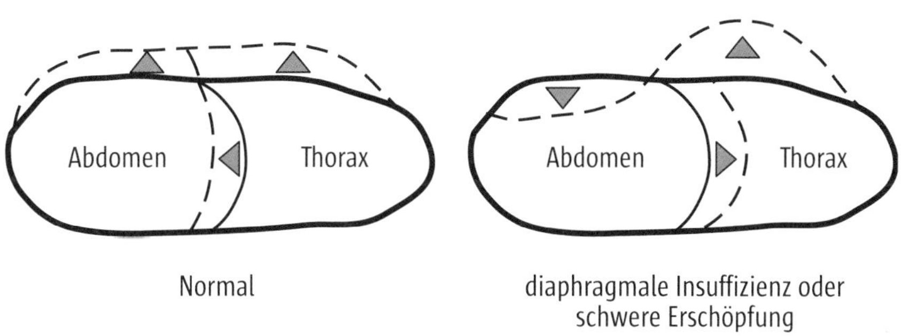

Abb. 3 Paradoxe Bauchbewegung bei Inspiration

ser Bewegungsmuster und im Extremfall die paradoxe Abdominalbewegung (s. Abb. 3) stehen für Schwäche bzw. komplette Lähmung des Diaphragmas.

Klinisch findet man bei Ermüdung des Zwerchfells eine inspiratorische Einziehung des Abdomens (paradoxe abdominelle Atembewegung). Da hierbei das Zwerchfell nahezu passiv ist, überträgt sich der von der Atemhilfsmuskulatur erzeugte negative Pleuradruck auf das Abdomen und saugt es regelrecht nach kranial (palpatorisch muss dabei eine Kontraktion der Abdominalmuskeln ausgeschlossen werden). Dieses Zeichen wird außer bei ermüdetem Zwerchfell auch bei der bilateralen Zwerchfellparese gefunden.

Ein weiteres Zeichen für erschöpfte Atemmuskulatur ist die phasenweise Abwechslung von nahezu ausschließlicher thorakaler oder abdomineller Atmung (sogenannter „respiratorischer Alternans"). Durch die alternierenden Kontraktionen können sich die ermüdeten Muskeln phasenweise erholen.

Die paradoxe Schaukelatmung des Abdomens ist ein klinisch eindrucksvolles Zeichen für die Ermüdung des Zwerchfells.

Bei der *chronisch ventilatorischen Insuffizienz* stehen zunächst klinische Zeichen der Grunderkrankung, wie z. B. eine Schwäche oder Lähmung der Extremitätenmuskulatur bei neuromuskulärer Grunderkrankung im Vordergrund. Symptome wie Dyspnoe, Tachypnoe, morgendliche Kopfschmerzen, Unausgeschlafenheit, Einschlafneigung am Tage, Konzentrationsstörungen, psychische Störungen, rezidivierende respiratorische Infekte oder Rechtsherzbelastung sind aber ebenso unspezifisch wie die pathologischen Lungenfunktionswerte oder nächtliche Sauerstoffentsättigungen. Der „Index-Parameter" der chronisch ventilatorischen Insuffizienz ist die blutgasanalytisch nachgewiesene Hyperkapnie; sie reflektiert die manifeste Insuffizienz der Atempumpe.

2.3.2 Nicht invasive Messungen der Ventilation und des Atmungsmusters

Die möglichst genaue Quantifizierung der Ventilation ist wichtig in der Diagnostik von Erkrankungen der Atempumpe. Thermistoren, die z. B. im Rahmen der Polysomnographie Verwendung finden, messen den Luftfluss qualitativ und sind zur quantitativen Erfassung der Ventilation nicht geeignet. Basierend auf der thorakoabdominellen Bewegung während der Atmung kann die Ventilation, resultierend aus Tidalvolumen und Atemfrequenz, durch die respiratorische *induktive Plethysmographie* quantifiziert werden. Der hierbei mittels elastischen Gurten gemessene Induktionsstrom ändert sich proportional zur In- und Exspirationsbewegung von Bauch und Thorax. Allerdings nur nach einer technisch aufwendigen Kalibrierung lässt sich das Ventilationsvolumen durch respiratorische induktive Plethysmographie direkt messen. Ein weiterer Nachteil dieses Verfahrens ergibt sich aus der Variabilität der zugrunde liegenden Bewegung von Thorax und Abdomen und den resultierenden Messfehlern. Die Quantifizierung der Atmung durch direkte Messung des Atemflusses ist ebenfalls nicht unproblematisch. Insbesondere führen die hierbei eingesetzten Gesichtsmasken bzw. Flowsensoren (in der Regel Pneumotachographen) zur Beeinträchtigung des Patienten, was sich direkt auf das Atemmuster auswirkt.

2.3.3 Lungenfunktion

Zur quantifizierbaren Beurteilung der Atemmuskelfunktion stehen prinzipiell Messungen der Lungenvolumina und der intrathorakalen Druckschwankungen zur Verfügung (s. Abb. 4). Die regelrechte Lungenfunktion setzt nicht nur die Funktionstüchtigkeit von Lungenparenchym und Atemwegen, sondern auch der Atemmuskulatur voraus. Die reduzierte Kraft der Inspirationsmuskulatur bei neuromuskulären Erkrankungen geht mit einer reduzierten Vitalkapazität einher. Trotz dieser Korrelation zwischen Lungenfunktion und Funktion der Atemmuskulatur lässt sich eine ventilatorische Insuffizienz (d. h. Hyperkapnie bei Spontanatmung) im individuellen Fall nicht durch die Vitalkapazität vorhersagen. Des Weiteren ist die lungenfunktionell messbare Restriktion natürlich nicht spezifisch für die atemmuskuläre Schwäche, da sie auch durch viele pulmonale, thorakale und extrathorakale Erkrankungen bedingt sein kann.

2.3.4 Mundverschlussdrücke – P0.1, PImax sowie Sniff-Drücke

In den vergangenen Jahrzehnten wurden große Fortschritte in der Diagnostik der Atemmuskulatur gemacht; vor wenigen Jahren erschien hierzu ein Statement der European Respiratory Society (Laveneziana et al. 2019). Der *Mundverschlussdruckwert „P0.1"* wird 100 ms nach Inspirationsbeginn gemessen und reflektiert die atemmuskuläre Last. Er ist jedoch in starkem Maße abhängig von

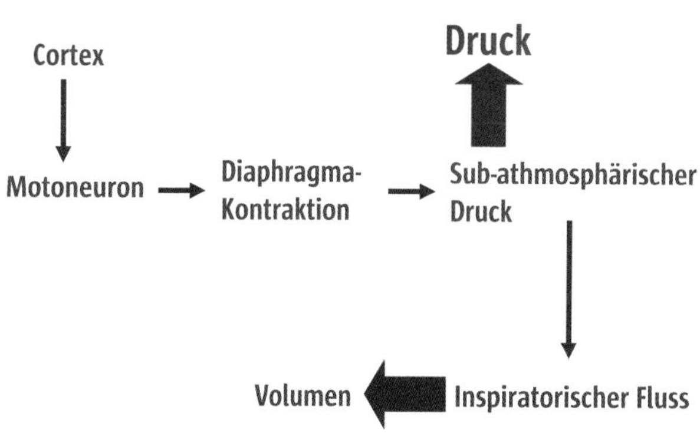

Abb. 4 Zur Beurteilung der Atemmuskelfunktion stehen Messungen der Lungenvolumina und der intrathorakalen Drücke zur Verfügung

der Ventilation. Erhöhte Werte (> 0.3 kPa) können somit weniger Ausdruck einer erhöhten Last bei Ruheatmung sein als vielmehr die Steigerung der Ventilation reflektieren. Aus diesem Grund wird der P0.1 ins Verhältnis zur Ventilation gesetzt. Am besten eignet sich hier das Verhältnis von Druck (P0.1) zum Fluss (VT/Ti), was als effektive inspiratorische Impedanz (P0.1 * Ti/VT) bezeichnet wird.

Die Abnahme der muskulären Kraftentwicklung der Inspirationsmuskulatur stellt einen wesentlichen pathogenetischen Faktor bei der Entwicklung der ventilatorischen Insuffizienz dar. Diagnostisch erscheint es daher sinnvoll, Einschränkungen der inspiratorischen Kraftentwicklung rechtzeitig zu erkennen. Da eine Kontraktion der Inspirationsmuskulatur die Negativierung des Pleuradrucks zur Folge hat, ist die direkte Messung des Pleuradrucks theoretisch die beste Methode zur Abschätzung der globalen muskulären Inspirationskraft. Invasivität und Komplikationsanfälligkeit verbieten dies jedoch. Daher wird die inspiratorische Kraftentwicklung indirekt bei der Bestimmung des *maximalen statischen Mundverschlussdrucks (PImax)* abgeschätzt. Hierbei überträgt sich der Pleuradruck auf die Atemwege und wird am Mundstück gemessen. Dazu wird der Proband aufgefordert, ein maximales Inspirationsmanöver gegen eine am Mundstück selektiv während der Inspiration verschlossene Klappe durchzuführen, um ein maximales statisches Inspirationsmanöver zu generieren.

Prinzipiell ist die erforderliche Technik sowohl integriert in Bodyplethysmographen, aber auch seit längerem in Form handlicher Geräte, geeignet zur Messung auf der Intensivstation, verfügbar [Schönhofer et al. 1993]. Aus der Druckkurve können verschiedene Werte für den PImax ermittelt werden [Win-

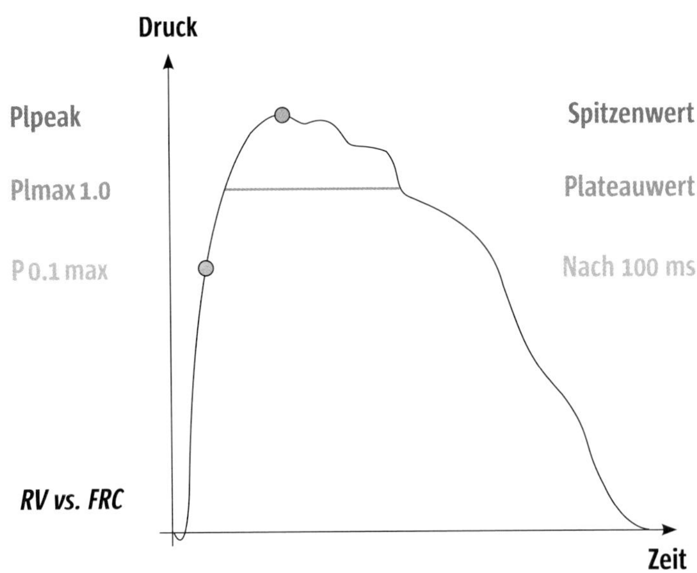

Abb. 5 Aus der Druckkurve können verschiedene Werte für den PImax ermittelt werden (RV: Residualvolumen, FRC: Funktionelle Residualkapazität).

disch et al. 2004] (s. Abb. 5). Zum einen kann der Spitzenwert (PIpeak) abgelesen werden. Zum anderen wird auch der Plateauwert bestimmt, der vom Patienten eine Sekunde lang gehalten werden kann (PImax1.0), was voraussetzt, dass das Atemmanöver gegen die geschlossene Klappe zwei Sekunden aufrechterhalten wird. Am genauesten ist die Bestimmung des PImax von der Atemruhelage aus, also vom Niveau der funktionellen Residualkapazität (FRC). National wie international hat sich jedoch die Bestimmung des PImax vom Residualvolumen (RV) aus, also nach maximaler Exspiration, durchgesetzt, da dieses Atemmanöver mutmaßlich besser vom Probanden durchzuführen ist. Dabei muss jedoch berücksichtigt werden, dass bei der Messung von RV aus der PImax durch die zusätzliche passive Lungenretraktion überschätzt wird. Gegenwärtig schlagen die internationalen Empfehlungen der American Thoracic Society (ATS) die Bestimmung des PImax1.0 vom RV-Niveau aus vor, wobei es für den Vorzug dieser Methode jedoch keine Evidenz gibt [ATS/ERS Statement 2002]. Es konnte gezeigt werden, dass der PIpeak mindestens gleichermaßen geeignet ist. Aus diesem Grund wird in Deutschland weiter der PIpeak zur Messung des PImax empfohlen [Kabitz u. Windisch 2007]. Der P0.1 reflektiert die atemmuskuläre Last, während der PImax die Maximalkraft (Kapazität) angibt. Das Verhältnis von P0.1/PImax zeigt die atemmuskuläre Beanspruchung an. Dieser Wert liegt normalerweise < 2 %. Werte zwischen 2 % und 10 % müssen als grenzwertig betrachtet werden, während ein P0.1/PImax > 10 % deutlich pathologisch im Sinne einer erhöhten atemmuskulären Beanspruchung ist [Criée u. Laier-Groeneveld 1995].

» *Das Ausmaß der Erschöpfung der Inspirationsmuskulatur ist zwar prinzipiell beim kooperativen Intensivpatienten messbar. In der alltäglichen Praxis jedoch ist der (erfahrene) Intensivmediziner auf die klinische Einschätzung angewiesen.*

Im Zusammenhang mit der PImax-Messung ergeben sich einige Schwierigkeiten. In Deutschland wird nicht selten der P0.1max, also der Wert auf der inspiratorischen Druckkurve nach 100 ms bei maximalem Inspirationsmanöver, bestimmt, weil nur die jeweiligen Werte nach 100 ms das wahre Verhältnis von Last zu Kapazität zum Ausdruck bringen, wenn diese dem P0.1 gegenübergestellt sind. Allerdings ist der P0.1max weniger gut reproduzierbar und somit weniger gut geeignet zur Bestimmung der globalen Inspirationskraft als der PIpeak oder PImax1.0. Der P0.1max ist darüber hinaus nicht in der internationalen Literatur eingeführt. Er sollte aus diesen Gründen nicht mehr verwendet werden [Windisch et al. 2004].

Ein zweites ungeklärtes Problem besteht in der Frage nach den Normalwerten [Windisch et al. 2004; Kabitz u. Windisch 2007]. Zwar sind in der Vergangenheit mehrere Studien mit Normwertkollektiven publiziert worden, die angegebenen Normwerte unterscheiden sich jedoch in erheblichem Maße. Dabei wurden sehr unterschiedliche Regressionsgleichungen zur Normwertbestimmung publiziert. Während das Alter in nahezu allen Studien negativ prädiktiv ist und Frauen regelhaft ca. 70 % derjenigen Werte der Männer haben, wird der prädiktive Wert für das Körpergewicht, für die Körpergröße und für andere anthropogene Größen unterschiedlich und zum Teil gegensätzlich beurteilt. Es erscheint ratsam, den Voraussetzungen der eigenen Methodik entsprechend eigene Normwerte zu erstellen. Der Einfluss anthropogenetischer Größen ist in der Summe jedoch so gering, dass eine Berechnung von individuellen Soll-Werten über Regressionsgleichungen im Unterschied zur Lungenfunktion nicht möglich ist. Vielmehr orientieren sich untere Grenzwerte an den 5 %-Perzentilen [Kabitz u. Windisch 2007].

Ein drittes Problem bei der Bestimmung des PImax ist die Abhängigkeit der Untersuchungsergebnisse von der Mitarbeit des Probanden (s. Tab. 2). Mangelnde Mitarbeit mit falsch niedrigen Werten kann eine inspiratorische Muskelschwäche vortäuschen. Im Weiteren kann die Druckübertragung von der Pleura zum Mund (z. B. durch Atemwegsobstruktionen) gestört sein, sodass auch hier falsch niedrige Werte resultieren können.

! Die Bestimmung des maximalen statischen Mundverschlussdruckes (PImax) ist methodisch umstritten und kann lediglich als Screening-Parameter dienen.

Sollte die Messung des PImax-Wertes, z. B. infolge unzureichender Kooperationsfähigkeit des Patienten oder technischen Schwierigkeiten, problematisch sein, stellt das *Sniff-Manöver* über Nasenoliven eine gute Alternative zur Messung des maximalen Inspirationsdrucks dar [Kabitz u. Windisch 2007]. Hierbei führt der Proband ein kurzes Inspirationsmanöver (d. h. Schnupf-Manöver)

Tab. 2 Vergleich der mitarbeitsabhängigen Methoden (PImax und nasal Sniff) und mitarbeitsunabhängigen Methoden der TwPdi-Bestimmung (TwPdi = transdiaphragmaler Druck)

	Mitarbeitsabhängige Messmethoden	Mitarbeitsunabhängige Messmethoden
Test	PImax, nasal Sniff	TwPdi
Atemmuskulatur	Globale Inspirationskraft (PImax)	Zwerchfell-spezifisch
Aufwand	gering	hoch
Verfügbarkeit	ubiquitär	nur wissenschaftlich
Invasivität	nein	ja
Falsch niedrige Werte	häufig	selten
Zeitaufwand	gering	hoch

über die Nase bei geschlossenem Mund aus, was ebenfalls zur schnellen maximalen Aktivierung der Inspirationsmuskulatur führt. Wesentliche Vorteile sowohl der PImax-als auch der Sniff-pressure-Bestimmung liegen darin, dass diese Messmethoden spezifisch für die Atemmuskulatur und aufgrund der einfachen Durchführbarkeit ubiquitär einsetzbar sind. Eine klinisch relevante Korrelation zwischen der mit der Sniff-Technik ermittelten diaphragmalen Muskelkraft und der Lebenserwartung bei Patienten mit amyotropher Lateralsklerose (ALS) wurde wissenschaftlich gezeigt. Im Vergleich zu ALS-Patienten mit einem Sniff-Wert < 30 cmH_2O war die Lebenserwartung der Patienten mit einem Sniff-Wert > 50 cmH_2O deutlich länger.

2.4 Moderne multimodale Messung der Atemmuskelkraft im Menschen

2.4.1 Sonographie[1]

Die sonographische Beurteilung des Zwerchfells hat viel Aufmerksamkeit erregt, da es sich um ein einfaches bildgebendes Verfahren handelt, das die schnelle Erstellung quantifizierbarer Funktionsparameter für das Zwerchfell ermöglicht, indem sowohl seine Exkursion als auch seine Dicke bewertet werden.

Mit Hilfe einer M-Mode-Aufnahme des hinteren Drittels des Zwerchfells während der Atmung aus der Ruheposition, bei willentlichen Sniff-Manövern und nach maximaler Inspiration (d.h. bei der TLC) wird die Zwerchfellexkursion im Subkostalschnitt beurteilt. Beim Sniff-Manöver wird der Patient bzw. die Patientin gebeten, ein scharfes inspiratorisches Einatemmanöver durchzuführen.

Die genaue Quantifizierung der Amplitude und Geschwindigkeit der Zwerchfellbewegung während dieses Sniff-Manövers kann dann zur Berechnung der Zwerchfellexkursionskapazität verwendet werden [Spiesshoefer et al. 2020].

Weiterhin kann die Zwerchfellverdickungsfähigkeit sonographisch beurteilt werden. So wird die Zwerchfelldicke in funktioneller Residualkapazität (FRC) und in der Gesamtlungenkapazität (TLC) bestimmt. Dies geschieht sonographisch in der sogenannten Appositionszone (dem Bereich der Brustwand, in dem die abdominalen Teile des Zwerchfells den unteren Rippenbogen erreichen). Ein intuitiver Indikator für die Kontraktilität des Zwerchfells ist dabei dann die Zunahme der Zwerchfelldicke, die nach forcierter Inspiration auftritt und als Zwerchfellverdickung (DTR) bezeichnet wird. Frühere Studien, in denen versucht wurde, Referenzwerte für den Zwerchfellultraschall bei gesunden Erwachsenen festzulegen, waren jedoch leider durch einen geringen

1 Kapitel 2.4.1 orientiert sich an einer Vorarbeit des Autors (Spiesshoefer et al. 2020). Mit freundlicher Genehmigung von S. Karger.

Stichprobenumfang, eine begrenzte Anzahl von bewerteten Parametern (entweder nur die Exkursion oder nur die Dicke) oder eine fehlende Validierung im Vergleich zu anderen von der Mitarbeit abhängigen Messungen der Atemmuskelkraft wie dem maximalen inspiratorischen Druck (MIP) limitiert. Bei allen Parametern, die mit Hilfe des Zwerchfellultraschalls bestimmt werden können, ist daher trotz ihres prognostischen Werts noch nicht bekannt, wie genau diese Parameter die Besonderheiten der Zwerchfelldysfunktion und -schwäche widerspiegeln. Es wurde daher von uns ein detailliertes Zwerchfell-Ultraschall-Protokoll entwickelt, um reproduzierbare Daten zu sammeln [Spiesshoefer et al. 2020].

Zur Messung der Zwerchfellbewegung im subkostalen Bereich wird in der Regel ein tragbares Ultraschallgerät mit einem konvexen 3,5-MHz-Schallkopf verwendet. Zur Messung der Zwerchfelldicke in der Appositionszone wird in der Regel ein 10-MHz-Linearschallkopf verwendet. Standardisierte Messungen werden in der Regel an der rechten Zwerchfellhälfte und in Rückenlage durchgeführt, da die Körperposition die Zwerchfelldicke direkt beeinflusst [Spiesshoefer et al. 2020]. Für die weitere Untersuchung werden alle sonographischen Messungen aufgezeichnet. Der 3,5-MHz-Schallkopf wird subkostal zwischen der mittleren Klavikularlinie und der vorderen Axillarlinie platziert, um die Zwerchfellexkursion zu beurteilen. Der Schallkopf wird dabei so medial wie möglich gehalten und nach kranial gerichtet, um die beste Sicht auf die rechte Hälfte des Zwerchfells zu erhalten (s. Abb. 6). Mit Hilfe der M-Mode-Sonographie werden die Bewegungen des rechten Zwerchfells in Echtzeit aufgezeichnet. Das gesunde Zwerchfell erscheint während der Ausatmung als eine sich nach unten bewegende echogene Linie, die der Aufwärtsbewegung des Zwerchfells (d.h. weg von der Ultraschallsonde) entspricht. Die Pause nach der Ausatmung wird durch die Nulllinie dargestellt. Während der Inspiration bewegt sich das Zwerchfell nach unten (d.h. zum Schallkopf hin), wodurch die Linie nach oben gebogen wird. Drei Beispielkurven in der Tidalatmungsposition (TB) werden zur späteren Untersuchung gespeichert (s. Abb. 6A). Anschließend wird der Schallkopf gehalten und in der Subkostalposition gehalten, während die Teilnehmer:innen angewiesen werden, ein maximales willkürliches Sniff-Manöver durchzuführen. Die maximale Geschwindigkeit des Zwerchfells wird während der kaudalen Verschiebung durch das Sniff-Manöver erreicht. Auch hier werden drei repräsentative Aufzeichnungen für die weitere Untersuchung aufbewahrt (s. Abb. 6B). Wenn der Schallkopf schließlich in der subkostalen Position verbleibt und die Patient:innen angewiesen werden, tief auszuatmen, werden drei Bilder aufgenommen und in TLC gespeichert (s. Abb. 6).

Um die Amplitude und die Geschwindigkeit der Zwerchfellexkursion zu bewerten, werden alle Aufzeichnungen des willkürlichen Sniff-Manövers und der Atmung von TB untersucht. Nur die Amplitude der forcierten Inspiration bzw. der Wechsel von FRC zu TLC wird bewertet, da der Teilnehmer angewiesen wird, die Geschwindigkeit der Zwerchfellbewegung zu kontrollieren, so-

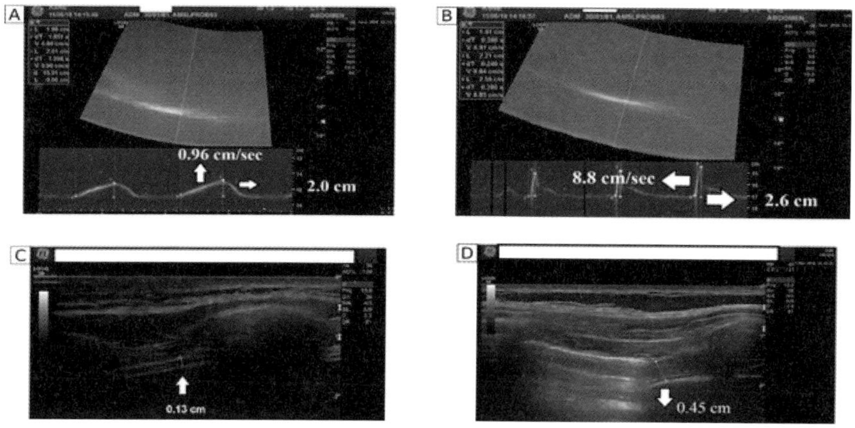

Abb. 6 Messwerte aus dem Zwerchfell-Ultraschall als Schema: Zwerchfellexkursion während Atmung aus der Atemruhelage (A) und Sniff-Manöver (B) und Messen der Zwerchfelldicke (C und D)

bald die maximale Amplitude erreicht ist. Sowohl in der TLC als auch in der FRC wird die Zwerchfelldicke als vertikaler Abstand zwischen der Pleura- und der Peritonealschicht berechnet (s. Abb. 6C und D). Dies wird im Bereich der Appositionszone durchgeführt. Es kann schwierig sein, diesen Bereich mit Hilfe der Sonographie genau zu lokalisieren, obwohl er als die Region der Brustwand beschrieben wird, in der die abdominalen Abschnitte des Zwerchfells an den unteren Rippenbogen anschließen. Daher wird das Zwerchfell zunächst in einem konventionellen Verfahren mit einem 10-MHz-Schallkopf dargestellt, der kranio-kaudal in der hinteren Axillarlinie zwischen dem 8. und 10. Interkostalraum platziert wird. Dies erleichtert die Identifizierung des Zwerchfells aufgrund seiner ausgeprägten Dreischichtigkeit (Pleura- und Peritonealschicht als echogene Außengrenzen; s. Abb. 6C und D). Die Differenz zwischen den Dicken bei TLC und FRC wird dann zur Bestimmung der DTR verwendet. Auch hier wird in der Regel rechts gemessen [Spiesshoefer et al. 2020].

Eine strukturierte Zwerchfellultraschall Messung kann in geschulten Händen binnen 20 Minuten erbracht werden und liefert Aussagen zur Zwerchfell-Exkursions und Verdickungsfähigkeit, aber CAVE: es werden hier Surrogat-Marker der Zwerchfellkraft, zu keinem Zeitpunkt Marker der eigentlichen Zwerchfellkraft erbracht!

Die Zwerchfellsonographie kann auch bei sedierten und beatmeten Patien-ten:innen auf der Intensivstation angewandt werden wie im Kapitel 9 dieses Buches weiter erläutert wird. Letztlich wird dabei das oben genannte Protokoll genutzt. Die Zwerchfelldicke am Ende der Exspiration auch bei beatmeten Patient:innen zu messen erscheint dabei intuitiv möglich. Ein willentliches Sniff-Manöver oder Einatmen kann natürlich nicht stattfinden beim sedierten und beatmeten Patient:innen. Vorarbeiten konnten aber zeigen, dass das Zwerchfell unter Beatmung nicht inaktiv ist und sich spontan verdickt, so dass eine Verdickungsrate als Maß der spontanen Kontraktilität des Zwerchfelles unter Beatmung bestimmbar und auch prädiktiv für das Weaning Outcome im Verlauf ist.

2.4.2 Magnetstimmulation der Zwerchfellnerven[2]

Zwerchfellstimulationsstudien sind laut einem Positionspapier der American Thoracic Society (ATS) und der European Respiratory Society eine zuverlässige und damit die Goldstandard Methode zur nicht-volitionalen oder anstrengungsunabhängigen Aufzeichnung der Zwerchfellkraft und der elektrophysiologischen Eigenschaften des Zwerchfellnervs und des Zwerchfells (Laveneziana et al. 2019). Insbesondere kann die Zwerchfellkraft durch gleichzeitige Messung des twPdi-Gradienten (twPdi = twitch transdiaphragmatic pressure) nach der zervikalen magnetischen Stimulation des Phrenicus-Nervs gemessen werden. Die Differenz zwischen dem Ösophagusdruck (twitch oesophageal pressure, twPes) und dem Magendruck (twitch gastral pressure, twPgas), die beide invasiv mit Ballonkathetern in der Speiseröhre bzw. im Magen gemessen werden, wird zur Bestimmung des twPdi verwendet.

Die Zwerchfellnerven können leicht und schmerzlos mit Magnetfeldern (MS) stimuliert werden. Das Zwerchfell kontrahiert dabei beidseitig als Folge der zervikalen MS (CMS) der Phrenicus-Nerven, und es kommt zu Veränderungen in twPdi als Goldstandardmaß der Zwerchfellkraft. Nach zervikaler supramaximaler Magnetstimulation ist ein LLN für das twPdi von 16 cmH_2O anzunehmen. Die Beurteilung von kritisch kranken Patient:innen, Patient:innen mit NME oder Patient:innen mit chronischen Lungenerkrankungen, bei denen sich eine Zwerchfellschwäche entwickelt oder bereits vorhanden ist, sind einige klinische Anwendungen der twPdi-Messungen. In diesem Zusammenhang bietet das CMS nach dem twPdi den einzigen nicht von der Mitarbeit abhängigen Messansatz für Zwerchfellstärke und -ermüdung, der auch im Zeitverlauf innerhalb desselben Patienten reproduzierbar verfolgt werden kann. Da diese Methode diagnostische Sicherheit bietet und verlässliche Untersuchungsergebnisse liefert, insbesondere beim Ausschluss einer möglichen Beteiligung der Atemmuskelkraft bei neuromuskulären (NME) und COPD-Patient:innen mit eingeschränkter Kooperationsfähigkeit bei von der Mitarbeit abhängigen Tests, spielt der Aspekt der Unabhängigkeit der Methode von Kooperation eine zentrale Rolle. Es ist hier entscheidend, die Vorspan-

2 Kapitel 2.4.2 orientiert sich an einer Vorarbeit des Autors (Spiesshoefer et al. 2019a). Mit freundlicher Genehmigung von Elsevier.

nung oder Faszilitation des untersuchten Muskels zu standardisieren, weshalb die twPdi Messungen häufig in FRC durchgeführt werden. Bei der zervikalen MS wird ein „threshold“ Test mit schrittweiser Steigerung der Magnetfeldstärke genutzt, um den Effekt auf die twPdi Amplitude zu evaluieren. Kommt es bei einer weiteren Steigerung des Magnetfeld-Outputs zu keiner weiteren Steigerung der twPdi Amplitude, so ist eine Supramaximalität der Stimulation bewiesen. Es ist die Möglichkeit dieser supramaximalen Stimulierbarkeit für den Nn. Phrenicus neben der invasiven Messung der Zwerchfellkraft über Doppelballonkatheter, die daher den twPdi zum diagnostischen Goldstandard der Zwerchfellkraft-Diagnostik macht. Das Intervall zwischen den Stimulationen beträgt in der Regel 40 Sekunden, um eine Potenzierung der Stimulusantwort zu verhindern. Die visuelle Beobachtung wird genutzt, um zu bestätigen, dass der magnetische Impuls bei FRC während der Atempause und etwa zwei Sekunden nach dem Ende der Ausatmung abgegeben wurde. Mit Hilfe von Ballonkathetern (z.B. Cooper Surgical, Trumbull, CT, USA), die transnasal in den Magen und die distale Speiseröhre eingeführt werden, werden sowohl twPes als auch twPgas gemessen. Insgesamt werden dann 1,0 mL und 2,5 mL Luft in den Ösophagus- bzw. Magenballon geblasen, was messtechnische Hintergründe hat. Mit Hilfe einer Software werden die Druckmesswerte für twPgas, twPes und twPdi (twPes – twPgas) kontinuierlich auf einem Computer angezeigt und für eine spätere Analyse gespeichert. Abbildung 6 zeigt Beispielbilder von

A
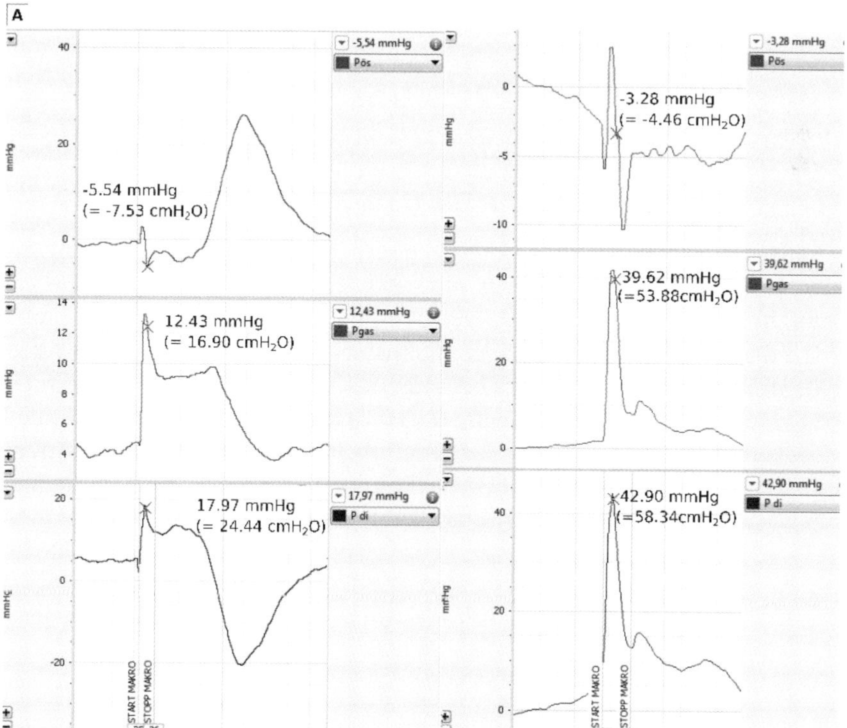

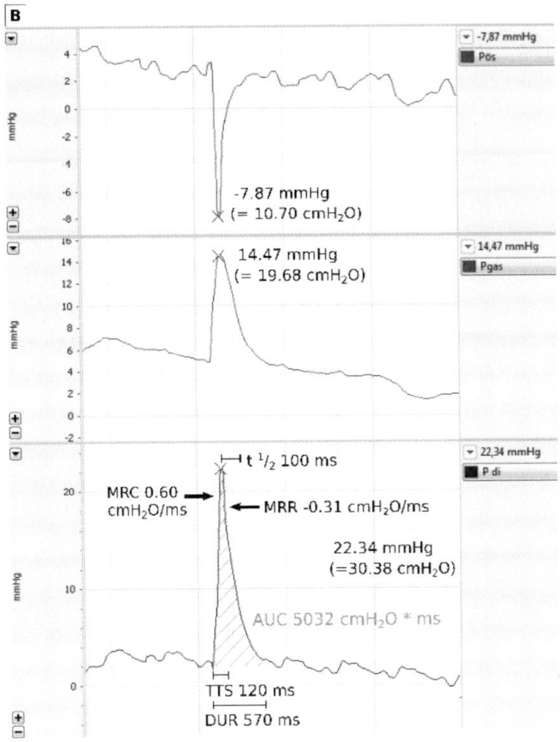

Abb. 7 Messwerte aus der invasiven Messung des transdiaphragmalen Druckes nach Magnetstimulation. Repräsentative Aufnahmen von twPdi nach supramaximaler COMS (A) und CMS (B) bei FRC

twPdi nach supramaximaler kortikaler Magnetstimulation (COMS) und CMS bei FRC (s. Abb. 7).

Die LLN für die twPdi-Amplitude nach supramaximaler zervikaler Magnetstimulation beträgt ca. 16 cmH_2O, ohne dass ein Geschlechtsunterschied ersichtlich ist.

Die Magnetstimulation der Zwerchfellnerven als Goldstandard der Zwerchfellkraftbestimmung kann auch bei sedierten und beatmeten Patient:innen auf der Intensivstation angewandt werden, wie im Kapitel 9 weiter erläutert wird. Letztlich wird dabei das oben genannte Protokoll genutzt. Dies ist aber hochkomplex und bis auf Weiteres nur wenigen Zentren auf der Welt in primär wissenschaftlicher Ausrichtung vorbehalten.

2.4.3 Messung der zentralen Innervation des Diaphragmas[3]

Die Zwerchfellkraft wird durch eine Vielzahl von NMEs und Lungenerkrankungen beeinträchtigt. Bei der Verwendung von Standard-Atemmuskelkrafttests ist es schwierig, den Unterschied zwischen einer neurogenen Schädigung, einer myogenen Dysfunktion der Zwerchfellfunktion, einem neuromuskulären Übertragungsproblem oder einem verminderten zentralen Atemantrieb zu diagnostizieren. So liefern beispielsweise freiwillige Tests wie FVC, MIP und der maximal exspiratorische Mundverschlussdruck (MEP) häufig mehrdeutige Ergebnisse und ermöglichen keine Unterscheidung zwischen zentralen und peripheren Ursachen für eine Atemmuskelschwäche. Als Ersatz für den zentralen Atemantrieb zur Messung der willentlichen Zwerchfellaktivierung wurde die Twitch-Interpolationstechnik vorgeschlagen. Dabei wird das Zwerchfell durch magnetische oder elektrische Stimulation (twitch Pdi-Kontraktionen) der Zwerchfellnerven erregt, die während einer allmählich ansteigenden willentlichen Zwerchfellaktivierung erfolgen. Es wurde nachgewiesen, dass der transdiaphragmatische Druck (Pdi) die Reaktion des Zwerchfells auf twitch Pdi-Kontraktionen des Phrenicus-Nervs genau erfasst. Es wird angenommen, dass die Reaktion auf die überlagerten Magnet- oder Stromimpulse allmählich abnimmt, wenn die willentliche Zwerchfellaktivierung ansteigt. Twitch Pdi-Kontraktionen können dann keine Auslenkungen der Pdi-Kurve mehr hervorrufen, wenn die maximale willentliche Zwerchfellaktivierung erreicht wird (vorausgesetzt, die maximale willentliche Pdi wird erreicht). Die Differenz zwischen der twPdi-Amplitude bei FRC und dem vergleichbaren Wert bei maximaler inspiratorischer Anstrengung wird dann verwendet, um den Index der freiwilligen Zwerchfellaktivierung (DVAI) zu berechnen. Er dient als intuitiver Indikator für den Grad der volitionalen Aktivierbarkeit des Zwerchfells und zeigt die Fähigkeit an, das Zwerchfell durch freiwillige Aktivierung zur Kontraktion zu bringen.

Der DVAI misst den Anteil der Zwerchfellmuskelmasse, der bei jedem Einatmungsversuch willentlich kontrahiert oder kontrahiert wird. Er wird unter Anwendung von folgender Formel ermittelt:

$$1 - \frac{\text{twPdi bei maximaler volitionaler Zwerchfellvorkontraktion}}{\text{twPdimax bei FRC}} \times 100$$

Wenn der überlagerte Stimulus keinen weiteren Anstieg der Pdi-Amplitude hervorruft, würde die maximale Aktivierbarkeit des Zwerchfells 100% betragen. Wenn der zusätzliche Stimulus die Amplitude einer twitch Pdi-Kontraktion um 20% gegenüber dem twPdimax bei FRC ansteigen ließe, würde der DVAI 80% betragen [Spiesshoefer et al. 2019a, 2019b].

3 Kapitel 2.4.3 orientiert sich an einer Vorarbeit des Autors (Spiesshoefer et al. 2019b). Mit freundlicher Genehmigung von S. Karger.

Tatsächlich beeinflussen auch Stoffwechselveränderungen (z.B. Blutgase und pH-Wert) und verschiedene nicht-volitionelle Elemente, die die Atemregulation auf Hirnstamm- oder subkortikaler Ebene beeinflussen, den zentralen Antrieb des Zwerchfells. Sobald die oben erwähnte Diagnosetechnik eine Diskrepanz zwischen magnetisch und willentlich ausgelöster Zwerchfellkontraktion festgestellt hat, kann diesem Parametern eine angemessene pathophysiologische Relevanz zugewiesen werden. Trotzdem wurden bislang nur kleine Stichproben gesunder Probanden untersucht, und eine Validierung in größeren Kohorten ist entsprechend wünschenswert.

2.4.4 Messung der expiratorischen Atemmuskelkraft und deren Funktion

Auch wenn es bei der Beschreibung der Atempumpe im Wesentlichen um die Inspirationsmuskulatur geht, soll an dieser Stelle kurz auf die Expirationsmuskulatur hingewiesen werden. Vergleichbar mit der PImax-Bestimmung kann auch im Rahmen eines PEmax-Manövers endinspiratorisch gegen ein verschlossenes Ventil mit maximaler Kraft ausgeatmet und der Druckwert aufgezeichnet werden. Insbesondere bei Patient:innen mit neuromuskulären Erkrankungen lässt sich der schwache Hustenstoß durch Messungen des Peak-cough-flow objektivieren. Bei diesem Manöver wird nach tiefer Inspiration so stark wie möglich gehustet und der hierbei entstehende höchste expiratorische Luftfluss gemessen. Dies kann auch mit einem einfachen Peak-flow-Messgerät erfolgen.

Die Stärke des Hustenstoßes und der Peak-cough-flow haben sich auch als brauchbare Prädiktoren zur Beurteilung der Extubationsfähigkeit von beatmeten Patient:innen erwiesen. So ist die Wahrscheinlichkeit des Weaning-Versagens bei Patient:innen mit einem Peak-cough-flow < 60 l/min im Vergleich zu Patient:innen mit höheren Werten fünffach erhöht [Smina et al. 2003].

> *Neben anderen bettseitigen Untersuchungsverfahren zur Erfassung der Kraft der muskulären Atempumpe im Rahmen der Evaluation der Extubationsfähigkeit ist die Bestimmung des Hustenstoßes (Peak-cough-flow) ein brauchbarer Prädikator.*

Als eine Technik zur nicht willkürlichen Bewertung der exspiratorischen Muskelleistung wurde die magnetische Stimulation der Bauchmuskeln in Verbindung mit der Aufzeichnung des TwPGas entwickelt. Obwohl man davon ausgeht, dass die Bauchmuskulatur an neuromuskulären Erkrankungen beteiligt ist, wurde bisher nur die ALS einer gezielten funktionellen Untersuchung dieser Muskeln unterzogen. Die Bauchnervenwurzeln können auf der Höhe des 10. Lendenwirbels magnetisch aktiviert werden, wie zunächst von Polkey und Kollegen am Imperial College London vorgeschlagen wurde. Dies ist der einzige nicht volitionale Marker für die exspiratorische Atmungskraft, der derzeit verfügbar ist.

Der LLN betrug hier in unserem Labor 24,1 cmH_2O für die twPgas-Amplitude und 16,8 cmH_2O für twPdi. Die Druckamplituden wiesen eine signifikante inter-individuelle Heterogenität auf, waren aber innerhalb der Probanden gut reproduzierbar. Diese Variabilität gerade im Gegensatz zur Stimulation der Nn. phrenici ist wahrscheinlich dem Umstand geschuldet, dass die Nn. phrenici supramaximal stimulierbar sind, die Bauchmuskelnerven aber wahrscheinlich nicht.

2.4.5 Konkreter Vorschlag einer multimodalen Messung der Zwerchfellkraft basierend auf Messungen in unserem Labor am Universitätsklinikum Aachen

Es bleibt anzumerken, dass erst die Kombination verschiedener mitarbeitsabhängiger und unabhängiger Tests die Präzision in der Diagnostik einer Atemmuskelschwäche substantiell erhöht, wie aktuelle wissenschaftliche Arbeiten belegen. [Steier et al. 2007].

Dies zeigt, dass die o.g. aufwändigen Untersuchungen kein Selbstzweck sind, sondern auch klinisch in Fällen, in denen Gewissheit in Verlaufs-Messungen oder ein sicherer Ausschluss benötigt ist (z.B. in der Begutachtung oder bei Beatmeten oder bei COPD oder neuromuskulären Patienten), unmittelbaren klinischen Nutzen liefern.

Um wissenschaftlich korrekt die Atemmuskulatur mit einer Möglichkeit der Unterscheidung zwischen Expirations- und Inspirationsmuskulatur sowie innerhalb der Inspirationsmuskulatur der Unterscheidung einer kortikalen Pathologie, Zwerchfellnerv und/oder rein peripher Zwerchfell-muskulären Pathologie erbringen zu können, sind allumfassende multimodale Messungen in einem atemphysiologischen Messlabor unabdingbar. Hier sollte die Möglichkeit zur invasiven Messung des transdiaphragmalen Druckes sowie der Magnetstimulation der Zwerchfellnerven kortikal und zervikal mit Messung der Oberflächen EMG Signale dessen sowie der Möglichkeit hin zum Ultraschall gepaart mit jahrelanger Expertise auf diesem Feld bestehen. Ist all dies der Fall kann u.g. Ablauf durchgeführt werden, um die Lungen- und Atemmuskelfunktion auf höchstem Niveau zu messen.

Wie oben zur Magnetstimulation und invasiven Messung des Zwerchfelldruckes sowie zur Zwerchfellsonographie ausgeführt, sind die entsprechenden Messungen nicht nur in reinen translationalen Physiologie Laboren und nur bei „ambulanten" Patient:innen mit unklarer Dyspnoe und oder COPD oder neuromuskulären Erkrankungen anwendbar, sondern haben längst auch die Intensivmedizin erreicht.

Hier tut sich wissenschaftlich aktuell enorm viel als Idee bis hin zum „Pacing" des Zwerchfells durch einschwemmbare Systeme um das Weaning Outcome durch Verhindern einer zu starken Entwicklung einer Zwerchfellschwäche unter Beatmung zu verbessern oder sogar um eine Niedrigtidalvolumen Beatmung im akuten respiratorischem Disstress Syndrom zu ermöglichen. Bei allem Enthusiasmus dafür ist eine Rückbesinnung und ein zunächst tieferes Verständnis des komplexen Zusammenspieles zwischen Beatmungsge-

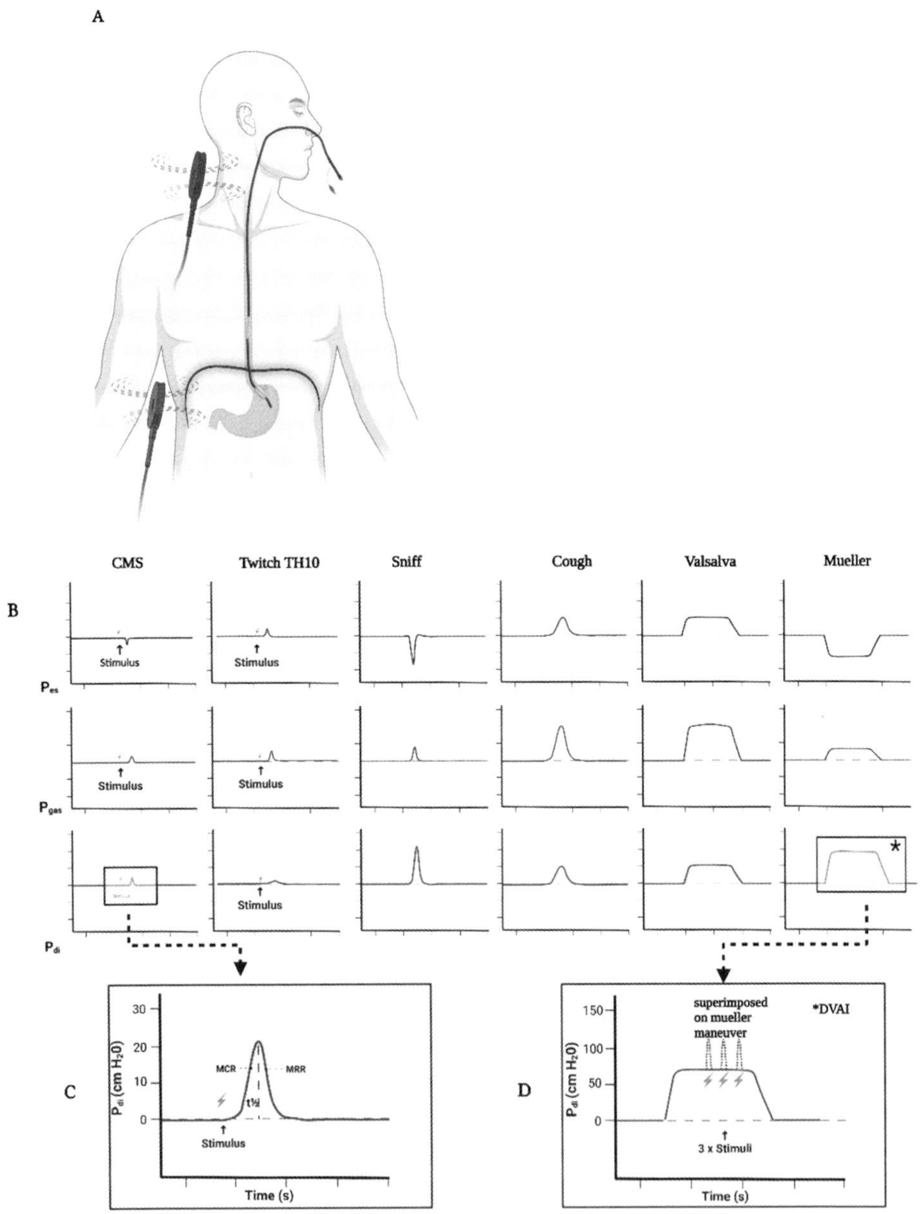

Abb. 8 Aufbau für eine allumfassende moderne multimodale Messung der Atemmuskelfunktion im Menschen [Regmi et al. 2023]

rät, intrinsischer Aktivität des Zwerchfells und dann Pacing dessen jedoch hier mehr denn je conditio sine qua non. Dies wird im Kapitel 9 alles vertieft und näher ausgeführt.

In Abbildung 8 wird eine Versuchsperson im Labor für Atmungsphysiologie mit einem transnasal platzierten Doppelballonkatheter gezeigt (A), mit dem der Druck von gastralen und ösophagealen Sensoren gemessen wird, um den transdiaphragmatischen Druck zu berechnen. Außerdem ist eine Magnetspule für die zervikale Magnetstimulation (CMS) und TH10 angebracht. **B:** Kurven, die durch verschiedene freiwillige und unfreiwillige Bewegungen erzeugt werden. Die Messwerte der Ösophagus- (Pes), Magen- (Pgas) und geschätzten Zwerchfelldrucksensoren (Pdi) werden angezeigt. **C:** Nach einem CMS wurde eine repräsentative Aufzeichnung dest wPdi vorgenommen, und die Druckamplitude, die Länge des Druckausschlags, die maximale Kontraktionsrate (MRC), die maximale Entspannungsrate (MRR) und die halbe Entspannungszeit (t 1/2) wurden allumfassend untersucht. Die maximale Rate der Zwerchfellkontraktion (MRC) ist definiert als die positive Spitze der Druckableitung als Funktion der Zeit (d.h. die steilste Steigung der Kurve des ansteigenden Zwerchfelldrucks [twPDI]). MRR, die die erste Phase des Druckabfalls misst und die größte Geschwindigkeit der Muskelrelaxation widerspiegelt, ist definiert als die negative Spitze der Druckableitung über die Zeit. Für twPDI wurden sowohl MRC als auch MRR modifiziert. Die Zeit, die benötigt wird, bis die twPDI-Amplitude um 50% von ihrem Spitzenwert abfällt, wurde schließlich als t 1/2 bestimmt. **D:** TwPDI Amplituden während des Mueller-Verfahrens. Der Index maximalen Aktivierbarkeit der Zwerchfellkraft (DVAI) misst den Anteil der Zwerchfellmukelmasse, der maximal aktiviert werden kann [Spiesshoefer et al. 2019a, 2019b]. Die Ballonkatheter gestützte Messung des Zwerchfelldruckes kann hier auch kombiniert werden mit einer Oberflächen-elektromyographischen (EMG) Messung der Zwerchfellaktivität. Dies spiegelt möglicherweise zusätzlich noch den neuronalen Antrieb und die Ansteuerung des Zwerchfelles wider, wobei dies jedoch noch Gegenstand aktueller Forschungen ist.

Literatur

ATS/ERS: Statement on respiratory muscle testing. Am J Respir Crit Care Med 2002; 166: 518–624.

Criée CP, Laier-Groeneveld G: Die Atempumpe. Stuttgart, New York: Georg Thieme Verlag, 1995.

Kabitz HJ, Walterspacher S, Mellies U, Criée CP, Windisch W: Empfehlungen der Deutschen Atemwegsliga zur Messung der Atemmuskelfunktion. Pneumologie 2014; 68: 307–314.

Kabitz H-J, Windisch W: Diagnostik der Atemmuskelfunktion: State of the Art. Pneumologie 2007; 61: 582–587.

Kabitz HJ, Windisch W, Schönhofer B: Ventilator induzierter Zwerchfellschaden: ein Update. Pneumologie 2013; 67:435 441.

Laveneziana P, Albuquerque A, Aliverti A et al: ERS statement on respiratory muscle testing at rest and during exercise. Eur Respir J 2019; 53(6).

Regmi B, Friedrich J, Jörn B, Senol M, Giannoni A, Boentert M, Daher A, Dreher M, Spiesshoefer J: Diaphragm Muscle Weakness Might Explain Exertional Dyspnea 15 Months after Hospitalization for COVID-19. Am J

Respir Crit Care Med. 2023 Apr 15;207(8):1012–1021. DOI: 10.1164/rccm.202206-1243OC. PMID: 36596223 Free PMC article. Clinical Trial.

Roussos C: The failing ventilatory pump. Lung 1982; 160: 59–84.

Schönhofer B, Geibel M, Wenzel M et al.: Zunahme der Hyperkapnie unter Belastung – Eine entlastende Strategie? Med Klin 1995; 90: 17–19.

Schönhofer B, Klauke M, Rosenblüh J et al.: Wertigkeit eines transportablen Geräts zur Messung des maximalen Inspirationsdrucks (Pimax). Pneumologie 1993; 47: 666–669.

Schönhofer B, Köhler D: Ventilatorische Insuffizienz und hyperkapnische Kompensation infolge chronisch belasteter „Atempumpe". Dtsch Med Wochenschr 1994; 119: 1209–1214.

Schönhofer B, Köhler D: Hyperkapnie. Intensivmed 1997; 34: 501–512.

Smina M, Salam A, Khamiees M et al.: Cough peak flows and extubation outcomes. Chest 2003; 124: 262–268.

Spiesshoefer J, Herkenrath S, Henke C, Langenbruch L, Schneppe M, Randerath W, Young P, Brix T, Boentert M: Evaluation of Respiratory Muscle Strength and Diaphragm Ultrasound: Normative Values, Theoretical Considerations, and Practical Recommendations. Respiration. 2020;99(5):369–381. DOI: 10.1159/000506016. Epub 2020 May 12. PMID: 32396905.

Spiesshoefer J, Henke C, Herkenrath S, Brix T, Randerath W, Young P, Boentert M: Transdiapragmatic pressure and contractile properties of the diaphragm following magnetic stimulation. Respir Physiol Neurobiol. 2019a;266:47–53. DOI: 10.1016/j.resp.2019.04.011. Epub 2019 Apr 25. PMID: 31029769

Spiesshoefer J, Henke C, Herkenrath S, Randerath W, Brix T, Young P, Boentert M: Assessment of Central Drive to the Diaphragm by Twitch Interpolation: Normal Values, Theoretical Considerations, and Future Directions. Respiration. 2019b;98(4):283–293. DOI: 10.1159/000500726. Epub 2019 Jul 26. PMID: 31352459.

Steier J, Kaul S, Seymour J, Jolley C, Rafferty G, Man W, Luo YM, Roughton M, Polkey MI, Moxham J: The value of multiple tests of respiratory muscle strength. Thorax 2007; 62: 975–980.

Windisch W: Pathophysiologie der Atemmuskelschwäche. Pneumologie 2008; 62(1): S18–S22.

Windisch W, Hennings E, Sorichter S et al.: Peak or plateau maximal inspiratory mouth pressure: which is best? Eur Respir J 2004; 23: 708–713.

Yang KL, Tobin MJ: A prospective study of indexes predicting the outcome of trials of weaning from mechanical ventilation. N Engl J Med 1991; 324: 1445–1450.

3 Die pulmonale Perfusion

Michael Pfeifer

Der Kreislauf, der kleine wie der große, dient dem funktionellen Kontakt zwischen verschiedenen Organen des Körpers sowie zwischen dem Körper als Ganzem und der Außenwelt. Die Strömungsgeschwindigkeit des Blutes in den Arterien ist so groß, dass die Kommunikationszeit zwischen den Organen relativ kurz ist. Insbesondere für das pulmonale System ist daher eine Synchronisation der pulmonalen Organfunktionen, nämlich der Perfusion, der Ventilation und der Diffusion, sehr wichtig. Im Kapillarsystem der Lunge muss also ein funktionelles und zeitliches Gleichgewicht zwischen Ventilation und Perfusion bestehen, um einen optimalen Gasaustausch zwischen Erythrozyten und dem Alveolarraum zu sichern. Auf die Problematik eines gestörten Ventilations-Perfusions-Verhältnisses wird in mehreren Kapiteln des Buches eingegangen.

3.1 Grundsätzliches zum pulmonalen Kreislauf

Pulmonaler und systemischer Kreislauf sind hintereinander geschaltet. Der pulmonale Kreislauf ist dabei ein Niederdrucksystem mit einem niedrigen Strömungswiderstand. Infolge der unterschiedlichen Verhältnisse zwischen Blutströmung, Gefäßweite und Elastizität beträgt im Lungenkreislauf der Blutdruck nur 1/5 bis 1/7 desjenigen im großen Kreislauf. Die pulmonalen Blutgefäße sind elastischer und weitlumiger als die des systemischen Kreislaufes. Das pulmonale Gefäßsystem ist jedoch auch wesentlich empfindlicher gegen äußere Kräfte, wie z.B. die Schwerkraft, aber auch gegenüber Kräften, wie sie

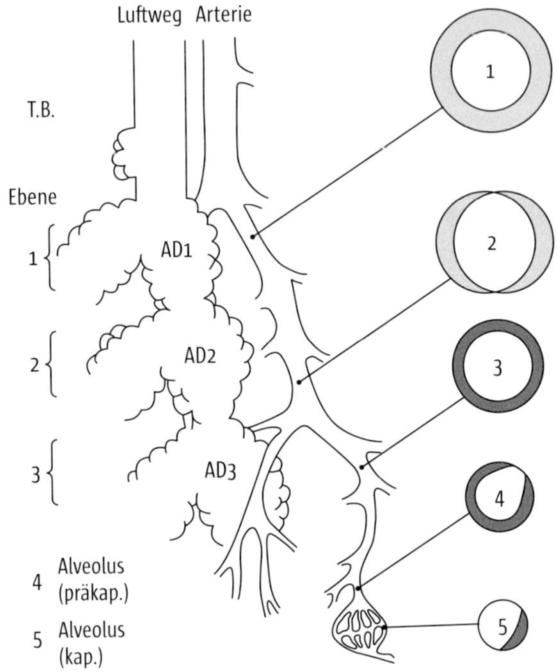

Abb. 1 Unterschiedliche Muskularisierung der pulmonalen Gefäße im Bereich des Azinus. Im Bereich des terminalen Bronchiolus sind die Arterien noch komplett muskularisiert (1). Je peripherer, umso geringer ist die Muskularisierung (2), bis keine Muskelzellen in den Gefäßen nachzuweisen sind (3–5). Glatte Muskulatur wird durch helle Flächen dargestellt, kontraktile Intimazellen sind dunkel gehalten („intermediate cells" und „pericyts"). [Olschewski et al. 1999. Mit freundlicher Genehmigung des Springer-Verlages.]

bei starken intrathorakalen Druckänderungen (z.B. unter Beatmung) auftreten. Der Aufbau der Lungengefäße unterscheidet sich von dem Gefäßaufbau des systemischen Kreislaufes. Muskuläre Arterien, bereits innerhalb der anatomischen Regulationseinheiten der Azini gelegen, gehen über in teilmuskularisierte Gefäße und im weiteren Verlauf in nichtmuskuläre Arteriolen (s. Abb. 1). Die Lungenkapillaren haben zudem eine extrem dünne Wand, einen sehr geringen Strömungswiderstand und besitzen Anastomosen zu den Bronchialgefäßen. Das wesentliche Merkmal des pulmonalen Gefäßbettes sind die großen Perfusionsreserven. Der Strömungswiderstand im pulmonal-vaskulären System beträgt nur 1/8 des systemischen Kreislaufes. Die Perfusionszeit der Lungenkapillaren liegt in Ruhe bei 0,7 bis 0,8 sec, bei Belastung bei 0,35 sec. Selbst wenn die Durchblutung von 6 l/min in Ruhe auf 40 l/min unter Belastung ansteigt, nimmt der Druck kaum zu. Ursache für diese hohe Perfusionsreserve ist die Rekrutierung nicht perfundierter Gefäßareale unter höherem Perfusionsvolumen sowie eine aktive Vasodilatation als Folge einer autonomen regulatorischen Funktion der Lungengefäße. Dabei ist die Strömung bis zu den Kapillaren hin pulsierend und schwankt im Verlauf einer Herzaktion zwischen 2 und 15 l/min. Blutvolumenschwankungen bis 200 ml können im kleinen Kreislauf ohne wesentliche Änderungen der Hämodynamik aufgefangen werden. Zudem werden auch Fremdkörper (Fett, Luft, etc.) im Lungenkapillarsystem abgefangen, die über den venösen Schenkel des systemischen Kreislaufes in die Blutbahn gelangen. Über die metabolische Funktion des Lungenkreislaufs ist noch wenig bekannt. Die Endothelzelle ist jedoch, neben ihrer Aufgabe als Strukturzelle, eingebunden in eine Reihe von metabolischen Funktionen, die über lokale Regulationsmechanismen hinausgehen. Einer der wesentlichen Unterschiede zum Systemkreislauf ist die hypoxische Vasokonstriktion, die im Gegensatz zur hypoxischen Vasodilatation autonom regulierter Organe der systemischen Zirkulation eine Besonderheit darstellt.

3.2 Die pulmonal-arteriellen Druckwerte

Der pulmonal-arterielle Mitteldruck (PAPm) ergibt sich aus der Summation von linksatrialem Druck (PLA) und dem Druckabfall (Delta P) über die in Reihe geschalteten Gefäßwiderstände der arteriellen, kapillären und venösen Abschnitte der pulmonalen Strombahn (s. Abb. 2). Der mittlere pulmonal-arterielle Druck beträgt beim liegenden Erwachsenen auf Meereshöhe unter Normalatmung 14 ± 3 mmHg. Der pulmonale Perfusionswiderstand (pulmonary vascular resistance, PVR) berechnet sich aus dem Druckabfall über die gesamte pulmonale Strombahn und dem Herzzeitvolumen:

$$PVR = (PAP–PCWP)/Q.$$

(PVR: Pulmonal-vaskulärer Widerstand; PAP: mittlerer pulmonal-arterieller Druck, PCWP: pulmonal-kapillärer Wedge-Druck; Q: Herzzeitvolumen)

Die Einheit der Beziehung wird in Wood Einheiten angegeben. Die bisher in den europäischen Ländern übliche Einheit $dyn^*sec^*cm^{-5}$ wurde verlassen, sodass nur noch die nach dem Erstbeschreiber Wood benannte Einheit angewendet wird, die physiologisch kleiner als 2 ist. Der Wert kann auch mit dem Cardiac Index berechnet werden (HZV/Körperoberfläche) und wird dann als PVRI bezeichnet.

Der pulmonal-capillare „Wedge"-pressure ist der am distalen Ende des Rechtsherzkatheters gemessene Druck, nachdem über den Ballon das Gefäß occludiert wurde. Da postkapillär keine Anastomosen vorliegen und somit kein weiterer Druckabfall über das Kapillarbett und die angrenzenden Venen auftritt, entspricht die Höhe des PCWP weitestgehend dem Druck in den pulmonalen Venen und somit annäherungsweise dem linksventrikulären Füllungsdruck. Der klinisch durchaus interessante pulmonale Kapillardruck (PC) kann mit einem Occlusionskatheter nicht direkt gemessen werden. Bei physiologischen Bedingungen ist die longitudinale Widerstandsverteilung relativ gleichmäßig über den prä- und postkapillären Bereich, mit einem Anteil von

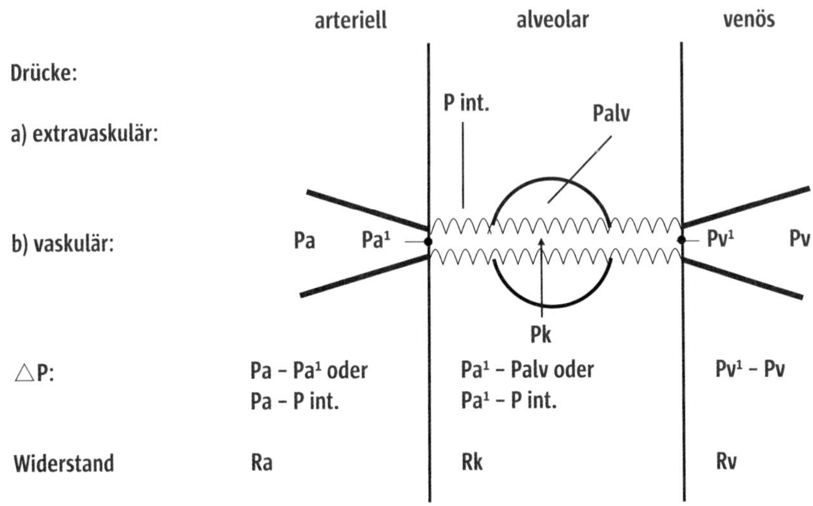

Abb. 2 Arterielles, alveolares und venöses Segment der pulmonalen Strombahn. Die Druckdifferenz zwischen den Kompartimenten bestimmt die Perfusion (Pk: pulmonalkapillärer Druck, Pv: venöser Druck [großes Gefäß], Pv^1: venöser Druck [kleines Gefäß], Pa: pulmonalarterieller Druck [großes Gefäß], Pa^1: pulmonalarterieller Druck [kleines Gefäß], Palv: Alveolardruck, P int.: pulmonaler interstitieller Druck, Ra: arterieller Perfusionswiderstand, Rk: kapillärer Perfusionswiderstand, Rv: venöser Perfusionswiderstand)

ca. 60% präkapillär und ca. 40% postkapillär. Der Begriff des *vaskulären Widerstandes* im Lungenkreislauf muss jedoch differenzierter betrachtet werden. Die Abschätzung des pulmonalen vaskulären Widerstandes durch die Messung des Herzzeitvolumens, des mittleren pulmonal-arteriellen Druckes und des Wedge-Druckes beschreibt nur einen Mittelwert aus unterschiedlichen Zonen der Perfusionsverteilung. Diese Überlegungen haben vor mehr als 30 Jahren zu dem Mehr-Zonen-Konzept von West et al. geführt.

3.3 Lungenperfusion – das 4-Zonen-Modell

Die wesentlichen grundsätzlichen Überlegungen waren dabei, dass die Verteilung des Blutflusses innerhalb der Lunge abhängig ist von der Beziehung von pulmonal-arteriellem Mitteldruck (PA), Alveolardruck (PA_{LV}) und dem pulmonal-venösen Druck (PV) in Abhängigkeit von dem hydrostatischen Druck. Das Drei-Zonen-Modell geht davon aus, dass der hydrostatische Druck bei aufrechter Körperhaltung von der Lungenspitze zur Basis ansteigt und zwar um ca. 1 cmH_2O für jeden cm. Der Abstand zwischen Basis und Lungenspitze beträgt bei einem durchschnittlichen Menschen ca. 30 cm. Ausgehend von einem angenommen mittleren pulmonal-arteriellen Druck von 20 cmH_2O an der Basis der Lunge, besteht daher bei aufrechter Körperposition im Abstand von

20 cm ein pulmonal-arterieller Druck von 0 cmH_2O. Der mittlere venöse Druck von 10 cmH_2O an der Basis fällt in einer Höhe von 10 cm auf 0 cmH_2O. Der Alveolardruck bleibt, bei geöffnetem Mund unter Ruhebedingungen, gleichmäßig in allen Lungenabschnitten am Ende der Exspiration bei 0 cmH_2O, sodass sich daraus das Drei-Zonen-Modell des Blutflusses in der Lunge errechnet:

In **Zone 1** sind beide Werte, sowohl der mittlere pulmonal-arterielle Druck, wie auch der mittlere venöse Druck < 0 und damit unterhalb des Alveolardruckes. Dies bedeutet, dass das intraalveoläre Kapillargefäß in diesem Abschnitt kollabiert und kein Fluss stattfindet.

In **Zone 2** (von 10 bis 20 cm über der Basis der Lunge) ist der pulmonal-arterielle Druck größer als der alveoläre Druck, der wiederum größer als der pulmonal-venöse Druck ist. Daher wird in Zone 2 der Fluss bestimmt durch den Gradienten zwischen dem mittleren arteriellen Druck und dem alveolären Druck.

In **Zone 3** dagegen ist der venöse Druck größer als der alveoläre Druck, so dass der Fluss bestimmt wird vom Druckgefälle zwischen mittlerem arteriellen Druck und mittlerem venösen Druck.

Allerdings erklärt dieses Modell nicht die tatsächlich experimentell beobachteten Flusswerte in den unterschiedlichen Zonen, so dass zwischenzeitlich von einem **Vier-Zonen-Modell** ausgegangen wird. Die Zone 3 im klassischen Modell nach West et al. wird um eine Zone erweitert (s. Abb. 3).

Der Blutfluss nimmt mit abnehmender Höhe bei aufrechter Lunge zu. In dem Moment, in dem der venöse Druck den Alveolardruck übersteigt, verringert sich die Zunahme des Flusses weiter. Die kontinuierliche Zunahme des

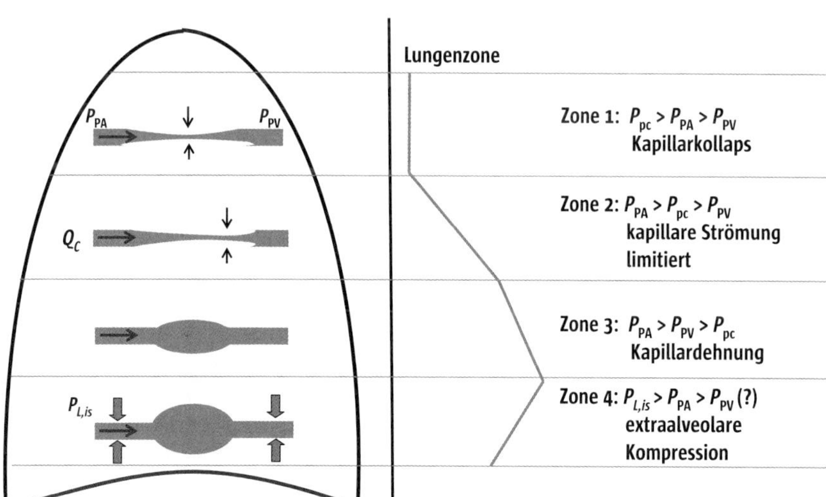

Abb. 3 Das 4-Zonen-Modell nach West – der Blutfluss ist abhängig von den hydrostatischen und von den extravasalen Drücken [mod. nach Hughes et al. 1968]. P_{pc}: pulmonal-kapillärer Druck, P_{PA}: pulmonal-arterieller Druck, $P_{PV\,P}$: pulmonal-venöser Druck, $P_{L,is}$: interstitieller Druck, Q_C: Blutfluss

Flusses in der Zone 3 wird erklärt durch eine Verminderung des pulmonalen Widerstandes (Rekrutierung von geschlossenen Kapillaren, aktive Vasodilatation). In den ganz basalen Abschnitten jedoch (Zone 4), kommt es wieder zu einer Minderung des Blutflusses. Die Erklärung hierfür ist bisher nicht sicher möglich. Diskutiert wird ein erhöhter kapillarer Filtrationsdruck und ein erhöhter interstitieller Druck durch Flüssigkeitsansammlung mit Verminderung des extraalveolaren Gefäßdurchschnittes. Dies bedeutet, dass in den unten liegenden, den sog. abhängigen Lungenpartien, im Gegensatz zur früheren Vorstellung die Perfusion nicht verbessert ist, sondern es in diesen Bereichen zu einer Erhöhung des pulmonal-vaskulären Widerstandes mit Verminderung der Durchblutung kommt. Inwieweit dies funktionelle Auswirkungen auf den Gasaustausch in diesen Regionen hat ist unklar, da davon auszugehen ist, dass auch die alveoläre Ventilation durch Atelektasenbildung in diesem Bereich vermindert ist.

Grundsätzlich handelt es sich bei der Zoneneinteilung um ein Denkmodell. Die Verteilung der Zonen ist abhängig von unterschiedlichen Einflussgrößen, wie Spontanatmung, Körperstellung, Hyperventilation etc. Unter ruhiger Spontanventilation ist der größte Teil der Lunge der Zone 3 zuzurechnen. Beim liegenden Menschen sind nur geringe Teile der Lunge der Perfusions-Zone 1 zuzurechnen. Bei Auftreten eines pulmonalen Druckabfalles werden dagegen größere Anteile der Lungenkapillaren nicht perfundiert und nehmen nicht am Gasaustausch teil. Ähnlich verhält es sich bei einem zu hoch applizierten PEEP. Auch in diesem Fall kommt es zu einer Zunahme von Lungenarealen, in denen der intraalveoläre Druck den mittleren pulmonal-arteriellen Druck übersteigt, sodass diese Bereiche der Lunge zwar ventiliert, aber nicht perfundiert werden. Funktionell bedeutet dies eine Erhöhung des Totraumes. Klinisch zeigt sich dies durch einen Anstieg der $paCO_2$-Werte in den Blutgasmessungen.

Aber nicht nur eine Druckänderung in den Atemwegen hat Einfluss auf die Perfusion, sondern auch die Gaskonzentrationen im Alveolarraum. Die hypoxische Vasokonstriktion, erstmals von v. Euler und Liljenstrand 1946 beschrieben, stellt einen wesentlichen Regulationsmechanismus dar, um in nicht ventilierte Bereiche (hypoxisch) die Perfusion zu drosseln und somit das Shuntvolumen zu reduzieren. Diese durch lokale Hypoxie bedingte pulmonale Vasokonstriktion wird auch als Euler-Liljenstrand-Reflex bezeichnet. Er stellt einen wichtigen physiologischen Mechanismus zur Optimierung der Anpassung der lokalen Perfusion an der lokalen Ventilation dar. Durch Gefäßengstellung in hypoxischen Arealen wird dabei der Blutfluss in besser ventilierte Areale umgeleitet. Es handelt sich um einen lokalisierten Mechanismus, so dass es erst bei diffuser alveolärer Hypoxie zu einem messbaren Anstieg des pulmonal-arteriellen Druckes kommt. Die zugrunde liegenden Abläufe sind noch nicht vollständig verstanden und komplex. Es handelt sich um eine Interaktion zwischen Endothelzellen und den glatten Muskelzellen der Gefäßwand. Hypoxie induziert in den Mitochondrien der Muskelzellen die

Bildung von reaktiven Sauerstoffverbindungen, verstärkt die sarkoplasmatische Calciumfreisetzung, öffnet Calcium-permeable nichtselektive Kationen-Kanäle, inhibiert spannungsabhängige Kaliumkanäle, depolarisiert die Membran, und aktiviert Calciumkanäle mit verstärktem Calciuminflux in die Zelle. Die Freisetzung von Vasokonstriktoren und gleichzeitige Inhibition der Freisetzung von Vasodilatatien aus den Endothelzellen moduliert und verstärkt die hypoxische Vasokonstriktion. Dabei scheinen die Hypoxie-inducible Factors eine wichtige Rolle bei der akuten Reaktion auf Hypoxie zu spielen [Sylvester et al. 2012; Shimoda u. Laurie 2014]. Allerdings geht dieser Mechanismus bei akuten Entzündungsvorgängen verloren, da proinflammatorische Mediatoren die lokale Vasoregulation bestimmen und eher zu einer Hyperperfusion des entzündeten Lungenareals führen. So ist bei lokalisierten schweren Lobär-Pneumonien mit einem hohen Shunt zu rechnen mit entsprechender Minderung des arteriellen Sauerstoffgehaltes (s. Abb. 4).

Das Vier-Zonen-Modell hilft dem Kliniker, eine systematische Überlegung zu den pathophysiologischen Veränderungen im Lungenkreislauf anzustellen. Nachdem jedoch nicht alle Messwerte zur effizienten Beschreibung des Modells vorliegen, bleibt es die Leistung jedes Einzelnen, im konkreten Fall die pathophysiologischen Gegebenheiten, die klinischen Befunde und die durchgeführten Interventionen (wie Beatmung, Flüssigkeitsmanagement) zu einem Situationsbild zusammenzusetzen. Zum besseren Verständnis ist es daher erforderlich, die Regulationsmechanismen des pulmonal-vaskulären Systems und deren Beeinflussung zu kennen.

3.4 Regulation des pulmonalen Vasotonus

Im Wesentlichen wird das pulmonale Kreislaufsystem von drei Faktoren reguliert, der neuronalen, mechanischen und humoral lokal wirkenden Faktoren.

Neuronale Kontrolle

Über die neuronale Kontrolle des vaskulären Systems der Lunge ist wenig bekannt, auch wenn anatomisch eine sympathische und parasympathische Innervation der pulmonalen Gefäße gesichert ist.

Eine sympathische Stimulation führt über die Alpharezeptoren zu einem Anstieg des pulmonal-vaskulären Widerstandes. Zwar sind im pulmonalen Gefäßsystem auch Beta-II-Rezeptoren nachgewiesen, die eine Vasodilatation bewirken, allerdings spielen diese unter Ruhebedingungen keine Rolle. Im Gegensatz zum systemischen Kreislauf konnte bisher eine zentrale Regulation des pulmonalen Gefäßtonus nicht sicher nachgewiesen werden. Die elektrische Stimulation im Bereich der Medulla oblongata der Katze führt zu einer kurzen pulmonalen Vasokonstriktion, die dann jedoch sofort von einer Dilatation gefolgt wird. Die erhobenen Befunde sprechen dafür, dass eine neuronale Kontrolle des pulmonalen Kreislaufsystems möglich ist. Welche physio-

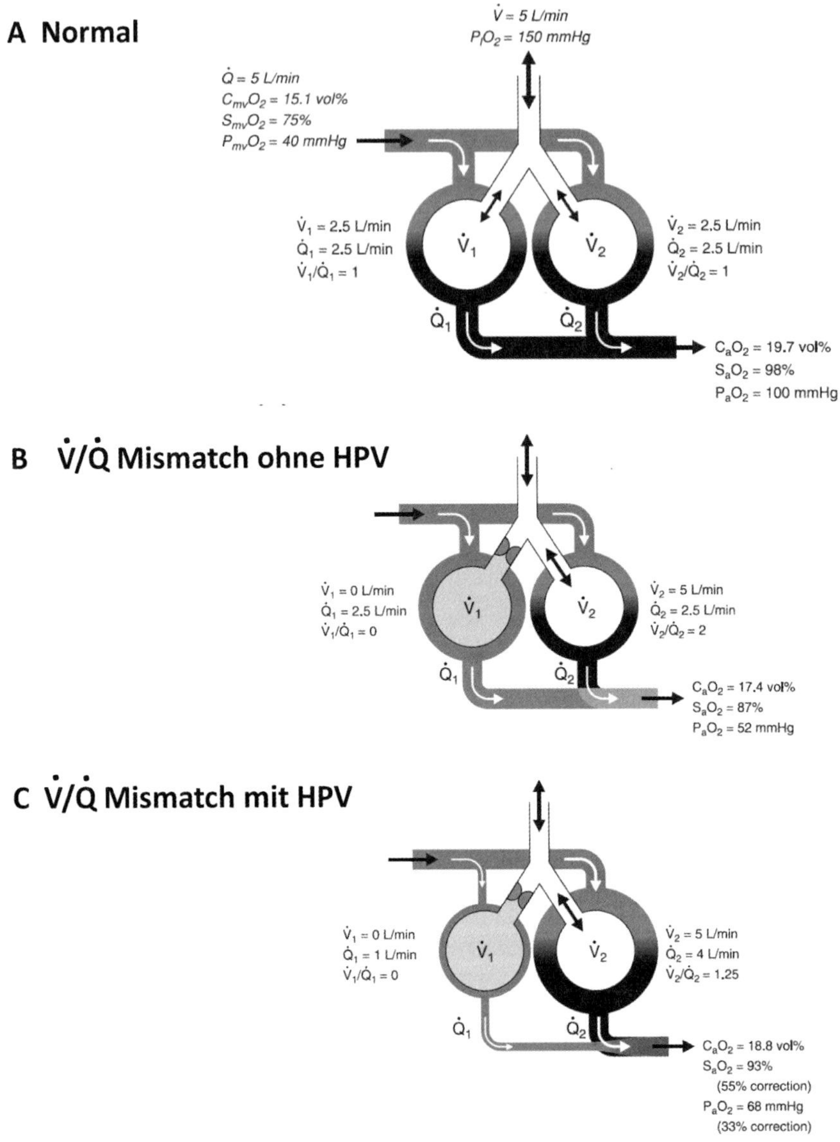

Abb. 4 Auswirkungen der hypoxischen pulmonalen Vasokonstriktion. A) normaler Zustand, B) Auswirkungen der gestörten Ventilation bei fehlender hypoxischer Vasokonstriktion (HPV), C) mit hypoxischer Vasokonstriktion auf den arteriellen Sauerstoffdruck [Sylvester et al. 2012. Mit freundlicher Genehmigung der American Physiological Society]; V = Ventilation, Q = Perfusion, $C_{[xx]}O_2$ = Sauerstoffgehalt, $S_{[xx]}O_2$ = Sauerstoffsättigung, $P_{[xx]}O_2$ = Sauerstoffpartialdruck

logische Bedeutung jedoch darin zu sehen ist, bleibt noch zu klären, insbesondere, inwieweit sich daraus auch eine klinische Relevanz ergibt.

Mechanische Kontrolle

Im Gegensatz zum Gefäßsystem der meisten anderen Organe wird der pulmonal-vaskuläre Widerstand nicht nur vom intrinsischen Ton der pulmonalen Gefäße, sondern auch vom Druck auf die äußere Gefäßoberfläche bestimmt. Die ventilationsabhängige Änderung des Lungenvolumens ist die direkte Folge einer Änderung des Atemwegsdruckes in Relation zum Druck der Pleuraoberfläche. Der daraus resultierende transpulmonale Druck wirkt folgerichtig auch auf das Gefäßsystem (s.o.) und bedingt eine stetige Veränderung des transmuralen Gefäßdruckes. Die Auswirkungen des externen Druckes auf den vaskulären Druck sind dabei vom intravasalen Volumen abhängig. Ist das Volumen im Gefäß niedrig, bedingt eine Erhöhung des externen Druckes eine intravasale Druckminderung. Ist das Volumen hingegen hoch, führt die Erhöhung des extravasalen Druckes zu einer Steigerung des internen Gefäßdrucks. Dabei sind jedoch extraalveoläre und alveoläre Gefäßabschnitte einem unterschiedlichen extravasalen Druck ausgesetzt. Während auf die intraalveolären Gefäße der erhöhte intraalveoläre Druck in der Inspiration einwirkt, wird im Bereich der extraalveolären, in den Lungensepten lokalisierten Gefäßen, durch Zugkräfte dem erhöhten extravaskulären Druck entgegengewirkt. Die alveolären Blutgefäße, die dem Alveolardruck ausgesetzt sind und durch ihn auch komprimiert oder dilatiert werden können, haben einen Durchmesser von bis zu 30 µm. Die kleinen, nicht alveolären Blutgefäße (30 bis 100 µm) sind dem interstitiellen Druck ausgesetzt, die größeren (> 100 µm) dem intrathorakalen Druck. Wenn die Lunge sich bei der Einatmung bläht, nimmt der Strömungswiderstand in den nichtalveolären Blutgefäßen ab und steigt in den alveolären Blutgefäßen an. Da sich der Gesamtgefäßwiderstand aus beiden Anteilen zusammensetzt schwankt daher der Mitteldruck nur gering. Am Ende einer normalen Einatmung in Ruhe ist er dabei am niedrigsten, bei tiefer Exspiration (Deflation) und bei maximaler Inspiration (Inflation) steigt er gering an. Sein Anstieg am Ende einer tiefen Einatmung beruht auf der Verengung der gedehnten alveolären Kapillaren. Die nichtalveolären Kapillaren verengen sich dagegen, wenn der interstitielle Druck bei tiefer Ausatmung ansteigt.

Diese unter physiologischen Bedingungen auftretenden Mechanismen verändern sich bei pathologischen Prozessen oder bei Beatmung.

Unter positiver Druckbeatmung übersteigt der Alveolardruck den Gefäßdruck (Überdruckinflation). Wie bereits oben aufgeführt, kommt es jetzt zu einer Ausweitung der Zone 1 und zu einem Anstieg des Gesamtgefäßwiderstandes. Gleichzeitig reduziert ein hoher intrathorakaler Druck den Rückfluss venösen Blutes aus der Peripherie zum rechten Vorhof (s. Abb. 5). Diese Effekte sind entscheidend von der Volumenfüllung des Gefäßsystems abhängig. Bei hohem intravasalen Volumen sind die Auswirkungen eines erhöhten mitt-

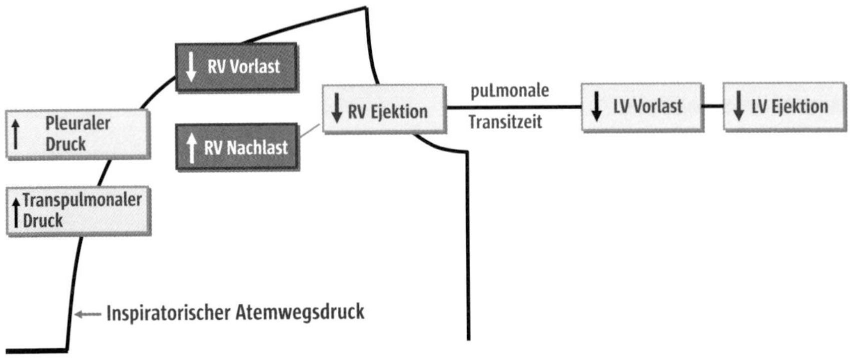

Abb. 5 Beatmung und rechts-kardiale Auswirkungen: Durch Erhöhung des intrathorakalen Druckes kommt es zu einer Reduktion der Vorlast und Erhöhung der Nachlast des rechten Ventrikels. RV: rechter Ventrikel. LV: linker Ventrikel

leren Atemwegsdrucks und somit Alveloardrucks geringer als bei Hypovolämie. Für den Kliniker ist es daher wichtig, die Komponenten der Volumenfüllung sowie die Komponente des intrathorakalen Druckes (Beamtungsdruck) bei der Beurteilung der Lungenperfusion zu berücksichtigen.

Insbesondere ist es schwierig abzuschätzen, welche Auswirkungen eine positive Druckbeatmung auf die hämodynamisch gemessenen Parameter im Lungenkreislaufsystem haben. So konnte gezeigt werden, dass sich positive Beatmungsdrücke in Abhängigkeit von der Compliance der Lunge mehr oder weniger stark auf den pulmonal-vaskulären Druck auswirken. Bei eingeschränkter Compliance der Lunge, z.B. im Rahmen eines schweren Lungenschadens, sind die Auswirkungen hoher intrathorakaler Drücke auf das vaskuläre System geringer ausgeprägt als bei einer gesunden Lungenstruktur. Da im klinischen Alltag keine eindeutigen Messparameter vorliegen, kann der Kliniker nur durch einen bewussten und kontrollierten „Try and error"-Versuch die Optimierung der Beatmungseinstellung und der Volumensubstitution festlegen.

Die klinische Abschätzung der Auswirkungen der Beatmung mit positivem Druck muss immer auch den Volumenstatus des Patienten berücksichtigen, da hohe Beatmungsdrücke bei gleichzeitig bestehender Hypovolämie die pulmonale Durchblutung „abschnüren" würden.

Humoral lokale Regulationsmechanismen

Der pulmonale Vasotonus kann sich von der maximalen Vasodilatation bis zur maximalen Vasokonstriktion verändern. Unter Normalbedingungen und Ruhebedingungen ist der Ruhetonus des Gefäßsystems im Lungenkreislauf sehr gering und sind die Gefäße überwiegend dilatiert. Bisher kann nicht festgelegt werden, ob dies auf einer aktiven Vasodilatation oder einer ruhenden Vasokonstriktion beruht. Im Mittelpunkt der Mechanismen steht die Regulation der intrazellulären Calciumkonzentration der glatten Gefäßmuskulatur, die im Wesentlichen über die beiden second messenger cAMP und cGMP vermittelt wird. Calcium führt über die Aktivierung der Actin-Myosin-Filamente zu einer Kontraktion. Dabei strömen die Calcium-Ionen nicht nur aus dem Extrazellulärraum, sondern, im besonderen Maße, aus Calciumspeicher im endoplasmatischen Retikulum in das Zytoplasma. Die Aktivierung des Systems erfolgt durch membranständige G-Proteine. Eine wichtige Rolle, wie in den letzten Jahren gezeigt wurde, spielen dabei die unterschiedlichen Kaliumkanäle, die je nach Aktivierung oder Inhibierung eine Dilatation oder Kontrak-

Tab. 1 Substanzen mit modulierenden Aktivitäten an der pulmonalen Strombahn mit Wirkungen am präkapillären und postkapillären Strombahnabschnitt. ↑ Vasokonstriktion, ↓ Vasodilatation [mod. nach Olschewski et al. 1999. Mit freundlicher Genehmigung des Springer-Verlages]

Modulierende Substanz	präkapillar	postkapillar	
Noradrenalin	↑↑	(↑)	α-Rezeptor
Isoproterenol	↓		b2-Rezeptor
Serotonin	↑		
Vasoaktives Intestinales Peptid (VIP)	↓		
Histamin	(↑)	↑	H1-Rezeptor
Bradykinin	↓↑		abhängig vom Ausgangs-tonus
Angiotensin II	↑		
Atriales natriuretisches Peptid (ANP)	↓↓		
Thromboxan A2	↑		
Prostaglandin D2	↑		
Prostaglandin I2/E1	↓↓	(↓)	
Leukotrien C4 > D4	↑	↑	z.T. via sekundäre Thromboxanbildung
Hypoxie	↑	(↑)	
Endothelium derived relaxing factor (EDRF)	↓↓		
Endothelin	↑	(↑)	
aktivierte O_2-Spezies	↑	(↑)	z.T. via EDRF-Inaktivierung
ATP	↓		
Adenosin	↓↓		A2-Rezeptoren

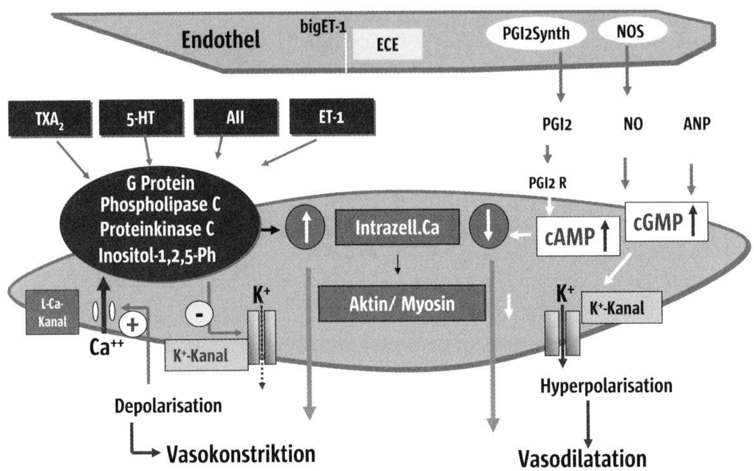

Abb. 6 Regulation der glatten Gefäßmuskulatur: Die Vasodilatation und Vasokonstriktion werden durch die intrazelluläre Ca-Konzentration vermittelt. Endothel-abhängige Faktoren regulieren den Vasotonus. Mediatoren, die die Vasokonstriktion vermitteln, stehen im Gleichgewicht zu vasodilatativ wirkenden Substanzen. TXA2: Thromboxan, 5-HT: Serotonin, AII: Angiotensin II, ET-1: Endothelin-1, big ET-1: big-Endothelin-1, ECE: Endothelin-converting-enzyme, PGI2: Prostacyclin, NO: Stickstoffmonoxid, NOS: Stickstoffmonoxid-Synthase, ANP: Atriales Natriuretisches Peptid, PGI2 R: Prostacyclin-Rezeptor

tion vermitteln. Auf der vasokonstriktiven Seite sind die wesentlichen Mediatoren, das Endothelin, Thromboxan, Serotonin, aber auch das Noradrenalin. Diesen vasokonstriktiven, aber auch proliferativ wirkenden Mediatoren stehen auf der anderen Seite die vasodilatativen Substanzen gegenüber, z.B. das Stickstoffmonoxid (NO) und das Prostacyclin (s. Tab. 1).

Die unterschiedlich wirkenden Substanzen stehen in einem Gleichgewicht, das sich je nach Situation und Notwendigkeit in die eine oder in die andere Richtung verschiebt (s. Abb. 6).

Die gewonnenen Kenntnisse der in der Regel endothelabhängigen Vasoregulation des pulmonalen Gefäßsystems haben zu der Entwicklung und der Einführung einer Reihe von pharmakologischen Substanzen geführt, die klinisch zur Entlastung des pulmonal-vaskulären Systems und damit des rechten Ventrikels eingesetzt werden. In erster Linie sind das in der Akutsituation das inhalative Prostacyclin, das inhalative Stickstoffmonoxid sowie die Phosphodiesterase-Inhibitoren.

3.5 Die pulmonale Hypertonie – eine Herausforderung

Eine akute oder chronische Druckerhöhung des Lungenkreislaufs kann verschiedene Ursachen haben. Nach der neueren Festlegung durch die aktuellen internationalen Empfehlungen wird von einer pulmonalen Hypertonie gesprochen, wenn der pulmonal-arterielle Mitteldruck ≥ 25 mmHg beträgt. Von einer passiven pulmonalen Hypertonie spricht man, wenn die Druckerhöhung durch einen erhöhten linksventrikulären Füllungsdruck entsteht. Diese Form der pulmonalen Hypertonie wird auch als postkapilläre pulmonale Hypertonie bezeichnet und ist definiert durch einen erhöhten pulmonalen-kapillären Wedge-Druck von > 15 mmHg. Ist bei einem erhöhten Wedge-Druck von > 15 mmHg die Druckdifferenz zwischen mittlerem und diastolischem pulmonal arteriellem Druck kleiner als 12 mmHg, ist die Druckerhöhung passiv und somit nur postkapillär einzuschätzen. Ist diese Druckdifferenz, die als transpulmonaler Gradient bezeichnet wird (TPG), größer als 12 mmHg, kommt eine sogenannte reaktive präkapilläre Komponente dazu. Allerdings hat sich gezeigt, dass der TPG von vielen Faktoren beeinflusst wird und oft die präkapilläre Komponente überschätzt. Mit der Bestimmung des diastolischen Druckgradienten kann bei einem erhöhten Wedge-Druck von > 15 mmHg und einem erhöhten TPG besser zwischen einer gemischten prä- und postkapillären pulmonalen Hypertonie und einer reinen postkapillären Druckerhöhung unterschieden werden. Der diastolische Druckgradient (DPG) wurde bereits 1971 von Harvey beschrieben und in den letzten Jahren wiederentdeckt. Er errechnet sich aus der Differenz zwischen Wedge-Druck und diastolischem pulmonalem Druck (s. Abb. 7). Bei einem Wert von kleiner 7 mmHg kann dabei von einer reinen post-kapillären pulmonalen Hypertonie ausgegangen werden. Ursachen für eine postkapilläre pulmonale Hypertonie sind Erkrankungen des linken Herzens wie systolische und diastolische Herzinsuffizienz. Die präkapilläre pulmonale Hypertonie ist dementsprechend gekennzeichnet durch

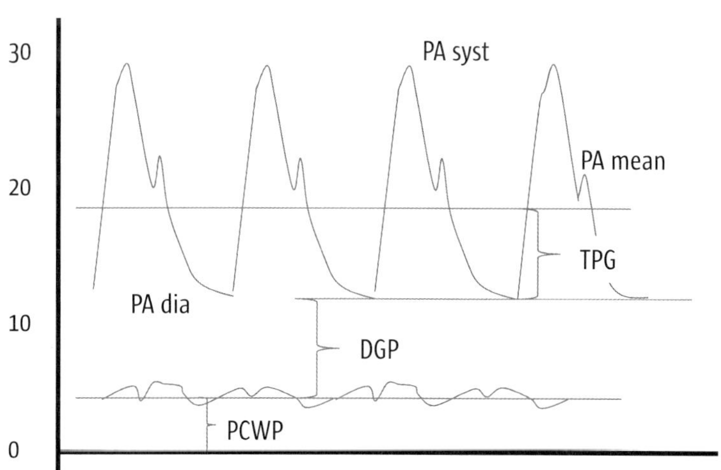

Abb. 7 Pulmonale Druckwerte (PA syst: systolischer pulmonaler Druck, PA dia: diastolischer pulmonaler Druck, PA mean: mittlerer pulmonal-arterieller Druck, TPG: Transpulmonaler Gradient, DPG: Diastolischer Druckgradient, PCWP: Wedge-Druck)

einen normalen (bis maximal 15 mmHg) gemessenen pulmonalen Wedge-Druck.

Die Ursachen für eine akute pulmonale Hypertonie ist neben der akuten Herzinsuffizienz insbesondere die akute Lungenembolie. Da der rechte Ventrikel nicht in der Lage ist, innerhalb von kurzer Zeit hohe Druckwerte zu generieren, sind in der Regel in der Akutphase einer akuten schweren Lungenembolie die gemessenen pulmonal-arteriellen Druckwerte nur mäßig erhöht (Mitteldruck 30–40 mmHg). Jedoch schon nach wenigen Stunden bis Tagen gelingt es dem rechten Ventrikel, sich zu adaptieren und noch deutlich höhere Druckwerte von 60 bis 70 mmHg systolisch aufzubauen. Im Gegensatz zur akuten Situation ist der rechte Ventrikel bei chronischer Druckerhöhung über Monate und Jahre durchaus in der Lage, auch sehr hohe Druckwerte, die an den systemischen Druck heranreichen, zu generieren. In einzelnen Fällen werden Druckwerte von über 120 mmHg im Lungenkreislauf gemessen.

Die chronischen Formen der pulmonalen Hypertonie werden heute nach fünf Klassen nach WHO eingeteilt [Humbert et al. 2022]:

In der **Gruppe 1** fasst man alle Patienten zusammen, bei denen die Erkrankung sich primär direkt am pulmonal-arteriellen Gefäßsystem der Lunge abspielt. Hierzu zählen die idiopathische Form (früher auch als primäre pulmonale Hypertonie bezeichnet), die vererbbaren sowie durch Medikamente und Toxine ausgelösten Druckerhöhungen sowie die pulmonalen Hypertonien, die assoziiert sind mit Systemerkrankungen, HIV-Infektionen oder portaler Hypertension.

In der **Gruppe 2** finden sich alle Patienten, die eine Druckerhöhung auf dem Boden einer Funktionsstörung des linken Herzens entwickeln. Zahlenmäßig stellen diese Patienten die größte Gruppe dar.

In der **Gruppe 3** werden Patienten geführt mit chronischen Lungenerkrankungen, insbesondere interstitiellen Lungenerkrankungen, COPD-Patienten und solche mit einem lange bestehenden Hypoventilationssyndrom. Auch wenn häufig noch die Vorstellung besteht, dass die COPD die wesentliche Ursache für das Cor pulmonale darstellt, entspricht dies nicht den tatsächlichen Verhältnissen. Der COPD-Patient entwickelt zwar eine leichte Form einer pulmonalen Hypertonie, in der Regel aber keine schwere Druckerhöhung im Lungenkreislauf. Daher ist es erforderlich bei COPD Patienten mit einer schweren pulmonalen Hypertonie nach anderen Ursachen zu suchen.

In der **Gruppe 4** werden die Patienten zusammengefasst, die eine pulmonale Hypertonie nach thromboembolischen Ereignissen entwickelt haben.

Gruppe 5 umfasst verschiedene eigenständige Erkrankungen, wie Sarkoidose, pulmonale Langerhanszell-Histiozytose oder Lymphangioleiomyomatosis, die mit einer Druckerhöhung im kleinen Kreislauf assoziiert sein können.

> *Für die Beurteilung der Therapiemöglichkeiten und des Verlaufes ist es auch in der Akutsituation wichtig, die Ursache der pulmonalen Hyper-*

tonie einer dieser Klassen zuzuteilen und entsprechende Therapiemaßnahmen der Grunderkrankung zu ergreifen.

Die Bestimmung des Schweregrades der pulmonalen Hypertonie nach dem pulmonal-arteriellen Druck allein kann zu einer Fehleinschätzung führen. Daher ist es wichtig, den pulmonal-vaskulären Widerstand zu bestimmen. In der Anfangsphase einer chronischen pulmonalen Hypertonie generiert in der Regel der rechte Ventrikel noch ausreichend hohe Druckwerte. Mit zunehmender Insuffizienz kommt es zu einem Abfall des Herzauswurfvolumens und damit auch zu einer Minderung des pulmonal-arteriellen Druckes. Klinisch bedeutet dies, dass auch Patienten mit niedrigen pulmonal-arteriellen Drücken an einer schweren pulmonalen Hypertonie mit schwerer Rechtsherzinsuffizienz leiden können. Der pulmonal-vaskuläre Widerstand fasst diese Veränderungen zusammen. Eine schwere pulmonale Hypertonie kann angenommen werden, wenn der pulmonal-vaskuläre Widerstand über 8–10 Wood-Einheiten gemessen wird (Normalwert ≤ 2 Wood Units [WU]). Als Ausdruck der schweren rechts-kardialen Insuffizienz wird bei diesen Patienten meist eine venöse Sauerstoffsättigung unter 60% gemessen. Die Prognose dieser Patienten ist in dieser Situation sehr ernst.

3.6 Pathophysiologie der pulmonalen Hypertonie

Aktive Vasokonstriktionen und Gefäßumbau bzw. Gefäßverlegungen nach Lungenembolie führen zu einer Abnahme des Gesamtquerschnitts, damit zu einer Erhöhung des pulmonal-vaskulären Widerstandes und darüber hinaus zu einer verstärkten Versteifung (Complianceverlust) des Gefäßgebietes. Im Rahmen der Entwicklungen eines Lungenhochdruckes zeigen die zentralen Gefäße eine Aufweitung, von z.T. aneurysmatischem Ausmaß, während das Lumen der kleinen Gefäße durch die Umbauvorgänge zunehmend abnimmt. Dabei hat sich der Begriff „Remodeling" etabliert, der die Veränderungen der kleinen Lungengefäße beschreibt. Das wesentliche Kennzeichen dieses Prozesses ist eine zunehmende Muskularisierung der kleinen bis kleinsten Gefäße, die unter physiologischen Bedingungen nur geringe oder keine Muskelzellen tragen. Darüber hinaus kommt es bei dem Umbauprozess der Gefäßwand zu einer Intimafibrose, zu einer Hypertrophie der Media und zu einer verstärkten Produktion von extrazellulärer Matrix im Bereich der Adventitia. Die Intimafibrose wird häufig noch begleitet von sog. Endothel-Proliferationen, die als plexogene Arteriopathie bezeichnet werden. Möglicherweise stellt dieser Prozess einen frustanen Versuch der Neovaskularisierung dar. Neben diesem Umbauprozess zeigt sich eine aktive Vasokonstriktion, bedingt durch die verstärkte Freisetzung von Vasokonstriktoren und durch ein Ungleichgewicht zwischen vasodilatativen und vasokonstriktiven Mediatoren (s.o.).

Insbesondere durch die im Rahmen dieser Prozesse auftretenden unphysiologischen Oberflächenstrukturen ergeben sich verstärkte Aktivierungen von Thrombozyten, so dass eine der wesentlichen pathologischen Kennzeichen der fortschreitenden Erkrankung die in-situ-Thrombose ist. Es handelt sich somit nicht um embolische Komplikationen, sondern um eine Thrombenbildung direkt in den pulmonalen Gefäßen. Die klinische Konsequenz daraus ist eine ausreichende Antikoagulation bei Patienten mit einer chronisch-embolischen Erkrankung. Für Patienten mit idiopathischer pulmonaler Hypertonie wird eine Antikoagulation nicht mehr grundsätzlich empfohlen, sondern nur nach individueller Einschätzung. Dabei ist wichtig zu verstehen, dass dieser Prozess durch die zunehmende mechanische Belastung der Gefäßwand im Rahmen der erhöhten Druckwerte fortschreitet. Die erhöhte mechanische Belastung mit zusätzlichem Auftreten von Scherkräften führt zu einem fortschreitenden Gefäßumbau. Praktisch bedeutet dies, dass es auch nach Ablauf einer Lungenembolie mit weiterbestehenden Einschränkungen des Gefäßdurchschnittes über einen Zeitraum von Monaten bis Jahren zu einer Zunahme des pulmonalen Druckes und zum Auftreten einer pulmonalen Hypertonie kommen kann.

Sekundär zur Entwicklung einer pulmonalen Hypertonie entwickelt sich in der Regel eine Polyglobulie, insbesondere als Folge der arteriellen Hypoxämie. Die Ursache der Hypoxie bei pulmonal-arterieller Hypertonie ist noch nicht eindeutig geklärt. Es handelt sich am ehesten um eine Kombination aus einer reduzierten Diffusionsfläche durch den morphologischen Umbau und einer verminderten alveolären Kontaktzeit des Erythrozyten. Im Gegensatz zum Patienten mit Linksherzinsuffizienz fällt daher der arterielle Sauerstoffpartialdruck unter Belastung bei pulmonaler Hypertonie weiter ab. Dieser Unterschied kann differentialdiagnostisch genutzt werden.

Für die periphere Sauerstoffversorgung hat dies jedoch erhebliche Konsequenzen, wie sich aus der Beziehung für die Sauerstofftransportkapazität ergibt:

$$DO_2 = HZV \times CaO_2$$

(DO_2: Sauerstofftransportkapazität, HZV: Herzzeitvolumen, CaO_2: Sauerstoffgehalt)

Patienten mit pulmonaler Hypertonie zeigen sowohl ein reduziertes Herzzeitvolumen, wie auch einen verminderten Sauerstoffgehalt.

Die reaktive Polyglobulie ist als Kompensationsmechanismus zu verstehen, um den Sauerstoffgehalt und somit das O_2-Angebot an die Peripherie zu verbessern, so dass die kardiale Belastung reduziert werden kann. Die damit verbundene Steigerung der Viskosität erhöht jedoch den Perfusionswiderstand und somit den pulmonalen Druck.

3.7 Der rechte Ventrikel bei pulmonaler Hypertonie

Der rechte Ventrikel hat eine komplexe Geometrie und besitzt eine im Vergleich zum linken Ventrikel dünnere Ventrikelwand. Die primäre Funktion des rechten Ventrikels ist es, das venöse Blut aus dem Körperkreislauf aufzunehmen und in die Pulmonalarterie zu pumpen. Der rechte Ventrikel ist mit dem linken Ventrikel in Serie geschaltet. Dies bedeutet, dass in beiden Ventrikeln das gleiche Schlagvolumen herrscht. Die Verkürzung des rechten Ventrikels ist im Gegensatz zum linken Ventrikel mehr longitudinal als radial. Da der rechte Ventrikel ein höheres Oberfläche-/Volumen-Verhältnis aufweist als der linke Ventrikel, ist nur eine kleine Verkürzung erforderlich, um das gleiche Schlagvolumen wie der linke Ventrikel zu liefern. Der dünnwandige rechte Ventrikel besitzt eine hohe Compliance, so dass im Gegensatz zum linken Ventrikel hohe auch akut auftretende Blutvolumina ohne Anstieg des enddiastolischen Druckes kompensiert werden können. Die Auswurfleistung des rechten Ventrikels ist zudem viel stärker von der Vorlast abhängig als der linke Ventrikel. Grundsätzlich kann der rechte Ventrikel das Auswurfvolumen durch eine gesteigerte Schlagfrequenz, eine Erhöhung des enddiastolischen Volumens (preload Reserve), oder durch eine Reduktion des endsystolischen Volumens steigern. Das endsystolische Volumen des rechten Ventrikels kann sich vermindern durch eine gesteigerte Inotropie oder durch eine Reduktion des rechtsventrikulären endsystolischen Drucks (Nachlastminderung). Wegen der geringen Muskelmasse ist vor allem die Entlastung des rechten Ventrikels der wesentliche Mechanismus, der die Steigerung der rechtsventrikulären Auswurfleistung unter Belastung ermöglicht. Ähnliches wird bei Patienten mit pulmonaler Hypertonie erreicht, wenn es gelingt, pharmakologisch den pulmonal-arteriellen Druck zu reduzieren. Daher kann die rechtskardiale Leis-

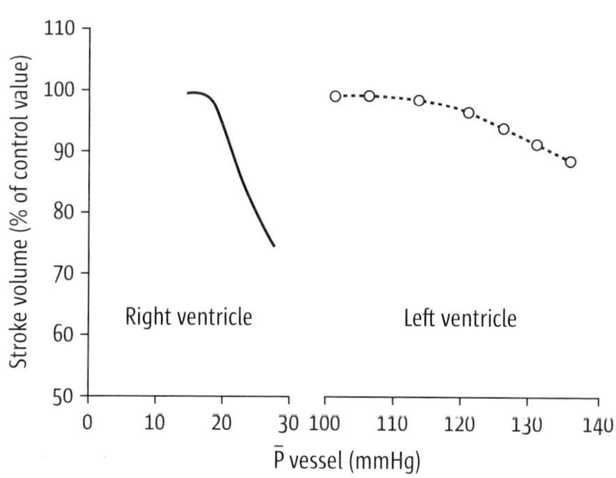

Abb. 8 Die unterschiedliche Reaktion des rechten und des linken Ventrikels auf eine Erhöhung der Nachlast [MacNee 1994. Mit freundlicher Genehmigung der American Thoracic Society]

tung bei Patienten mit pulmonaler Hypertonie gesteigert werden, wenn es gelingt, den rechten Ventrikel durch eine aktive Vasodilatation zu entlasten. Dagegen ist der rechte Ventrikel nicht in der Lage, einen plötzlichen Anstieg der rechtsventrikulären Nachlast durch eine Steigerung der Auswurfleistung aufzufangen. Entsprechend ist die rechtsventrikuläre Ejektionsfraktion deutlich stärker abhängig von einer verminderten Nachlast als die linksventrikuläre Ejektionsfraktion (s. Abb. 8). Um die erhöhte Nachlast zu kompensieren benötigt der rechte Ventrikel eine ausreichende Vorlast. Als Folge einer erhöhten Nachlast wird sich jedoch im Lauf der Zeit der rechte Ventrikel adaptieren, die rechtsventrikuläre Wand verdickt sich, es kommt zu einer rechtsventrikulären Hypertrophie. Wann es zu einem Versagen des rechten Ventrikels mit Dilatation kommt, wie schnell eine Dekompensation beobachtet werden kann, ist individuell äußerst unterschiedlich. Manche Patienten entwickeln eine geradezu perfekte Adaptation an den erhöhten pulmonalen Widerstand und sind trotz suprasystemischer pulmonaler Druckwerte nur mäßig klinisch limitiert. Dies sind meist Patienten, die schon in der Kindheit aufgrund von angeborenen Herzfehlern oder persistierenden Ductus Botalli eine pulmonale Hypertonie entwickeln. Andere Patienten zeigen bereits schon bei mittelgradiger Widerstandserhöhung eine Dekompensation des rechten Ventrikels. Die Faktoren, die den Einfluss auf den rechtsventrikulären Umbauprozess haben, sind bisher wenig bekannt.

Das chronische Cor pulmonale ist somit definiert als Dilatation und Hypertrophie des rechten Ventrikels infolge einer pulmonal-arteriellen Hypertonie, entweder durch eine direkte Erkrankung der pulmonalen Gefäße oder durch eine Erkrankung des Lungenparenchyms (z.B. interstitielle Lungenerkrankung).

Die Echokardiographie ist dabei die wesentliche nicht-invasive Methode, mit der Größe und Funktion des rechten Ventrikels erfasst und ausreichend sicher der pulmonal-arterielle Druck bestimmt werden können. Allerdings lässt sich mit der Echokardiographie nicht das Herzzeitvolumen messen, sodass die Methode nicht eine Abschätzung des pulmonal-vaskulären Widerstandes erlaubt. Wenn eine sichere Messung der Hämodynamik (schwere pulmonale Hypertonie, schweres Lungenversagen mit Zeichen der Rechtsherzinsuffizienz) erforderlich ist, dann ist auch weiterhin die direkte Erfassung der Werte über den Rechtsherzkatheter erforderlich. Die Rechtsherzkatheteruntersuchung erlaubt eine differenzierte Erfassung der hämodynamischen Situation mit Messung des Herzzeitvolumens, der pulmonal-arteriellen Drücke und über das Okklusionmanöver des post-kapillären Drucks („wedge“).

Die invasive Messung der Hämodynamik mit dem Swan-Ganz-Katheter in der Intensivmedizin besitzt aktuell keine große Relevanz, da inzwischen alternative Methoden zur Verfügung stehen. Insbesondere die Echokardiographie, aber auch die transpulmonale Thermodilatation liefern wesentliche hämodynamische Informationen. Dabei zeigen neuere Metaanalysen, dass im Gegensatz zu früheren Auswertungen der Rechtsherzkatheter zwar sicher ist, aber die Methode jedoch keine Verbesserung des Outcome bei Patienten mit Sepsis oder ARDS zeigt. Trotzdem sollte die Methode nicht in Vergessenheit geraten bei Patienten mit einer schweren pulmonalen Hypertonie und einem Rechtsherzversagen. Die direkte Messung des pulmonal-arteriellen Druckes und die Bestimmung des Herzzeitvolumens erlauben ein sicheres kontinuierliches Monitoring, insbesondere dann, wenn vasodilatative Substanzen angewendet werden.

3.8 Therapeutische Implikation

Das wesentliche Ziel der Behandlung der pulmonalen Hypertonie ist die Entlastung des rechten Ventrikels. Die Prognose der akuten und auch chronischen Druckerhöhung im Lungenkreislauf wird bestimmt durch die Fähigkeit des rechten Ventrikels, die erhöhte Nachlast zu kompensieren. Ziel des therapeutischen Vorgehens ist, den pulmonal-vaskulären Widerstand abzusenken. Gleichzeitig benötigt der rechte Ventrikel eine ausreichende Vorlast. Insbesondere unter Anwendung von hohen intrathorakalen Drücken (hoher Inspirationsdruck, hoher PEEP) kann es daher zu einer kritischen Belastung des rechten Ventrikels kommen:

- durch die erhöhte Nachlast,
- durch Kompression von intraalveolaren Kapillaren (Ausweitung der Zone 1 nach West) und
- durch gleichzeitige kritische Reduktion der Vorlast des rechten Ventrikels.

Die Absenkung der Nachlast lässt sich allein durch die echokardiographische Messung des pulmonal-arteriellen Druckes nicht ausreichend überwachen, wobei die Zielgröße nicht allein der Druck, sondern der pulmonal-vaskuläre Widerstand ist. Der pulmonal-arterielle Druck wird auch absinken, wenn durch Intervention (z.B. hoher PEEP) gleichzeitig eine kritische Reduktion des rechtsventrikulären Auswurfvolumens entsteht. Daher ist die Überwachung des Herzzeitvolumens, nebst abgeleiteten Größen eine wesentliche Komponente des Monitorings der rechtskardialen Funktionsverhältnisse.

Die Nachlast des rechten Ventrikels kann gesenkt werden durch die Anwendung von vasodilatativen Substanzen. Der Vorteil dabei ist, dass diese Substanzen auch inhalativ appliziert werden können, wie Stickstoffmonoxid und die Prostacyclinderivate. Die enge Nachbarschaft zwischen den Widerstandsgefäßen und den Luftwegen ermöglicht eine effektive pharmakologische Wirkung an der glatten Gefäßmuskulatur von inhalativ applizierten Medikamenten. Die inhalative Applikation hat den wesentlichen Vorteil, dass nur in den ventilierten Arealen eine effektive Vasodilatation bewirkt wird, so dass das Shunt-Volumen nicht erhöht wird. Bei systemischer Applikation von Vasodilatatoren (z.B. Prostacyclin i.v.) kann zwar der Druck gesenkt werden, gleichzeitig wird aber durch die unselektive Wirkung auf die gesamte pulmonale Strombahn der Shuntanteil signifikant erhöht mit ungünstigen Auswirkungen auf den Gasaustausch. Als selektive Vasodilatatoren können auch Hemmstoffe der Phosphodiesterasen gelten, wie es insbesondere für das Sildenafil gezeigt wurde. Die Wirkung der Phosphodiesterasehemmer ist abhängig vom lokalen NO-Synthesesystem, welches wiederum abhängig ist von Sauerstoff, der nur in ventilierten Bereichen in einer ausreichenden Konzentration vorhanden ist. Zu den aktuellen Therapieempfehlungen wird auf die aktuellen Leitlinien und Empfehlungen hingewiesen.

Fazit für die Praxis

Die pulmonale Strombahn unterscheidet sich von der systemischen Strombahn durch einen erheblich niedrigeren Widerstand. Des Weiteren besitzt das pulmonal-vaskuläre System eine große Reserve, die es ermöglicht, auch bei hohen Flussraten den mittleren pulmonal-arteriellen Druck über weite Strecken stabil zu halten. In keinem anderen Organ, außerhalb der Lunge wird eine hypoxische Vasokonstriktion gefunden. Es besteht eine enge räumliche Verbindung zwischen Luftwegen und Pulmonalgefäßen, so dass die in den Atemwegen auftretenden Druckwerte sich auf die pulmonal-vaskuläre Regulation auswirken. Andererseits erlaubt die enge räumliche Verbindung auch eine selektive Therapie mit Ziel auf die präkapillären Widerstandsgefäße, indem vasoaktive Medikamente inhalativ appliziert werden. Der Schweregrad einer pulmonalen Hypertonie wird formal nach der Höhe des pulmonalen arteriellen Druckes eingeteilt. Allerdings ist prognostisch die rechtsventrikuläre Funktion wesentlich bedeutender. Sowohl unter akuter, wie auch unter chronischer Druckerhöhung ist die Funktion des rechten Ventrikels die entscheidende Komponente für die Kompensation der Funktionsstörung. Heute stehen hochaktive vasodilatative Substanzen zur Entlastung des rechten Ventrikels zur Verfügung, die sowohl in der chronischen wie auch in der akuten Situation eine hämodynamische Stabilisierung erlauben.

Literatur

Barst RJ, Langleben D, Badesch D, Frost A, Lawrence EC, Shapiro S, Naeije R, Galie N: Treatment of pulmonary arterial hypertension with the selective endothelin-a receptor antagonist sitaxsentan. J Am Coll Cardiol 2006; 47: 2049–2056.

Chemla D, Castelain V, Herve P, Lecarpentier Y, Brimioulle S: Haemodynamic evaluation of pulmonary hypertension. Eur Respir J 2002; 20: 1314–1331.

Farber HW, Loscalzo J: Pulmonary arterial hypertension. N Engl J Med 2004; 351: 1655–1665.

Feihl F, Broccard AF: Interactions between respiration and systemic hemodynamics. Part i: Basic concepts. Intensive Care Med 2009; 35: 45–54.

Feihl F, Broccard AF: Interactions between respiration and systemic hemodynamics. Part ii: Practical implications in critical care. Intensive Care Med 2009; 35: 198–205.

Galie N, Hoeper MM, Humbert M, et al.: Guidelines for the diagnosis and treatment of pulmonary hypertension: The task force for the diagnosis and treatment of pulmonary hypertension of the european society of cardiology (esc) and the european respiratory society (ers), endorsed by the international society of heart and lung transplantation (ishlt). Eur Heart J 2009; 30: 2493–2537.

Ghofrani HA, Wiedemann R, Rose F, Schermuly RT, Olschewski H, Weissmann N, Gunther A, Walmrath H-D, Seeger W, Grimminger F: Sildenafil for treatment of lung fibrosis and pulmonary hypertension: A randomised controlled trial. Lancet 2002; 360: 895–900.

Haddad F, Doyle R, Murphy DJ, Hunt SA: Right ventricular function in cardiovascular disease, part ii: Pathophysiology, clinical importance, and management of right ventricular failure. Circulation 2008; 117: 1717–1731.

Haddad F, Hunt SA, Rosenthal DN, Murphy DJ: Right ventricular function in cardiovascular disease, part i: Anatomy, physiology, aging, and functional assessment of the right ventricle. Circulation 2008; 117: 1436–1448.

Hoeper MM, Bogaard HJ, Condliffe R, Frantz R, Khanna D, Kurzyna M, Langleben D, Manes A, Satoh T, Torres F, Wilkins MR, Badesch DB: Definitions and diagnosis of pulmonary hypertension. J Am Coll Cardiol 2013; 62(25 Suppl): D42–50.

Hopkins N, McLoughlin P: The structural basis of pulmonary hypertension in chronic lung disease: Remodelling, rarefaction or angiogenesis? J Anat 2002; 201: 335–348.

Hughes JM, Glazier JB, Maloney JE, West JB: Effect of lung volume on the distribution of pulmonary blood flow in man. Respir Physiol 1968; 4: 58–72.

Humbert M, Kovacs G, Hoeper MM ... the ESC/ERS Scientific Document Group (2022) ESC/ERS Guidelines for the diagnosis and treatment of pulmonary hypertension. European Heart Journal. 43 (38), 3618–3731. URL: https://academic.oup.com/eurheartj/article/43/38/3618/6673929?login=false

MacNee W: Pathophysiology of cor pulmonale in chronic obstructive pulmonary disease. Part one. Am J Respir Crit Care Med 1994; 150: 833–852.

Naeije R, Vachiery JL, Yerly P, Vanderpool R: The transpulmonary pressure gradient for the diagnosis of pulmonary vascular disease. Eur Respir J 2013; 41(1): 217–223.

Olschewski H, Seeger W, Grimminger F: Physiologie und Pathophysiologie der pulmonalen Zirkulation. Der Internist 1999; 40(7): 696–709.

Shimoda LA, Laurie SS: HIF and pulmonary vascular responses to hypoxia. J Appl Physiol 2014; 116(7): 867–874.

Simonneau G, Gatzoulis MA, Adatia I, Celermajer D, Denton C, Ghofrani A, Gomez Sanchez MA, Krishna Kumar R, Landzberg M, Machado RF, Olschewski H, Robbins IM, Souza R: Updated clinical classification of pulmonary hypertension. J Am Coll Cardiol 2013: 62(25 Suppl): D34–41.

Stocker C, Penny DJ, Brizard CP, Cochrane AD, Soto R, Shekerdemian LS: Intravenous sildenafil and inhaled nitric oxide: A randomised trial in infants after cardiac surgery. Intensive Care Med 2003; 29: 1996–2003.

Sylvester JT, Shimoda LA, Aaronson PI, Ward JP: Hypoxic pulmonary vasoconstriction. Physiol Rev 2012; 92(1): 367–520.

Tuder RM, Abman SH, Braun T, Capron F, Stevens T, Thistlethwaite PA, Haworth SG: Development and pathology of pulmonary hypertension. J Am Coll Cardiol 2009; 54: S3–9.

Vachiéry JL, Adir Y, Barberà JA, Champion H, Coghlan JG, Cottin V, De Marco T, Galiè N, Ghio S, Gibbs JS, Martinez F, Semigran M, Simonneau G, Wells A, Seeger W: Pulmonary hypertension due to left heart diseases. J Am Coll Cardiol 2013; 62(25 Suppl): D100–108.

Vonk-Noordegraaf A, Haddad F, Chin KM, Forfia PR, Kawut SM, Lumens J, Naeije R, Newman J, Oudiz RJ, Provencher S, Torbicki A, Voelkel NF, Hassoun PM: Right heart adaptation to pulmonary arterial hypertension: physiology and pathobiology. J Am Coll Cardiol 2013; 62(25 Suppl): D22–33.

4 Der gestörte Gasaustausch

Thomas Bein

Störungen des Gasaustausches sind Ausdruck von Funktionseinschränkungen der alveolokapillären Einheit. In diesem Kapitel wird die erkrankte Lunge als ein Organ charakterisiert, das eine komplizierte, „inhomogene“ Pathophysiologie aufweist, deren Verständnis von grundlegender Bedeutung für die Therapie ist. Die vier Störungsmechanismen der alveolokapillären Einheit werden ausführlich beschrieben, anschaulich dargestellt und bewertet: intrapulmonaler Shunt, Totraum, Ventilations-Perfusions-Missverhältnis und Diffusionsstörungen. In diesem Zusammenhang lassen sich Schlussfolgerungen und gedankliche Verknüpfungen für therapeutische Ansatzpunkte herstellen.
In einem weiteren Teil werden aktuelle Erkenntnisse über die Auswirkungen einer akuten „Erkrankung“ der Alveole im Rahmen von Trauma oder Entzündung auf den Gasaustausch diskutiert und die Rolle des Surfactant besprochen. Das Kapitel wird abgeschlossen durch einen Wechsel von der Ebene der kleinsten Funktionseinheit zur Darstellung der Bedeutung dynamischer Determinanten des „Gesamtorgans“ Lunge: die Elastizität, der Atemwegswiderstand und die Besonderheiten der pulmonalen Durchblutung.

4.1 Die erkrankte Lunge – ein anspruchsvolles Organ mit komplizierter Pathophysiologie

Die Störung des pulmonalen Gasaustausches ist immer Ausdruck eines Funktionsverlustes auf der Ebene der kleinsten physiologischen Einheit (die Verknüpfung von Alveole und Kapillare). Viele Millionen solcher alveolo-kapillären

Einheiten stellen im Zusammenspiel einen gut funktionierenden Austausch von Sauerstoff und Kohlendioxid sicher, wobei die Membran zwischen Alveole und Kapillare das „Herz" dieser Einheit darstellt. Alle Bestandteile der Funktionseinheit sind hoch differenzierte, empfindliche Zellstrukturen, welche auf Beschädigungen (z. B. Entzündung, Trauma, Beatmungsstress) mit spezifischen Reaktionen antworten. Diese Reaktionen können vom zellulären Ödem bis hin zum Zelltod reichen. Sie sind abhängig von der Art und Dauer der Lungenschädigung sowie vom Ausmaß eines vorbestehenden Parenchymschadens. Für das Organ „Lunge" ist charakteristisch, dass solche Schäden häufig an unterschiedlichen Lokalisationen auftreten (z. B. untere oder obere Lungenabschnitte, dorsale oder ventrale Bereiche). Die erkrankte Lunge unterscheidet sich daher prinzipiell in ihrer Morphologie von der Struktur anderer erkrankter Organsysteme: beim erkrankten (und somit meist beatmeten) Lungenparenchym finden wir sehr häufig „kranke" Abschnitte neben „gesunden" Regionen und auch die erkrankten Regionen weisen meist eine inhomogene Pathophysiologie auf. So finden sich kollabierte Lungenareale neben Arealen mit „offenen" Alveolen, welche von einer Überdehnung bedroht sind oder Regionen mit massiver Flüssigkeitseinlagerung können von normal durchbluteten Alveolarbezirken begrenzt sein. Diese Besonderheit unterscheidet die kranke Lunge erheblich von anderen Organen, bei denen eine gleichmäßigere pathophysiologische Schädigung vorliegen kann.

Die erkrankte Lunge, welche der Therapie und zumeist auch der Beatmung bedarf, ist gekennzeichnet durch eine ausgeprägte Inhomogenität (erkrankte neben gesunden Arealen, unterschiedliche pathophysiologische Schäden in einem Organ). Diese Besonderheit macht die Behandlung und die Beatmung schwierig, da für verschiedene Schädigungen ein passendes Behandlungsmuster gefunden werden muss.

4.2 Störungen von Ventilation oder Perfusion – wenn ein Partner schwächelt

Um die Aufgabe eines erfolgreichen Gasaustausches durchführen zu können, muss auf der Ebene der kleinsten funktionellen Einheit zum einen die Alveole belüftet, zum anderen die dazugehörige Kapillare von Erythrozyten durchflossen werden. Eine solche Balance zwischen den Partnern reicht aber noch nicht aus: die alveolo-kapilläre Membran muss als gemeinsame Berührungsfläche intakt sein, damit innerhalb einer extrem kurzen Kontaktzeit die Atemgase die „Seite" wechseln können.

Wenn einer der beiden Partner schwächelt oder gar nicht mehr funktioniert, dann kommt der Gasaustausch zum Erliegen (Abb. 1): die Unterbrechung der Belüftung führt dazu, dass Lungenareale zwar durchblutet, aber nicht mehr belüftet werden. Diese Situation wird intrapulmonaler Shunt ge-

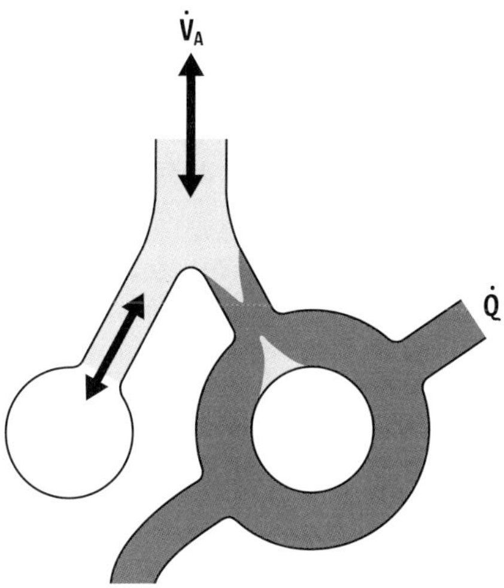

Abb. 1 Schematische Darstellung von zwei Alveolen mit begleitenden Kapillaren. Die linke Alveole ist belüftet, aber nicht durchblutet (Totraum), die rechte Alveole ist durchblutet, aber nicht belüftet (Shunt). V_A = Ventilation, Q = Perfusion

nannt, da ein – vom Ausmaß des nicht-belüfteten Parenchyms abhängiger – Anteil des Herzminutenvolumens vom rechten ins linke Herz durch die Lunge strömt, ohne mit Sauerstoff in Berührung zu kommen und ohne Kohlendioxid in die Atemwege abgeben zu können. Bei einer Unterbrechung der Lungenperfusion hingegen ist die Störung des Gasaustausches genau konträr: in diesen Zonen befindet sich ausreichend Luft in den Atemwegen, aber es stehen keine Erythrozyten zur Verfügung, um den Austausch perfekt zu machen. Dieser pathophysiologische Zustand wird als Totraum bezeichnet.

Die Lunge ist aber – wie wir festgestellt haben – ein sehr inhomogenes Organ, daher finden wir in der erkrankten Lunge nicht nur intrapulmonalen Shunt oder Totraum, sondern auch sehr viele Areale, in denen die Alveolen in geringem Maße belüftet sind, sodass das vorbeiströmende Blut mit „ein wenig“ Atemluft Kontakt hat. Für diesen Zustand hat sich der Begriff *venöse Beimischung* etabliert, worunter ein „inkompletter Shunt“ zu verstehen ist. In Abbildung 2 finden sich verschiedene typische Veränderungen von Alveolen und Kapillaren, die ein plastisches Verständnis der angesprochenen Störungen der Ventilations-Perfusions-Verhältnisse fördern.

Unter gesunden Bedingungen sind Ventilation und Perfusion der Lunge in ausgewogenem Zustand; sie garantieren als gleichberechtigte Partner einen ungestörten Gasaustausch. Die Unterbrechung der Belüftung des Lungenparenchyms führt zu *intrapulmonalem Shunt*, da das Blut ohne Oxygenierung und ohne Kohlendioxidelimination die Lunge durchströmt. Werden andererseits Lungenbezirke belüftet, aber

nicht durchblutet, entsteht *Totraum*. Bei vielen Lungenerkrankungen existieren beide Störungen oder Mischformen nebeneinander.

4.3 Intrapulmonaler Shunt – wenn der Lunge die Luft ausgeht

Die Durchblutung des nicht belüfteten Lungenparenchyms wird als intrapulmonaler Shunt bezeichnet, wobei die Bezugsgröße der prozentuale Anteil des Shunts am Herzzeitvolumen ist. Das Ausmaß eines Shunts (physiologische Bezeichnung: Qs) wird daher in „Prozent" als Fraktion ausgedrückt und lässt sich nach folgender Formel berechnen:

$$Qs/Qt = \frac{CcO_2 - CaO_2}{CcO_2 - CvO_2}$$

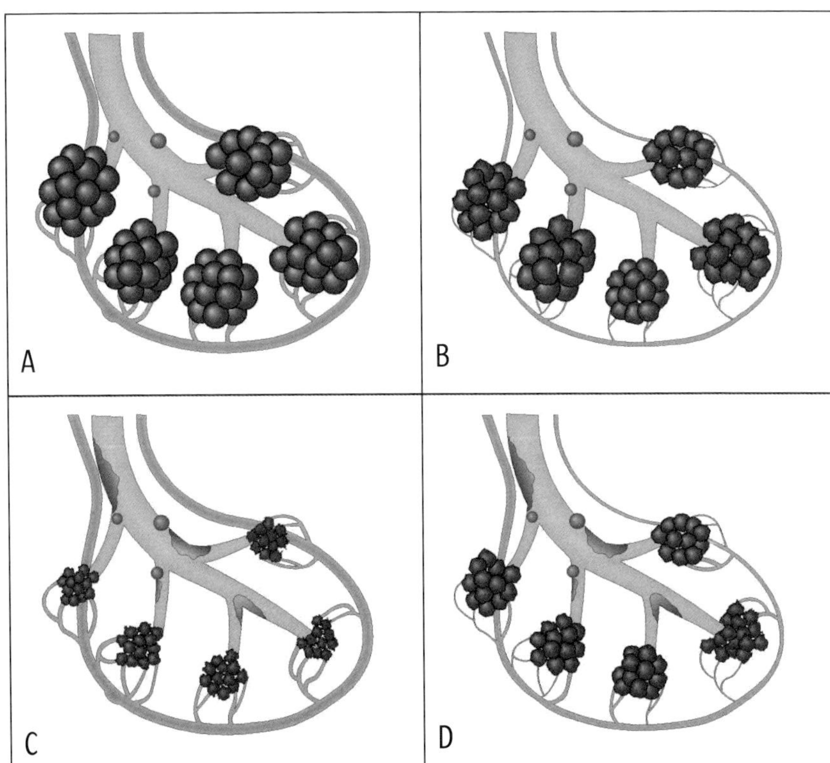

Abb. 2 Verschiedene pathophysiologische Veränderungen auf alveolärer Ebene, welche eine Störung des Ventilations-Perfusions-Verhältnisses hervorrufen.
A = Normalbefund, B = Totraumventilation, C = Shunt/venöse Beimischung,
D = Mischform (Ventilations-Perfusions-Missverhältnis)

Die Shunt-Fraktion wird also bestimmt, indem der Shuntanteil (Qs) zur gesamten Durchblutung der Lunge (Qt = Herzzeitvolumen) in Beziehung gesetzt wird (Qs/Qt). Diese Berechnung erhält man, indem man – wie in obiger Formel – den Sauerstoffgehalt des pulmonalkapillären Blutes (CcO_2) mit dem Sauerstoffgehalt des arteriellen Blutes (CaO_2) und des gemischvenösen Blutes (CvO_2) in bestimmte Beziehungen setzt (s. Abb. 3).

Streng genommen kann man also in einer klinischen Situation den „echten" Shunt nur nach Einschwemmen eines Pulmonalis-Katheters berechnen, da man nur durch einen solchen Katheter die CvO_2 erhält. Zur Abschätzung eines Shunts kann man sich im Alltag mit zwei einfachen Maßnahmen behelfen:

- man beatmet mit reinem Sauerstoff (FIO_2 = 1,0): Unter diesen Bedingungen kann von einer 100-prozentigen Sauerstoffsättigung des pulmonalkapillären Blutes ausgegangen werden, sodass CcO_2 einfach mit der entsprechenden Formel berechnet werden kann.
- man steigert beim beatmeten Patienten die FIO_2 sukzessive bis auf 1,0 und vergleicht die entsprechend resultierende Steigerung der Oxygenierung: führt beispielsweise die Erhöhung der FIO_2 von 0,4 auf 1,0 nur zu einer marginalen Zunahme des PaO_2-Wertes (< 20 % Steigerung im Vergleich zum Ausgangswert), dann liegt eine höhergradige Shunt-Fraktion (ca. 30 %–50 %) vor. Dies ist pathophysiologisch verständlich, da ein erhöhtes Sauerstoffangebot in solchen Lungenregionen, welche nicht belüftet werden, wirkungslos bleibt.

! Das Ausbleiben einer Verbesserung der arteriellen Oxygenierung nach rascher Steigerung der inspiratorischen Sauerstoffkonzentration (FIO_2) auf 1,0 spricht für das Vorliegen einer hohen Shunt-Fraktion. Diese Maßnahme ist geeignet zur Abschätzung der klinischen Situation.

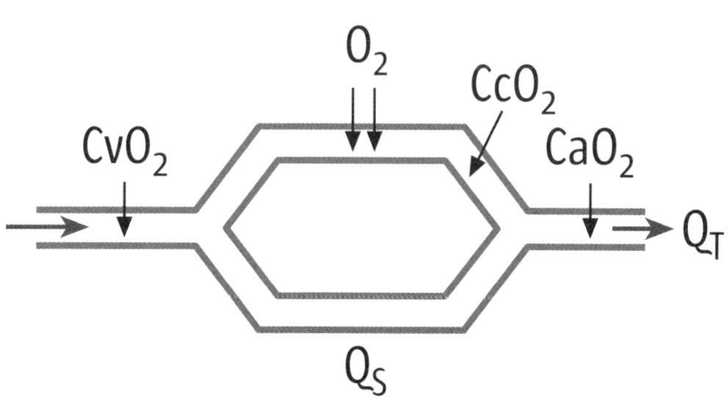

Abb. 3 Schematische Darstellung zur Berechnung von intrapulmonalem Shunt

Eine erhöhte intrapulmonale Shunt-Fraktion findet sich typischerweise bei ausgeprägten Atelektasen als Manifestation eines regionalen Lungenkollapses sowie beim schweren akuten Lungenversagen des Erwachsenen (ARDS) im Sinne eines generell über die ganze Lunge verteilten Verlustes an belüfteten Alveolarbezirken. Beim „echten" Shunt ist die Kohlendioxidretention nicht so ausgeprägt wie die Hypoxämie. Die Kombination einer Sauerstoffminderversorgung des Blutes mit einer moderaten Hyperkapnie kann daher typische Hinweise auf das Vorliegen eines erhöhten intrapulmonalen Shunts liefern.

Bei diesen *Erkrankungsbildern* oder klinischen Situationen besteht eine erhöhte Shunt-Fraktion:

- Akute Pneumonie
- Akute Lungenkontusion
- Schweres akutes Lungenversagen (ARDS)
- Atelektasen
- Aspirationstrauma

Falldarstellung mit Computertomographie der Lunge (Abb. 4)

Anamnese: Ein 32-jähriger Motorradfahrer stürzt und zieht sich ein Polytrauma zu. *Verletzungsmuster:* Schädel-Hirn-Trauma mit initialer Bewusstlosigkeit, Lungenkontusion, offene Unterschenkelfraktur beidseits.

Therapie: Beatmung im druckkontrollierten Modus, Tidalvolumen = 6 ml/kg „predicted body weight", Atemminutenvolumen = 8,9 l/Min., PEEP = 12 cmH_2O.

Pulmonaler Gasaustausch: FIO_2= 0,7 – PaO_2 = 76 mmHg – $PaCO_2$ = 45 mmHg.

Computertomographie der Lunge am 5. posttraumatischen Tag: Ausgeprägte dorsobasale Atelektasen, welche nahezu komplett die untere Lungenhälfte ausfüllen. Restliches Lungenparenchym normal belüftet.

Interpretation: Erheblicher intrapulmonaler Shunt im Atelektasenareal. Daher besteht eine schwere Oxygenierungsstörung unter hoher FIO_2 bei mäßiger Hyperkapnie.

Die Kombination einer Hypoxämie mit mäßiger Hyperkapnie lässt an das Vorliegen einer deutlich erhöhten Shunt-Fraktion denken, insbesondere wenn die Erhöhung der FIO_2 keine wesentliche Steigerung der Oxygenierung nach sich zieht. In diesem Falle bestehen häufig ausgeprägte Atelektasen. Zur Bestätigung dieser Diagnose empfiehlt es sich, bei unklarem Röntgen-Thorax-Befund eine Computertomographie des Thorax durchzuführen oder „Rekruitment-Maßnahmen" zur Wiedereröffnung kollabierten Lungengewebes (z. B. Bauchlagerung, Erhöhung von PEEP) einzuleiten.

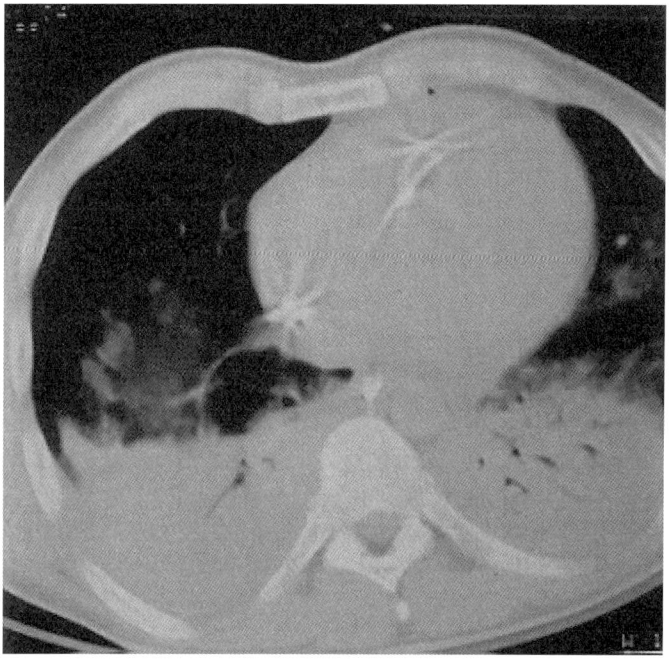

Abb. 4 Computertomographie eines 32-jährigen Patienten nach Polytrauma. Ausgeprägte dorsobasale Atelektasen, welche nahezu komplett die untere Lungenhälfte ausfüllen. Bei Anwendung hoher Tidalvolumina ist das restliche Lungenparenchym von Überblähung bedroht.

4.4 Totraum – „Anämie" der Lunge

Unter bestimmten Bedingungen entwickelt sich in Lungenarealen entweder eine Reduktion der Durchblutung bei ungestörter und ausreichender Belüftung oder eine Zunahme der Belüftung im Sinne einer Überblähung. Abgesehen vom kardialen Pumpversagen als einer Sonderform der gestörten pulmonalen Durchblutung, wird diese Situation Totraum genannt. Das Angebot an Atemgas ist also ausreichend (oder gesteigert), aber es fließen zu wenig (oder keine) Erythrozyten durch die Kapillaren, um das vorhandene Gas weiter zu transportieren. Auch für die Bestimmung des Totraums (Vd/Vt) gibt es eine Formel:

$$Vd/Vt = \frac{PaCO_2 - PeCO_2}{PaCO_2}$$

In dieser Formel wird der Partialdruck des Kohlendioxids in der Ausatemluft ($PeCO_2$) von dem Partialdruck im arteriellen Blut ($PaCO_2$) subtrahiert und dieser Wert wird durch den $PaCO_2$ geteilt. Beim lungengesunden Menschen sind $PeCO_2$ und $PaCO_2$ nahezu identisch und somit besteht kein nennenswerter Totraum. Zwar gibt es unter Spontanatmung einen „anatomischen" Totraum

(Pharynx, Trachea, große Bronchien), aber dieser hat für den physiologischen Gasaustausch keine Relevanz. Bei bestimmten Lungenerkrankungen oder therapeutischen Maßnahmen hingegen kann sich die Totraumventilation als Manifestation „übermäßiger" Ventilation erheblich verstärken: die chronische Überblähung der Lunge bei entsprechender obstruktiver Grunderkrankung bewirkt eine massive Zunahme der Totraum-Komponente. Die Erhöhung des Totraumes bei obstruktiver Störung hat zwei wesentliche Ursachen: Zum einen wird die Überblähung zu einer Abnahme der alveolären Ventilation führen und zum anderen wird die Erhöhung des intraalveolären Druckes eine Minderung der alveolären Perfusion bewirken.

Bei erhöhtem Totraum-Anteil als Manifestation einer „übermäßigen" Ventilation hat sich die Balance zwischen Belüftung und Durchblutung zum Nachteil der Durchblutung verschoben: entweder liegt eine Minderperfusion oder eine Überblähung der Lunge, z. B. bei chronisch-obstruktiver Lungenerkrankung vor.

Nicht nur Lungenerkrankungen, sondern auch therapeutische Maßnahmen während der Beatmung können ganz erheblich zum erhöhten Totraum beitragen: Hierzu gehören vor allem die Beatmung mit hohem end-exspiratorischem Druck (PEEP) oder die Anwendung einer hohen Beatmungsfrequenz, da die Verkürzung der Exspirationsphase eine unvollständige Ausatmung und somit einen zunehmenden Gasverhalt (dynamische Überblähung) bewirken kann. Als typische Gasaustauschsstörung findet man bei erhöhter Totraumbeatmung eine progrediente Hyperkapnie bei unverändertem oder sogar gesteigertem Sauerstoffpartialdruck.

Bei diesen Erkrankungsbildern oder klinischen Situationen besteht ein erhöhter Totraum:

- Obstruktive Lungenerkrankung
- Lungenembolie
- Beatmung mit hohem PEEP
- Beatmung mit hoher Frequenz
- Akutes Schocksyndrom
- Beatmung während Hypovolämie/Anämie

Falldarstellung mit Röntgen-Thorax der Lunge (Abb. 5)

Anamnese: 76-jährige Patientin mit schwerer chronisch-obstruktiver Lungenerkrankung. Beatmung nach operativer Versorgung einer Schenkelhalsfraktur. Beginnende Pneumonie.

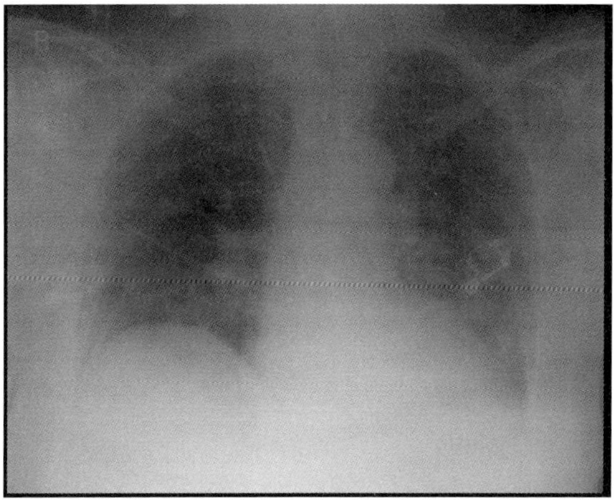

Abb. 5 76-jährige Patientin mit schwerer chronisch-obstruktiver Lungenerkrankung. Röntgen-Thorax: Scharf abgegrenztes Zwerchfell sowie weite Interkostalräume als Zeichen einer chronischen Überblähung. Infiltrat im rechten Unterfeld.

Therapie: Beatmung im druckkontrollierten Modus, Tidalvolumen = 6 ml/kg "predicted body weight", Atemminutenvolumen = 6,4 l/Min., PEEP = 8 cmH_2O.

Pulmonaler Gasaustausch: FIO_2 = 0,4 – PaO_2 = 82 mmHg – $PaCO_2$ = 56 mmHg.

Röntgen-Thorax am 1. postoperativen Tag: Scharf abgegrenztes Zwerchfell sowie weite Interkostalräume als Zeichen einer chronischen Überblähung. Infiltrat im rechten Unterfeld.

Interpretation: Die chronische Überblähung kann durch positive Druckbeatmung mit erhöhtem PEEP noch verstärkt werden. Es besteht eine Hyperkapnie bei nur mäßiger Oxygenierungsstörung.

Erhöhter Totraum führt häufig zu Hyperkapnie in Kombination mit ungestörter oder sogar gesteigerter Oxygenierung. Chronisch-obstruktive Lungenerkrankungen sind mit erhöhter Totraumventilation assoziiert. Häufigste Ursachen für eine Zunahme des Totraums während künstlicher Beatmung sind ein (zu) hoch gewählter end-exspiratorischer Druck (PEEP), eine (zu) hoch gewählte Atemfrequenz oder die Beatmung mit Verlängerung der Inspirationsphase („inverse ratio ventilation" [IRV]).

4.5 Ventilations-Perfusions-Missverhältnis: globale Desorganisation der Gasaustausch-Partner

Im Rahmen einer akuten Lungenerkrankung bestehen häufig die beschriebenen Gasaustauschstörungen in unterschiedlichen Regionen und Alveolarbezirken zeitgleich. Als Resultat findet sich eine globale Gasaustauschstörung mit Einschränkungen sowohl der Oxygenierung als auch der Kohlendioxidelimination, da die Gesamtleistung des Organs durch die Summe der millionenfachen einzelnen Teilleistungen der alveolo-kapillären Einheiten produziert wird. Bei akuten Schädigungen der Lunge (Pneumonie, Aspiration, Trauma) ist ein großer Teil des Parenchyms weder einem „klassischen" Totraumbereich noch einem „echten" Shunt zuzuordnen. Es liegen häufig Mischformen vor, welche durch einen Zustand eingeschränkter Belüftung bei normaler Durchblutung oder normaler Belüftung bei eingeschränkter Durchblutung charakterisiert sind. Dieses Zustandsbild nennt man „Ventilations-Perfusions-Missverhältnis".

Als Ventilations-Perfusions-Missverhältnis bezeichnet man eine globale Gasaustauschstörung, bei der die Pathophysiologie weder vom „echten" Shunt noch von „klassischem" Totraum dominiert wird. Sie ist radiologisch durch generalisierte Transparenzminderungen des Parenchyms und klinisch durch mäßig- bis mittelgradige Gasaustauschstörungen charakterisiert.

Klinisch findet sich eine mittelgradige Einschränkung der Oxygenierung in Kombination mit uneingeschränkter bis hin zu leicht reduzierter CO_2-Eliminationskapazität (Hyperkapnie). Für diese Mischform einer Gasaustauschstörung gibt es natürlich keine Formel. Es handelt sich um die klinische Einschätzung und Charakterisierung von Zuständen akuten Lungenversagens, welche keine spezielle therapeutische Konsequenz oder Änderung der Beatmungsstrategie nach sich zieht. Vielmehr ist bei solchen akuten Lungenerkrankungen die Kombination einer adäquaten Beatmungstherapie mit weiteren adjunktiven Maßnahmen (ausgewogene Flüssigkeitstherapie, Lagerungswechsel) sinnvoll.

Bei diesen Erkrankungsbildern oder klinischen Situationen ist ein Ventilations-Perfusions-Missverhältnis führend:

- Akute (diffuse) Pneumonie
- Akutes Lungenödem
- Akute (diffuse) Lungenkontusion

Falldarstellung mit Computertomographie der Lunge (Abb. 6)

Anamnese: Ein sozial vereinsamter, 45-jähriger Mann muss wegen akuter respiratorischer Insuffizienz intubiert werden. Anamnestisch besteht jahrzehntelanger Nikotin- und Alkoholabusus.

Therapie: Beatmung im druckkontrollierten Modus, Tidalvolumen = 6 ml/kg „predicted body weight", Atemminutenvolumen = 7,3 l/Min., PEEP = 14 cmH_2O.

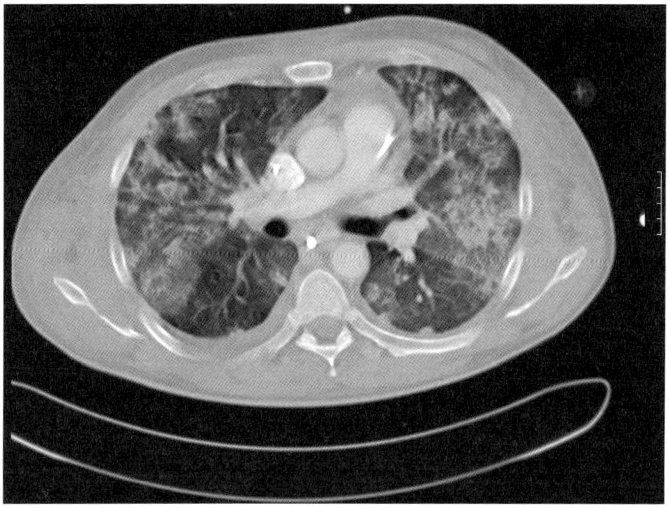

Abb. 6 Thorax-Computertomographie eines 45-jährigen Mannes mit akuter respiratorischer Insuffizienz. Diffuse, über die gesamte Lunge verteilte Infiltrate sowie Flüssigkeitseinlagerungen.

Pulmonaler Gasaustausch: FIO_2= 0,5 – PaO_2= 79 mmHg – $PaCO_2$= 44 mmHg.
Computertomographie der Lunge nach Intubation: Diffuse, über die gesamte Lunge verteilte Infiltrate sowie Flüssigkeitseinlagerungen.
Interpretation: Akute diffuse Schädigung der Lunge mit „normalen“ und geschädigten Arealen im Wechsel. Es findet sich eine moderate Oxygenierungsstörung sowie eine Normokapnie.

Beim akuten Lungenversagen, das pathophysiologisch durch ein globales Ventilations-Perfusions-Missverhältnis hervorgerufen wird, ist die angepasste Beatmungsstrategie in Kombination mit allgemeinen adjunktiven Maßnahmen (Flüssigkeitsbalance, Lagerungsmaßnahmen) zu empfehlen.

4.6 Diffusionsstörung – Behinderung des „freien Grenzüberganges“

Der Transfer der Atemgase durch die alveolo-kapilläre Membran (Durchmesser = 0,2 µm) erfolgt durch passive Diffusion. Diese ist abhängig von den jeweiligen Partialdrücken von Sauerstoff und Kohlendioxid in den Alveolen beziehungsweise in den Kapillaren, wobei die Differenz der Partialdrücke zwischen den Kompartimenten die treibende Kraft für den Übertritt darstellt. Das spezifische Diffusionsverhalten jeden Gases in Abhängigkeit von der Partialdruckdifferenz lässt sich als „Diffusionskapazität“ quantifizieren:

$$\text{Diffusionskapazität (ml/min/mmHg):} \quad \frac{\text{Rate des Gastransfers (ml)}}{\text{Druckgradient des Gases (mmHg)}}$$

Die Atemgase haben eine unterschiedliche Diffusionskapazität und somit ein unterschiedliches Diffusionsverhalten. Eine zusätzliche Rolle spielt die Tatsache, dass die Gase aus einem gasförmigen Raum (Alveole) in einen flüssigen Raum (Kapillare) diffundieren und umgekehrt, sodass auch die spezifischen Aspekte der Gas-Flüssigkeits-Löslichkeit zu berücksichtigen sind. Im Vergleich zum Sauerstoffmolekül besitzt Kohlendioxid eine 20-fach höhere Diffusionskapazität und eine ebenso höhere Wasserlöslichkeit. Trotz einer deutlich niedrigeren Partialdruckdifferenz von CO_2 zwischen Kapillare und Alveole ist daher die Kohlendioxidelimination bei einer Diffusionseinschränkung kaum gestört.

Für einen gelungenen Übertritt der Atemgase ist darüber hinaus der Zeitfaktor von Bedeutung: unter normalen Ruhebedingungen verbringt der Erythrozyt ca. 0,75 Sekunden in der Kapillare. Für die notwendige Kontaktzeit zum „Überspringen“ der Atemgasmoleküle werden aber nur 0,25 Sekunden benötigt. Es ist also eine gewisse „Sicherheitsreserve“ vorhanden, die bei Erythrozytenverlust oder bei Störungen der Membran für einen ungestörten Gastransfer sorgt.

Bei akuten und chronischen Lungenerkrankungen kann sich allerdings eine pathologische Veränderung der alveolo-kapillären Membran entwickeln: zum Beispiel ist das schwere akute Lungenversagen (ARDS) – welcher Genese auch immer – als eine massive akute Entzündungsreaktion auf eine pulmonale oder extrapulmonale Noxe aufzufassen. Auch das Lungengerüst bleibt nicht verschont, da sich rasch Flüssigkeit und zelluläre Strukturen in die alveolo-kapilläre Membran hineindrängen können (s. Abb. 7). Die Folge ist eine akute „Verdickung“ dieser Membran mit einer entsprechenden Störung der Diffusion der Atemgase. Da allerdings – wie erwähnt – eine erhebliche Zeitreserve für den Gasaustausch besteht, ist die Bedeutung einer Diffusionsstörung im Rahmen einer *akuten* Erkrankung klinisch-wissenschaftlich nicht eindeutig gesichert, zumal eine Veränderung und Verdickung der Lungengerüststruktur zwangsläufig auch eine Einschränkung der Durchblutungsverhältnisse und somit ein Ventilations-Perfusions-Missverhältnis nach sich zieht. Darüber hinaus ist eine Diffusionsstörung nahezu ausschließlich eine Störung des Sauerstofftransfers: Obwohl CO_2 eine deutlich niedrigere Partialdruckdifferenz als treibenden Druck zwischen Kapillare und Alveole aufweist, ist bei einer Diffusionseinschränkung die Kohlendioxidelimination wegen der oben beschriebenen günstigen Diffusions- und Löslichkeitskapazität kaum gestört.

Im Gegensatz zu *chronischen* Lungenerkrankungen ist allerdings die Bedeutung einer Diffusionsstörung beim *akuten* Lungenversagen noch nicht hinreichend geklärt.

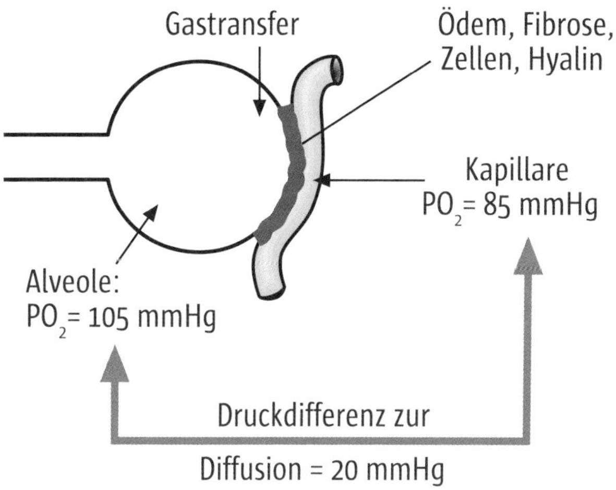

Abb. 7 Gastransfer durch die alveolo-kapilläre Membran, Auswirkungen der pathophysiologischen Veränderungen

Eine Diffusionsstörung liegt vor, wenn die alveolo-kapillären Membranen durch Einlagerung von Flüssigkeit oder Zellstrukturen verdickt werden. Klinisch betrifft eine solche Störung nahezu ausschließlich den Transfer von Sauerstoff. Im Gegensatz zu chronischen Lungenerkrankungen (Fibrose-Bildung) ist die klinisch-pathophysiologische Bedeutung von Diffusionsstörungen im Rahmen eines akuten Lungenversagens noch nicht ausreichend geklärt.

Einen Hinweis für das Vorliegen einer solchen Störung kann man jedoch durch eine einfache klinische Maßnahme erhalten: die Erhöhung der inspiratorischen Sauerstoffkonzentration (ohne zusätzliche Veränderungen des Beatmungsregimes) bewirkt eine Erhöhung des Sauerstoffpartialdruckes in den Alveolen. Wenn hiermit eine deutliche Steigerung der Oxygenierung erzielt wird, spricht dies für das Vorliegen einer Diffusionsstörung, da nun das Konzentrationsgefälle als treibende Kraft für die Diffusion zwischen Alveole und Kapillare erhöht wurde. Allerdings ist dieses Verfahren nicht sehr spezifisch, da es auch für die näherungsweise Bestimmung der Shunt-Fraktion (siehe oben) eingesetzt werden kann.

Bei diesen Erkrankungsbildern oder klinischen Situationen besteht eine Diffusionsstörung:

- Lungenfibrose
- Viruspneumonien
- Berufsassoziierte Lungengerüsterkrankungen
- ARDS (?)

Falldarstellung mit Röntgen-Thorax der Lunge (Abb. 8)

Anamnese: 82-jährige Patientin mit chronischer Lungengerüsterkrankung und schwerer peripherer arterieller Verschlusskrankheit. Versorgung eines akuten Verschlusses der Beckenachse mittels Stent.

Therapie: Spontanatmung mit kontinuierlicher Sauerstoffinsufflation (4l/min.), da unter Raumluftatmung eine Hypoxämie besteht (PaO_2 = 51 mmHg).

Pulmonaler Gasaustausch: PaO_2 = 91 mmHg – $PaCO_2$ = 31 mmHg.

Röntgen-Thorax am 1. postoperativen Tag: Retikuläre Zeichnungsvermehrung, vor allem in den basalen Abschnitten. Scharf abgegrenzte Zwerchfellkuppen.

Interpretation: Ausreichende Oxygenierung unter Sauerstoffzufuhr. Mäßige Hypokapnie als Ausdruck erhöhter Atemanstrengung.

Eine akute und deutliche Steigerung der Oxygenierung im Gefolge einer Erhöhung der FIO_2 kann für eine Diffusionsstörung sprechen. Als Konsequenzen sollten eine Flüssigkeitsreduktion oder die Transfusion von Erythrozyten erwogen werden, sofern kein schweres Inflammationssyndrom vorliegt.

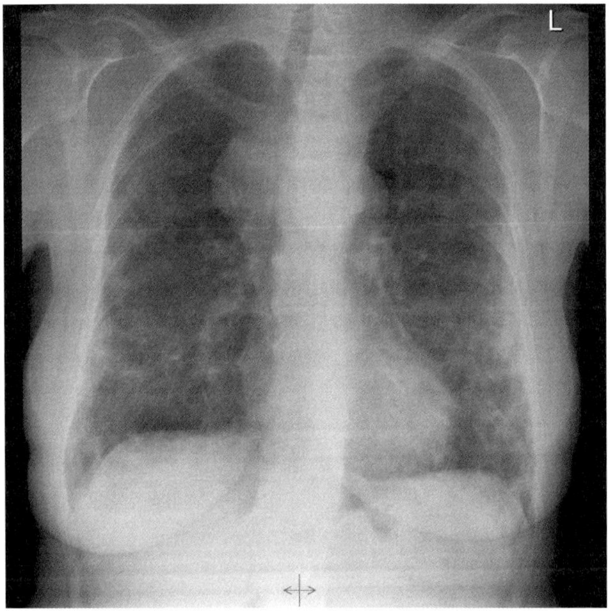

Abb. 8 82-jährige Patientin mit chronischer Lungengerüsterkrankung. Retikuläre Zeichnungsvermehrung, vor allem in den basalen Abschnitten. Scharf abgegrenzte Zwerchfellkuppen.

4.7 Determinanten der Dynamik und Elastizität

Unter Bedingungen der Spontanatmung sind die Bewegungen der Lunge passiv: Sie resultieren aus Kräften, welche außerhalb der Lunge wirken, vor allem der muskulären Atempumpe.

Während mechanischer Beatmung sind die elastischen und statischen Kräfte, welche im Lungenparenchym und in der Thoraxwand zur Geltung kommen, durch eine Vielzahl unterschiedlicher (Teil-)Determinanten beeinflusst. Bei der erkrankten Lunge kommen noch pathophysiologische Komponenten hinzu, die durch spezifische Veränderungen des Lungenparenchyms, der Luftwege und des Brustkorbes hervorgerufen werden. Die Erfassung solcher statischer und dynamischer Parameter der Kräfteverhältnisse, welche auf die kranke Lunge einwirken, ist prinzipiell wünschenswert, da mit dieser Kenntnis die Therapie und Beatmungsstrategie optimiert werden könnte. Leider ist allerdings die exakte, bettseitige Messung solcher Parameter, z. B. der verschiedenen Formen der Dehnbarkeit (statische Compliance, dynamische Compliance, Thoraxwand-Compliance) bisher nicht möglich, sodass nur theoretische Überlegungen für bestimmte Krankheitsbilder angestellt werden können.

! Die exakte Kenntnis akuter Parameter der dynamischen und statischen Kräfte, die auf die erkrankte Lunge einwirken, ist bisher bettseitig nicht ausreichend möglich, sodass theoretische Überlegungen über solche Variablen zwar das pathophysiologische Verständnis von Lungenerkrankungen und von Auswirkungen verschiedener Beatmungstechniken fördern, aber in der Regel nicht zur akuten Steuerung der Therapie einzusetzen sind.

4.8 Störungen der Lungen-Compliance – wenn die Lunge ihre Dehnbarkeit verliert

Die Dehnbarkeit der Lunge (Compliance) ist definiert als die Veränderung des Lungenvolumens in Bezug auf den hierzu notwendigen inspiratorischen Druck: je größer die Zunahme des Lungenvolumens während Applikation eines definierten inspiratorischen (Be-)Atmungsdruckes, umso besser die Compliance (C). Ganz allgemein lässt sich eine Formel zur Bestimmung der Compliance unter Beatmung folgendermaßen aufstellen:

$$C\ (\text{ml/mbar}) = \frac{\Delta V \approx \text{Atemhubvolumen}}{\Delta P \quad \text{Plateau-Druck} - \text{PEEP}}$$

Die Compliance lässt sich in Abhängigkeit von der Bestimmungsmethode als statische Compliance (Messung während eines bestimmten Lungenvolumens) oder als dynamische Compliance (Messung während Atemaktivität) beschreiben. Bei einem lungengesunden, spontanatmenden Menschen beträgt der

Normalwert ca. 150 ml/mbar: Durch die inspiratorische Druckveränderung von 1 mbar wird eine Volumenzunahme von 150 ml in der Lunge bewirkt. Die physiologisch bedeutenden Determinanten einer ungestörten Dehnbarkeit der Lunge sind:

- eine ausreichende Reduktion der Oberflächenspannung in den Alveolen durch Surfactant
- ein ausgewogenes Verhältnis zwischen den Kräften, welche eine Retraktion („Zusammenziehen") und denen, welche eine Ausdehnungstendenz (funktionelle Residualkapazität) der Lunge fördern
- eine Zeitkonstante, welche die physiologische Verschiebung der Atemvolumina mit Rückkehr in den Ruhezustand erlaubt

Die pulmonale Compliance wird durch verschiedene Ursachen beeinflusst und herabgesetzt. Eine Verminderung der pulmonalen Compliance spiegelt sich in einer „aggressiveren" Beatmung wieder, da höhere Beatmungsdrücke aufgewendet werden müssen, um bestimmte Tidalvolumina zu applizieren.

> *Eine herabgesetzte Compliance (Dehnbarkeit) der erkrankten Lunge resultiert in einer zunehmenden Invasivität der Beatmung: zur Aufrechterhaltung eines adäquaten Tidalvolumens müssen hohe inspiratorische Spitzendrücke aufgewendet werden.*

Die wesentlichen klinischen Faktoren, welche die Compliance beeinträchtigen, sind in Abbildung 9 dargestellt. Neben den dort gezeigten pathophysiologischen Mechanismen gibt es auch allgemeine Determinanten einer Reduktion der Compliance: liegende Position (im Vergleich zur stehenden Position), Alter und pulmonale Stauung. Die „wissenschaftlich" exakte Messung der Compliance erfordert die genaue Erfassung des Lungenvolumens mittels eines Spirometers, eines Plethysmographen oder eines Pneumotachographen. Die entsprechenden Drücke werden korrekterweise durch Bestimmung des alveolären Druckes bzw. des Druckgradienten gemessen. Beim nicht-beatmeten Patienten kann der intrathorakale Druck (näherungsweise bestimmt durch den Ösophagusdruck) anstelle des intraalveolären Druckes gemessen werden. In der klinischen Routine sind beim beatmeten Intensivpatienten solche Verfahren – ebenso wie die Bestimmung der funktionellen Residualkapazität – (noch) nicht möglich. Bei vielen modernen Beatmungsgeräten ist jedoch eine „automatisierte" Compliance-Messung abrufbar. Solche Respiratoren können unter positiver Druckbeatmung nach simultaner Erfassung von Tidalvolumen und der entsprechenden Druckgradienten computergestützt Druck-Volumenkurven generieren und näherungsweise einen geschätzten Compliance-Wert präsentieren.

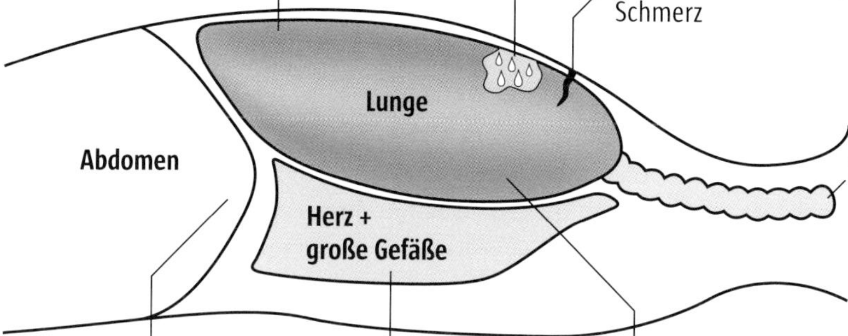

Abb. 9 Klinisch bedeutsame Ursachen für eine Erniedrigung der Compliance beim beatmeten Intensivpatienten

Die Compliance der Lunge kann mit modernen Respiratoren bettseitig durch „Knopfdruck" näherungsweise erfasst werden. Bestimmungswerte mit erheblicher Einschränkung (C dyn <50 mbar/ml) sind Ausdruck einer schweren Erkrankung der Lunge mit ausgeprägtem Verlust der Dehnungsfähigkeit. Dieser Verlust kann verschiedene intrapulmonale (z. B. Flüssigkeitseinlagerung, Atelektase, Fibrosebildung) oder extrapulmonale (Erhöhung des abdominellen Druckes, Pleuraerguss, kardiale Dekompensation) Ursachen haben.

4.9 Resistance – wenn die Lunge Widerstand zeigt

Während spontaner Atmung und maschineller Beatmung fließen große Mengen von Atemgas mit hoher Geschwindigkeit durch die großen und kleinen Atemwege. Dieser Gasfluss kann unterschiedlich charakterisiert sein (laminarer versus turbulenter Fluss) und gehorcht hiervon abhängig den bekannten physikalischen Gesetzen. Darüber hinaus besitzen die Atemgase (Sauerstoff, Stickstoff, Kohlendioxid) unterschiedliche physikalische Eigenschaften (Viskosität, Feuchtigkeit, Gewebe-/Blut-Gas-Verteilungskoeffizient), welche das Gasfluss-Verhalten beeinflussen. Eine weitere physikalische Veränderung tritt dann auf, wenn die Zusammensetzung der Atemgase sich verändert (z. B. Erhöhung der fraktionellen inspiratorischen Sauerstoffkonzentration).

Unter Bedingungen der Spontanatmung eines lungengesunden Menschen ist die Form des Gasflusses überwiegend laminar, d. h. die Flussgeschwindigkeit ist am höchsten in der Mitte der „Röhre" und nimmt zu den Rändern hin ab. Das Widerstandsverhalten folgt dem Gesetz nach Hagen-Poiseuille: Der Widerstand ändert sich erheblich mit dem Radius in der Röhre, und zwar entsprechend der 4. Potenz des Röhrendurchmessers. Die klinische Bedeutung dieser Gesetzmäßigkeit ist nicht zu unterschätzen: Kleine Veränderungen des Radius mittlerer und kleiner Atemwege bewirken eine ausgeprägte Zunahme des Widerstandes mit Flusserhöhung. Während eines massiv erhöhten Gasflusses kann sich dann auch die Flussform von einem laminaren Strom in einen turbulenten Strom umändern, welcher durch eine Aufhebung des geordneten Flusses und durch die Integration irregulärer, teils rückwärtsgerichteter Flussanteile charakterisiert ist.

Die Reduktion des Durchmessers mittlerer und kleiner Luftwege durch Verlegung mit Blut, Sekret oder durch Kompression von außen (z. B. durch Ödem) bewirkt eine erhebliche Erhöhung des Flusswiderstandes mit Aufhebung eines geordneten Flussmusters (turbulenter Gasfluss). Diese Situation kann noch durch eine hohe Beatmungsfrequenz verschlechtert werden, da die Zeit für Inspiration und Exspiration verkürzt wird. Bei klinischen Hinweisen auf einen erhöhten Atemwegswiderstand sollte daher die Atemfrequenz nicht zu hoch gewählt werden.

Klinisch-pathophysiologische Gründe für eine Erhöhung der Resistance sind folgende:

- muskuläre Konstriktion der Luftwege („Bronchospasmus")
- Schleimhautödem (akute Inflammation)
- Sekretverlegung
- Instabilität der Struktur der Atemwege

Die „klassische" Lungenerkrankung mit akuter, schwerer Erhöhung des Atemwegswiderstandes ist die Exazerbation einer chronisch-obstruktiven Lungenkrankheit. Aber auch beim beatmeten Intensivpatienten mit akuter respiratorischer Insuffizienz anderer Ursachen ist eine Erhöhung des Atemwegswiderstandes durch lokale bronchiale Manipulationen (Tubus, Bronchoskopie, Absaugung) sowie durch humorale und lokale zelluläre Mechanismen (Inflammation, lokale Zytokine) anzunehmen. Diese Tatsache sollte bei der Einstellung des Respirators (Wahl von Atemfrequenz, Inspirations-Exspirations-Verhältnis, Gasfluss) berücksichtigt werden.

4.10 Die erkrankte Lunge: inhomogenes pathophysiologisches Muster

Im Gegensatz zu Erkrankungen anderer Organsysteme ist das erkrankte Lungenparenchym durch eine regionale Inhomogenität über das ganze Organ hinweg gekennzeichnet: Neben Arealen mit „normaler Compliance" und „schnell reagierenden" Alveolarbezirken finden sich solche mit eingeschränkter Dehnbarkeit und/oder erhöhter Resistance in den zugehörigen Luftwegen (s. Abb. 10).

Diese „bunte" Pathophysiologie der erkrankten Lunge hat erhebliche Auswirkungen auf die Beatmungsstrategie. So genannte „schnelle Alveolen" sind dadurch gekennzeichnet, dass sie in kurzer Zeit mit Atemgas gefüllt sind, insbesondere dann, wenn sie mit Luftwegen mit niedriger Resistance verknüpft sind. Bereits kurze Zeit nach Start eines Inspirationszyklus sind diese Alveolen „voll", jede weitere Verlängerung der Inspirationsphase würde sie der Überdehnung und der Gefahr der Schädigung aussetzen.

Auf der anderen Seite befinden sich zahlreiche Bezirke mit „langsamen" Alveolen in der Lunge, welche durch eine niedrige Compliance gekennzeichnet und somit schwerer aufzudehnen sind. Sind diese Alveolarbezirke mit Atemwegen verknüpft, die durch einen hohen Widerstand charakterisiert sind, dann kann ein erfolgreicher Gasaustausch in diesen Alveolen nur durch eine erhebliche Verlängerung der Inspirationsphase stattfinden.

! Die maschinelle Beatmung beim akuten Lungenversagen hat die unterschiedlichen und konträren Eigenschaften und „Bedürfnisse" der

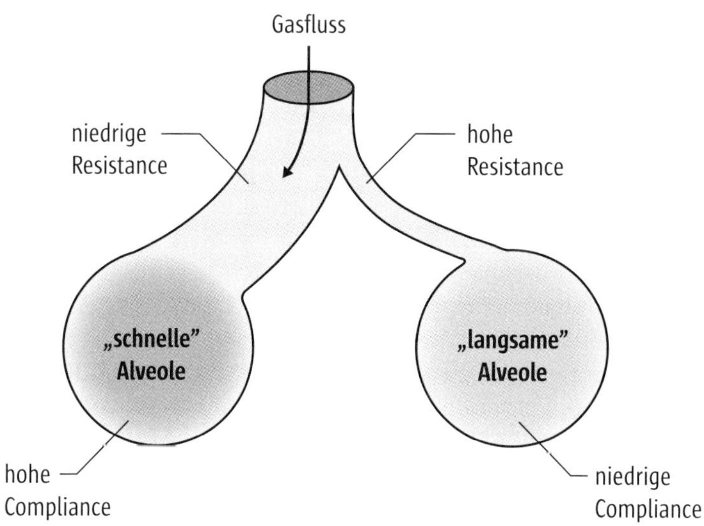

Abb. 10 Unterschiedliche Gasflussverhältnisse bei Alveolen mit hoher Compliance und Alveolen mit niedriger Compliance

Alveolen zu berücksichtigen: Während bei „schnellen Alveolen“ der Zeitbedarf für Dehnung und Gasaustausch sehr kurz ist, bedürfen „langsame“ Alveolen einer längeren Zeitkonstante für einen erfolgreichen Gastransfer. Die „Kunst“ der Beatmung besteht daher darin, Alveolen mit guter Compliance und schneller Reaktion nicht zu schädigen und gleichzeitig Alveolen mit niedriger Compliance und langsamer Reaktion am Gasaustausch teilnehmen zu lassen. Als Kompromiss für eine entsprechende Beatmungsstrategie bietet sich eine druckkontrollierte Beatmungsform an, welche mittels einer graphischen Darstellung der Druck-Volumen-Kurven die kontinuierliche Beurteilung der Fluss- und Druckverhältnisse mit akuter Anpassungsmöglichkeit der Beatmungsparameter erlaubt.

Hierbei bleibt aber zu berücksichtigen, dass diese globale Überwachung keine Beurteilung akuter regionaler Schädigungen der Lunge durch die Beatmung ermöglicht und die druckkontrollierte Beatmung keine Garantie eines niedrigen, lungenprotektiven Tidalvolumens gewährleistet.

4.11 Besonderheiten der pulmonalen Perfusion

Nach „traditioneller“ physiologischer Ansicht wurde bisher angenommen, dass die Lungendurchblutung auf regionaler Ebene durch zwei wesentliche Faktoren reguliert wird: 1. durch die Schwerkraft und 2. durch die Differenz zwischen den Druckverhältnissen in der Strombahn (Kapillarsystem) und denen in den terminalen Luftwegen (Alveolen). Es wurde angenommen, dass die pulmonale Perfusion gedrosselt ist oder sogar sistiert, wenn der alveoläre Druck den Druck in den Kapillaren übersteigt („West-Konzept“). Umgekehrt nahm man an, dass in Lungenbereichen, in denen nur ein geringer Alveolardruck herrscht (z. B. in kollabiertem Lungengewebe) die pulmonale Durchblutung deutlich erhöht sei.

Die alleinige Gültigkeit dieses „West-Modells“ als physiologische Grundlage für die Heterogenität der pulmonalen Perfusion ist in den letzten Jahren durch mehrere experimentelle Studien angezweifelt worden. Es konnte gezeigt werden, dass die Postulierung von „Druckgradienten“ als einziges Steuerprinzip der Inhomogenität der Lungenblutung auf verschiedenen regionalen Ebenen nicht ausreichend ist. Der pulmonale Gefäßbaum ist nach dem Prinzip der fraktalen Geometrie aufgebaut: Eine Grundeinheit, die Gefäßbifurkation, findet sich strukturell in verschiedenen Größen immer wieder (Designprinzip der „Selbstähnlichkeit“). Die pulmonale Durchblutung kann mit dem fraktalen Prinzip besser beschrieben werden als mit der Schwerkraft oder dem „West-Modell“.

Die Verteilung der pulmonalen Durchblutung gehorcht weniger dem Gesetz der Schwerkraft und ist nicht überwiegend durch Druckgradienten zwischen Alveole und Kapillare bestimmt.

Nach modernem Verständnis ist die pulmonale Perfusion vielmehr das Ergebnis einer fraktalen Geometrie („Baumstruktur" mit vielfach hintereinander geschalteten Aufzweigungen, welche das Blut jeweils minimal ungleich weiterverteilen). Dieses fraktale Muster muss sowohl bei wissenschaftlichen Untersuchungen als auch in der klinischen Praxis stärker berücksichtigt werden.

Die klinischen Konsequenzen aus der Akzeptanz dieses „fraktalen" Konzeptes für die Lungenperfusion sind nicht unerheblich: Es wird angenommen, dass der Effekt von Lagerungsmaßnahmen, z. B. der Bauchlagerung, besser durch das Prinzip der fraktalen Geometrie als durch das Prinzip „Schwerkraft" erklärbar ist. Im Tierversuch konnte gezeigt werden, dass der Positionswechsel von der Rücken- in die Bauchlage mit einer weit geringeren Veränderung der pulmonalen Durchblutung verknüpft ist, als bisher angenommen.

Eine regionale Sonderform der pulmonalen Perfusion wird in Form des „Euler-Liljestrand-Mechanismus" angenommen: Dieser „Reflex" (hypoxisch-pulmonale Vasokonstriktion) bezeichnet die lokale Drosselung der pulmonalen Perfusion bei Hypoxie. Bei diesem Konzept wird unterstellt, dass durch regionale Gewebshormone eine „sinnvolle" Verbesserung des Ventilations-Perfusions-Verhältnisses vorgenommen wird. Der molekulare Mechanismus ist zum Teil aufgedeckt. Während bei der gesunden Lunge die Existenz dieser hypoxisch-pulmonalen Vasokonstriktion gesichert ist, kann über die Bedeutung bei akuter Lungenschädigung, bzw. beim ARDS derzeit keine Aussage gemacht werden.

Aus dem modernen Konzept der fraktalen Durchblutung der Lunge ist besser verständlich, warum die Beatmung in Bauchlage bei vielen Patienten mit akuter respiratorischer Insuffizienz zu einer deutlichen Steigerung der Oxygenierung führt: Während durch den Lagerungswechsel eine Wiedereröffnung kollabierten Lungengewebes induziert wird, ändert sich die Durchblutung der Lunge kaum. Als „Netto-Effekt" resultiert daraus eine (oft eindrucksvolle) Verbesserung des Ventilations-Perfusionsverhältnisses.

5 Zielparameter des Gasaustausches: Sauerstoff und Kohlendioxid

Philipp Pickerodt, Steffen Weber-Carstens und Thomas Bein

Die menschlichen Zellen benötigen zur Deckung ihres Energiebedarfs eine ständige Zufuhr von Sauerstoff und Nährstoffen zur Gewinnung von Adenosintriphosphat (ATP). Bei dieser Umwandlung werden Kohlendioxid und Wasser frei. Die Atmung hat zum einen die Aufgabe, Sauerstoff in den Organismus zu bringen, und zum anderen, Kohlendioxid aus dem Körper zu eliminieren. Im Folgenden werden die physiologischen Charakteristika und therapeutischen Zielgrößen dieser beiden Atemgase im Rahmen von Atmung und Beatmung diskutiert.

5.1 Sauerstoff (O_2)

Sauerstoff ist das zentrale Substrat des Stoffwechsels; der Metabolismus durchläuft im Organismus verschiedene Phasen (s. Tab. 1). Sauerstoff wird an Erythrozyten bzw. Hämoglobin gebunden transportiert, daher bestimmt auch die Menge an verfügbarem Hämoglobin, wieviel Sauerstoff ins Blut aufgenommen werden kann. Der Sauerstoffgehalt im Blut wird nach folgender Formel berechnet:

$$\text{Sauerstoffgehalt } cO_2 = Hb \times 1{,}34 \times SaO_2 \text{ (ml } O_2\text{/100 ml Blut)} + p_aO_2 \text{ [mmHg]} \times 0{,}0031 \text{ [1/mmHg*ml/dl]}$$

Die Formel stellt die Summe des an Hämoglobin gebundenen Sauerstoffvolumens und des O_2-Volumens dar, das im Blut physikalisch gelöst ist. Dieser Wert ist sehr gering, sodass der physikalisch gelöste Sauerstoff im klinischen

Tab. 1 Sauerstoffpartialdrücke (mmHg) in verschiedenen Phasen des Gasaustausches

Inspirationsluft	Alveolarluft	arterielles Blut	gemischt-venöses Blut	Exspirationsluft
$P_IO_2 = 150$	$P_AO_2 = 100$	$P_aO_2 = 90$	$P_vO_2 = 40$	$P_EO_2 = 115$

Kontext keine Berücksichtigung findet und auch nicht mit berechnet wird. Die Konstante 1,34 ist die sogenannte Hüfner Zahl, die das Sauerstoff-Volumen (O_2) bezeichnet, das von 1 g Hämoglobin (Hb) **in vivo** maximal gebunden werden kann. Der manchmal angegebene Wert von 1,39 für die Hüfner Zahl ergibt sich theoretisch aus Berechnungen unter Berücksichtigung des Molvolumens für ideale Gase unter Standardbedingung. Der **in vitro** Wert von 1,39 kann jedoch selbst unter idealen Laborbedingungen in vivo nicht erreicht werden, sodass in der Klinik die Zahl 1,34 zur Anwendung kommt.

Durch Multiplikation des Sauerstoffgehaltes mit dem Herzzeitvolumen erhält man die Sauerstofftransportkapazität (Oxygen-Delivery: DO_2), was die eigentliche physiologische Größe der peripheren Sauerstoffversorgung darstellt.

$$DO_2 = HZV \times CaO_2$$

Für die Homöostase der Zellen und des menschlichen Organismus wird eine untere Schwelle eines Sauerstoffangebotes an die Zellen (oxygen delivery) angenommen, bei deren Unterschreitung eine kritische Minderversorgung mit Zellschädigung oder Zelltod (Apoptose) eintritt. Eine allgemein gültige, für alle Organe zutreffende und bei verschiedenen Krankheitszuständen anwendbare kritische Untergrenze für die Sauerstoffversorgung ist nicht bestimmbar. Allgemein ist **Hypoxämie** definiert als ein Abfall des arteriellen PO_2 unter eine kritische Größe. Der Begriff **Hypoxie** wird meist synonym verwendet, obwohl er eigentlich ein allgemeiner Ausdruck für Sauerstoffmangel ist. Im pathophysiologischen Sinne bedeutet Hypoxämie die kritische Abnahme des arteriellen O_2-Gehaltes (cO_2) unter einen Wert von etwa 11 ml/dl.

Merke

Ein adäquates Sauerstoffangebot an die verschiedenen Zellstrukturen und Organe ist die Voraussetzung für eine ungestörte Energieleistung. Beim Unterschreiten einer „kritischen" Schwelle des Sauerstoffangebotes (Hypoxie) drohen Zellschädigung, Zelltod oder Organversagen. Eine „einfache" Beschreibung dieser Schwelle ist nicht möglich. Hypoxie kann wegen der unterschiedlichen Organbedürfnisse, des aktuellen Funktionszustandes der (Teil-)Organismen, und des Zeitfaktors bei sehr unterschiedlichen „Schwellen" auftreten, so dass die Begriffe „Hypoxämie" oder „Hypoxie" im klinischen Alltag unpräzise oder höchstens in Annäherung gebraucht werden.

5.1.1 Hypoxämie

Definition – Pathophysiologie

Grenzwerte und Auswirkungen der Hypoxämie bei unterschiedlichen Organsystemen sind vielfältig und nicht eindeutig festzulegen. Auch wenn in Tierversuchen mit experimenteller Hypoxie beobachtet wurde, dass ein Umschalten von aerobem auf anaeroben Stoffwechsel erst bei sehr niedrigem CaO_2 (ca. 4 ml O_2/100 ml Blut) auftrat, sind diese Daten nicht auf die Situation von Intensiv- und Notfallpatienten übertragbar. Inzwischen ist durch experimentelle Forschung im Ansatz geklärt, über welche Mechanismen ein Sauerstoffmangel zell-, gewebs- und organschädigend wirkt: Es wurden Faktoren identifiziert, die bei Hypoxie (O_2-Konzentrationen < 6% = 40 mmHg) freigesetzt werden (hypoxia-inducible factors [HIF, Semenza 2012]), und in zahlreiche Genexpressionen und -regulationen (z.B. Apoptoseinduktion) eingreifen.

Für Intensivpatienten ist zu berücksichtigen, dass kritisch kranke Patienten völlig unterschiedliche (patho-)physiologische Zustände aufweisen, die vom Schocksyndrom (= Missverhältnis zwischen O_2-Bedarf und O_2-Angebot) bis zum hyperdynamen kardiovaskulären Status reichen können. Wie beim gesunden Leistungssportler (Höhenmedizin) bestehen beim Intensivpatienten unterschiedliche aktuelle Belastungen mit unterschiedlichen Anforderungen an den Sauerstoffbedarf. Es ist zudem wesentlich, ob sich ein hypoxischer Zustand perakut oder langsam über Stunden oder Tage einstellt. Im Organismus sind verschiedene Kompensationsmechanismen bekannt (Anstieg des Herzzeitvolumens, Verschiebung der O_2-Bindungskurve, Änderung der 2,3 Diphosphorglycerat-Konzentration im Erythrozyten), deren Kapazitäten beim kritisch kranken Intensivpatienten allerdings noch nicht ausreichend untersucht sind. Darüber hinaus ist es einleuchtend, dass unterschiedliche Organsysteme unterschiedliche kritische Grenzen für Hypoxämie aufweisen.

Alle diese Aspekte legen nahe, dass im Intensiv- und Notfallmedizinszenario eine eindeutige, anhand einfacher Parameter korrekt erfassbare Hypoxämieschwelle nicht möglich ist. Es bleibt daher nichts anderes übrig, als sich an globalen Parametern zu orientieren und „Leitplanken" zwischen Hypoxämie und Hyperoxie zu definieren:

Merke

Als pragmatische Grenzbereiche zur Vermeidung einer Hypoxämie bei akut erkrankten Intensivpatienten ohne vorbestehende chronische Erkrankungen der Lunge gelten: PaO_2 > 65 mmHg bzw. SaO_2 > 92%, wobei für bestimmte Patientengruppen (z.B. Schädel-Hirntrauma, ARDS, septischer Schock) die Hypoxämieschwelle höher liegen kann. In unklaren Situationen kann die Berechnung des Sauerstoffgehaltes sinnvoll sein.

5.1.2 Hypoxämie: typische Ursachen

Entsprechend der Formel für den Sauerstoffgehalt kann Hypoxämie drei wesentliche Ursachen haben:

- **Abnahme des PaO_2:** Die Festlegung eines eindeutigen Grenzwertes ist nicht möglich. Das sensibelste Organ für die geringe Toleranz einer Hypoxämie ist wohl das Gehirn. In Studien tolerierten gesunde Versuchspersonen kurzfristig PaO_2-Werte von 36 mmHg (SaO_2 = 68%). Für Intensivpatienten ist die Festlegung einer Grenze wie oben beschrieben sinnvoll.
- **Abnahme des Hämoglobins:** Die anämische Hypoxämie tritt bei ausgeprägtem Blutverlust, z.B. hämorrhagischem Schock, ein. Der Organismus verfügt über Kompensationsmechanismen (z.B. Anstieg des Herzzeitvolumens), die beim Intensivpatienten häufig eingeschränkt sind. Auch für das Hämoglobin lässt sich kein kritischer Wert angeben. Für Intensivpatienten gilt allgemein ein Transfusionsgrenzwert von 7 g/dl.
- **Toxische Hypoxämie** entsteht durch Einschränkung des O_2-Bindungsvermögens des Hb durch Dyshämoglobinämie, z.B. im Rahmen von Vergiftungen mit Kohlenmonoxid.

In den letzten Jahren wurden allerdings neben den Gefahren der Hypoxämie auch die schädlichen Auswirkungen eines „überschießenden" Angebots an Sauerstoff (Hyperoxie) in den Fokus gerückt. Derzeit ist für die klinische Medizin eine eindeutige Trennung zwischen diesen beiden Aspekten des lebensnotwendigen Atemgases Sauerstoff nicht möglich. Traditionell wird die Gefahr einer Hypoxämie höher eingeschätzt als die Folgen einer Hyperoxie. Hier sind noch erhebliche wissenschaftliche Anstrengungen gefordert.

5.1.3 Hyperoxie

Einleitung

Hyperventilation kann den arteriellen Sauerstoffpartialdruck (PaO_2) während Raumluftatmung auf Werte bis zu 120 mmHg steigern. Höhere arterielle Sauerstoffpartialdrücke sind nur durch Anreicherung der Inspirationsluft mit Sauerstoff zu erzielen (normobare Hyperoxie) oder durch Anhebung des atmosphärischen Drucks (hyperbare Hyperoxie) zu erreichen. Im Rahmen der normobaren Hyperoxie sind bei Atmung von reinem Sauerstoff (100% O_2) inspiratorische Sauerstoffpartialdrücke (P_IO_2) bis zum Gesamtdruck des atmosphärischen Gasdruckes (1 Atmosphäre) maximal zu erzielen. Werte über dem durch eine Atmosphäre ausgeübten Gesamtpartialdruck bei reiner Sauerstoffatmung sind nur durch Anhebung des atmosphärischen Drucks zu erreichen und nicht Gegenstand dieses Buchkapitels.

Bei reiner Sauerstoffatmung (normaler Atmosphärendruck von 760 mmHg, Normothermie) kann der arterielle pO_2 sehr hohe Werte annehmen, der arterielle Sauerstoffgehalt (CaO_2) hingegen steigt beim lungengesunden Menschen

Tab. 2 Änderung des inspiratorischen Sauerstoffpartialdrucks beim lungengesunden Menschen und dabei erzielte Sauerstoffwerte [Tabelle modifiziert nach Nunn 1971]

	Einheit	Raumluft	100% Sauerstoff
inspiratorischer PO_2 (PIO_2 angefeuchtet)	mmHg	150	713
arterieller PaO_2	mmHg	100	600
arterieller Sauerstoffgehalt (CaO_2)	ml/100 ml	19,3	21,3
arterio-venöse O_2-Gehaltsdifferenzen	ml/100 ml	5,0	5,0
CvO_2	ml/100 ml	14,3	16,3
PvO_2	mmHg	39	48

Alle Werte unter der Annahme von Normalwerten für PCO_2, Hb, pH, alveolär-arterielle PO_2-Differenz etc.
Anmerkung: Reine Sauerstoffatmung führt zu einer reduzierten Gewebsperfusion. Dies bedingt eine Zunahme der arterio-venösen O_2-Gehaltsdifferenz. Daher kann der hier aufgeführte Wert des venösen PO_2 unter Umständen überschätzt sein.

kaum an. Der Anstieg des CaO_2 ist unter diesen Bedingungen auf den Anteil des physikalisch gelösten O_2 begrenzt (= PaO_2 x 0,003 1). Bleibt die arterio-venöse Sauerstoffgehaltsdifferenz konstant, steigt auch der venöse O_2-Gehalt des Blutes nur unwesentlich an und der Anstieg des venösen PO_2 ist in keiner Weise mit dem des PaO_2 zu vergleichen (siehe Tabelle 2). Da der O_2-Partialdruck der Gewebe eng an den venösen PO_2 gebunden ist, steigt bei normobarer Sauerstofftherapie auch der PO_2 der Gewebe bei weitem nicht so an, wie der arterielle PO_2. Unter hypothermen Bedingungen hingegen (Linksverschiebung der O_2-Bindungskurve mit erhöhter Löslichkeit für O_2 im Blut) steigt die Menge von im Blut physikalisch gelöstem Sauerstoff deutlich an.

Während in der pädiatrischen Intensivmedizin die möglichen Risiken (z.B. retrolentale Fibroplasie) der Applikation hoher inspiratorischer Sauerstofffraktionen (F_IO_2) seit langem bekannt sind und technologisch (z.B. automatisierte F_IO_2/SpO_2-Koppler) adressiert werden, wurden diese Risiken in der Anästhesiologie und Intensivmedizin des Erwachsenen lange Zeit weniger beachtet. Obwohl die häufig auf den Intensivstationen gesehenen SpO_2-Werte von 100% dem gesteigerten Sicherheitsbedarf in der Behandlung kritisch-kranker Patienten entsprechen, steht diese „100%-Sättigung-Strategie" dem Wissen um eine wesentlich erschwerte bettseitige Einschätzung der Qualität der Sauerstoffaufnahme- oder maschinellen Beatmung entgegen.

Merke

In den letzten Jahren werden zunehmend auch in der Erwachsenenmedizin unerwünschte Effekte eines „Zuviel" an Sauerstoff (Hyperoxie) wissenschaftlich untersucht und als pathophysiologisch bedeutend erkannt. Hieraus folgen derzeit Empfehlungen für einen „balancierten" Umgang mit Sauerstoff.

Physiologische und pathophysiologische Effekte der Hyperoxie

Normobare Hyperoxie führt zu einem Abfall des Herzzeitvolumens und einer Reduktion des Sauerstoffverbrauches. Diese Effekte treten schnell (innerhalb von 20 Minuten) ein, persistieren für die Dauer der Hyperoxie und sind reversibel und reproduzierbar. Zusätzlich führt Hyperoxie zu einer Reduktion der Herzfrequenz und des pulmonal-vaskulären Widerstandes. Gleichzeitig steigen aber der systemvaskuläre Widerstand und Blutdruck an. Insbesondere im koronaren, brachialen, retinalen und cerebro-vaskulären Gefäßbett steigt der Gefäßwiderstand bei reiner Sauerstoffatmung an. Der nutritive Blutfluss zu Herz, Pankreas und Skelettmuskelzellen fällt durch diesen Anstieg des systemvaskulären Widerstands (SVR) ab, während andere Gewebe wie Leber, Niere und Darm einen gesteigerten Blutfluss erhalten [Helmerhorst et al. 2015]. Wahrscheinlich erklärt diese Heterogenität der Effekte von O_2-Atmung auch die fehlende Reduktion des Vasopressorbedarfs septischer Patienten bei reiner Sauerstoffatmung.

Die Anwendung erhöhter inspiratorischer O_2-Partialdrücke bedingt die Bildung von Resorptions-Atelektasen [Aboab et al. 2006]. Entlang der hohen Partialdruckdifferenz von Alveole zu pulmonal-arteriellen Blut wird Sauerstoff aus Alveolen resorbiert und es kommt zum Kollaps von zuvor offen (abhängigen) Lungenanteilen. Zusätzlich reduziert Hyperoxie die mukoziliäre Beseitigung von z.B. Zelldetritus in den Atemwegen und dies fördert die Bildung von obstruktiven Atelektasen. Auch die Produktion und Funktion von Surfactant wird durch (zu viel) Sauerstoff gehemmt. Dies führt zu einer Abnahme der alveolären Stabilität und steigert ebenfalls die Atelektasenbildung in der Lunge. Zudem wird der durch Anwendung großer Atemzugvolumina induzierte Lungenschaden durch gleichzeitige Applikation hyperoxischer Gasgemische verstärkt.

Als einziges Organ des Körpers ist die Lunge dem vollen Sauerstoffpartialdruck der Inspirationsluft ausgesetzt. Die toxischen Effekte von Sauerstoff auf die Lunge wurden bereits 1899 beschrieben (Lorraine-Smith Effekt). Aktuellere Untersuchungen haben nachgewiesen, dass reine Sauerstoffatmung bei lungengesunden Probanden die Proteinkonzentration (Albumin, Transferrin, totaler Proteingehalt) in broncho-alveolären Lavageflüssigkeiten um bis zu 90% erhöht ohne die Anzahl und Art pro-inflammatorischer Zelltypen in der Lunge zu ändern [Davis et al. 1983]. Dieses nicht entzündliche „kapilläre Leck“ in der Lunge unterstreicht die direkt schädlichen Effekte hoher Sauerstoffkonzentrationen für die Lunge. Nach längerer Exposition hyperoxischer Gasgemische ändert sich auch die mikrobielle Flora in den oberen Atemwegen mit dem zusätzlichen Risiko sekundärer Infektionen. Wahrscheinlich werden die lokalen (Lunge) und distalen (weitere Organe) toxischen Effekte von Sauerstoff nicht durch O_2 selber, sondern vielmehr durch sogenannte Sauerstoffradikale (engl.: reactive oxygen species; ROS) vermittelt [Comhair u. Ezrum 2002]. ROS werden als unerwünschte Nebenprodukte der aeroben Adenosintriphosphat-Synthese an der inneren mitochondrialen Membran im Rahmen des Elektronentransports der Elektronentransportkette gebildet. Kommt es zu einem Ungleichgewicht zwischen ROS-Bildung und antioxidativen Prozessen – wie z.B. im Rahmen von entzündlichem Stress oder Hyperoxie – kann die gesteigerte ROS-Produktion über verschiedene Signalwege intra- und interzelluläre Schäden unterhalten, die letztlich zu Zellschäden bis hin zur Apoptose bzw. Nekrose der betroffenen Zellen und zum Endorganschaden führen können.

Bei Patienten, deren Atemantrieb durch medikamentöse Einwirkung (z.B. Opiate) oder krankheitsbedingt (COPD) vornehmlich durch die Wahrnehmung arterieller Hypoxämie in den Chemorezeptoren des Glomus Caroticus gesteuert wird (Hypoxic ventilatory drive; HVR), kann die Applikation von O_2 nicht zu Sauerstoffmangel führen, die O_2-vermittelte Abnahme des Atemantriebes kann aber zur schweren Hyperkapnie bis hin zur CO_2-Narkose führen (Teppema u. Dohan 2010). Substanzen, die den Atemantrieb steigern (z.B. Carboanhydrase-Hemmer), können Patienten, die dauerhaft an Ihrem individuell maximalen Atemminutenvolumen ventilieren (z.B. Fassthorax bei COPD) in die Erschöpfung der Atemmuskelpumpe zwingen und so trotz Anwendung von Sauerstoff zu Hypoxämie durch Atemstillstand führen. Die potentiell schädlichen Effekte auf das zentrale Nervensystem haben als Paul Bert Effekt in die wissenschaftliche Literatur Eingang gefunden, kommen aber in Ihrer schwersten Ausprägung (tonisch-klonische Krampfanfälle) vornehmlich während hyperbarer Hyperoxie zum Tragen.

Indikationen normobarer Hyperoxie in der Intensivmedizin

Die Applikation von Sauerstoff ist die wahrscheinlich häufigste therapeutische Intervention in der Behandlung kritisch kranker Patienten und die Prävention und Therapie arterieller Hypoxämie stellen die häufigsten Indikationen zur Sauerstoffanreicherung der Inspirationsluft dar. Daher können aus Sicht der Autoren beide Themen – Hyperoxie und Hypoxie – nicht vollständig getrennt betrachtet werden. Pathophysiologisch lassen sich Ursachen, die in der Intensivmedizin zur Anwendung erhöhter F_IO_2-Werte führen, unter den Stichworten alveoläre Hypoventilation (z.B. Sedierung oder fehlende Muskelkraft) und Zunahme der venösen Beimischung des arterialisierten Blutes (z.B. Zunahme Ventilation/Perfusions-Heterogenität) subsummieren.

Auch unbehandelte schwere Anämien stellen eine seltenere Indikation zur Sauerstofftherapie dar. Hierbei ist zu beachten, dass in den Fällen extremer Hämodilution, der Reduktion der metabolischen Aktivität durch Narkose, einer Muskelrelaxierung, oder der adaptierter Anstieg des Herzzeitvolumens (HZV) einen größeren Effekt auf die Aufrechterhaltung eines suffizienten Sauerstoffangebotes haben, als die Applikation von Sauerstoff über eine SpO_2 von 97%. Beim Vorliegen schwerer Anämien wird die Rolle von Hämoglobin beim Transport von Kohlendioxid (CO_2) meist ignoriert. Es ist aber von großer Bedeutung, dass Hämoglobin für ca. 85–90% des CO_2-Transportes (Pufferung von H+, Carboanhydrase vermittelte Bildung von Bikarbonat, sowie Bindung von CO_2 als Carbaminohämoglobin) im Blut verantwortlich zeichnet. Der resultierende Verlust an CO_2-Transportkapazität im Rahmen schwerer Anämie

Tab. 3 Änderung des inspiratorischen Sauerstoffpartialdrucks beim lungengesunden Menschen und daraus erzielte Differenz der absoluten Partialdrücke in arteriellem und venösem Blut der Lunge (PN_2 = Stickstoffpartialdruck) (modifiziert nach Nunn J.F. 1971)

Raumluftatmung			
		arterielles Blut	venöses Blut
PO_2	(mmHg)	100	40
PCO_2	(mmHg)	40	46
PN_2	(mmHg)	570	570
absoluter Gasdruck		710	656
reine Sauerstoffatmung			
		arterielles Blut	venöses Blut
PO_2	(mmHg)	600	50
PCO_2	(mmHg)	40	46
PN_2	(mmHg)	0	0
absoluter Gasdruck		640	96

führt auch bei ausreichender alveolärer Ventilation (normaler $PaCO_2$ und Pet-CO_2) zu einer Hyperkapnie der Gewebe. Die sich entwickelnde Gewebsazidose hat zwei wichtige Vorteile: Hemmung der Glykolyse um 10–15% (weitere Reduktion der Stoffwechselaktivität) und gesteigerte O_2-Abgabe an die Organe durch den Bohr-Effekt [Pickerodt et al. 2011].

Eine weitere Indikation zur Atmung hyperoxischer Gasgemische ist die beschleunigte Resorption gasgefüllter Hohlräume (Pneumothorax). Diese ist abhängig von der venösen Kapazität Gas in gelöster Form zu transportieren. In der Lunge ist die absolute Gasspannung des venösen Blutes bei Raumluft ca. 50 mmHg kleiner als im arteriellen Blut. Dies bedeutet, dass normalerweise der Gesamtdruck aller im venösen Blut gelösten Gase subatmosphärisch ist. Bei reiner Sauerstoffatmung (Denitrogenisierung) wird dieser Unterschied stark vergrößert und die Kapazität des venösen Blutes, Gase in löslicher Form aus Luft gefüllten Hohlräumen (z.B. Lunge oder Pleurahöhle) zu resorbieren, wird maximiert [Nunn 1971].

Klinische Studien zu den Effekten normobarer Hyperoxie in der Intensivmedizin

Bis jetzt sind nur wenige Studien zu den Auswirkungen normobarer Hyperoxie bei intensivpflichtigen Patienten mit ausreichend großen Patientenzahlen prospektiv randomisiert durchgeführt worden. Erschwerend kommt hinzu, dass die verfügbaren Daten sich jeweils auf ein sehr eng begrenztes Patientenspektrum beziehen. Auch die Definition des Begriffs „Hyperoxie“ variiert stark: In einigen Studien sind Werte oberhalb der physiologisch durch Atmung normoxischer Gasgemische erzielbaren PaO_2-Werte (> 120 mmHg) als „Hyperoxie" definiert worden, in andere Studien wurden auch Werte bis 300 mmHg noch nicht als „Hyperoxie" definiert. Zudem müssen die Ergebnisse der vorliegenden Studien zur Frage „Effekte von Hyperoxämie auf das Überleben von Patienten" hinsichtlich der eingeschlossenen Krankheitsentitäten (COPD, Myokardinfarkt, Schlaganfall) differenziert betrachtet werden.

Eine frühe retrospektive Untersuchung zu dem Zusammenhang zwischen arteriellem Sauerstoffpartialdruck und Mortalität beatmeter Patienten auf der Intensivstation stammt aus dem holländischen Gesundheitssystem. Hier wurden die Daten von mehr als 36.000 Patienten ausgewertet und es wurde eine „U-förmige" Beziehung zwischen Mortalität und PaO_2 für sehr hohe und niedrige Werte gefunden. Werte mit Sauerstoffpartialdrücken zwischen 70–80 mmHg waren in dieser Arbeit mit der geringsten Mortalität verbunden. Auch nach Korrektur für Erkrankungsschwere, P/F-Ratio und Aufnahmetyp (Notfall vs. geplante Aufnahme), sowie Punktwert der Glascow-Coma-Scale (GCS) bei Aufnahme war diese Beziehung noch vorhanden (De Jonge et al. 2008). Diese Daten legen nahe, dass die (zu hohe) Gabe von Sauerstoff selbst deletäre Effekte für die Überlebenswahrscheinlichkeit von Patienten auf der Intensivstation hat. In einer nächsten, vorzeitig abgebrochenen (niedrige Einschlussrate) single-center, open label-randomisierten „OXYGEN-ICU"-Studie wurden die Daten von 443 Patienten auf einer gemischt chirurgisch/internistischen Intensivstation ausgewertet. In der „konservativen Sauerstoffgruppe" war es das Ziel, die Sauerstofftherapie so zu titrieren, dass ein PaO_2 von 70–100 mmHg bzw. eine Sauerstoffsättigung von 94–98% resultierte. In der „liberalen" (Kontroll-)Gruppe wurden arterielle Sauerstoffpartialdrücke bis 150 mmHg oder SpO_2-Werten zwischen 97–100% avisiert. Beide Gruppen unterschieden sich deutlich ($p < 0.01$) hinsichtlich der erzielten arteriellen Sauerstoffpartialdrücke über den Beobachtungszeitraum von 72 Stunden. Die Mortalität während des Aufenthaltes auf der Intensivstation unterschied sich ebenso: In der „konservativen"-Behandlungsgruppe verstarben 11,6% der Patienten, während in der „liberalen"-Behandlungsgruppe 20,2% der Patienten nicht überlebten. Auch die Krankenhaussterblichkeit war in der „konservativen" Gruppe mit 24,2% niedriger als in der „liberalen" Gruppe (33,9%) (Giradis et al. 2016).

Für akut erkrankte erwachsene Patienten mit neurologischen (Schlaganfall, Schädel-Hirn-Trauma), kardialen (Myokardinfarkt, Herzkreislaufstillstand), Notfall-Operationen, Sepsis und primär intensivpflichtigen Aufnahmeindikationen liegt eine große, systematische Meta-Analyse vor. Eingeschlossen wurden Studien bis in das Jahr 2017, bei denen Patienten im Rahmen kontrolliert-randomisierter Studien entweder eine liberale- oder konservative Sauerstofftherapie erhielten. Insgesamt wurden > 16.000 Patienten in die Datenauswertung aus 25 Studien eingeschlossen. In der liberalen Sauerstofftherapiegruppe betrug die mediane FIO_2 = 0,52 (0,28–1,0, IQR 0,39–0,85), während die Patienten in der konservativen Sauerstofftherapiegruppe eine mediane FiO_2 von 0,21 (0,21–0,5, IQR 0,21–0,25) erhielten. Patienten die mit einer liberalen Sauerstofftherapie behandelt wurden, hatten eine deutlich erhöhte und Sauerstoff-Dosis-abhängige Mortalität im Krankenhaus ($p = 0,02$), und wiesen eine höhere 30 Tages- und Langzeitmortalität im Vergleich zu Patienten die eine konservative Sauerstoffapplikation erhielten auf. Für jede Zunahme der SpO_2 um 1% stieg bei Patienten mit liberaler Sauerstoffapplikation das relative Risiko, im Krankenhaus zu versterben, um 25% an. Die Anzahl der notwendigen Patienten um einen zusätzlichen Todesfall durch liberale Sauerstofftherapie zu verursachen (number needed to harm) betrug 71 (CI 37–1.000) (Chu et al. 2018). Auch eine aktuelle Studie (Palmer et al. 2019) untersucht in einer retrospektiven Datenanalyse eine große Anzahl von intensivpflichtigen Patienten über 0–1 ICU-Tage (n ≥ 19.000), 0–3 Tage (n ≥ 10.000) und 0–5 Tage (n ≥ 6.000), sowie 0–7 Tage (n ≥ 4.000). Die Inzidenz von Hyperoxämien steigt von 77% (Tag 1) bis auf > 90% an, und es wird eine klare Beziehung zwischen Exposition (Hyperoxämie) und Mortalität beschrieben. In einer statistisch extensiven Überprüfung kommen die Autoren aber zu dem Schluss, dass es in dieser großen Patientenkohorte keine Dosis-Wirkbeziehung von Intensität der Hyperoxämie und Mortalität gibt. Dies ist von Bedeutung, da der Nachweis einer kausalen Beziehung zwischen Noxe (hier: O_2) und Schaden den Nachweis einer Dosis-Wirkbeziehung erfordert.

In der Summe liegen also (wenige) prospektive Studien und mehrere Nachbeobachtungen in Form retrospektiver Metaanalysen vor, die nahe legen, dass eine Hyperoxie mit einer erhöhten Mortalität und Verschlechterung der Prognose von Patienten auf der Intensivstation verbunden ist. Mindestens ebenso wichtig ist aber, dass eine Normoxie nicht mit zusätzlichen Risiken verbunden ist. Insgesamt ist die vorliegende Evidenz zu den potentiell deletären Effekten einer Hyperoxie hinsichtlich der für Patienten relevanten Outcome Paramater schwach. Trotzdem schlägt die kürzlich erschienene S3-Leitlinie zur invasiven Beatmung (2017) berechtigterweise vor, während maschineller Beatmung die niedrigst mögliche Sauerstoffkonzentration zu applizieren um eine arterielle Sauerstoffsättigung des Blutes von 90–94% bzw. einen arteriellen Sauerstoffpartialdruck von 60–80 mmHg (8.0–11.7 kPa) zu erreichen. Ausgenommen sind hiervon allerdings Erkrankungen bei denen eine Hyperoxie einen klaren therapeutischen Nutzen erbringt (Kohlenmonoxidvergiftungen/Tauchunfälle/Gasembolien). Aus Sicht der Autoren eignen sich als technische Lösung zur Vermeidung von Hyperoxie, bzw zur genauen und zeitnahen Titration der Sauerstoffapplikation die in der pädiatrischen Intensivmedizin bereits verwendeten automatisierten FIO_2/SpO_2-Kontroller, die eine automatische Anpassung der FIO_2 bei einer Unter- oder Überschreitung der SO_2-Zielwerte erlauben.

Merke

Entsprechend der bisher wissenschaftlich erfassten deletären Auswirkungen einer Hyperoxie wird empfohlen, während maschineller Beatmung die niedrigst mögliche fraktionelle Sauerstoffkonzentration (FIO_2) anzuwenden, um eine arterielle Sauerstoffsättigung des Blutes von 90–94% bzw. einen arteriellen Sauerstoffpartialdruck von 60–80 mmHg (8.0–11.7 kPa) zu erreichen und möglichst nicht zu überschreiten (S3-Leitlinie Invasive Beatmung).

5.2 Kohlendioxid (CO_2)

Kohlendioxid entsteht als Endprodukt des Energiestoffwechsels in den Mitochondrien der Zelle. Durch den höheren Partialdruck in der Zelle verlässt CO_2 die Zelle und gelangt ins Blut. Etwa zwei Drittel des gesamten CO_2 werden dort in Form von Hydrogenkarbonat (HCO_3^-) transportiert. Zwanzig Prozent des CO_2 diffundiert in die Erythrozyten, dort wird es ebenso als HCO_3^- befördert. Eine geringe Menge an CO_2 liegt im Plasma als Kohlensäure vor, der weit überwiegende Teil ist im Blut physikalisch gelöst. Mit dem venösen Blut gelangt das CO_2 in das Kapillargebiet der Lunge. Da im gemischtvenösen Blut physiologisch ein höherer CO_2-Partialdruck als in den Alveolen herrscht, diffundiert Kohlendioxid in die Alveole und kann abgeatmet werden. Daraus resultiert, dass der Partialdruck von CO_2 (PCO_2) um ca. 6 mmHg während der Passage des Blutes durch die Lunge abnimmt.

5.2.1 Dynamik der pulmonalen CO_2-Elimination

Der Partialdruck von CO_2 im arteriellen Blut ($PaCO_2$) ist – vereinfacht zusammengefasst – wesentlich bestimmt von der CO_2-Produktion des Organismus und der Elimination von CO_2 durch die Atmung. Der gesunde erwachsene Mensch produziert in Ruhe ca. 200 ml CO_2 pro Minute. Weitere Stellgrößen des CO_2-Metabolismus und CO_2-Transportes (Nierenfunktion, Bikarbonat-Homöostase) besitzen ebenfalls erheblichen Einfluss auf die CO_2-Elimination. Im Rahmen kritischer Erkrankungen (z.B. Fieber, Sepsis, Trauma, andere Inflammation) kann die CO_2-Produktion um bis zu 50% ansteigen, darauf reagiert der Mensch mit einer vermehrten Atemtätigkeit (Hyperventilation), um den ‚physiologischen' Zustand einer Normokapnie ($PaCO_2$ 33–45 mmHg, pH ≈ 7,4) aufrechtzuerhalten.

Merke

Kohlendioxid als Endprodukt des Stoffwechsels wird über die Lunge abgeatmet, wobei CO_2-Produktion und -Transport in Abhängigkeit verschiedener Stellmechanismen (Nierenfunktion, Säure-Basen-Haushalt, *körperliche Aktivität, Inflammation) kurzfristig und stark schwanken können. Physiologisch werden solche Schwankungen unmittelbar durch die Änderung der Atemaktivität ausgeglichen, um eine normokapnische Homöostase zu gewährleisten. Im Rahmen einer mechanischen Beatmung ist diese rasche Reaktion der Atemtätigkeit zumeist aufgehoben.*

5.2.2 Hyperkapnie und Hypokapnie – wann sind Variationen der CO_2-Homöostase relevant?

Hyperkapnie – ein natürlicher Feind?

Hyperkapnie bezeichnet die Erhöhung des CO_2-Gehalts im Blut über den physiologischen Bereich. Für die Abgrenzung Normokapnie/Hyperkapnie ist kein absoluter Grenzwert anzugeben, allgemein wird ein $PaCO_2$ von ≥ 46 mmHg als Hyperkapnie definiert. Begleitend kommt es meist zur Azidose mit pH-Erniedrigung. Klinische Symptome der akuten Hyperkapnie sind Bewusstseinsstörungen (bis hin zur Bewusstlosigkeit), systemische und intrazerebrale Vasodilatation, Reduktion der myokardialen Pumpfunktion, Anstieg des pulmonalarteriellen Drucks und Einschränkung der Nierenfunktion. Die häufigste Ursache der Hyperkapnie ist die alveoläre Hypoventilation. In den letzten Jahren hat sich die Einstellung zur Behandlung/Tolerierung der Hyperkapnie erheblich gewandelt: Im Rahmen der Beatmungsmedizin wird eine moderate permissive Hyperkapnie zugunsten einer lungenprotektiven Beatmung favorisiert. Die Grenzen einer solchen permissiven Hyperkapnie/Azidose sind allerdings nicht klar und von Patient zu Patient unterschiedlich; sie sind derzeit Gegenstand lebhafter wissenschaftlicher Diskussion. Experimentelle und klinische Untersuchungen zu den Auswirkungen einer Hyperkapnie haben sowohl „protektive" als auch schädigende Effekte gefunden (siehe unten).

Unkompensierte, akute Hyperkapnie: bisherige Studienergebnisse zu „protektiven" und schädigenden Effekten (mit teils widersprüchlichen Aussagen)

- protektiv:
  - Unterdrückung von pulmonaler Inflammation und oxidativem Stress bei kritischer Erkrankung (tierexperimentell: Sepsis, ARDS)
- schädigend:
  - Unterdrückung natürlicher Wundheilung
  - Begünstigung eines Lungenödems
  - Bewusstseinsstörung
  - Einschränkung der myokardialen Funktion
  - Einschränkung der Nierenfunktion
  - zerebrale und systemische Vasodilatation

Die Ergebnisse experimenteller und klinischer Studien zu den erwünschten, tolerablen und unerwünschten Effekten einer Hyperkapnie, bzw. Azidose sind derzeit nicht eindeutig einordbar. Offensichtlich ist die Physiologie von Kohlendioxid so komplex, dass kein „einfacher" Grenzwert angegeben werden kann, innerhalb dessen man sich im sicheren Bereich bewegen würde. Neben überwiegend in tierexperimentellen Studien gefundenen ‚protektiven' Effekten einer Hyperkapnie (Unterdrückung einer Inflammation), bestehen zahlreiche schwerwiegende negative Effekt auf unterschiedliche Organsysteme. Hier sind weitere Studien nötig, um zu präzisieren, unter welchen Bedingungen (Stadium und Ausmaß einer kritischen Erkrankung, Alter, Organfunktionen, zerebrale Situation) eine Hyperkapnie (noch) tolerabel ist. Daher kann derzeit nur empfohlen werden, einen akzeptierten sicheren Korridor zwischen Normokapnie und moderater Hyperkapnie anzustreben.

Merke

Eine eindeutige ‚pathologische' Grenze für die Abweichung einer Normokapnie existiert nicht. Allerdings legen zahlreiche Studien nahe, dass die akute, unkompensierte, schwere Hyperkapnie (z.B. $PaCO_2$ > 60 mmHg), vor allem im Zusammenhang mit schwerer Azidose (art. pH < 7,25) verschiedene Organschäden und Funktionseinschränkungen am renalen, neuro-kognitiven und kardiovaskulären System auslösen kann. Diese Einschränkung muss bei der Einstellung der Beatmung – vor allem bei Anwendung des lungenprotektiven Konzeptes – berücksichtigt werden.

Hypokapnie – vernachlässigbar?

Die (patho-)physiologischen Effekte einer Hypokapnie ($PaCO_2$ < 33 mmHg) sind weitaus weniger untersucht als diejenigen der Hyperkapnie, und es wird allgemein angenommen, dass eine Hypokapnie generell weniger schädlicher sei als ein pathologisch erhöhter Kohlendioxid-Partialdruck. Das Auftreten einer Hypokapnie, häufig mit einer Alkalose (pH > 7,5), kann bei Intensivpatienten verschiedene Gründe haben: Hypoxämie, Hypotension, pharmakologische Nebenwirkungen (z.B. Salicylate), und – sicherlich am häufigsten – ‚iatrogene' Gründe durch die Einstellung der Beatmung. Obwohl hypokapnische Episoden im klinischen Alltag als weniger bedeutend gewertet werden, muss eine akute, unkompensierte Hypokapnie ebenso wie die Hyperkapnie als potenziell schädigend angesehen werden (siehe unten). Hypokapnie kann insbesondere im zentralen Nervensystem durch Alkalisierung des Liquors und Drosselung des zerebralen Blutflusses und der zerebralen Sauerstoffaufnahme zu erheblichen zerebralen Schäden beitragen – dies ist insbesondere bei unreifen Neugeborenen eindrücklich belegt.

Unkompensierte, akute Hypokapnie: bisherige Studienergebnisse zu schädigenden Effekten

- systemische und zerebrale Vasokonstriktion
- Reduktion des koronaren Blutflusses, erhöhtes Risiko für koronar-vaskuläre Spasmen
- Erhöhung des myokardialen Sauerstoffverbrauches
- Erhöhung der Thrombozytenzahl und der Aggregationsneigung

Merke

Die früher empfohlene und praktizierte ‚therapeutische Hyperventilation' bei schweren zerebralen Läsionen mit erhöhtem Hirndruck mit dem Ziel, über einen Vasokonstriktion eine Reduktion des Hirndruckes zu erzeugen, ist heutzutage ***obsolet****: In mehreren Studien wurde gezeigt, dass diese Maßnahme zu einer massiven Reduktion der Sauerstoffversorgung des geschädigten Gehirns beiträgt und eine Ischämie begünstigen kann. Die Einhaltung einer Normokapnie ist daher bei akuten zerebralen traumatischen und nicht-traumatischen Hirnläsionen dringend empfohlen.*

Einstellung der Beatmung – Zielparameter Kohlendioxid

Im Rahmen des Konzeptes der lungenprotektiven Beatmung sind Hyperkapnie und Azidose im ‚moderaten' Ausmaß zu akzeptieren. Als Richtwert kann hier ein $PaCO_2$-Korridor von 33–55 mmHg gelten. Zusätzlich ist die begleitende Entwicklung einer Azidose zu beachten: ein arterieller pH < 7,25 muss als schädigend angesehen werden. Eine strikte Ausnahme bilden Patienten mit akuten schwerwiegenden zerebralen Schädigungen: hier ist die Einhaltung einer Normokapnie ($PaCO_2$ zwischen 33 und 45 mmHg) ein wichtiges Gebot. Beim schweren Lungenversagen wird im Rahmen des Konzeptes der Lungenprotektion die Reduktion des Tidalvolumens empfohlen. Trotz kompensatorischer Erhöhung der Atemfrequenz kann dieses Vorgehen bei manchen Patienten mit einer ausgeprägten akuten Hyperkapnie/Azidose verknüpft sein, die ein moderates Ausmaß übersteigt. Für diesen therapeutischen Konflikt (Lungenprotektion versus schädigende Hyperkapnie/Azidose) ist bisher keine einfach zu praktizierende Lösung gefunden worden. Derzeit wird die Strategie einer extrakorporalen CO_2-Elimination ($ECCO_2$-R) in klinischen und experimentellen Studien verfolgt. Als ‚minimalisierte' Version einer extrakorporalen Membranoxygenierung soll mit niedrigeren extrakorporalen Flüssen eine effiziente CO_2-Elimination erzeugt werden, die die Einhaltung eines strikt lungenprotektiven Konzeptes mit gleichzeitiger Vermeidung einer dekompensierten, schweren Hyperkapnie/Azidose gewährleisten soll. Allerdings bestehen hierzu derzeit nur kleine Fallserien und randomisierte Studien, die einen gesicherten evidenz-basierten Einsatz (noch) nicht zulassen.

Literatur

Aboab J, Jonson B, Kouachet A, Taille S, Niklason L, Brochard L (2006) Effect of inspired oxygen fraction on alveolar derecruitment in acute respiratory distress syndrome. Intensive Care Med. 32: 1979–86

Bein T (2015) Extrakorporale Elimination von Karbondioxid (CO2). In: Jorch G, Kluge S, Markewitz A, Putensen C, Quintel M, Sybrecht GW (Hrsg.) DIVI Jahrbuch 2014/2015. MWV Medizinisch Wissenschaftliche Verlagsgesellschaft mbH & Co. KG Berlin

Chu DK, Kim LHY, Young PJ, Zamiri N, Almenawer SA, Jaeschke R, Szczeklik W, Schünemann HJ, Neary JD, Alhazzani W (2018) Mortality and morbidity in acutely ill adults treated with liberal versus conservative oxygen therapy (IOTA): a systematic review and meta analysis. Lancet 2018; 391: 1693–705

Comhair SA, Ezrum SC (2002) Antioxidant responses to oxidant mediated lung disease. Am J Physiol Lunmg Cell Mol Physiol. 283: L 246–55

Crystal GJ (2015) Carbon Dioxide and the Heart: Physiology and Clinical Implications. Anesth Analg. 121(3):610–23

Curley G, Laffey JG, Kavanagh BP (2010) Bench-to-bedside review: carbon dioxide. Crit Care 14(2):220

Davis WB, Rennard SI, Bittermann PB, Crystal RG (1983) N Engl J Med. 309(15):878–83

De Jonge E, Peelen L, Keijzers PJ, Joore H, De Lange D, Van der Voort PH, Bosman RJ, De Waal RA, Wesselink R, De Keizer NF (2008) Association between administered oxygen, arterial oxygen partial pressure and mortality in mechanically ventilated intensive care unit patients. Crit Care 12(6): R156

Giradis M, Busani S, Damiani E, Donati a, Rinaldi L, Marudi A, Morelli A, Anonelli M, Singer M (2016) Effect of conservative vs conventional oxyghen therapy on mortality among patients in an intensive care unit. JAMA. 316(15): 1583–89

Goldstein B, Shannon DC, Todres ID (1990) Supercarbia in children: clinical course and outcome. Crit Care Med. 18: 166–8

Helmerhorst HFF, Schultz MJ, Van der Vorrt PHJ, De Jonge E and Van Westerloo DJ (2015) Bench-to-bedside review: the effects of hyperoxia during critical illness. Crit Care 19:284; Doi 10.1186/s13054-015-0996-4

Kavanagh BP, Laffey JG (2006) Hypercapnia: permissive and therapeutic. Minerva Anestesiol. 72: 567–76

Köhler D (2010) Wie viel Hypoxämie verträgt der Mensch? Dtsch Med Wochenschr; 135: 474–477

Laffey JG, Kavanagh BP. Hypocapnia. N (2002) Engl J Med. 347(1):43–53

Lumb AB (2006) Nunn's Applied Respiratory Physiology. Elsevier Butterworth Heinemann Oxford

Masterson C, Otulakowski G, Kavanagh BP (2015) Hypercapnia: clinical relevance and mechanisms of action. Curr Opin Crit Care; 21: 7–12

Morales-Quinteros L, Camprubí-Rimblas M, Bringué J, Bos LD, Schultz MJ, Artigas A (2019) The role of hypercapnia in acute respiratory failure.Intensive Care Med Exp. 7(Suppl 1):39

Nin N, Angulo M, Briva A (2018) Effects of hypercapnia in acute respiratory distress syndrome. Ann Transl Med. 6(2):37

Nunn JF (1971) Applied Respiratory Physiology. Butterworth & Co. pp 365

Palmer E, Post B, Klapaukh R, Marra G, MacCallum NS, Brealy D, Ercole A, Jones A, Ashworth S, Watkinson P, Beale R, Brett SJ, Young JD, Black C, Rashan A, Martin D, Singer M, Harris S (2019) Am J Resp Crit Care Med.; 200(11): 1373–80

Pickerodt PA, Pickerodt VW, Boemke W, Swenson ER (2011) Anaesth Analg.; 112(5): 1251–2

S3-Leitlinie (2017) Invasive Beatmung und Einsatz extrakorporaler Verfahren bei akuter respiratorischer Insuffizienz 1. Auflage, Langversion

Semenza GL (2012) Hypoxia-inducible factors in physiology and medicine. Cell, 148: 399–408

Teppema LJ, Dohan A (2010) The ventilatory responses to hypoxia in mammals: Mechanisms, Measurement, and Analysis. Physiol Rev (90): 675–754

West JB (1977) Ventilation/blood flow and gas exchange. Third edition. Blackwell Scientific Publication Oxford, London, Edinburgh, Melbourne

West JB (1978) Pulmonary Pathophysiology – the essentials. The Williams & Wilkins Company Baltimore

West JB (1978) Respiratory Physiology – the essentials. The Williams & Wilkins Company Baltimore

6 Lungenkollaps und Atelektasen

Peter Neumann

Atelektasen sind kollabierte oder flüssigkeitsgefüllte Alveolen, die nicht ventiliert werden und somit nicht am pulmonalen Gasaustausch teilnehmen. Folglich kommt gemischt venöses Blut aus der Arteria pulmonalis, welches atelektatisches Lungenparenchym perfundiert nicht mit der Atemluft in Kontakt. Es entsteht ein intrapulmonaler Rechts-Links-Shunt. Durch eine alleinige Erhöhung der inspiratorischen Sauerstoffkonzentration kann in dieser Situation keine nennenswerte Verbesserung des Gasaustausches erzielt werden. Atelektasen können primär durch die Resorption von Luft hinter verschlossenen oder eingeengten Atemwegen entstehen, wenn die Aufnahme von Gas aus den Alveolen ins Blut den Zustrom von Frischgas übersteigt (Resorptionsatelektasen). Da durch die elastischen Rückstellkräfte Lungengewebe kollabiert, wenn es zu einer Abnahme der Druckdifferenz zwischen Atemwegen und Pleuraspalt (transpulmonaler Druck) kommt, können sich sogenannte Kompressionsatelektasen bilden. Diese sind häufig bei Erkrankungen mit einem erhöhten intraabdominellen Druck nachweisbar. Störungen des Surfactantsystems, als Folge einer direkten epithelialen Lungenschädigung oder sekundär auf Grund einer generalisierten Entzündungsreaktion erhöhen die Oberflächenspannung in den Alveolen an der Grenzfläche zwischen Luft und Flüssigkeit und sind daher eine weitere Ursache für die Entstehung von Atelektasen. Im klinischen Alltag ist meistens eine Kombination der 3 oben genannten Faktoren für die Entstehung von Atelektasen bei einem individuellen Patienten verantwortlich. Atelektasen sind ein häufiges Phänomen! Selbst primär lungengesunde Patienten, die sich einer Vollnarkose unterziehen entwickeln zu ca. 90% Atelektasen, ohne dass sich daraus für die große Mehrzahl der Patienten ein klinisch relevantes Problem entwickelt. Die Wiedereröffnung von Atelektasen (Recruitment) findet nur statt, wenn ein kritischer Eröffnungsdruck überschritten wird. Recruitment ist daher ein inspiratorisches Phänomen. Die

Entstehung von Atelektasen wird dagegen durch die Absenkung des transpulmonalen Druckes und eines ggf. auftretenden Verschlusses der kleinen Atemwege während der Exspiration begünstigt. Die Aufrechterhaltung eines ausreichend großen end-exspiratorischen Lungenvolumens durch die Anwendung von positiv end-exspiratorischem Druck (PEEP) wirkt daher der Entstehung von Atelektasen entgegen. Spezielle Rekrutierungsmanöver zur Wiedereröffnung von Atelektasen wurden als einmalig oder periodisch durchgeführte Erhöhungen des Atemwegsdruckes beschrieben. Nach wie vor ist jedoch unklar ob bzw. wann Rekrutierungsmanöver indiziert sind, und wie sie durchgeführt werden sollten. Daher kann zurzeit die Anwendung dieser Verfahren in der klinischen Routine nicht empfohlen werden.

6.1 Veränderungen der Lungenfunktion während Analgosedierung/ Beatmung

Bereits seit über 50 Jahren ist bekannt, dass sich der pulmonale Gasaustausch während einer Vollnarkose mit kontrollierter Beatmung im Vergleich zu der Ausgangssituation (wacher spontanatmender Patient) verschlechtert [1]. Daher ist es bis heute gängige Praxis eine inspiratorische Sauerstoffkonzentration von mindestens 30% für eine Narkosebeatmung zu verwenden, um einer kritischen Hypoxämie vorzubeugen. Ursächlich für diese Verschlechterung des pulmonalen Gasaustausches sind der Verschluss von kleinen Atemwegen, der Kollaps von Alveolen sowie Veränderungen der regionalen Ventilation und Perfusion während der kontrollierten Beatmung eines tief sedierten oder möglicher Weise sogar relaxierten Patienten.

6.1.1 Verschluss der kleinen Atemwege – Closing volume

Durch die entgegengesetzt wirkenden elastischen Rückstellkräfte von Lunge und Brustkorb verbleibt am Ende einer normalen Ausatmung Luft in den Alveolen und den Atemwegen. Dieses Lungenvolumen wird als funktionelle

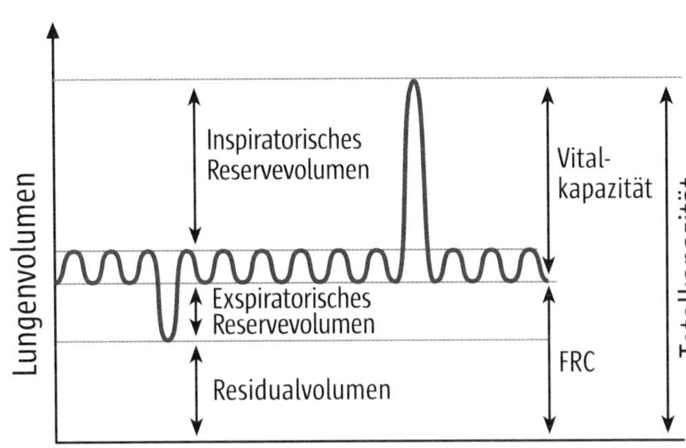

Abb. 1 Statische Lungenvolumina

Residualkapazität (FRC) bezeichnet und kann durch aktive Ausatmung um das exspiratorische Reservevolumen bis auf das Residualvolumen vermindert werden (s. Abb. 1).

Die FRC ist abhängig von den Körperproportionen eines Menschen: Sie nimmt annähernd linear mit der Größe eines Menschen zu. Übergewicht führt zu einer Reduktion der FRC besonders in Rückenlage [2]. Bei einem normal gebauten gesunden Erwachsenen beträgt die FRC ca. 30–35 ml/kg Idealgewicht und ist vom Lebensalter weitgehend unabhängig [2; 3]. Veränderungen der Körperhaltung (Stehen vs. Liegen, Abspreizen oder Anlegen der Arme) haben einen erheblichen Einfluss auf die FRC: So ist in Rückenlage die FRC ca. 25%, in Bauch- oder Seitenlage ca. 20% kleiner als im Sitzen [4]. Die Einleitung einer Vollnarkose führt über die Reduktion der FRC in Rückenlage hinaus zu einer nochmaligen Abnahme der FRC um ca. 15–20% [2], so dass insbesondere bei adipösen Patienten die FRC bei einer Vollnarkose in Rückenlage bis auf 50% des Ausgangswertes absinken kann [5].

Merke

FRC = *Residualvolumen + exspiratorisches Reservevolumen*

Die **FRC** *eines gesunden Erwachsenen beträgt im Sitzen oder Stehen ca. 30–35 ml/kg Idealgewicht und bleibt mit zunehmendem Alter weitgehend konstant. Die* **FRC** *vermindert sich in Rückenlage um ca. 25% und wird nach Narkoseeinleitung um weitere 20% reduziert. Adipositas führt zu einer Abnahme der* **FRC** *besonders im Liegen.*

Unterschreitet das Lungenvolumen einen kritischen Wert, tritt ein Verschluss der kleinen Atemwege auf, da periphere Bronchiolen lediglich durch radiäre Zugkräfte offengehalten werden. Das kritische Lungenvolumen ab dem ein Verschluss der Bronchiolen auftritt wird als *Closing Capacity bezeichnet*. Das Lungenvolumen, welches nach Erreichen der *Closing capacity* noch aktiv ausgeatmet werden kann ist das *Closing volume*.

Merke

Residualvolumen = Closing Capacity – Closing volume

Im Unterschied zur FRC steigt die Closing Capacity mit zunehmendem Lebensalter an (ca. 0,5% der individuellen Vitalkapazität/Jahr [6]). Ab dem 50. Lebensjahr kann daher bereits im Sitzen die Closing Capacity am Ende einer normalen Ausatmung unterschritten werden, so dass es zu einem temporären Verschluss der kleinen Atemwege besonders in den abhängigen Lungenarealen kommt. Nach Einleitung einer Vollnarkose in Rückenlage tritt dieses Phänomen durch die Reduktion der FRC (s.o.) bereits bei deutlich jüngeren Personen

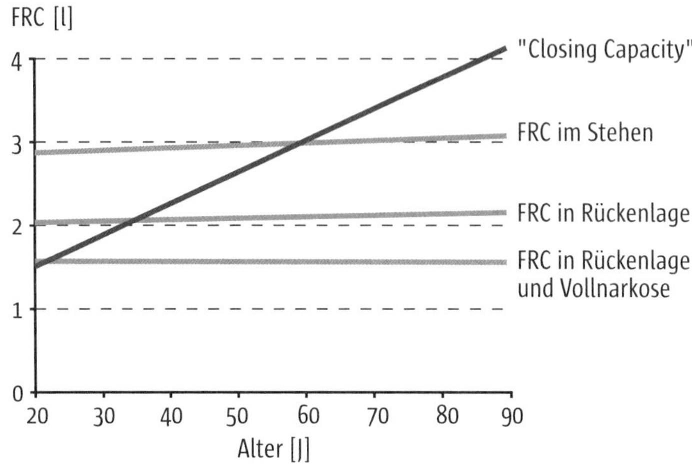

Abb. 2 Verhältnis von FRC zur Closing Capacity mit zunehmendem Lebensalter
Die funktionelle Residualkapazität nimmt beim Erwachsenen in Abhängigkeit vom Lebensalter allenfalls geringfügig zu, während die Closing Capacity pro Lebensjahr um ca. 0,5% der individuellen Vitalkapazität ansteigt [6]. Dadurch kann es unter Ruheatmung bereits um das 50. Lebensjahr zum Verschluss der kleinen Atemwege während der Exspiration kommen. Durch die Abnahme der FRC in Rückenlage und nochmalige Reduktion der FRC in Vollnarkose, kann die Closing Capacity die FRC in diesem Fall sogar schon bei jungen Erwachsenen überschreiten. Durch die besonders stark ausgeprägte Reduktion der FRC bei adipösen Patienten in Rückenlage tritt ein Atemwegsverschluss bei diesen Patienten frühzeitiger und in größerem Ausmaß auf als bei Normalgewichtigen.

auf (s. Abb. 2). Auch Säuglinge sind besonders gefährdet Atelektasen zu entwickeln, da sich bei ihnen in der Lunge das System der elastischen Fasern noch nicht komplett ausgebildet hat, und somit die radiären Zugkräfte, welche die kleinen Atemwege offenhalten, gering sind. Die Closing Capacity kann daher die FRC übersteigen. Kommt es während einer Narkoseeinleitung durch forcierte Maskenbeatmung zur Überblähung des Magens entsteht zusätzlich ein Kompressionseffekt in den basalen Lungenabschnitten. Da durch den hydrostatischen Druckgradienten der intrapleurale Druck im Stehen in kranio-kaudaler Richtung bzw. in Rückenlage in ventro-dorsaler Richtung zunimmt, ist der transpulmonale Druck (Differenz zwischen intraalveolärem Druck und Pleuradruck) im Stehen in den kaudalen bzw. in Rückenlage in den dorsalen Lungenabschnitten am geringsten. Entsprechend kommt es in diesen Bereichen am frühsten zum Verschluss kleiner, peripher gelegener Bronchiolen. Die Folge eines temporären Atemwegsverschluss ist zunächst eine verminderte Exspiration von Atemluft aus den Alveolen („Airtrapping"), die distal des verschlossenen Bronchiolus gelegen sind. Dies zieht zwangsläufig eine Abnahme des regionalen inspiratorischen Tidalvolumens in diesen Lungenarealen nach sich, da die Alveolen am Ende der Exspiration und damit am Beginn der nächsten Inspiration noch stärker mit Luft gefüllt sind als Alveolen in Bereichen ohne Atemwegsverschluss. Die Abnahme der regionalen Ventilation führt zu einer Abnahme des pulmonal kapillären PO_2 in diesen Lungenabschnitten, da der Gasaustausch in einer einzelnen Alveole vom Verhältnis aus Ventilation zu Perfusion bestimmt wird:

$\dot{V}_A/\dot{Q}$

So wird verständlich, warum mit zunehmendem Lebensalter eine fast lineare Abnahme des PaO_2 auftritt, die in erster Linie durch eine Zunahme schlecht ventilierter Alveolen (Low- $\dot{V}_A/\dot{Q}$-Areale) bedingt ist [7] (s. Abb. 3).

Merke
Im Gegensatz zu echtem Shunt durch nicht ventilierte Alveolarbezirke ($\dot{V}_A/\dot{Q} = 0$) bestehen häufig in höherem Alter oder bei verschiedenen Lungenerkrankungen große Areale mit schlecht oder unzureichend ventilierten Alveolen (Low-$\dot{V}_A/\dot{Q}$-Areale).

6.1.2 Atelektasen

Atelektasen (kollabierte oder mit Flüssigkeit gefüllte, weitgehend luftleere Alveolen) sind unmittelbar nach Narkoseeinleitung bei ca. 90% aller Patienten in den dorsalen Lungenabschnitten nachweisbar [7] (s. Abb. 4), und das Ausmaß der Atelektasen korreliert invers mit der Höhe des PaO_2 unter Beatmung [8].

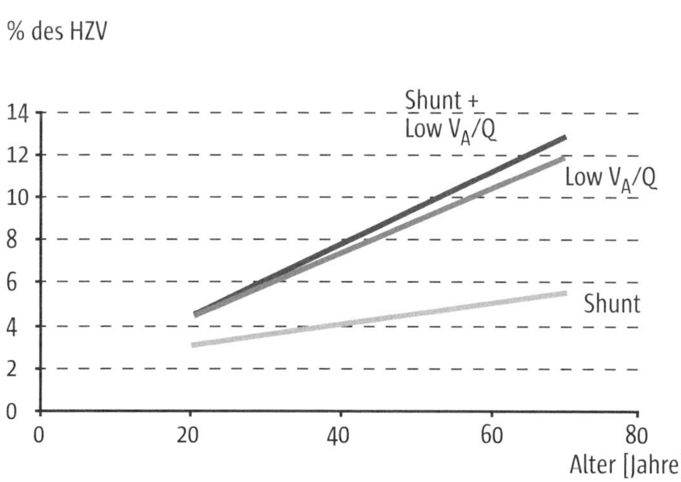

Abb. 3 Veränderungen des Gasaustausches in Narkose in Abhängigkeit vom Lebensalter
Mit zunehmendem Lebensalter steigt der intrapulmonale Rechts-Links-Shunt und der Anteil schlecht ventilierter Lungenareale an. Dies führt zu einem progredienten Abfall des PaO_2 mit zunehmendem Lebensalter (Daten nach Gunnarsson und Mitarbeitern [7]).

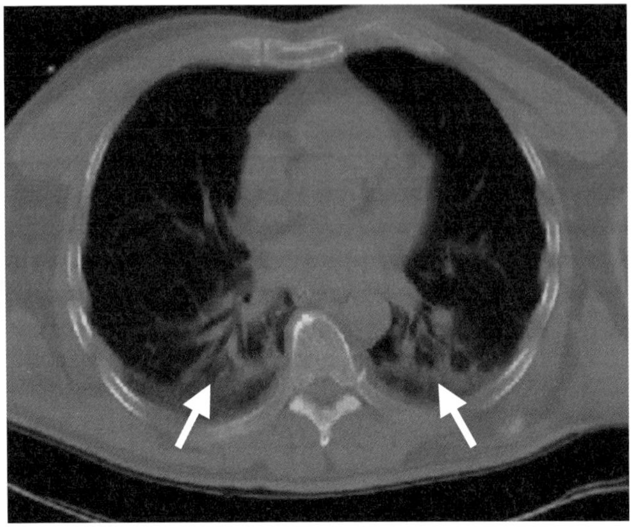

Abb. 4 CT nach Narkoseeinleitung und Intubation
Bereits wenige Minuten nach Narkoseeinleitung finden sich bei ca. 90% aller Patienten dorso-basale Atelektasen (Pfeile). Ursächlich hierfür sind u.a. die Präoxygenierung und Beatmung mit reinem Sauerstoff sowie die Reduktion der FRC durch Rückenlagerung, tiefe Sedierung und Muskelrelaxierung.

Merke

Atelektasen bestehen aus weitgehend luftleeren Alveolen, die entweder kollabiert oder flüssigkeitsgefüllt sind.

Die Wahl des Narkotikums ist ohne wesentliche Bedeutung für das Ausmaß der Atelektasenbildung. Nur unter Spontanatmungsnarkosen mit Ketamin treten Atelektasen praktisch nicht auf. Wird Ketamin dagegen mit einem Muskelrelaxans kombiniert und eine kontrollierte Beatmung durchgeführt, so ist das Ausmaß der Atelektasen identisch im Vergleich zur Anwendung anderer Narkotika [9]. Entscheidend ist daher offensichtlich die Abnahme des Muskeltonus, welche zu einer Reduktion des intrathorakalen Volumens führt. Hedenstierna und Mitarbeiter haben einen Volumenverlust von ca. 250 ml durch die Verkleinerung des Brustkorbes und einen Volumenverlust von noch einmal ca. 500 ml durch die Verlagerung des Zwerchfells nach kranial errechnet [10]. Die Reduktion des intrathorakalen Volumens führt wie oben beschrieben zu einem Verschluss kleiner Bronchiolen, und selbst bei einem temporären Atemwegsverschluss während der Exspiration kann die Ventilation nachgeordneter Alveolen so stark abnehmen, dass die Sauerstoffaufnahme aus den Alveolen ins Blut den Zustrom von Frischgas mit der Atemluft übersteigt. Dies ist umso eher der Fall, je höher die inspiratorische Sauerstoffkonzentration ist [11], da die Diffusion von Sauerstoff aus der Alveole ins Blut unter anderem von der Partialdruckdifferenz zwischen den beiden Kompartimenten abhängt. Legt man einen gemischt venösen O_2-Partialdruck von ca. 40 mmHg zu Grunde, so beträgt die Partialdruckdifferenz zwischen Alveolarluft und Blut unter Raumluft (PAO_2 ~ 100 mmHg) in etwa 60 mmHg. Unter (Be-)Atmung von reinem Sauerstoff steigt der alveoläre Partialdruck aber auf Werte > 650 mmHg, sodass die Partialdruckdifferenz in etwa 600 mmHg beträgt. Dementsprechend zeigen Modellrechnungen zur Resorptionsgeschwindigkeit von Gasen aus einem verschlossenen Lungenkompartiment einen exponentiellen Abfall des Zeitintervalls mit zunehmender inspiratorischer O_2-Konzentration bis der Kollaps eines verschlossenen Lungenkompartiments auftritt [12]. Auch klinisch konnte nachgewiesen werden, dass die Entstehung von Atelektasen während der Narkoseeinleitung [13; 14] und während einer Narkosebeatmung [15] von der inspiratorischen Sauerstoffkonzentration abhängt. Interessant ist in diesem Zusammenhang aber, dass bereits eine Reduktion der inspiratorischen Sauerstoffkonzentration von 100% auf 80% während der Präoxygenierung vor Narkoseeinleitung zu einer annähernd vollständigen Vermeidung der Atelektasenbildung führt [13]. Der eingeatmete Stickstoff (N_2) wird nur langsam aus den Alveolen resorbiert, da N2 im Blut schlechter löslich ist als O_2. Außerdem ist nach einer kurzen Präoxygenierungsphase der N_2-Partialdruck im gemischt venösen Blut höher als der alveoläre Stickstoffpartialdruck, so dass kein Diffusionsgradient von der Alveolarluft ins Blut besteht. Kommt es zu einem dauerhaften Verschluss von Bronchiolen, entstehen aber letztlich unabhängig von der eingeatmeten Gasmischung im Laufe der Zeit unweigerlich Atelektasen [12].

Merke

Ein dauerhafter Verschluss von Atemwegen führt zwangsläufig zur Ausbildung von Resorptionsatelektasen in den nachgeordneten Lungenarealen

Atelektasen führen zu einem intrapulmonalen Rechts-Links-Shunt, da das gemischt venöses Blut aus den Lungenarterien in den Atelektasen nur luftleere, nicht ventilierte Alveolen umspült, und so mit Atemluft nicht in Kontakt kommt. Das Blut nimmt am Gasaustausch in der Lunge überhaupt nicht teil (Shunt) und führt zu einer Reduktion des Sauerstoffgehaltes im pulmonalvenösen and dann arteriellen Blut. Der Versuch die Oxygenierung eines Patienten mit einem intrapulmonalen Shunt durch die Gabe von O_2 zu verbessern, muss also scheitern! Die klinische Erfahrung, dass sich dennoch bei den meisten Patienten die Oxygenierung durch O_2-Gabe verbessern lässt, liegt in der Tatsache begründet, dass neben Atelektasen mit Shunt immer auch schlecht ventilierte Alveolarbezirke (Low-$\dot{V}_A/\dot{Q}$-Bezirke, s.u.) zu einer Oxygenierungsstörung beitragen. Das Verhältnis von Shunt zu Low-$\dot{V}_A/\dot{Q}$ ist letztlich entscheidend, wie sehr ein Patient mit einer Oxygenierungsstörung von einer alleinigen O2-Gabe profitiert: Patienten mit chronisch obstruktiver Lungenerkrankung (COPD) haben kaum echten Shunt, sondern überwiegend Low-$\dot{V}_A/\dot{Q}$ [16]. Daher kann bei diesen Patienten durch O2-Gabe die Sauerstoffsättigung effektiv angehoben werden. Bei einem schweren akuten hypoxämischen Lungenversagen dagegen, dem ARDS (Acute Respiratory Distress Syndrome), ist die Oxygenierungsstörung Folge ausgedehnter bilateraler Atelektasen. Dementsprechend verwundert es nicht, dass dieses Krankheitsbild in den 60er-Jahren als „sauerstoffrefraktäre Hypoxämie“ beschrieben wurde.

Bei unklarer klinischer Einschätzung eines beatmeten Patienten mit Lungenschädigung kann folgender einfacher Versuch sinnvoll sein:
Die inspiratorische Sauerstoffkonzentration (FiO_2) wird auf 1,0 erhöht. Wenn als Folge eines Wechsels zu reiner Sauerstoffbeatmung eine bedeutsame Steigerung der arteriellen Oxygenierung ausbleibt, so spricht die für das Vorliegen einer erheblichen erhöhten „echten“ Shunt-Fraktion.

Das Verhältnis von Shunt zu Low-$\dot{V}_A/\dot{Q}$ ist auch dafür entscheiden ob ein Patient auf inhalierte Vasodilatatoren mit einer Verbesserung oder Verschlechterung der Oxygenierung reagiert: Die Applikation von Stickstoffmonoxid (NO) per inhalationem führt bei ARDS-Patienten (überwiegend Shunt und kaum Low-$\dot{V}_A/\dot{Q}$) im Durchschnitt zu einer bemerkenswerten Verbesserung der Oxygenierung [17], da NO in den ventilierten Alveolen eine Vasodilatation hervorruft und so eine Umverteilung der pulmonalen Perfusion aus atelektati-

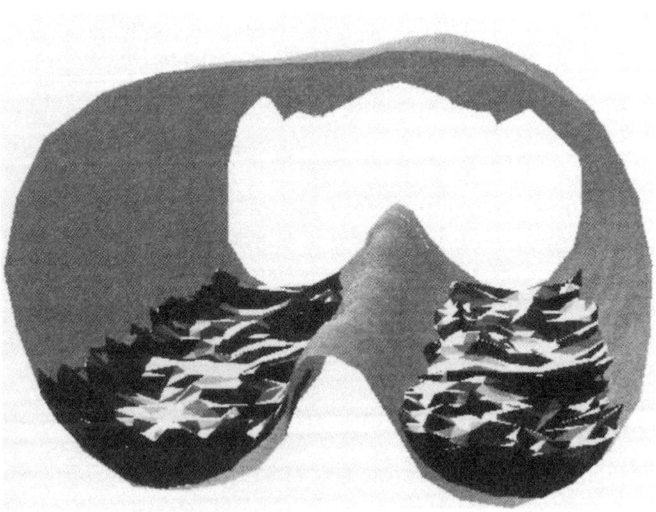

Abb. 5 Dreidimensionale Rekonstruktion der Atelektasen nach Narkoseeinleitung [14]

schen Lungenarealen in diese belüfteten Alveolen induziert. Bei COPD Patienten dagegen (kaum Shunt sondern überwiegend Low-$\dot{V}_A/\dot{Q}$) führt die Inhalation von broncho- und vasodilatatorisch wirksamen β_2-Sympathomimetika oftmals zu einer Verschlechterung der Oxygenierung, da die Substanzen mit einer gewissen Zeitverzögerung auch in schlecht ventilierte Alveolen gelangen. Dort heben sie die physiologischerweise vorhandene hypoxisch pulmonale Vasokonstriktion (Euler Liljestrand-Reflex) auf, sodass die Durchblutung in diesen Bereichen zunimmt und das $\dot{V}_A/\dot{Q}$-Verhältnis abnimmt. Die Folge ist eine Verschlechterung der Oxygenierung (s.o.).

Bei lungengesunden Patienten, die sich einer Vollnarkose mit kontrollierter Beatmung unterziehen stellt sich in computertomographischen Schnittbildern meistens nur zwischen 1% und 5% der Lungenfläche atelektatisch dar [18]. Allerdings muss bedacht werden, dass kollabierende Alveolen auf etwa 20% ihres Ausgangsvolumens zusammenschrumpfen, so dass nach Narkoseeinleitung tatsächlich ca. 10% des gesamten Lungenparenchyms atelektatisch und bis zu 20% kollabiert oder minderbelüftet sind [19] (s. Abb. 4 u. 5). Entsprechend steigt der intrapulmonale Shunt von < 1% des Herzzeitvolumens ($\dot{Q}_T$) unter Spontanatmung im Wachzustand auf ca. 5% während einer Vollnarkose an [20], und die Fläche der Atelektasen in computertomographischen Schnittbildern korreliert mit dem Ausmaß der Oxygenierungsstörung [8] (s. Abb. 6).

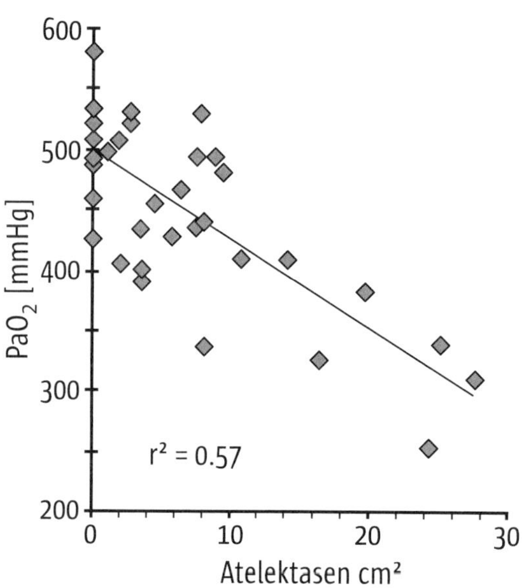

Abb. 6 Oxygenierung und Atelektasen
Die X-Achse zeigt die Größe der Atelektasen eines transversalen CT-Schnittbildes in [cm²]. Auf der Y-Achse sind die PaO_2-Werte in mmHg aufgetragen (nach Neumann und Mitarbeitern [8]).

6.1.3 Umverteilung von Ventilation und pulmonaler Perfusion

Das klassische 3 Zonen Modell von West beschreibt eine Zunahme der Ventilation von kranial nach kaudal. Diese Beobachtung wird zum einen durch die Auswirkungen der Gravitation auf den transpulmonalen Druck erklärt: Durch den hydrostatischen Druck nimmt der Unterdruck im Pleuraspalt von kranial nach kaudal ab, so dass die Differenz zwischen Alveolardruck und Pleuradruck (transpulmonaler Druck) kleiner wird. Dadurch sind die Alveolen end-exspiratorisch in den kranialen Lungenbereichen größer als in den kaudalen Lungenbereichen und nehmen somit während der Inspiration schwächer an Volumen zu. Die atemabhängigen Volumenveränderungen (Ventilation) sind folglich kranial kleiner als kaudal. Zusätzlich bewirkt das Zwerchfell als größter and kräftigster Atemmuskel besonders ausgeprägte Volumenveränderungen in den juxtadiaphragmalen, kaudalen Lungenarealen.

Auch die Lungendurchblutung nimmt im Mittel als Folge der Gravitation von kranial nach kaudal (im Liegen analog von ventral nach dorsal) zu: Legt man einen rechts-ventrikulären Mitteldruck von 15 mmHg zugrunde, so errechnet sich in der Ebene, die 20 cm kranial der Pulmonalklappe liegt, bereits ein pulmonalarterieller Mitteldruck von 0 mmHg. Übersteigt der intraalveoläre Druck (P_A) den pulmonalsystolischen Druck (PAP_{sys}), kommt die Durchblutung vollständig zum Erliegen (Zone I, nach West). Ist $PAP_{sys} > P_A$ aber $P_A >$ als der pulmonaldiastolische Druck (PAP_{dia}) so wird die Durchblutung diskontinuierlich nur während der systolischen Druckspitzen erfolgen (Zone II, nach West). Erst wenn auch PAP_{dia} größer ist als P_A, findet eine kontinuierliche regionale Durchblutung statt (Zone III, nach West).

$P_A > PAP_{sys}$	keine Durchblutung	Zone I
$PAP_{sys} > P_A > PAP_{dia}$	diskontinuierliche Durchblutung	Zone II
$PAP_{dia} > P_A$	kontinuierliche Durchblutung	Zone III

Physiologischer Weise nehmen somit sowohl Ventilation als auch Perfusion von kranial nach kaudal (in Rückenlage von ventral nach dorsal) zu, so dass das $\dot{V}_A/\dot{Q}$-Verhältnis in engen Grenzen um den Idealwert von 0.8 schwankt. Eine Beatmung verändert die regionalen $\dot{V}_A/\dot{Q}$-Verhältnisse durch drei unterschiedliche Mechanismen:

1. Eine Überdruckbeatmung erhöht den intraalveolären Druck und kann dadurch regional die Relation von PAP_{sys}, PA und PAP_{dia} verändern (Zunahme von West-Zone I).
2. Eine intrathorakale Druckerhöhung hat komplexe Auswirkungen auf die Herz-Kreislauffunktion, so dass sich durch Veränderungen des Herzzeitvolumens aber auch durch regionale Änderungen des pulmonal vaskulären Widerstandes die regionale Durchblutung und konsekutiv das $\dot{V}_A/\dot{Q}$-Verhältnis verändern kann.

3. Die regionale Ventilationsverteilung während Spontanatmung ist anders als während Beatmung.

Intrathorakale Druckerhöhung und regionale Perfusion

Während einer spontanen Inspiration wird durch die Kontraktion der Atemmuskulatur zuerst der intrapleurale Druck und anschließend durch die Dehnung des Lungenparenchyms der intraalveoläre Druck (P_A) vermindert, so dass Luft, dem Druckgefälle folgend, in die Lunge einströmt. Die Abnahme von P_A führt (sofern man vereinfacht einen annähernd konstanten pulmonalarteriellen Druck voraussetzt) zu einer Verkleinerung der Zone I nach West (s.o.) und einer Vergrößerung der Zone III nach West, so dass die Lungendurchblutung gleichmäßiger wird. Bei einer Überdruckbeatmung kommt es durch die Anhebung des intrapulmonalen Druckes zum umgedrehten Effekt mit einer Zunahme der Zone I und Abnahme der Zone III nach West. Vergrößert sich der Anteil nicht perfundierten Lungengewebes (Zone I) muss dies aber zwangsläufig mit einer Umverteilung der Perfusion in das restliche Lungengewebe einhergehen, sofern das Herzzeitvolumen konstant bleibt. Diese Zunahme der Perfusion führt bei gleichbleibender Ventilation zu einer Abnahme des $\dot{V}_A/\dot{Q}$-Verhältnisses in diesen Lungenbereichen und damit letztlich zu einer Verschlechterung der Oxygenierung. Wird während einer Überdruckbeatmung der Atemwegsdruck durch positiv end-exspiratorischen Druck (PEEP) oder eine Verlängerung des Atemzeitverhältnis erhöht, lässt sich über den oben beschriebenen Mechanismus ebenfalls eine gravitationsabhängige Umverteilung der Lungendurchblutung nachweisen [21; 22]. Dies ist vermutlich die Ursache, warum z.B. die perioperative Anwendung von PEEP = 10 cmH_2O in einem unselektierten Patientengut im Mittel nicht mit einer Verbesserung der Oxygenierung einhergeht [23; 24], obwohl dieses PEEP Niveau die Größe von Atelektasen reduziert [23; 25], und die Größe von Atelektasen – wie bereits oben erwähnt – eng mit dem intrapulmonalen Shunt und damit dem Gasaustausch korreliert.

Interaktion von Beatmung und Herz-Kreislauffunktion

Bereits seit den 40er-Jahren ist bekannt, dass sich eine Beatmung negativ auf die Herz-Kreislauffunktion auswirken kann [26]. Peter Suter definierte in den 70er-Jahren mit Hilfe des Sauerstoffangebotes den „Best-PEEP" [27], da über die Beatmung sowohl Oxygenierung als auch Herzzeitvolumen beeinflusst werden. Dabei konnte er zeigen, dass sich bei ARDS-Patienten die Oxygenierung parallel zur Erhöhung des PEEP-Niveaus verbessert, durch die Abnahme des Herzzeitvolumens (HZV) mit zunehmendem PEEP das Sauerstoffangebot bei hohen PEEP-Niveaus allerdings wieder abnimmt. Der PEEP-Wert, welcher mit dem höchsten Sauerstoffangebot für einen individuellen Patienten einherging nennt er „Best-PEEP". Ähnliche Auswirkungen auf das HZV findet man auch, wenn der Atemwegsmitteldruck z.B. durch eine Veränderung des

Atemzeitverhältnis erhöht wird [28]. Dieser Zusammenhang zwischen Beatmungsdruck und HZV wird im Allgemeinen mit der Abnahme des venösen Rückflusses zum rechten Herzen als Folge einer intrathorakalen Druckerhöhung erklärt, obwohl in einer gut kontrollierten Untersuchung bei Patienten mit ausgeglichenem intravasalem Blutvolumen eine intrathorakale Druckerhöhung keinen systematischen Einfluss auf Herzzeitvolumen und rechtsventrikuläre Vorlast hatte [29]. Neben der Vorlast beeinflusst die Beatmung durch die zyklischen, tidalvolumenabhängigen Druckschwankungen auch die rechtsventrikuläre Nachlast und in Folge das Herzzeitvolumen [30]. Jede Änderung des Herzzeitvolumens muss aber bei konstanter Ventilation zwangsläufig zu einer Veränderung der $\dot{V}_A/\dot{Q}$-Verhältnisse führen. Darüber hinaus wird die Durchblutung regional über den pulmonal vaskulären Widerstand (PVR) reguliert, der zum einen von der hypoxisch pulmonalen Vasokonstriktion abhängt und andererseits durch das Lungenvolumen beeinflusst wird [31; 32]. Am geringsten ist der PVR bei einem Lungenvolumen, welches in etwa der FRC entspricht. Daher kann die Anwendung von PEEP bei einem Patienten mit pathologisch verminderter FRC einerseits zu einer Reduktion des PVR insbesondere in basalen zuvor schlecht belüfteten oder gar kollabierten Lungenarealen führen. Andererseits ist aber auch eine Zunahme des PVR durch PEEP denkbar, wenn bei einer vollständig eröffneten Lunge der erhöhte Atemwegsdruck nur zu einer Überblähung von Alveolen führt. Im Einzelfall ist es daher praktisch unmöglich die Effekte einer Beatmungseinstellung auf den PVR und damit indirekt auf das globale und die regionalen $\dot{V}_A/\dot{Q}$-Verhältnisse vorherzusagen.

Beatmung mit positivem Druck kann über verschiedene Mechanismen zu einer Beeinträchtigung der Herz-Kreislauffunktion führen. Das Ausmaß dieser Auswirkungen ist generell nicht vorhersagbar und unterliegt individuellen Faktoren des Patienten (z.B. Volumenstatus, Dehnbarkeit des Thorax, chronische Herz- oder Lungenerkrankungen etc.).

Die regionale Ventilationsverteilung unter Spontanatmung und Beatmung

Seit der klassischen Arbeit von Froese and Bryan [33] ist bekannt, dass sich die atemabhängigen Veränderungen der Zwerchfellposition bei Spontanatmung und Beatmung unterscheiden. Hierbei spielt die Geometrie des Zwerchfells eine besondere Rolle: Besonders muskelkräftig ist der hintere Teil des Zwerchfells „Pars lumbalis“ während die zentralen Zwerchfellabschnitte aus einer Sehnenplatte bestehen „Centrum tendineum“ und die ventralen an den Rippen und dem Sternum ansetzenden Muskelabschnitte deutlich schwächer ausgeprägt sind. Zwerchfellkontraktionen verlagern durch diese spezielle Geometrie und durch die Auswirkungen des intraabdominellen Druckes insbesondere die dorsal liegenden Zwerchfellabschnitte nach kaudal, während es unter Beatmung in erster Linie zu Positionsveränderungen ventraler Zwerchfellabschnitte kommt. Die Folge ist eine unterschiedliche Ventilations- und Perfusionsverteilung unter assistierender im Vergleich zu kontrollierter Beatmung [34], und eine reduzierte Atelektasenbildung unter assistierender Beatmung [35]. Diese Mechanismen führen letztlich dazu, dass unter Spontanatmung und assistierender Beatmung der Gasaustausch besser ist als unter kontrollierter Beatmung [36–41].

Beatmung mit Spontanatmungsanteilen hat im Vergleich zur kontrollierten Beatmung positive Effekte auf den intrapulmonalen Gasaustausch, da die Zwerchfellkontraktionen das $\dot{V}_A/\dot{Q}$-Verhältnis besonders in den dorsalen, diaphragmanahen Lungenarealen verbessern und der Entstehung von Atelektasen entgegenwirken.

6.2 Bildgebung und klinische Manifestation von Atelektasen

6.2.1 Bildgebung

Durch den stark verminderten Luftgehalt und die damit verbundene Volumenabnahme von Atelektasen im Vergleich zu normal belüftetem Lungengewebe, können Atelektasen häufig bereits mittels Röntgen-Thoraxaufnahmen diagnostiziert werden. Allerdings schließt ein normales Röntgen-Thoraxbild auch großflächige Atelektasen nicht aus, so dass ggf. zur Sicherung der Diagnose ein Thorax-CT (s.u.) erforderlich ist!

Auch ein normales Röntgen-Thoraxbild schließt Atelektasen nicht aus. Zur Sicherung der Diagnose ist ggf. die Anfertigung eines computertomografischen Schnittbildes der Lunge erforderlich.

Durch den reduzierten Luftgehalt ist die Absorption von Röntgenstrahlen in atelektatischem Lungengewebe erhöht, so dass dies im Vergleich zu normal belüftetem Lungengewebe transparenzgemindert erscheint (s. Abb. 7). Auffällig wird dieser Unterschied besonders an den Grenzflächen zwischen normal belüftetem und atelektatischem Lungengewebe, wenn z.B. durch einen stenosierenden Tumor eine Mittellappenatelektase rechts entsteht, die sich auch radiologisch deutlich von dem normal belüfteten Ober- und Unterlappen abhebt. Im Unterschied dazu können ubiquitär ausgebreitete Atelektasen, wie sie sich insbesondere nach Narkoseeinleitung bei ca. 90% der Patienten in den abhängigen Lungenarealen finden (s.o. und Abb. 4 u. 5), in einer Rö-Thoraxaufnahme mit anterior-posteriorem Strahlengang unentdeckt bleiben. Allerdings kann eine Volumenreduktion als Folge eines Alveolarkollaps zu indirekten Atelektasezeichen [42] wie Zwerchfellhochstand, Verlagerung der Trachealbifurkation, des Mediastinums oder einer Lobärfissur sowie einer

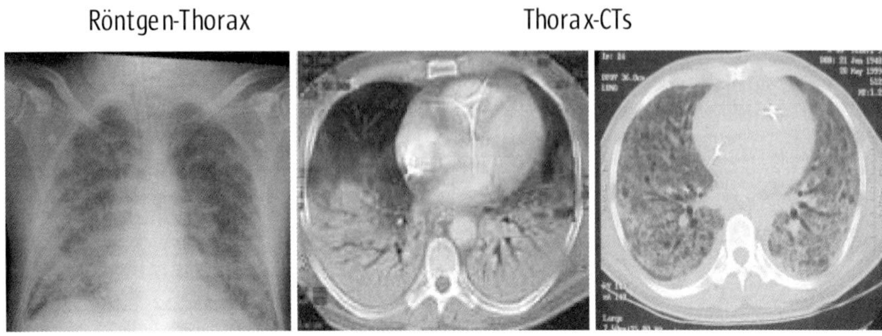

Abb. 7 Radiologische Darstellung von Atelektasen bei ARDS-Patienten

kompensatorischen Überdehnung von benachbartem Lungengewebe führen. Geht die Entstehung von Atelektasen dagegen mit einem ausgedehnten interstitiellen und/oder intraalveolären Ödem einher, ist die Volumenreduktion deutlich geringer als bei einem reinen Alveolarkollaps, so dass die oben beschriebenen indirekten Atelektasezeichen fehlen können. Aber auch in diesem Fall kann Luft in den größeren Atemwegen mit dem umliegenden kollabierten oder flüssigkeitsgefüllten Lungenparenchym so kontrastieren, dass sich ein positives Bronchopneumogramm zeigt.

Mitte der 80er-Jahre konnte die Arbeitsgruppe um Hedenstierna in Uppsala zeigen, dass sich Atelektasen mit Hilfe der Computertomografie nachweisen lassen [25]. Die Computertomografie erlaubt die Messung der Gewebedichte in sogenannten Hounsfield-Einheiten (HU), indem der Schwächungskoeffizient für Röntgenstrahlen des Gewebes (μ) mit dem Schwächungskoeffizient für Wasser (μ_{Wasser}) in folgende Relation gesetzt wird:

$$HU = 1000 \bullet \frac{\mu - \mu_{Wasser}}{\mu_{Wasser}}$$

Demnach ergibt sich für Wasser immer die Dichte von 0 HU während Luft einen Wert von ca. -1.000 HU und Knochen einen Wert von ca. +1.000 HU besitzt. Normal belüftetes Lungengewebe hat eine Dichte zwischen -900 und -500 HU. Diese Werte dürfen nicht mit der physikalischen Dichte, die als Quotient von Masse/Volumen (g/ml) definiert ist verwechselt werden. Eine Beziehung zwischen HU und physikalischer Dichte lässt sich aber näherungsweise folgendermaßen herstellen:

$$Dichte = \frac{XHU + 1000}{1000}$$

Entsprechend ergibt sich aus dieser Formel für Luft eine Dichte von ca. 0 g/ml, für Wasser von 1 g/ml und für Knochen von 2 g/ml. Der Fehler zur tatsächliche gemessenen physikalischen Dichte für Luft (ca. 1,2 mg/ml, je nach Temperatur) oder Wasser (ca. 0,999 g/ml, je nach Temperatur) liegt also in einer Größenordnung von ungefähr 0,1% und ist damit für klinische Belange vernachlässigbar. Lungengewebe mit einer mittleren im CT gemessenen Dichte von – 500 Hu hat nach der oben angegebenen Formel eine physikalische Dichte von ca. 0,5 g/ml, bei -800 HU eine Dichte von 0,2 g/ml. Das spezifische Volumen als Kehrwert der Dichte beträgt somit 2 bzw. 5 ml/g. Lungenparenchym ohne Luft hat eine spezifische Gewebedichte von ca. 1,065 g/ml und damit ein spez. Volumen von 0,939 ml/g. Mit Hilfe dieser Zahlen kann das Verhältnis aus Luftgehalt (ml) pro Lungengewebe (g) für jeden Bildpunkt (Pixel) des CT-Schnittbildes errechnet werden.

Beispiel 1
HU = -800 → physikalische Dichte = 0,2 g/dl → spez. Volumen = 5 ml/g. Da 1 g Lungenparenchym ein spez. Volumen von 0,939 ml/g einnimmt, ergeben sich 5 ml/g – 0,939 ml/g = 4,061 ml Luft/g Lungenparenchym

Beispiel 2
HU = -500 → physikalische Dichte = 0,5 g/dl → spez. Volumen = 2 ml/g. Da 1 g Lungenparenchym ein spez. Volumen von 0,939 ml/g einnimmt, ergeben sich 2 ml/g – 0,939 ml/g = 1,061 ml Luft/g Lungenparenchym

Die oben aufgeführte Rechnung lässt sich für klinische Belange vereinfachen, indem für die spezifische Gewebedichte des Lungenparenchyms näherungsweise der Wert 1,0 anstatt 1,065 g/ml eingesetzt wird. Dann lässt sich das Verhältnis aus Luft (ml)/Lungenparenchym (g) direkt als „xHU/-1.000" ablesen. Für Lungengewebe mit einem Wert von -800 HU ergibt sich somit ein Wert von 0,8. Das heißt 80% eines Pixels enthalten Luft und 20% Lungengewebe. In der oben aufgeführten Beispielrechnung betragen die korrespondierenden Werte 81,2% Luft und 18,8% Lungengewebe. Bei einem Wert von -500 HU errechnet sich überschlagsmäßig, dass 50% des Pixels Luft und 50% Lungenparenchym enthalten. Die exakt errechneten Werte (s.o.) sind 53% Luft und 47% Lungengewebe.

Das Verhältnis aus Luft (ml)/Lungenparenchym (g) kann näherungsweise als xHU/-1.000 abgeschätzt werden.

Atelektasen wurden in CT-Untersuchung als Lungengewebe mit einer Dichte zwischen -100 und +100 HU definiert [43; 44]. Der Luftgehalt von Atelektasen beträgt nach dieser allgemein akzeptierten Definition maximal 10%.

In CT-Untersuchungen wird Lungengewebe mit einer Dichte zwischen -100 HU und +100 HU als atelektatisch bezeichnet.

Eine weitere Methode, um den Luftgehalt des Lungengewebes zu bestimmen, ist die **Elektrische Impedanztomographie (EIT)**. Bei diesem Verfahren werden 16 oder 32 Oberflächenelektroden (z.B. EKG-Elektroden) ringförmig in etwa gleichem Abstand auf dem Thorax angebracht. Über benachbarte Elektrodenpaare wird dann ein schwacher Wechselstrom in den Thorax eingespeist und die daraus resultierenden Oberflächenpotentiale werden zwischen den anderen benachbarten Elektrodenpaaren gemessen. Danach erfolgt die Einspeisung des Wechselstroms über das nächste Elektrodenpaar und wiederum die Messung der Oberflächenpotentiale über die anderen benachbarten Elektrodenpaare usw. Für einen Messzyklus erfolgt eine komplette Rotation sowohl des Einspeisungsstroms über alle benachbarten Elektrodenpaare als auch der Ableitung der Oberflächenspannung über benachbarte Elektrodenpaare (s. Abb. 8). Aus den so gewonnen Daten wird ähnlich wie bei der Computertomographie ein Bild rekonstruiert. Da Luft eine viel höhere Impedanz besitzt als wasserhaltiges Gewebe, kann belüftetes Lungengewebe in der EIT von Atelektasen oder auch Weichteilgewebe sehr gut abgegrenzt werden. Darüber hinaus führt die (Be)Atmung zu zyklischen Impedanzänderungen des Lungenparenchyms, so dass mittels EIT auch die Ventilation als Veränderung der Impedanz im zeitlichen Verlauf darstellbar ist (sogenannte funktionelle EIT oder fEIT, s. Abb. 9). Die EIT erlaubt damit als bettseitiges, nicht-invasives Verfahren ein Monitoring der regionalen Ventilation und Belüftung in Echtzeit. Besonders zur PEEP-Titration scheint die EIT ein sehr gut geeignetes Verfahren zu sein, da die Rekrutierung von Lungengewebe direkt zu visualisieren ist und dabei auch quantifiziert werden kann. Obwohl die EIT seit einigen Jahren kommerziell verfügbar ist, technisch kontinuierlich weiterentwickelt wurde und mittlerweile einfach zu bedienen und anwenderfreundlich ist, hat sie in der klinischen Anwendung bisher nur eine geringe Verbreitung gefunden. Ein Hauptgrund dafür dürften die weiterhin erheblichen Kosten für die Anschaffung der Geräte bzw. das benötigte Einmalmaterial sein. Dies ist umso bedauerlicher, da kein anderes bettseitiges Monitoringverfahren für die regionale Ventilation und Belüftung zu Verfügung steht und die EIT in einer Vielzahl wissenschaftlicher Studien ihre Aussagekraft unter Beweis gestellt hat.

> *Die Elektrische Impedanztomografie (EIT) ist ein bettseitiges nicht-invasives Verfahren zum Monitoring der regionalen Ventilation und Belüftung in Echtzeit. Daher scheint sie für die PEEP-Titration ein besonders gut geeignetes Verfahren zu sein, da die Rekrutierung von Atelektasen durch EIT direkt sichtbar und in ihrem Ausmaß quantifiziert wird.*

Die **Sonografie** wurde bis vor etwa 20 Jahren allenfalls zur Diagnose und Punktion von Pleuraergüssen verwendet, da die Lunge durch ihren Luftgehalt und die eingeschränkten Schallfenster der Zwischenrippenräume als ein „nicht-Ultraschall-geeignetes Organ" galt. Diese Einschätzung hat sich in den letzten

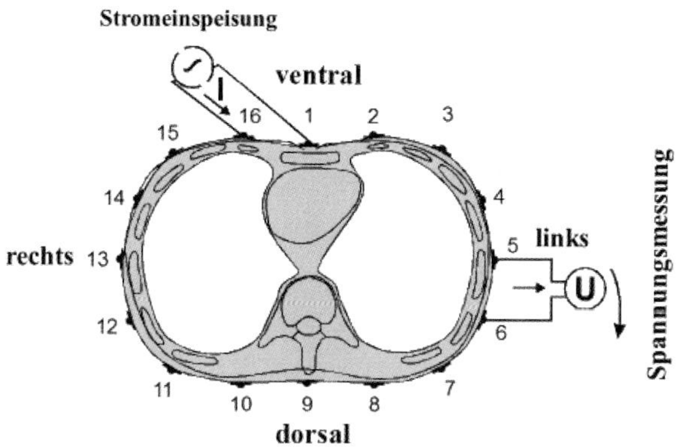

Abb. 8 Technik der elektrischen Impedanztomogtaphie (EIT) (modifiziert nach Barber et al. 1984)
Über benachbarte Oberflächenelektroden wird ein schwacher Wechselstrom in den Thorax eingespeist und die daraus entstehend Oberflächenpotentiale werden zwischen allen anderen benachbarten Oberflächenelektrodenpaaren gemessen. Bei einem Messzyklus rotieren die Einspeisungselektroden und die Messelektrodenpaare einmal um den Brustkorb.

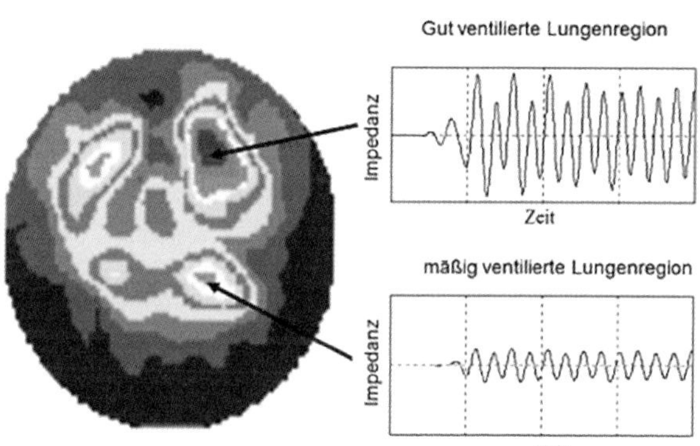

Abb. 9 Funktionelle Elektrische Impedanztomographie (fEIT)
Bei der funktionellen elektrischen Impedanztomografie werden Impedanzänderungen im zeitlichen Verlauf gemessen. Durch die fEIT kann regionale Ventilation sichtbar gemacht werden.

Jahren geändert, und die Lungensonografie ist mittlerweile sogar ein fester Bestandteil des Curriculums Notfallsonografie der deutschen Gesellschaft für Ultraschall in der Medizin (DEGUM). Mit der Lungensonografie können neben den schon erwähnten Pleuraergüssen, welche häufig mit sonografisch direkt sichtbaren Kompressionsatelektasen vergesellschaftet sind, auch ein Pneumothorax, ein Lungenödem, pulmonale Infiltrationen und in Einzelfällen sogar eine Lungenembolie diagnostiziert werden. Pleuranah gelegene Atelektasen könne ggf. als „Konsolidierungen" sonographisch erfasst werden und ein verminderter Luftgehalt von pneumonischem Lungengewebe kann ebenfalls sonografisch durch die Kombination aus Konsolidierungen und Bronchoaerogramm erfasst werden, sofern die Pneumonie oberflächennah abläuft. Die Lungensonografie ist daher ein wertvolles Verfahren in der differentialdiagnostischen Abklärung von Gasaustauschstörungen und kann im Einzelfall auch zum Nachweis von Atelektasen genutzt werden.

6.2.2 Klinische Manifestation von Atelektasen

Atelektasen entstehen im Wesentlichen durch:

- die Resorption von Luft aus nicht oder nur schlecht ventilierten Lungenarealen (Resorptionsatelektase, s.o.)
- die Kompression von Lungengewebe z.B. durch eine erhöhten intraabdominellen Druck (Kompressionsatelektase)
- den Verlust oder die Inaktivierung von Surfactant

Resorptionsatelektasen

Die Entstehung von Resorptionsatelektasen wurde im Kapitel 6.1.2 ausführlich dargestellt. Kurz zusammengefasst, tritt diese Form der Atelektase immer dann auf, wenn die Ventilation von Alveolen unter einen kritischen Wert absinkt, so dass die Aufnahme von Gas aus der Alveole ins Blut den Zustrom von Frischgas aus den Atemwegen in die Alveole übersteigt. Die Geschwindigkeit des Alveolarkollaps hängt dabei zum einen vom $\dot{V}_A/\dot{Q}$-Verhältnis der Alveole und zum anderen von der alveolären Gaszusammensetzung ab: Je höher die FiO_2 und je niedriger das $\dot{V}_A/\dot{Q}$-Verhältnis ist, umso schneller kommt es zum Alveolarkollaps. Resorptionsatelektasen findet man insbesondere im Zusammenhang mit der Narkoseeinleitung, da die üblicherweise durchgeführte Präoxygenierung und die Abnahme der FRC durch Rückenlagerung und Muskelrelaxation den Kollaps von kleinen Atemwegen mit anschließender schneller Gasresorption begünstigen. Die Geschwindigkeit, mit der Resorptionsatelektasen während der Narkoseeinleitung entstehen, ist so hoch, dass bereits unmittelbar nach der Narkoseeinleitung im CT Atelektasen sichtbar sind. Rekrutiert man diese Atelektasen durch ein Blähmanöver können innerhalb von nur 5 Minuten Atelektasen in derselben Größenordnung wie vor der Lungenblähung wieder entstehen [8]. Dabei sind insbesondere die dorsalen Lungenabschnitte betroffen (s. Abb. 4 u. 5).

Kompressionsatelektasen

Auf Grund der elastischen Rückstellkräfte hat die Lunge die Tendenz sich zu verkleinern. Diese Rückstellkräfte führen zu einem relativen Unterdruck im Pleuraspalt, und die Differenz zwischen Atemwegsdruck und Pleuradruck (transpulmonaler Druck) bestimmt letztlich in Kombination mit der Dehnbarkeit der Lunge (pulmonale Compliance) das Lungenvolumen. Sinkt der transpulmonale Druck z.B. durch die Eröffnung der Pleurahöhle auf Null, kommt es zum Lungenkollaps (Totalatelektase). Alle Faktoren, die zu einer Abnahme des transpulmonalen Druckes führen, können somit die Entstehung von Kompressionsatelektasen begünstigen.

Bereits durch das Eigengewicht der Lunge nehmen der Unterdruck im Pleuraspalt und damit auch der transpulmonale Druck schwerkraftabhängig ab. Dadurch können bei einem interstitiellen und/oder intraalveolären Lungenödem durch das erhöhte Eigengewicht der Lunge die unteren Lungengeschichten wie die Poren eines nassen Schwamms von dem darüber liegenden Lungengewebe komprimiert werden [45; 46].

Die Fortleitung des intraabdominellen Druckes mitsamt seines im Liegen relevanten hydrostatischen Druckgradienten in den Thorax, wird beim spontan atmenden Menschen durch den Zwerchfelltonus und die atemabhängigen Zwerchfellkontraktionen vermindert. Eine Muskelrelaxation führt dem Druckgefälle von intraabdominellem zu intrathorakalem Kompartiment folgend, zu einer Verlagerung des Zwerchfells nach kranial [10] mit einer konsekutiven Abnahme des transpleuralen Druckes. Dementsprechend konnte mittels dynamischer CT-Untersuchungen nachgewiesen werden, dass während einer Beatmung weniger Atelektasen auftreten, wenn im Unterschied zu einer kontrollierten Beatmung eine Kombination aus Spontanatmung und Beatmung stattfindet [35].

Eine Erhöhung des intraabdominellen Druckes bei Adipositas [47], Pneumoperitoneum [48] oder intraabdomineller Pathologie verstärkt die oben beschriebene Problematik, so dass Patienten mit erhöhtem intraabdominellen Druck besonders zu Kompressionsatelektasen neigen.

> *Die Erhöhung des intraabdominellen Druckes ist eine häufige Begleitsymptomatik des Intensivpatienten, auch wenn keine abdominelle Erkrankung vorliegt. Erhöhter Druck im Abdomen bewirkt eine Beeinträchtigung des pulmonalen Gasaustausches, da der Druck über das Zwerchfell weitergeleitet wird. Daher stellt die Stimulation der intestinalen Funktion nicht nur ein allgemein intensivmedizinisches, sondern auch ein speziell „pulmologisches" Therapieziel dar.*

Störung des Surfactantsystems

Surfactant setzt sich aus verschiedenen oberflächenaktiven Substanzen (Lipiden, Phospholipiden und verschiedenen Proteinen) zusammen, die hauptsächlich von den Alveolarepithelzellen des Typs II gebildet werden. Surfactant führt zu einer Reduktion der alveolären Oberflächenspannung, und wirkt so zum einen der natürlichen Kollapsneigung der Alveolen entgegen. Durch die Reduktion der Oberflächenspannung wird aber auch der Druckgradient zwischen Kapillaren und Alveolen reduziert, was für die Aufrechterhaltung des Gleichgewichtes zwischen Filtration und Reabsorption von Flüssigkeit zwischen Gefäßbett und Interstitium entscheidend ist. Eine Störung des Surfactantsystems durch eine Schädigung der Alveolarepithelien vom Typ II oder durch einen Verlust bzw. die Inaktivierung von Surfactant begünstigt daher sowohl die Entstehung von Atelektasen als auch die Entwicklung eines Lungenödems. Tritt eiweißreiche Flüssigkeit in den Alveolarraum über, kommt es zu einer zusätzlichen Inaktivierung von Surfactant, so dass ein Circulus vitiosus entsteht. In der Erwachsenenmedizin kommt ein isolierter Surfactantmangel praktisch nicht vor. Trotz positiver Effekte auf den Gasaustausch konnte daher in großen Studien bislang nicht gezeigt werden, dass die Gabe von Surfactant die Prognose von ARDS-Patienten verbessert [49; 50]. Das akute Atemnotsyndrom des unreifen Neugeborenen ist dagegen ein typisches Beispiel für die Folgen eines Surfactantmangels und so verwundert es nicht, dass bei diesem Krankheitsbild die Gabe von Surfactant eine sehr wirksame Therapie darstellt [51; 52; 53]. Neben unreifen Neonaten scheinen aber auch ältere Kinder mit reifen Lungen, die ein akutes Lungenversagen entwickeln, von einer Surfactanttherapie zu profitieren [54]. Tierexperimentell lässt sich ein Surfactantmangel durch mehrfaches Spülen der Lungen mit körperwarmer, isotoner NaCl-Lösung erzeugen (Lavagemodell) [55]. Es führt zu einem schweren akuten Lungenversagen, welches morphologisch und im Hinblick auf den Gasaustausch sowie die Atemmechanik durchaus Ähnlichkeiten mit einem ARDS aufweist [56; 57]. Allerdings spricht diese Form der Lungenschädigung besser auf eine Beatmung mit hohen PEEP-Niveaus oder die Durchführung von Rekrutierungsmanövern an als andere Formen einer Lungenschädigung [56; 58], so dass Ergebnisse aus Untersuchungen mit dem Lavagemodell nicht ohne Weiteres in die klinische Praxis übertragen werden können. Primäre oder sekundäre Störungen des Surfactantsystems spielen vermutlich bei allen Formen des akuten Lungenversagens eine Rolle, da Beatmung per se bereits zu einer Zunahme der alveolären Oberflächenspannung führen kann [59; 60]. Eine zusätzliche Schädigung der Typ-II Alveolarepithelien durch entzündliche Veränderungen und/oder eine Inaktivierung von Surfactant als Folge der Extravasation eiweißreicher Flüssigkeit werden je nach Krankheitsbild und Krankheitsstadium bei den meisten Patienten mit einem akuten Lungenversagen zur Entstehung von Atelektasen beitragen.

Störungen des Surfactant-Systems sind bei jeder Form des Lungenversagens anzunehmen und tragen pathophysiologisch zur Störung des Gasaustausches bei.

Insgesamt muss betont werden, dass die pathophysiologische Aufteilung in Resorptionsatelektasen, Kompressionsatelektasen und Atelektasen durch Störungen des Surfactantsystems artifiziell ist, da in den meisten Fällen eine Kombination verschiedener Faktoren zur Bildung von Atelektasen führt. Auch bei den „typischen Resorptionsatelektasen nach Narkoseeinleitung“ spielt z.B. die Konstitution der Patienten und somit ein Kompressionseffekt eine Rolle, da die Größe der Atelektasen mit dem Body-Mass Index korreliert [61], bzw. bei adipösen Patienten Atelektasen und die damit verbundenen Gasaustauschstörungen viel ausgeprägter sind als bei normalgewichtigen Patienten [62].

6.3 Therapiemaßnahmen: PEEP, Rekrutierungsmanöver, Lagerung

Grundsätzlich muss zwischen Therapiemaßnahmen unterschieden werden, welche die Entstehung von Atelektasen verhindern sollen, und solchen Maßnahmen, die Atelektasen wiedereröffnen und für den Gasaustausch rekrutieren sollen. Während einer Beatmung entstehen Atelektasen primär während der Exspiration, wenn der transpulmonale Druck niedrig ist und das Lungenvolumen möglicherweise die Closing Capacity unterschreitet. Darüber hinaus wird die Entstehung von Atelektasen begünstigt durch eine zusätzliche Absenkung des Lungenvolumens wie z.B. beim endotrachealen Absaugen: In Abhängigkeit von der Größe des Endotrachealtubus und der Größe des Absaugkatheters treten intrapulmonal Druckabfälle bis zu -80 mbar auf [63], die zwangsläufig mit der Entstehung von Atelektasen einhergehen.

Das endotracheale Absaugen begünstigt die Entstehung von Atelektasen. Diese Maßnahme sollte nicht routinemäßig durchgeführt werden und ist auf ein notwendiges Vorgehen (relevante Verlegung des Tubus, Diagnostik) zu beschränken. Nach dem Absaugen kann ein Recruitment-Manöver sinnvoll sein.

Eine Rekrutierung von Atelektasen ist dagegen ein inspiratorisches Phänomen, das immer dann eintritt, wenn der kritische Eröffnungsdruck einer Alveole überschritten wird. Dieser kritische Eröffnungsdruck ist in verschiedenen Bereichen der Lunge regional unterschiedlich [46] und hängt vermutlich auch von der Art der Lungenschädigung ab. Recruitment kann bereits während einer normalen Inspiration auftreten. In einer anderen klinischen Konstellation hingegen ist trotz der Anwendung exzessiv hoher Atemwegsdrucke kein nennenswertes Recruitment zu erreichen. Grundsätzlich ist zu überlegen wie viel Lungengewebe überhaupt sinnvollerweise rekrutiert werden soll? Mit anderen Worten: Gibt es ein „Over-Recruitment", welches eher schädigend als förderlich wirkt? Ist ein „Open lung concept", welches eine nahezu vollständige Eröffnung der Lunge anstrebt [64] wirklich vorteilhaft für den Patienten? Oder reicht es aus, die Lunge lediglich so weit zu rekrutieren, dass eine suffiziente Oxygenierung sichergestellt ist? Diese auf Kongressen zum Teil sehr lebhaft und kontrovers diskutierten Fragen sind auf Grund wissenschaftlicher Daten zurzeit nicht zu entscheiden. Auch die Frage, wie man am besten rekrutiert ist unklar.

Neben Therapiemaßnahmen, die entweder zur Vermeidung oder zur Rekrutierung von Atelektasen durchgeführt werden, gibt es Behandlungsstrategien, die sowohl die Entstehung von Atelektasen vermindern als auch die Rekrutierung von Atelektasen begünstigen. Dies sind insbesondere die Lagerungsbehandlung und der Einsatz assistierender Beatmungsverfahren.

! Ein allgemein akzeptiertes, unbedenkliches Rekrutierungsverfahren ist derzeit nicht etabliert. Da jede erkrankte Lunge ein spezifisches Dehnungsverhalten und ein individuelles Schädigungspotenzial aufweist, ist vor der kritischen Anwendung von „Open-lung-Rezepten" zu warnen. Diese können im Einzelfall mehr schaden als nutzen!

6.3.1 PEEP

Anwendung von PEEP beim akuten hypoxämischen Lungenversagen

Bereits kurze Zeit nachdem Ashbaugh und Mitarbeiter das „Acute Respiratory Distress Syndrome in Adults" beschrieben [65], konnte tierexperimentell gezeigt werden, dass eine Beatmung mit kontinuierlich positivem Atemwegsdruck (CPPV) den Gasaustausch im Vergleich zu einer intermittierenden Überdruckbeatmung (IPPV) verbessert [66]. Der Unterschied zwischen IPPV und CPPV liegt im Wesentlichen in der Aufrechterhaltung eines positiven end-exspiratorischen Druckes (PEEP: Positive End-Expiratory Pressure), obwohl bei einer volumenkontrollierten Beatmung die Anwendung von PEEP zwangsläufig auch zu höheren inspiratorischen Atemwegsdrucken führt. Die erfolgversprechenden tierexperimentellen Ergebnisse konnten in klinischen Studien bestätigt werden [67, 68], sodass bis zum heutigen Tage der Frage nachgegangen wird, wie das optimale PEEP-Niveau für jeden Patienten in jeder Krankheitsphase ermittelt werden kann. Anfang der Siebziger Jahre definierten Suter und Kollegen den „Best-PEEP" als den positiv endexspiratorischen Druck, der zu dem höchsten Sauerstoffangebot des Patienten führte [27]. Dieser Arbeit lag die Erkenntnis zu Grunde, dass die Oxygenierung bei ARDS-Patienten sich einerseits mit zunehmendem PEEP verbessert, hohe Beatmungsdrucke sich aber andererseits negativ auf das Herzzeitvolumen auswirken. Die Tatsache, dass ein verbesserte Gasaustausch aber nicht zwangsläufig zu einer verbesserten Prognose der Patienten führt [67; 69] und viele ARDS-Patienten an einem Multiorganversagen und nicht an einem Oxygenierungsversagen versterben, führte zu einer fast unüberschaubaren Vielzahl von klinischen und experimentellen Studien, die sich mit der Einstellung des PEEP beschäftigten. Dabei rückte der Aspekt der beatmungsassoziierten Lungenschädigung [70] zunehmend in den Fokus der Beatmungseinstellung [71]. In einer wegen der hohen Mortalität der Kontrollgruppe viel kritisierten Studie, konnten Amato und Mitarbeiter zeigen, dass die Einstellung des PEEP mit Hilfe von Druck-Volumenschleifen in Kombination mit der Applikation kleiner Tidalvolumina zu einem signifikant besseren Überleben von ARDS-Patienten führt als eine herkömmliche Beatmungseinstellung [72]. Ähnliche Ergebnisse aus der Arbeitsgruppe um Ranieri deuten darauf hin, dass eine lungenprotektive Beatmung, bei der das PEEP-Niveau individuell mittels Druck-Volumenkurve bestimmt wird, zu einer verminderten Freisetzung von Entzündungsmediatoren in der Lunge führt [73]. Daher wird vielfach die Beatmungseinstellung mit Hilfe von Druck-Volumenschleifen, so wie in Abbildung 10 dargestellt, empfohlen, obwohl klar ist, dass diese Empfehlung in der klinischen Praxis nicht umgesetzt wird. Die Gründe für die mangelnde Umsetzung sind vielfältig:

- Nur bei einem Teil der Patienten finden sich in der Druck-Volumenkurve der charakteristische untere Inflektionspunkt und obere Deflektionspunkt, so dass die Druck-Volumenkurve nur bei einem Teil der Patienten zur Beatmungseinstellung tatsächlich hilfreich sein kann.
- Die Registrierung einer Druck-Volumenkurve zur Beatmungseinstellung ist nur bei kontrollierter Beatmung eines tief sedierten oder sogar muskelrelaxierten Patienten möglich. Die Integration von Spontanatmung, die als sinnvoll anzusehen ist, lässt die Registrierung einer sauberen Druck-Volumen-Schleife nicht zu
- Die (semi-experimentelle) Erstellung einer manuellen Druck-Volumenkurve mit einer ca. 2 l fassenden Spritze und einem Manometer ist sehr zeitaufwendig, die Messwerte müssen sehr genau dokumentiert werden und es handelt sich um eine hochgradig artefizielle Situation, da es zu Beginn des Messmanövers zu einem Verlust des eingestellten PEEP und ggf. einem Lungenkollaps kommt.

Die Entwicklung automatisierter, in den Respirator integrierter Messmanöver kann möglicherweise in Zukunft zu einer breiteren Anwendung von Druck-Volumenkurven zur Beatmungseinstellung führen.

Praktikabler erscheint die Durchführung eines „PEEP-Trials“: Dabei wird das PEEP-Niveau systematisch in kleinen Schritten (z.B. 3 mbar) erhöht, und auf jedem PEEP-Niveau nach ca. 10 Minuten mittels arterieller Blutgasanalyse der PaO_2 und $PaCO_2$ gemessen. Mit steigendem PEEP-Niveau findet sich typischer Weise eine Zunahme des PaO_2. Der $PaCO_2$ wird aber nur solange abfallen wie durch alveoläres Recruitment in der Inspiration und eine Verhinderung des Re-Kollaps in der Exspiration auch eine Verbesserung der alveolären Ventilation erreicht wird. In dem Moment, wo steigende PEEP-Niveaus verstärkt zu einer Überblähung bereits eröffneter Lungenareale führen, nimmt die Totraumventilation zu und der $PaCO_2$ steigt an. Dann muss das PEEP-Niveau wieder abgesenkt werden. Wird ein PEEP-Trial unter kontrollierter Beatmung durchgeführt, kann neben dem Gasaustausch zusätzlich die Atemmechanik registriert werden, um den Bereich der besten Compliance (größtes Tidalvolumen bei vorgegebener Druckdifferenz zwischen PEEP und Inspiration während einer druckkontrollierten Beatmung, bzw. kleinste Druckdifferenz zwischen PEEP und Inspirationsdruck bei vorgegebenem Tidalvolumen während einer volumenkontrollierten Beatmung) zu bestimmen. Leider ist auch dieses Verfahren sehr zeitaufwändig und funktioniert bei assistierender Beatmung oftmals nicht zufrieden stellend.

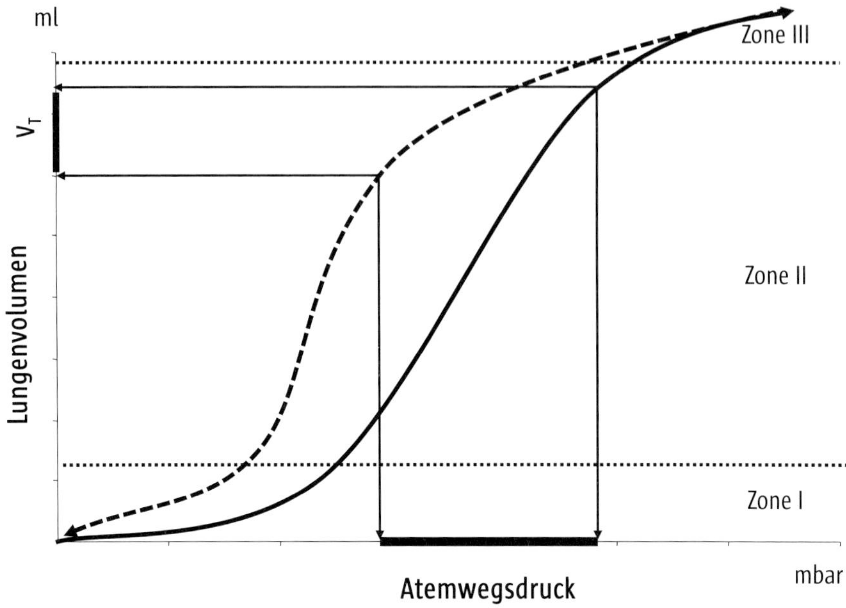

Abb. 10 Beatmungseinstellung mit Hilfe einer Druck-Volumenkurve
Zu Beginn der Luftinsufflation steigt der Atemwegsdruck bei nur geringer Volumenzunahme stark an (Zone I). Dieser erste Bereich mit einer niedrigen Compliance wird dadurch erklärt, dass große Teile der Lungen atelektatisch sind und kein Gasvolumen aufnehmen. Im mittleren Abschnitt der Kurve (Zone II) kommt es durch die Höhe des Atemwegsdruckes zur Rekrutierung kollabierter Lungenareale, wodurch die Compliance sprunghaft zunimmt. Das heißt mit wenig Druck kann viel zusätzliches Volumen in die Lungen insuffliert werden. Dabei findet während des Druckanstiegs in Zone II Rekrutierung statt. Im oberen flachen Abschnitt der Kurve (Zone III) sind die rekrutierbaren Lungenareale zum größten Teil eröffnet und es kommt bei weiterer Volumenzunahme lediglich zur Überdehnung des Lungenparenchyms. Beachte, dass eine annähernd vollständig eröffnete Lunge erst in der Zone III vorliegt. Der Inspirationsdruck sollte nicht zur Überdehnung des Lungengewebes führen und daher im Bereich der Zone 2 eingestellt werden. Für die Titration des PEEP-Wertes muss der Exspirationsschenkel der Druck-Volumenschleife (gestrichelte Linie) betrachtet werden. Das PEEP-Niveau sollte so hoch eingestellt werden, dass ein starker Volumenverlust bei gleichzeitig nur geringer Druckabnahme (Derecruitment) vermieden wird.

Die schrittweise Erhöhung des PEEP (PEEP-Trial) mit Blutgaskontrollen kann bei Patienten mit schwerem Lungenversagen zur Suche nach dem optimalen PEEP sinnvoll sein. Kommt es unter sukzessive erhöhtem PEEP zum Anstieg des $PaCO_2$, so ist das Stadium einer zunehmenden Totraumventilation erreicht und der (zu hoch) gewählte PEEP muss reduziert werden.

Einen weiteren Anhaltspunkt für die Höhe des zu wählenden PEEP-Niveaus kann der intraabdominelle Druck bieten, da dieser maßgeblich zur Ausbildung von Kompressionsatelektasen in basalen, zwerchfellnahen Lungenarealen beiträgt. Der intraabdominelle Druck kann hinreichend genau mit Hilfe einer Blasendruckmessung bestimmt werden [74]. Ist der intraabdominelle Druck kritisch erhöht (> 20 mbar), so ist ein hoher PEEP als „Gegendruck" zur Prophylaxe von Kompressionsatelektasen erforderlich.

Führen alle oben genannten Methoden das optimale PEEP-Niveau zu ermitteln nicht zum Erfolg, bzw. stehen diese Methoden nicht zur Verfügung kann als Orientierung die PEEP-Einstellung der beiden großen ARDS-Networkstudien [69; 75] herangezogen werden. Dabei mussten je nachdem, welche FiO_2 erforderlich war, um eine SaO_2 zwischen 88 und 95% bzw. einen PaO_2 zwischen 55 und 80 mmHg zu erreichen, folgende PEEP-Niveaus eingestellt werden (s. Tab. 1).

Dabei wurde in der sogenannten ALVEOLI-Studie [75] eine Beatmung mit „niedrigem PEEP und hoher FiO_2 (Gruppe I) gegen eine Beatmung mit hohem PEEP und niedriger FiO_2 (Gruppe II) verglichen. Diese Studie wurde vorzeitig abgebrochen, da nach dem Einschluss von 549 Patienten die Ergebnisse in beiden Studienarmen so ähnlich waren, dass auch eine Fortsetzung der Studie vermutlich nicht die Überlegenheit von einem der beiden Protokolle zur Beatmungseinstellung hätte zeigen können. Für die klinische Praxis bedeutet dies, dass in Abhängigkeit der Oxygenierungsstörung PEEP-Niveaus gewählt werden sollten, die in der Größenordnung zwischen der Werten der beiden oben aufgeführten Tabellen liegen. Dies gilt selbstverständlich nur für Erwachsenen mit geschlossenem Thorax, da letztlich nicht der eingestellte Atemwegsdruck, sondern der transpulmonale Druck für die Auswirkungen auf die Lunge entscheidend ist.

Anwendung von PEEP in der perioperativen Phase

Wie im vorangegangenen Abschnitt dargestellt, gehört PEEP zum Standard bei der Beatmung von ARDS-Patienten [76]. Pathophysiologisch liegen der Oxygenierungsstörung bei primär lungengesunden, narkotisierten Patienten und ARDS-Patienten die gleichen Mechanismen zu Grunde, auch wenn das Ausmaß der Atelektasenbildung und des dadurch entstehenden intrapulmo-

Tab. 1 PEEP-Niveaus

Gruppe I „PEEP niedrig/FiO_2 hoch"														
FiO_2	0.3	0.4	0.4	0.5	0.5	0.6	0.7	0.7	0.7	0.8	0.9	0.9	0.9	1.0
PEEP	5	5	8	8	10	10	10	12	14	14	14	16	18	18–24
Gruppe II „PEEP hoch/FiO_2 niedrig"														
FiO_2	0.3	0.3	0.3	0.3	0.3	0.4	0.4	0.5	0.5	0.5–0.8	0.8	0.9	1.0	1.0
PEEP	5	8	10	12	14	14	16	16	18	20	22	22	22	24

nalen Shunts sich erheblich unterscheidet. Aus dieser Analogie erscheint es plausibel, PEEP auch perioperativ zur Vermeidung von Atelektasen und zur Verbesserung des Gasaustausches einzusetzen. Erstaunlich ist in diesem Zusammenhang allerdings, dass die intraoperative Anwendung von PEEP = 10 cmH_2O in einem unselektierten Patientengut den Gasaustausch im Mittel nicht verbessert, sondern sogar zu einer Verschlechterung der Oxygenierung führen kann [23; 24]. Diese Beobachtung ist umso erstaunlicher, da ein PEEP-Niveau von 10 cmH_2O die Größe von Atelektasen reduziert [23; 25], und die Größe von Atelektasen eng mit dem intrapulmonalen Shunt korreliert (s. Abb. 6). Allerdings führt PEEP – wie bereits oben dargestellt – auch zu einer Umverteilung des pulmonalen Blutflusses [77; 78] sowie der Ventilation [77; 79] von ventral nach dorsal. Dadurch kann sowohl in ventralen Lungenbereichen mit hohem $\dot{V}_A/\dot{Q}$-Verhältnis die Totraumventilation zunehmen, als auch in dorsalen, schlecht belüfteten Lungenarealen das niedrige $\dot{V}_A/\dot{Q}$-Verhältnis weiter abnehmen und somit zu einer Verschlechterung des Gasaustausches führen. Ob der Gasaustausch bei einem individuellen Patienten sich durch eine Beatmung mit PEEP verbessert oder nicht, hängt also sowohl vom Ausmaß der intrapulmonalen Ventilations- und Perfusionsumverteilung ab, als auch von der Rekrutierung dorso-basaler Atelektasen.

Bei welchen Patienten sollte in der perioperativen Phase die Anwendung von PEEP erwogen werden?

- Adipöse Patienten haben nach Narkoseeinleitung im Vergleich zu normalgewichtigen Patienten einen deutlich schlechteren Gasaustausch [24; 80] und neigen besonders zur Ausbildung von Kompressionsatelektasen. Dementsprechend führt die Anwendung von PEEP = 10 cmH_2O durch alveoläres Recruitment bei diesen Patienten zu einer erheblichen Verbesserung der Oxygenierung [24]. Diese Befunde dürften auch bei anderen Patienten mit erhöhtem intraabdominellen Druck Gültigkeit haben.
- Eine progrediente Verschlechterung des Gasaustausches während einer Operation ist, sofern naheliegende Ursachen wie eine einseitige Intubation oder ein Pneumothorax nach Venenkatheteranlage ausgeschlossen wurden, fast immer durch einen Kollaps basaler Lungenabschnitte bedingt. Für eine annähernd vollständige Wiedereröffnung von Atelektasen und eine weitgehende Normalisierung des Gasaustausches ist in dieser Situation allerdings ein Beatmungsdruck von ca. 40 cmH_2O erforderlich [61]. Daher führt die alleinige Anwendung von PEEP kurzfristig nicht zu einer entscheidenden Verbesserung der Oxygenierung, sondern PEEP muss mit einem Rekrutierungsmanöver kombiniert werden, um eine schnelle Verbesserung der Oxygenierung zu erreichen.

Die alleinige Anwendung von PEEP während der Narkosebeatmung führt meistens nicht zu einer zuverlässigen und andauernden Auflösung von Atelektasen. Für diese Situation wird ein moderates Rekrutierungsmanöver empfohlen.

6.3.2 Rekrutierungsmanöver

Zur Wiedereröffnung kollabierter Alveolen ist ein hoher transpulmonaler Druck (Eröffnungsdruck) erforderlich, der während einer normalen Inspiration nicht automatisch erreicht wird. Der Atemwegsdruck, welcher bei gesunden Erwachsenen perioperativ angewendet werden muss, um eine annähernd vollständige Rekrutierung von Atelektasen zu erreichen, beträgt 40 cmH_2O [61]. Nach neusten Empfehlungen sollte der inspiratorische Atemwegsdruck aber < 30 cmH_2O eingestellt werden, um eine sekundäre beatmungsinduzierte Lungenschädigung zu vermeiden [81]. Daher werden vielfach spezielle Rekrutierungsmanöver empfohlen, um entweder in kritischen Situationen schnell eine Oxygenierungsverbesserung herbeizuführen, oder weil ein „Open lung concept" Teil einer vermeintlich lungenprotektiven Beatmungsstrategie ist [72].

Für ein perioperatives Rekrutierungsmanöver bei primär lungengesunden Patienten, die während der Narkoseeinleitung oder intraoperativ Atelektasen entwickelt haben, ist die Art der Durchführung weitgehend klar: Wie oben erwähnt ist ein Atemwegsdruck von 40 cmH_2O [61] für eine Dauer von 7 Sekunden [82] erforderlich aber auch ausreichend, um eine annähernd vollständige Rekrutierung zu erreichen. Da die Rekrutierung von Atelektasen einen exponentiellen Zeitverlauf aufweist [56; 82; 83], ist von einem länger dauernden Rekrutierungsmanöver keine nennenswerte zusätzliche Wiedereröffnung von Atelektasen zu erwarten. Da es durch den hohen intrathorakalen Druck während des Rekrutierungsmanövers aber regelmäßig zu einer Blutdrucksenkung kommt, sollte jedes Rekrutierungsmanöver grundsätzlich nur so kurz wie nötig sein. Gefährlich kann das oben beschriebene Rekrutierungsmanöver bei hypovolämen oder kardial erkrankten Patienten sein, die nicht selten Arrhythmien und Bradykardien während oder kurz nach dem Rekrutierungsmanöver entwickeln.

Für ein perioperativ durchgeführtes Rekrutierungsmanöver bei primär lungengesunden Patienten, sollte ein Atemwegsdruck von 40 cmH_2O für 7 Sekunden aufrechterhalten werden. Dieses Manöver darf aber nur bei normovolämen Patienten ohne schwerwiegende kardiale Vorerkrankungen durchgeführt werden, da anderenfalls nicht selten bedrohliche Blutdruckabfälle, ventrikuläre Arrhythmien und Bradykardien auftreten!

Obwohl die amerikanisch-europäische Konsensuskonferenz zur Behandlung des ARDS 1998 noch die periodische Anwendung von Rekrutierungsmanövern empfohlen hat, falls eine Beatmung mit niedrigen Tidalvolumina und/oder niedrigem PEEP-Niveau angewendet wird [76], ist mittlerweile ein Expertenstreit darüber aufgetreten, ob Rekrutierungsmanöver überhaupt durchgeführt werden sollen und wie ein ideales Rekrutierungsmanöver bei diesen Patienten ablaufen müsste. Neben einzelnen Lungenblähungen mit Atemwegsdrucken zwischen 30 und 60 cmH_2O, bei denen der jeweilige Druck zwischen 15 und 40 Sekunden aufrechterhalten wurde, sind Konzepte beschrieben, mittels derer der PEEP schrittweise mit oder ohne gleichzeitige Reduktion des Tidalvolumens angehoben oder mehrmals pro Minute eine Seufzerbeatmung durchgeführt wird. Für keines dieser Verfahren konnte bislang eine Überlegenheit nachgewiesen werden. Dabei wurde gezeigt, dass Rekrutierungsmanöver nur bei einem Teil der Patienten überhaupt zu einer Verbesserung des Gasaustausches und damit zur Wiedereröffnung von Atelektasen führen [85; 86]. Leider ist selbst bei „Respondern“, also den Patienten die im Hinblick auf die Oxygenierung von einem Rekrutierungsmanöver profitieren, die Verbesserung des Gasaustausches oft nicht anhaltend [85]. Im Rahmen der multizentrischen amerikanischen ARDS-Studie [75] wurde auch der Effekt eines Rekrutierungsmanövers untersucht: Dabei zeigte sich kein eindeutiger Unterschied im Vergleich zu Patienten, bei denen nur scheinbar ein Rekrutierungsmanöver (Kontrollgruppe) durchgeführt wurde [87]. Daher kann die routinemäßige Anwendung von Rekrutierungsmanövern bei Patienten mit einem akuten hypoxämischen Lungenversagen zum gegenwärtigen Zeitpunkt nicht empfohlen werden.

Keine routinemäßigen Rekrutierungsmanöver bei ARDS-Patienten!

6.3.3 Lagerungstherapie

Die Beatmung in Bauchlage führt innerhalb von kurzer Zeit (ca. 0.5-Stunden) bei ca. 70% aller Patienten mit schweren Oxygenierungsstörungen [88] und auch bei primär lungengesunden Patienten [89] zu einer Verbesserung des Gasaustausches. Durch die Lageveränderung kommt es zu einer Umkehr des gravitationsabhängigen, hydrostatischen Druckgradienten [90], so dass eine Wiedereröffnung von Atelektasen erleichtert wird [91]. Allerdings entstehen auch in Bauchlage schwerkraftabhängig neue Atelektasen in den ehemals ventralen und nach Umlagerung auf den Bauch nun unten liegenden Lungenarealen [90]. Das Ausmaß dieser Atelektasen ist allerdings durch die Geometrie der Lunge, den Kompressionseffekt des Mediastinums [92] und die Veränderungen der Atemmechanik [93] nicht so ausgeprägt wie in Rückenlage. Neben Rekrutierungsphänomenen spielt die Verbesserung des Ventilations-Perfusionsverhältnisses [94; 95; 96] ebenfalls eine entscheidende Rolle für die

Verbesserung des Gasaustausches in Bauchlage. Trotz dieser positiven Effekte ließ sich eine Verbesserung der Prognose von ARDS-Patienten durch die Anwendung der Bauchlagerung zunächst nicht nachweisen werden [88; 97; 98]. Lediglich eine große Multicenterstudie konnte in Kliniken, die seit vielen Jahren eine sehr große Erfahrung mit Bauchlagerung zur Therapie des ARDS haben, einen Überlebensvorteil bei einem ausgewählten Patientengut mit moderatem bis schwerem ARDS nachweisen [107]. Da die Bauchlagerung aber einfach und ohne besondere Hilfsmittel in jeder Klinik durchgeführt werden kann, sollte sie zur Standardtherapie zumindest bei Patienten mit kritisch eingeschränkter Oxygenierung gehören. Darüber hinaus zeigt eine aktuelle Meta-Analyse, dass durch die Bauchlage eine Reduktion der Letalität bei Patienten mit schwerem ARDS erreicht werden kann [104].

Die Bauchlage führt bei ca. 70% der ARDS-Patienten zu einer deutlichen Verbesserung der Oxygenierung. Diese Maßnahme hat nach aktuellen Daten einen positiven Einfluss auf die Prognose von Patienten mit schwerer Hypoxie.

Neben der Bauchlagerung wurde eine Verbesserung der Oxygenierung durch Shuntreduktion auch für eine kontinuierliche Rotationslagerungsbehandlung nachgewiesen [99]. Diese Form der Behandlung führt als prophylaktische Maßnahme auch zu einem verminderten Auftreten von Lobäratelektasen [100]. Ebenso kann eine effektive Verbesserung des Gasaustausches durch die sogenannte 135°-Lagerung, die technisch oftmals einfacher und schneller durchzuführen ist als die Bauchlagerung, erreicht werden [101].

6.3.4 Assistierende Beatmung

Im Vergleich zur kontrollierten Beatmung führt eine assistierende Beatmung mit Integration von Spontanatmungsanteilen zur Rekrutierung diaphragmanaher, dorso-basaler Atelektasen [35] und verhindert ein cyklisches Kollabieren und Wiedereröffnen instabiler Alveolen [35; 102]. Die Folge ist eine Verbesserung der Ventilation in diesen Lungenarealen [34] und eine Verbesserung des Gasaustausches [37; 40; 41]. Dabei gibt es aber Unterschiede, ob durch die assistierende Beatmung eine getriggerte Unterstützung jedes einzelnen Atemzuges erfolgt (z.B. Pressure Support Ventilation oder CPAP in Kombination mit einer inspiratorischen Druckunterstützung), oder unabhängig von der Spontanatmung des Patienten das Atemminutenvolumen durch periodisches Druckwechsel des Beatmungsgerätes erzielt wird (BIPAP-APRV-Modus) [40].

Die Integration von Spontanatmung begünstigt die Reduktion von Atelektasen und verbessert den Gasaustausch. Eine geeignete Beatmungs-

form hierfür ist z.B. BIPAP-APRV. Dieser Modus ist heute mit unterschiedlichen Bezeichnungen (BIPAP, DuoPAP, BiVent, BiLevel) in allen modernen Intensivrespiratoren vorhanden und erlaubt Spontanatmung während jeder Phase des respiratorischen Zyklus. Diese Beatmungsverfahren sind nicht erst zum Weaning sinnvoll, sondern werden auch bereits beim moderaten und milden ARDS empfohlen [106].

6.4 Welches ist das richtige Behandlungskonzept für das schwere akute Lungenversagen?

Im Hinblick auf Rekrutierungsmanöver, PEEP-Titration, Rekrutierung durch Lagerungstherapie oder assistierende Beatmungsverfahren stellt sich abschließend die Frage, ob die Eröffnung von Atelektasen nach dem Grundsatz „Open up the lung and keep the lung open" wirklich das richtige Behandlungskonzept für Patienten mit einem schweren akuten Lungenversagen ist, oder ob nicht viel mehr eine ultraprotektive Beatmung mit sehr kleinen Atemzugvolumina und niedrigen PEEP-Werten in Kombination mit Extrakorporalverfahren (ECMO oder ECCO) nach dem Grundsatz „Close down the lungs and keep them resting" das schonendere und vielleicht bessere Behandlungsverfahren darstellt. Zum gegenwärtigen Zeitpunkt kann diese Frage nicht sicher beantwortet werden, da ultraprotektive Beatmungsstrategien in Kombination mit Extrakorporalverfahren nur von wenigen Experten bei kleinen Patientenzahlen im Rahmen kontrollierter Studien durchgeführt wurden. Grundsätzlich erscheint der Gedankengang aber nachvollziehbar, dass eine Minimierung der „Mechanical Power", welche durch die Beatmung auf das Lungenparenchym einwirkt, in Kombination mit einer antbiotischen und/oder antiinflammatorischen Therapie oder auch nur den „Selbstheilungskräften des Organismus" sich bei einem schweren akuten Lungenversagen günstig auswirken könnte.

Literatur

1. Campbell EJ, Nunn JF, Peckett BW: Comparison of atrtificial ventilation and spontaneous respiration with particular reference to ventilation blood flow relationship. Br J Anaesth. 1958; 30: 166–75
2. Wahba RW: Perioperative functional residual capacity [see comments]. Can.J.Anaesth. 1991; 38: 384–400
3. Ibanez J, Raurich JM: Normal values of functional residual capacity in the sitting and supine positions. Intensive Care Med. 1982; 8: 173–7
4. Lumb AB, Nunn JF: Respiratory function and ribcage contribution to ventilation in body positions commonly used during anesthesia. Anesth.Analg. 1991; 73: 422–6
5. Damia G, Mascheroni D, Croci M, Tarenzi L: Perioperative changes in functional residual capacity in morbidly obese patients. Br.J.Anaesth. 1988; 60: 574–8
6. Leblanc P, Ruff F, Milic-Emili J: Effects of age and body position on "airway closure" in man. J.Appl.Physiol 1970; 28: 448–51
7. Gunnarsson L, Tokics L, Gustavsson H, Hedenstierna G: Influence of age on atelectasis formation and gas exchange impairment during general anaesthesia. Br.J.Anaesth. 1991; 66: 423–32

8. Neumann P, Rothen HU, Berglund JE, Valtysson J, Magnusson A, Hedenstierna G: Positive end-expiratory pressure prevents atelectasis during general anaesthesia even in the presence of a high inspired oxygen concentration. Acta Anaesthesiologica Scandinavica 1999; 43: 295–301
9. Tokics L, Strandberg A, Brismar B, Lundquist H, Hedenstierna G: Computerized tomography of the chest and gas exchange measurements during ketamine anaesthesia. Acta Anaesthesiol.Scand. 1987; 31: 684–92
10. Hedenstierna G, Strandberg A, Brismar B, Lundquist H, Svensson L, Tokics L: Functional residual capacity, thoracoabdominal dimensions, and central blood volume during general anaesthesia with muscle paralysis and mechanical ventilation. Anesthesiology 1985; 62: 247–54
11. Dantzker DR, Wagner PD, West JB: Instability of lung units with low ventilation perfusion ratios during oxygen breathing. J Appl.Physiol 1975; 38: 886–95
12. Joyce CJ, Williams AB: Kinetics of absorption atelectasis during anesthesia: a mathematical model. J Appl. Physiol 1999; 86: 1116–25
13. Edmark L, Kostova-Aherdan K, Enlund M, Hedenstierna G: Optimal oxygen concentration during induction of general anesthesia. Anesthesiology 2003.Jan.;98.(1):28.–33. 2003; 98: 28–33
14. Reber A, Engberg G, Wegenius G, Hedenstierna G: Lung aeration. The effect of pre-oxygenation and hyperoxygenation during total intravenous anaesthesia. Anaesthesia 1996; 51: 733–7
15. Rothen HU, Sporre B, Engberg G, Wegenius G, Hogman M, Hedenstierna G: Influence of gas composition on recurrence of atelectasis after a reexpansion maneuver during general anesthesia. Anesthesiology 1995; 82: 832–42
16. Barbera JA, Riverola A, Roca J, Ramirez J, Wagner PD, Ros D, Wiggs BR, Rodriguez-Roisin R: Pulmonary vascular abnormalities and ventilation-perfusion relationships in mild chronic obstructive pulmonary disease. Am.J.Respir.Crit Care Med. 1994; 149: 423–9
17. Lundin S, Mang H, Smithies M, Stenqvist O, Frostell C: Inhalation of nitric oxide in acute lung injury: results of a European multicentre study. The European Study Group of Inhaled Nitric Oxide [see comments]. Intensive Care Med. 1999; 25: 911–9
18. Lundquist H, Hedenstierna G, Strandberg A, Tokics L, Brismar B: CT-assessment of dependent lung densities in man during general anaesthesia. Acta Radiol. 1995; 36: 626–32
19. Reber A, Engberg G, Sporre B, Kviele L, Rothen HU, Wegenius G, Nylund U, Hedenstierna G: Volumetric analysis of aeration in the lungs during general anaesthesia. Br.J.Anaesth. 1996; 76: 760–6
20. Tokics L, Hedenstierna G, Svensson L, Brismar B, Cederlund T, Lundquist H, Strandberg A: V/Q distribution and correlation to atelectasis in anesthetized paralyzed humans. J.Appl.Physiol. 1996; 81: 1822–33
21. West, J.B., Dollery, C.T., and Nairmark, A. Distribution of blood flow in isolated lung; relation to vascular and alveolar pressures. J.Appl.Physiol. 19, 713–724. 1964
22. Neumann P, Berglund JE, Andersson LG, Maripu E, Magnusson A, Hedenstierna G: Effects of inverse ratio ventilation and positive end-expiratory pressure in oleic acid-induced lung injury. American Journal of Respiratory and Critical Care Medicine 2000; 161: 1537–45
23. Tokics L, Hedenstierna G, Strandberg A, Brismar B, Lundquist H: Lung collapse and gas exchange during general anesthesia: effects of spontaneous breathing, muscle paralysis, and positive end-expiratory pressure. Anesthesiology 1987; 66: 157–67
24. Pelosi, P., Ravagnan, I., Giurati, G., Panigada, M., Bottino, N., Tredici, S., Eccher, G., and Gattinoni, L. Positive end-expiratory pressure improves respiratory function in obese but not in normal subjects during anesthesia and paralysis. Anesthesiology 91(5), 1221–1231. 1999
25. Brismar B, Hedenstierna G, Lundquist H, Strandberg A, Svensson L, Tokics L: Pulmonary densities during anesthesia with muscular relaxation–a proposal of atelectasis. Anesthesiology 1985; 62: 422–8
26. Cournand A, Motley H, Werko L, Richards D: Physiological studies of the effects of intermittent positive pressure breathing on cardiac output in man. Am.J.Physiol 1948; 152: 162–74
27. Suter PM, Fairley B, Isenberg MD: Optimum end-expiratory airway pressure in patients with acute pulmonary failure. N Engl.J Med 1975; 292: 284–9
28. Ludwigs U, Klingstedt C, Baehrendtz S, Hedenstierna G: A comparison of pressure- and volume-controlled ventilation at different inspiratory to expiratory ratios. Acta Anaesthesiol.Scand. 1997; 41: 71–7

29. van den Berg PC, Jansen JR, Pinsky MR: Effect of positive pressure on venous return in volume-loaded cardiac surgical patients. J.Appl.Physiol 2002; 92: 1223–31
30. Vieillard-Baron A, Loubieres Y, Schmitt JM, Page B, Dubourg O, Jardin F: Cyclic changes in right ventricular output impedance during mechanical ventilation. J.Appl.Physiol 1999; 87: 1644–50
31. Whittenberger Jl, Mcgregor M, Berglund E, Borst Hg: Influence of state of inflation of the lung on pulmonary vascular resistance. J.Appl.Physiol 1960; 15: 878–82
32. BURTON AC, PATEL DJ: Effect on pulmonary vascular resistance of inflation of the rabbit lungs. J.Appl. Physiol 1958; 12: 239–46
33. Froese AB, Bryan AC: Effects of anesthesia and paralysis on diaphragmatic mechanics in man. Anesthesiology 1974; 41: 242–55
34. Neumann P, Wrigge H, Zinserling J, Hinz J, Maripuu E, Andersson LG, Putensen C, Hedenstierna G: Spontaneous breathing affects the spatial ventilation and perfusion distribution during mechanical ventilatory support. Crit Care Med. 2005; 33: 1090–5
35. Wrigge H, Zinserling J, Neumann P, Defosse J, Magnusson A, Putensen C, Hedenstierna G: Spontaneous breathing improves lung aeration in oleic acid-induced lung injury. Anesthesiology 2003; 99: 376–84
36. Neumann P, Hedenstierna G: Ventilatory support by continuous positive airway pressure breathing improves gas exchange as compared with partial ventilatory support with airway pressure release ventilation. Anesthesia and Analgesia 2001; 92: 950–8
37. Sydow M, Burchardi H, Ephraim E, Zielmann S, Crozier TA: Long-term effects of two different ventilatory modes on oxygenation in acute lung injury. Comparison of airway pressure release ventilation and volume-controlled inverse ratio ventilation. Am.J Respir.Crit Care Med 1994; 149: 1550–6
38. Putensen C, Rasanen J, Lopez FA: Ventilation-perfusion distributions during mechanical ventilation with superimposed spontaneous breathing in canine lung injury. Am.J.Respir.Crit.Care Med. 1994; 150: 101–8
39. Putensen C, Rasanen J, Lopez FA, Downs JB: Effect of interfacing between spontaneous breathing and mechanical cycles on the ventilation-perfusion distribution in canine lung injury. Anesthesiology 1994; 81: 921–30
40. Putensen, C., Mutz, N.J., Putensen-Himmer, G., and Zinserling, J. Spontaneous breathing during ventilatory support improves ventilation-perfusion distributions in patients with acute respiratory distress syndrome. Am.J.Respir.Crit.Care Med. 159, 1241–1248. 1999
41. Putensen C, Zech S, Wrigge H, Zinserling J, Stuber F, von Spiegel T, Mutz N: Long-term effects of spontaneous breathing during ventilatory support in patients with acute lung injury. Am.J.Respir.Crit Care Med. 2001; 164: 43–9
42. Woodring JH, Reed JC: Types and mechanisms of pulmonary atelectasis. J.Thorac.Imaging 1996; 11: 92–108
43. Gattinoni L, Presenti A, Torresin A, Baglioni S, Rivolta M, Rossi F, Scarani F, Marcolin R, Cappelletti G: Adult respiratory distress syndrome profiles by computed tomography. J.Thorac.Imaging 1986; 1: 25–30
44. Puybasset L, Cluzel P, Gusman P, Grenier P, Preteux F, Rouby JJ: Regional distribution of gas and tissue in acute respiratory distress syndrome. I. Consequences for lung morphology. CT Scan ARDS Study Group. Intensive Care Med. 2000; 26: 857–69
45. Pelosi P, D'Andrea L, Vitale G, Pesenti A, Gattinoni L: Vertical gradient of regional lung inflation in adult respiratory distress syndrome. Am.J.Respir.Crit Care Med. 1994; 149: 8–13
46. Gattinoni L, D'Andrea L, Pelosi P, Vitale G, Pesenti A, Fumagalli R: Regional effects and mechanism of positive end-expiratory pressure in early adult respiratory distress syndrome. JAMA 1993; 269: 2122–7
47. Pelosi P, Ravagnan I, Giurati G, Panigada M, Bottino N, Tredici S, Eccher G, Gattinoni L: Positive end-expiratory pressure improves respiratory function in obese but not in normal subjects during anesthesia and paralysis. Anesthesiology 1999; 91: 1221–31
48. Andersson LE, Baath M, Thorne A, Aspelin P, Odeberg-Wernerman S: Effect of carbon dioxide pneumoperitoneum on development of atelectasis during anesthesia, examined by spiral computed tomography. Anesthesiology 2005; 102: 293–9
49. Anzueto, A., Baughman, R.P., Guntupalli, K.K., Weg, J.G., Wiedemann, H.P., Raventos, A.A., Lemaire, F., Long, W., Zaccardelli, D.S., Pattishall, E.N., and For The Exosurf Acute Respiratory Distress Syndrome Sepsis Study Group. Aerosolized surfactant in adult with sepsis-induced acute respiratory distress syndrome. N.Engl.J.Med. 334(22), 1417–1421. 1996

50. Spragg RG, Lewis JF, Walmrath HD, Johannigman J, Bellingan G, Laterre PF, Witte MC, Richards GA, Rippin G, Rathgeb F, Hafner D, Taut FJ, Seeger W: Effect of recombinant surfactant protein C-based surfactant on the acute respiratory distress syndrome. N.Engl.J.Med. 2004; 351: 884–92
51. Enhorning G, Shennan A, Possmayer F, Dunn M, Chen CP, Milligan J: Prevention of neonatal respiratory distress syndrome by tracheal instillation of surfactant: a randomized clinical trial. Pediatrics 1985; 76: 145–53
52. Dunn MS, Shennan AT, Zayack D, Possmayer F: Bovine surfactant replacement therapy in neonates of less than 30 weeks' gestation: a randomized controlled trial of prophylaxis versus treatment. Pediatrics 1991; 87: 377–86
53. Suresh GK, Soll RF: Overview of surfactant replacement trials. J.Perinatol. 2005; 25 Suppl 2: S40-S44
54. Willson DF, Thomas NJ, Markovitz BP, Bauman LA, DiCarlo JV, Pon S, Jacobs BR, Jefferson LS, Conaway MR, Egan EA: Effect of exogenous surfactant (calfactant) in pediatric acute lung injury: a randomized controlled trial. JAMA 2005; 293: 470–6
55. Lachmann, B., Robertson, B., and Vogel, J. In vivo lung lavage as an experimental model of the respiratory distress syndrome. Acta Anaesthesiol Scand. 24, 231–236. 1980
56. Neumann P, Berglund JE, Mondejar EF, Magnusson A, Hedenstierna G: Dynamics of lung collapse and recruitment during prolonged breathing in porcine lung injury. Journal of Applied Physiology 1998; 85: 1533–43
57. Neumann P, Hedenstierna G: Ventilation-perfusion distributions in different porcine lung injury models. Acta Anaesthesiologica Scandinavica 2001; 45: 78–86
58. Kloot TE, Blanch L, Melynne YA, Weinert C, Adams AB, Marini JJ, Shapiro RS, Nahum A: Recruitment Maneuvers in Three Experimental Models of Acute Lung Injury. Effect on lung volume and gas exchange. Am.J.Respir.Crit Care Med. 2000; 161: 1485–94
59. Faridy EE, Permutt S, RILEY RL: Effect of ventilation on surface forces in excised dogs' lungs. J.Appl.Physiol 1966; 21: 1453–62
60. McClenahan JB, Urtnowski A: Effect of ventilation on surfactant, and its turnover rate. J.Appl.Physiol 1967; 23: 215–20
61. Rothen HU, Sporre B, Engberg G, Wegenius G, Hedenstierna G: Re-expansion of atelectasis during general anaesthesia: a computed tomography study. Br.J.Anaesth. 1993; 71: 788–95
62. Pelosi P, Croci M, Ravagnan I, Cerisara M, Vicardi P, Lissoni A, Gattinoni L: Respiratory system mechanics in sedated, paralyzed, morbidly obese patients. J.Appl.Physiol 1997; 82: 811–8
63. Stenqvist O, Lindgren S, Karason S, Sondergaard S, Lundin S: Warning! Suctioning. A lung model evaluation of closed suctioning systems. Acta Anaesthesiologica Scandinavica 2001; 45: 167–72
64. Lachmann B: Open up the lung and keep the lung open. Intensive.Care Med. 1992; 18: 319–21
65. Ashbaugh DG, Bigelow DB, Petty TL, Levine BE: Acute respiratory distress in adults. Lancet 1967; 2: 319–3
66. Ashbaugh DG, Uzawa T: Effect of continuous and intermittent postive pressure breathing on experimental respiratory distress. Surg.Forum 1968; 19: 268–70
67. Kumar, A., Falke, K., Geffin, B., Aldredge, C.F., Laver, M.B., Lowenstein, E., and Pontoppidan, H. Continuous positive pressure ventilation in acute respiratory failure. N.Engl.J.Med. 283 (26), 1430–1436. 1970
68. Falke, K., Pontoppidan, H., Kumar, A., Leith, D.E., Geffin, B., and Laver, M.B. Ventilation with end-expiratory pressure in acute lung disease. J.Clin.Invest 51, 2315–2323. 1972
69. Ventilation with lower tidal volumes as compared with traditional tidal volumes for acute lung injury and the acute respiratory distress syndrome. The Acute Respiratory Distress Syndrome Network [see comments]. N.Engl.J.Med. 2000; 342: 1301–8
70. Sykes MK: Does mechanical ventilation damage the lung? Acta Anaesthesiol.Scand.Suppl. 1991; 35: 35–9
71. Amato MB, Barbas CS, Medeiros DM, Schettino GdP, Lorenzi Filho G, Kairalla RA, Deheinzelin D, Morais C, Fernandes EdO, Takagaki TY: Beneficial effects of the "open lung approach" with low distending pressures in acute respiratory distress syndrome. A prospective randomized study on mechanical ventilation. Am.J.Respir.Crit.Care Med. 1995; 152: 1835–46

72. Amato MB, Barbas CS, Medeiros DM, Magaldi RB, Schettino GP, Lorenzi-Filho G, Kairalla RA, Deheinzelin D, Munoz C, Oliveira R, Takagaki TY, Carvalho CR: Effect of a protective-ventilation strategy on mortality in the acute respiratory distress syndrome [see comments]. N.Engl.J.Med. 1998; 338: 347–54

73. Ranieri VM, Suter PM, Tortorella C, De Tullio R, Dayer JM, Brienza A, Bruno F, Slutsky AS: Effect of mechanical ventilation on inflammatory mediators in patients with acute respiratory distress syndrome: a randomized controlled trial [see comments]. JAMA 1999; 282: 54–61

74. Malbrain ML: Abdominal pressure in the critically ill: measurement and clinical relevance. Intensive Care Med. 1999; 25: 1453–8

75. Brower RG, Lanken PN, MacIntyre N, Matthay MA, Morris A, Ancukiewicz M, Schoenfeld D, Thompson BT: Higher versus lower positive end-expiratory pressures in patients with the acute respiratory distress syndrome. N.Engl.J.Med. 2004; 351: 327–36

76. Artigas, A., Bernard, G.R., Carlet, J., Dreyfuss, D., Gattinoni, L., Hudson, L., Lamy, M., Marini, J.J., Matthay, M., Pinsky, M.R., Spragg, R., Suter, P.M., and Consensus Committee. The American-European Consensus Conference on ARDS, part 2. Ventilatory, pharmacologic, supportive therapy, study design strategies and issues related to recovery and remodeling. Intensive Care Med. 24, 378–398. 1998

77. Hedenstierna G, Baehrendtz S, Klingstedt C, Santesson J, Soderborg B, Dhalborn M, Bindslev L: Ventilation and perfusion of each lung during differential ventilation with selective PEEP. Anesthesiology 1984; 61: 369–76

78. Neumann P, Berglund JE, Andersson LG, Maripu E, Magnusson A, Hedenstierna G: Effects of Inverse Ratio Ventilation and Positive End-Expiratory Pressure in Oleic Acid-Induced Lung Injury. Am.J.Respir.Crit Care Med. 2000; 161: 1537–45

79. Neumann P, Berglund JE, Mondéjar EF, Magnusson A, Hedenstierna G: Effect of different pressure levels on the dynamics of lung collapse and recruitment in oleic-acid-induced lung injury. Am.J.Respir.Crit.Care Med. 1998; 158: 1636–43

80. Visick, W.D., Fairley, H.B., and Hickey, R.F. The effects of tidal volume and end-expiratory pressure on pulmonary gas exchange during anesthesia. Anesthesiology 39(3), 285–290. 1973

81. Dellinger RP, Carlet JM, Masur H, Gerlach H, Calandra T, Cohen J, Gea-Banacloche J, Keh D, Marshall JC, Parker MM, Ramsay G, Zimmerman JL, Vincent JL, Levy MM: Surviving Sepsis Campaign guidelines for management of severe sepsis and septic shock. Crit Care Med. 2004; 32: 858–73

82. Rothen HU, Neumann P, Berglund JE, Valtysson J, Magnusson A, Hedenstierna G: Dynamics of re-expansion of atelectasis during general anaesthesia. British Journal of Anaesthesia 1999; 82: 551–6

83. Neumann P, Berglund JE, Mondejar EF, Magnusson A, Hedenstierna G: Effect of different pressure levels on the dynamics of lung collapse and recruitment in oleic-acid-induced lung injury. American Journal of Respiratory and Critical Care Medicine 1998; 158: 1636–43

84. Richard JC, Maggiore S, Mercat A: Where are we with recruitment maneuvers in patients with acute lung injury and acute respiratory distress syndrome? Curr.Opin.Crit Care 2003; 9: 22–7

85. Grasso S, Mascia L, Del Turco M, Malacarne P, Giunta F, Brochard L, Slutsky AS, Marco R, V: Effects of recruiting maneuvers in patients with acute respiratory distress syndrome ventilated with protective ventilatory strategy. Anesthesiology 2002; 96: 795–802

86. Pelosi P, Cadringher P, Bottino N, Panigada M, Carrieri F, Riva E, Lissoni A, Gattinoni L: Sigh in acute respiratory distress syndrome. Am.J.Respir.Crit Care Med. 1999; 159: 872–80

87. Brower RG, Morris A, MacIntyre N, Matthay MA, Hayden D, Thompson T, Clemmer T, Lanken PN, Schoenfeld D: Effects of recruitment maneuvers in patients with acute lung injury and acute respiratory distress syndrome ventilated with high positive end-expiratory pressure. Crit Care Med. 2003; 31: 2592–7

88. Gattinoni L, Tognoni G, Pesenti A, Taccone P, Mascheroni D, Labarta V, Malacrida R, Di Giulio P, Fumagalli R, Pelosi P, Brazzi L, Latini R: Effect of prone positioning on the survival of patients with acute respiratory failure. N.Engl.J.Med. 2001; 345: 568–73

89. Pelosi P, Croci M, Calappi E, Cerisara M, Mulazzi D, Vicardi P, Gattinoni L: The prone positioning during general anesthesia minimally affects respiratory mechanics while improving functional residual capacity and increasing oxygen tension. Anesth.Analg. 1995; 80: 955–60

90. Gattinoni L, Pelosi P, Vitale G, Pesenti A, D'Andrea L, Mascheroni D: Body position changes redistribute lung computed-tomographic density in patients with acute respiratory failure. Anesthesiology 1991; 74: 15–23

91. Langer M, Mascheroni D, Marcolin R, Gattinoni L: The prone position in ARDS patients. A clinical study. Chest 1988; 94: 103–7
92. Albert RK, Hubmayr RD: The Prone Position Eliminates Compression of the Lungs by the Heart. Am.J.Respir. Crit Care Med. 2000; 161: 1660–5
93. Pelosi P, Tubiolo D, Mascheroni D, Vicardi P, Crotti S, Valenza F, Gattinoni L: Effects of the prone position on respiratory mechanics and gas exchange during acute lung injury. Am.J.Respir.Crit Care Med. 1998; 157: 387–93
94. Lamm WJ, Graham MM, Albert RK: Mechanism by which the prone position improves oxygenation in acute lung injury. Am.J.Respir.Crit.Care Med. 1994; 150: 184–93
95. Beck KC, Vettermann J, Rehder K: Gas exchange in dogs in the prone and supine positions. J.Appl.Physiol 1992; 72: 2292–7
96. Beck KC, Vettermann J, Rehder K: Gas exchange in dogs in the prone and supine positions. J.Appl.Physiol. 1992; 72: 2292–7
97. Guerin C, Gaillard S, Lemasson S, Ayzac L, Girard R, Beuret P, Palmier B, Le QV, Sirodot M, Rosselli S, Cadiergue V, Sainty JM, Barbe P, Combourieu E, Debatty D, Rouffineau J, Ezingeard E, Millet O, Guelon D, Rodriguez L, Martin O, Renault A, Sibille JP, Kaidomar M: Effects of systematic prone positioning in hypoxemic acute respiratory failure: a randomized controlled trial. JAMA 2004; 292: 2379–87
98. Curley MA, Hibberd PL, Fineman LD, Wypij D, Shih MC, Thompson JE, Grant MJ, Barr FE, Cvijanovich NZ, Sorce L, Luckett PM, Matthay MA, Arnold JH: Effect of prone positioning on clinical outcomes in children with acute lung injury: a randomized controlled trial. JAMA 2005; 294: 229–37
99. Bein T, Reber A, Metz C, Jauch KW, Hedenstierna G: Acute effects of continuous rotational therapy on ventilation-perfusion inequality in lung injury. Intensive Care Med. 1998; 24: 132–7
100. Ahrens T, Kollef M, Stewart J, Shannon W: Effect of kinetic therapy on pulmonary complications. Am.J.Crit Care 2004; 13: 376–83
101. Bein T, Sabel K, Scherer A, Papp-Jambor C, Hekler M, Dubb R, Schlitt HJ, Taeger K: [Comparison of incomplete (135 degrees) and complete prone position (180 degrees) in patients with acute respiratory distress syndromeResults of a prospective, randomised trial]. Anaesthesist 2004
102. Wrigge H, Zinserling J, Neumann P, Muders T, Magnusson A, Putensen C, Hedenstierna G: Spontaneous breathing with airway pressure release ventilation favors ventilation in dependent lung regions and counters cyclic alveolar collapse in oleic-acid-induced lung injury: a randomized controlled computed tomography trial. Crit Care 2005; 9: R780-R789
103. Guérin C, Reignier J, Richard J, Beuret P, Gacouin A, Boulain T, Mercier E, Badet M, Mercat A, Baudin O, Clavel M, Chatellier D, Jaber S, Rosselli, S, Mancebo J, Sirodot M, Hilbert G, Bengler C, Richecoeur J, Gainnier M, Bayle F, Bourdin G, Leray V, Girard R, Baboi L, Ayzac L for the Proseva Group: Prone position in severe Acute Respiratory distress Syndrome. New England Journal of Medicine 2013; 368 2159–2168
104. Sud S, Friedrich J, Adhikari N, Taccone P, Mancebo J, Polli F, Latini R, Pesent A, Curley M, Fernandez R, Chan M, Beuret P, Voggenreiter G, Sud M, Tognoni g, Gattinoni L, Guerin C: Effect of prone positioning during mechanical ventilation on mortality among patients with acute respiratory distress syndrome: a systemaric review and meta-analysis. CMAJ 2014; 186 (10): E381–90
105. S3-Leitlinie Invasive Beatmung und Einsatz extrakorporaler Verfahren bei akuter respiratorischer Insuffizienz 1. Auflage, Langversion, Stand 04.12.2017. Online unter: http://www.awmf.org/uploads/tx_szleitlinien/001-021l_S3_Invasive_Beatmung_2017-12.pdf (abgerufen am 11.12.2019)
106. S3-Leitlinie (2017) Invasive Beatmung und Einsatz extrakorporaler Verfahren bei akuter respiratorischer Insuffizienz
107. Guérin C, Reignier J, Richard JC, Beuret P, Gacouin A, Boulain T, Mercier E, Badet M, Mercat A, Baudin O, Clavel M, Chatellier D, Jaber S, Rosselli S, Mancebo J, Sirodot M, Hilbert G, Bengler C, Richecoeur J, Gainnier M, Bayle F, Bourdin G, Leray V, Girard R, Baboi L, Ayzac L; PROSEVA Study Group: Prone positioninq in severe acute respiratory distress syndrome. N Engl J Med 2013; 368(23):2159–68.
108. Barber DC, Brown BH: Applied potential tomography. J.Phys.E.Sci.Instrum. 1984; 17: 723–733

7 Strategien der Beatmung und Entwöhnung bei schwerer Adipositas

Julia Pochert und Hermann Wrigge

Die Beatmung von krankhaft übergewichtigen Patienten stellt oftmals besondere Herausforderungen an den Anästhesisten und Intensivmediziner. Nach Narkoseeinleitung erfordert die ungünstige Atemmechanik oft deutlich höhere Beatmungsdrücke als bei Normalgewichtigen. Obwohl es auch bei normalgewichtigen Patienten kurz nach Einleitung einer Allgemeinanästhesie und Initiierung von maschineller Beatmung zu Atelektasenbildung und damit zu einer Verschlechterung der pulmonalen Compliance kommt, sind diese Effekte bei Adipösen wesentlich stärker ausgeprägt. Die Atelektasen entstehen nach Wegfall der Spontanatmung und Erschlaffen der Atemmuskulatur typischerweise in den dorsalen Lungenregionen nach schwerkraftabhängiger Umverteilung der Ventilation in die ventralen Lungenabschnitte. Der konsekutive intrapulmonale Shunt führt zu einer Abnahme der Oxygenierung und einer Zunahme der Hyperkapnie.
Neben der Atelektasenbildung tragen bei Adipösen ein erhöhter abdomineller Druck und eine niedrige Thoraxwandcompliance dazu bei, dass die Atemmechanik eingeschränkt und die Beatmungsbedingungen erschwert sind. Hinzu kommen oft noch operationsbedingte Faktoren wie Flach- oder gar Trendelenburg-Lagerung sowie ein Pneumoperitoneum, die eine ausreichende Ventilation oft nur bei deutlich erhöhten Beatmungsdrücken möglich erscheinen lassen. Während diese Bedingungen im Rahmen der Durchführung operativer Maßnahmen mehr oder weniger akzeptiert werden müssen, ist eine notwendige Beatmung von morbid adipösen Patienten mit zusätzlichen Störungen der Lungenfunktion auf der Intensivtherapiestation oft nur in sitzender oder halbsitzender Position möglich. Die Entwöhnung von adipösen Patienten von der maschinellen Beatmung wird durch die aufwendigere Mobilisation dieser Patienten sowie die hohe Inzidenz von obstruktiver Schlafapnoe in diesem Patientenkollektiv erschwert.

Paradoxerweise ist die Sterblichkeit von leicht bis mittelgradig adipösen Intensivpatienten im Vergleich zu normal- oder sogar untergewichtigen Patienten nicht erhöht oder sogar geringer.

Daraus wird deutlich, dass ein erhöhter Atemwegsdruck allein nicht notwendigerweise schädigend sein muss, sondern nur, wenn er mit hohen Volumina oder hohem transpulmonalem Druck einhergeht.

Die Frage, ob mechanischer Stress durch Beatmung allein oder nur in Kombination mit einer anderweitigen inflammatorischen Stimulation zu einer Entzündungsreaktion führt, kann nicht abschließend beantwortet werden.

7.1 Beatmungsassoziierte Schädigungen – besondere Aspekte bei Adipositas?

Die kurzzeitige Beatmung lungengesunder Patienten im Operationssaal unter Verwendung hoher Tidalvolumina ohne PEEP führte nicht zu einer systemischen Entzündungsreaktion [Wrigge et al. 2000]. Aktuell wird daher ein sog. *Doppelschädigungsmodell („two-hit-model")* diskutiert. Dieses Konzept sieht vor, dass eine Vorschädigung der Lunge (z.B. im Rahmen eines ARDS) vorliegen muss, damit ein zweiter schädigender Stimulus wie die Beatmung mit hohen Tidalvolumina und niedrigem PEEP die bereits entstehende Entzündungsreaktion aggraviert.

Lungengesunde, beatmete Intensivpatienten, die aus nicht primär pulmonalen Gründen länger als 48 Stunden beatmet waren, entwickelten zu ca. 25% einen *beatmungsassoziierten Lungenschaden (= ventilator associated lung injury [VALI])*. Dabei konnten Atemwegsplateaudruck und Größe des Tidalvolumens (V_T) als unabhängige Risikofaktoren für die Entstehung eines akuten Lungenversagens unter Beatmung identifiziert werden [Gajic et al. 2005].

Zu der Frage, ob andere Vorschädigungen wie chronische Lungenerkrankungen oder zeitgleiche Schäden, wie etwa eine durch ein Operationstrauma ausgelöste systemische Entzündungsreaktion, eine ausreichende Schädigung darstellen, damit mechanischer Stress durch Beatmung eine relevante pulmonale oder systemische Entzündungsreaktion verstärken kann, liegen uneinheitliche Daten vor. Allerdings zeigt eine prospektive Studie bei Patienten mit größeren Baucheingriffen, dass die Verwendung der Kombination von VT von 6–8 ml/kg Idealgewicht, PEEP 6-8 cmH_2O und intermittierenden Rekrutierungsmanövern die Inzidenz von pulmonalen und anderen perioperativen Komplikationen senken kann [Futier et al. 2013]. Demgegenüber scheint die Verwendung von höherem PEEP (12 cmH_2O) mit Rekrutierungsmanövern gegenüber niedrigem PEEP ohne Rekrutierungsmanöver keinen zusätzlichen Effekt auf pulmonale Komplikationen bei Normalgewichtigen zu haben, wenn in beiden Fällen niedrige VT verwendet werden [The PROVE Network Investigators 2014].

Auch lungengesunde Patienten können unter bestimmten Umständen eine beatmungsassoziierte Lungenschädigung erleiden. Besondere Risiken sind längerdauernde Eingriffe mit höherem operativem Trauma [hoher ARISTCAT Score, Canet et al. 2010].

Laut einer Metanalyse steigt die Sterblichkeit im Krankenhaus von Patienten nach großen abdominal- oder thoraxchirurgischen Eingriffen von 1,4% auf 20,3% an, wenn die Patienten postoperative pulmonale Komplikationen entwickelt hatten (Serpa Neto 2014).

In einer weltweit durchgeführten Observationsstudie zur intraoperativen Beatmung war ein body mass index > 40 kg/m² mit einem erhöhten Risiko für das Auftreten von postoperativen pulmonale Komplikationen assoziiert (Ball et al. 2018). Bei Einstellung des Tidalvolumens nach dem realen Körpergewicht wird die Lungengröße überschätzt, da die Lunge bei Adipositas natürlich nicht wächst. Gerade bei Adipösen ist daher die Berechnung des Tidalvolumens nach idealem Körpergewicht vorzunehmen. Das Lungenvolumen steigt aber nicht mit zunehmendem Gewicht, sondern ist von Trainingszustand, Geschlecht und Größe des Patienten abhängig.

Die bereits erwähnte Observationsstudie bei Adipösen fand für das mittlere Tidalvolumen einen Wert von 8,8 ml/kg des Idealgewichts und einen mittleren PEEP von lediglich 4 cmH_2O (Ball et al. 2018).

Übergewichtige Patienten haben ein größeres Risiko, mit hohen Tidalvolumina beatmet zu werden als normalgewichtige Patienten.

7.2 Perioperative Beatmung adipöser Patienten

7.2.1 Veränderungen der Atemmechanik

Schon eine einfache Lageveränderung aus der stehenden oder sitzenden Position in die Waagerechte führt bereits bei normalgewichtigen Patienten zu einer Reduktion des Lungenvolumens. Dieser Effekt ist bei übergewichtigen Patienten noch verstärkt. Verglichen mit normalgewichtigen Patienten haben krankhaft Übergewichtige eine *deutlich reduzierte funktionelle Residualkapazität* (FRC) nach Einleitung einer Narkose mit Muskelrelaxantien [Pelosi et al. 1997]. Der FRC-Abfall nach Intubation kann mehr als 50% im Vergleich zum Ausgangswert betragen, was vorwiegend den entstehenden Atelektasen zugeschrieben wird (Nestler et al. 2017). Die *Atelektasenbildung* erklärt sich einerseits durch Kompression der basalen Lungenareale (Kompressionsatelektasen), in denen der hydrostatische Druck am höchsten ist und auch die abdominellen Organe über das erschlaffte Zwerchfell einen erhöhten Druck auf das Lungenparenchym ausüben.

Andererseits kann es zur Ausbildung von *Resorptionsatelektasen* kommen. Wird eine Präoxygenierung mit 100% Sauerstoff über eine dicht sitzende Gesichtsmaske ausreichend lange durchgeführt, so wird der in der Raumluft überwiegend vorhandene Stickstoff aus der Lunge ausgewaschen und durch Sauerstoff ersetzt. Bei der Diffusion des Sauerstoffs aus der Alveole in die Kapillare kann dann ein Vakuum in der Alveole mit nachfolgendem Kollaps entstehen. Durch die nachfolgende Narkoseeinleitung kommt es zum Verlust der Muskelspannung des Thorax und des Zwerchfells mit Sistieren der Spontanatmung. Die konsekutiv erforderliche maschinelle Beatmung führt aufgrund des schwerkraftabhängigen Gradienten des Lungengewichtes zu einer bevorzugten Belüftung der ventralen Lungenareale. Da sich die muskulären Abschnitte des Zwerchfells lateral und dorsal befinden und das Zwerchfell ventral mit seiner Sehnenplatte am Sternum fixiert ist, waren vorher unter Spontanatmung die dorsalen Lungenabschnitte besser belüftet. Durch *Umverteilung der Ventilation von dorsal nach ventral* nach Sistieren der Spontanatmung nehmen dorsale Lungenanteile nicht mehr an der Ventilation teil und kollabieren nach Aufnahme des Sauerstoffs.

Computertomografische Untersuchungen von normalgewichtigen Lungengesunden in Narkose zeigen, dass der Anteil dieser Atelektasen im Mittel bei etwa 4% liegt (s. Abb. 1 u. 2) und der korrespondierende Anteil des Shunts ebenfalls etwa 4% beträgt [Rothen 1998]. Bei adipösen Patienten ist der Anteil an Atelektasen deutlich höher (bis >50%) und war in computertomographischen Untersuchungen auch 24 Stunden postperativ noch anteilig nachweisbar.

Obwohl das Auftreten von Resorptionsatelektasen durch Verwendung von 80%igem Sauerstoff bei der Präoxygenierung im Rahmen der Narkoseeinleitung verhindert werden kann, ist dieses Vorgehen generell – und besonders bei adipösen Patienten – wegen der verkürzten Apnoetoleranz im Falle eines schwierigen Atemweges nicht zu empfehlen.

Atemmechanisch setzt sich die gesamte Compliance des respiratorischen Systems aus den Komponenten Lungencompliance und Thoraxwandcompliance zusammen. Während die Lungencompliance durch die Abnahme des Lungenvolumens infolge der Atelektasenbildung geringer wird, ist die Brustwandcompliance aufgrund des auf dem Thorax lastenden Fettgewebes erniedrigt und nimmt durch das Gewicht des Abdomens und dessen Druck gegen das Zwerchfell und den unteren knöchernen Thorax nach Narkoseeinleitung weiter ab. Auch die Resistance kann im Vergleich zu normalgewichtigen Patienten durch *Fetteinlagerungen im Bereich der Luftwege* erhöht sein. Insgesamt kommt es also nach Narkoseeinleitung zu atemmechanischen Veränderungen, die im Vergleich zu normalgewichtigen Patienten deutlich ausgeprägter sein können.

Bei übergewichtigen Patienten kann die Beatmung *während bariatrischer und anderer großer chirurgischer Eingriffe* durch zusätzliche Faktoren erschwert werden:

- Bei Laparoskopien kommt es durch das installierte Pneumoperitoneum und den dadurch entstehenden erhöhten intraabdominellen Druck zu

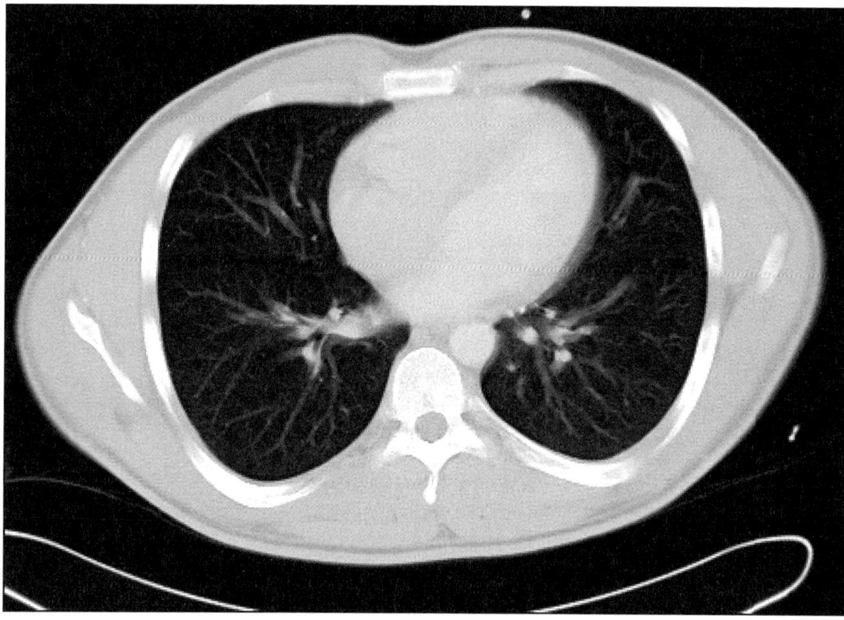

Abb. 1 CT Scan eines gesunden Patienten vor Intubation

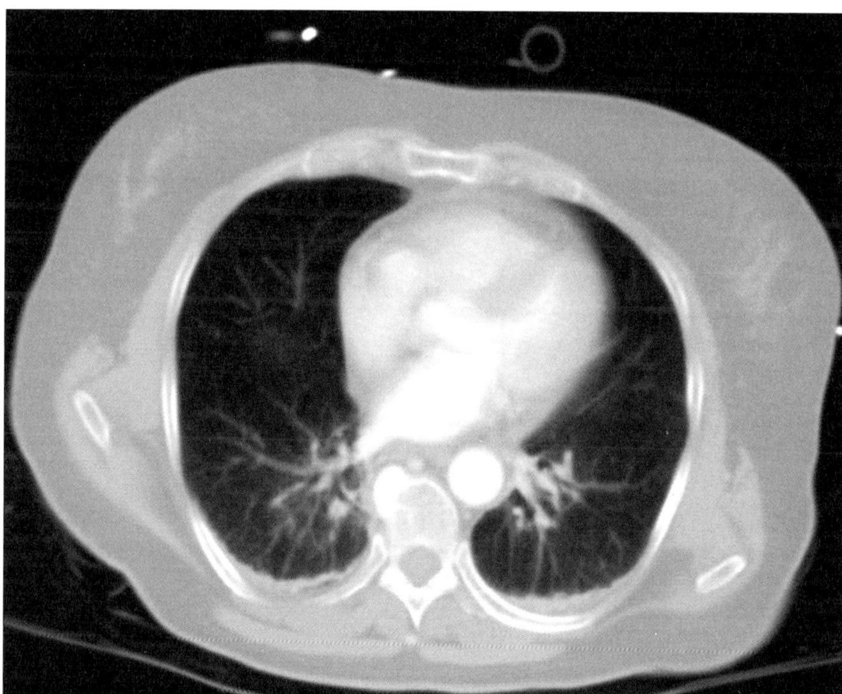

Abb. 2 CT Scan nach Einleitung von Narkose und Intubation. Basal sind die entstandenen Atelektasen sichtbar.

einer Verlagerung des Zwerchfells nach kranial und damit zu einer *Einengung der Lunge im Thorax*. Dieser Effekt wird durch ein relaxiertes Zwerchfell noch verstärkt.
- Bei Kopftieflage kommt es durch die stärkere Einwirkung der *Gewichtskräfte abdomineller Weichteile und Fettschürzen auf das Zwerchfell* zu ähnlichen Effekten.

Die genannten Faktoren Pneumoperitoneum und Lagerung (z.B. nach Trendelenburg) führen zwar zu einer weiteren „Versteifung" der Brustwand, d.h. Abnahme der Thoraxwandcompliance, eine zusätzliche Abnahme des Lungenvolumens unter das nach Narkoseeinleitung bereits niedrigere Niveau hinaus wurde aber nicht beobachtet.

Ein pragmatischer atemmechanischer Parameter ist der "driving pressure" (dP), der sich leicht aus der Differenz von inspiratorischem Plateaudruck und PEEP bestimmen lässt. Physiologisch entspricht dP dem Quotienten aus Tidalvolumen durch Compliance und beinhaltet somit beide atemmechanisch wichtigen Größen. In einer Metaanalyse zur intraoperativen Beatmung war eine Zunahme von dP mit einer Zunahme von postoperativen pulmonalen Komplikationen assoziiert (Serpa Neto et al. 2016). Führte etwa eine PEEP-Erhöhung zu einem Anstieg von dP, korrelierte dies mit einer Zunahme von pulmonalen Komplikationen.

7.2.2 Veränderungen des pulmonalen Gasaustausches

Sauerstoffpartialdruck

Nach Narkoseeinleitung kommt es – besonders bei morbid Adipösen – zu einem Abfall des arteriellen Sauerstoffpartialdrucks (PaO_2). Dies erklärt sich überwiegend durch eine Abnahme des belüfteten Lungenvolumens (FRC) aus bereits oben genannten Gründen und Abnahme der Compliance. Der PaO_2 ist dabei ein guter indirekter Marker für bestehende Atelektasen und auch für den intrapulmonalen Shunt. Wie bereits erwähnt, führen ein Pneumoperitoneum für eine Laparoskopie und eine Trendelenburg-Lagerung interessanterweise nicht zu einer Zunahme der Oxygenierungsstörung [Sprung et al. 2002]. Demzufolge entstehen durch die Bedingungen unter Laparoskopie und weiterer Lagerung offenbar keine Atelektasen mehr zusätzlich zu denen, die bereits im Rahmen der Narkoseeinleitung entstanden sind. Es kommt aber zu einer Abnahme der Thoraxwandcompliance und damit zu einem Abfall der Tidalvolumina (bei druckkontrollierter Beatmung) oder Zunahme der maximalen Beatmungsdrücke (bei volumenkontrollierter Beatmung). Im Vergleich dazu entwickelt sich bei offenen Laparoskopien durchaus bei Kopftieflage ein weiterer Abfall des PaO_2 [Perilli et al. 2000].

Kohlendioxidpartialdruck

Die Veränderungen im $PaCO_2$ unterscheiden sich deutlicher als die im PaO_2 zwischen normalgewichtigen und übergewichtigen Patienten. Nach Beginn der maschinellen Beatmung brauchen übergewichtige Patienten ein *etwa 15% höheres Atemminutenvolumen als Normalgewichtige*. Dies liegt nicht an einer vermehrten CO_2-Produktion, was bei größeren Mengen an Weichteilgewebe ebenfalls vermutet werden könnte, sondern an einem größeren funktionellen Totraumvolumen, welches nach Beginn der Beatmung entsteht. Am ehesten lässt sich dies durch die *durch Fetteinlagerungen vergrößerte Wandfläche der Atemwege* bei adipösen Patienten erklären. Die gleiche Studie konnte zeigen, dass eine Zunahme des Tidalvolumens um 100 ml bei normalgewichtigen Patienten den $PaCO_2$ stärker als bei übergewichtigen Patienten abfallen lässt [Sprung et al. 2002].

Während der intraoperativen Beatmung wird üblicherweise eine arterielle Normokapnie oder sogar milde Hypokapnie angestrebt.

> *Bei der Steuerung der Ventilation über das endexspiratorische CO_2 ist zu beachten, dass durch die Zunahme des funktionellen Totraumes und intrapulmonaler Shunts bei Adipösen die Differenz zwischen dem gemessenen endexspiratorischen CO_2 und dem tatsächlichen $PaCO_2$ noch größer sein wird als normal.*

Zur Erreichung der Zielvorgaben ist daher eine *höhere Ventilation erforderlich*, die wegen der durch die niedrige Compliance des respiratorischen Systems bedingten höheren Beatmungsspitzendrücke eher über eine Steigerung der Atemfrequenz erzielt werden sollte.

7.2.3 Empfehlungen für die perioperative Beatmung

Ziel der intraoperativen Beatmung sollte es sein, Lunge und kardiovaskulärer Funktion so wenig wie möglich zu schaden, aber trotzdem eine ausreichende Oxygenierung und Kohlendioxidelimination zu erreichen.

Nach physiologischen Erwägungen sollten auch lungengesunde Patienten mit niedrigen Tidalvolumina (6–8 ml/kg ideales KG), moderatem PEEP und Rekruiterungsmanövern insbesondere nach Einleitung und Diskonnektion behandelt werden.

Dies gilt besonders für Risikopatienten und größere Eingriffe, bei denen auch eine systemische Entzündungsreaktion zu erwarten ist.

Bei adipösen Patienten gilt es insbesondere, das VT von 6–8 ml/kg auf das ideale und nicht auf das reale Körpergewicht zu beziehen. Der ausgeprägte Abfall des Lungenvolumens nach Narkoseeinleitung sollte durch ein Rekrutierungsmanöver und sofortige Anwendung eines ausreichenden PEEP behandelt werden. Mehrere kleine Studien zeigen übereinstimmend, dass kurzfristig Beatmungsdrücke von 50–55 cmH_2O notwendig sind, um die Lunge zu rekrutieren. Der mittlere PEEP zum Erhalt des Lungenvolumens scheint bei morbid Adipösen im Mittel bei 18 cmH_2O zu liegen, kann aber individuellen Schwankungen unterliegen (Nestler et al. 2017). Daher ist ein individualisiertes Vorgehen empfehlenswert, wobei beispielsweise eine Minimierung des dP bei verschiedenen PEEP-Einstellungen angestrebt werden sollte. Die aktuell größte Interventionsstudie zur maschinellen Beatmung hat bei adipösen Patienten die Anwendung eines fixen PEEP von 4 cmH_2O mit einem PEEP von 12 cmH_2O mit regelmäßigen Rekrutierungsmanövern untersucht. Hierbei zeigten sich keine Gruppenunterschiede für das Auftreten postoperativer pulmonaler Komplikationen (Bluth et al. 2019). Dies war insofern überraschend, als der dP mit höherem PEEP um 6 cmH_2O niedriger war.

Mögliche Erklärungen hierfür könnten die fehlende Individualisierung des PEEP und ein für viele Patienten zu niedriger PEEP sein. Weiterhin konnte gezeigt werden, dass in der unmittelbar postoperativen Phase ein erneuter Verlust an Lungenvolumen auftreten kann (Nestler et al. 2017), sodass dieser Phase zukünftig mehr Beachtung geschenkt werden sollte, etwa durch Anwendung von CPAP (continuous positive airway pressure) nach Extubation.

Eine konsentierte Beatmungsstrategie im Rahmen der Narkose gibt es weder für Normalgewichtige noch für Adipöse. Frühere computertomografische Studien konnten zeigen, dass die intraoperative Atelektasenbildung bei normalgewichtigen Patienten durch *Beatmung mit einem PEEP* von 10 cmH_2O weitgehend verhindert werden konnte, wenn vorher ein Rekrutierungsmanöver durchgeführt wurde. Wegen des durch die Adipositas erhöhten abdominellen Drucks und der schlechteren Atemmechanik sind bei adipösen Patienten in Narkose noch höhere PEEP-Werte zur Vermeidung von Atelektasen als bei Lungengesunden nötig.

Für Beatmung mit höheren PEEP Werten wurde neben der Minimierung von Belüftungsstörungen auch eine Dämpfung von pulmonaler Inflammation und Gerinnungsaktivierung gezeigt [Wolthuis 2008].

Weiterhin konnte bei hirntoten Organspendern die Anzahl der verwendbaren Spenderlungen durch lungenprotektive Beatmung nahezu verdoppelt werden.

> *Protektive Beatmungsstrategien mit niedrigem V_T und höherem PEEP können Nebenwirkungen haben.*

Hierzu gehört die *hyperkapnische Azidose*, die in moderater Form aber sogar mit weniger Wundheilungsstörungen bei übergewichtigen Patienten einhergeht [Hager et al. 2006]. Wie auch bei der Beatmung des akuten Lungenversagens sollten pH-Werte von < 7,2 vermieden werden. *Hämodynamisch* senkt PEEP und ein erhöhter mittlerer thorakaler Druck den venösen Rückstrom zum rechten

Herzen, was zu einer Senkung des Herzzeitvolumens führt. Bei relevanter Kreislaufdepression durch PEEP können eine vermehrte Flüssigkeitszufuhr oder sogar *Katecholamintherapie* erforderlich werden. Wie immer sollte eine individuelle Risiko-Nutzenabwägung unter Berücksichtigung aller Aspekte erfolgen.

> **Zur Risikostratifizierung** von Patienten hinsichtlich des zu erwartenden Auftretens postoperativer pulmonaler Komplikationen ist ein hilfreicher und einfacher Score validiert worden [Canet et al. 2010], wobei hier unter anderem die Faktoren Alter, niedrige Raumluftsättigung und niedriger Hämoglobinwert, broncho-pulmonaler Infekt im letzten Monat, Thorax- oder Bauchchirurgie und Dauer der Allgemeinanästhesie > 2 Stunden als Risikofaktoren für postoperative pulmonale Komplikation identifiziert wurden.

Die Beatmung mit PEEP kann nur Lungenareale offenhalten, die mit höheren Atemwegsdrücken rekrutiert werden. Da der alveoläre Öffnungsdruck höher ist als der Verschlussdruck, können *Rekrutierungsmanöver* sinnvoll sein, um Atelektasen wieder zu eröffnen, wenn danach mit ausreichendem PEEP dem erneuten Kollaps vorgebeugt wird. Dabei ist zu beachten, dass manuelle Rekrutierungsmanöver bei adipösen Patienten die Inzidenz pulmonaler Komplikationen erhöhen können (Ball et al. 2018).

7.3 Beatmung von adipösen Patienten mit akutem Lungenversagen

7.3.1 Protektive Beatmungsstrategien

Maschinelle Beatmung ist zweifellos eine lebensrettende Behandlungsform für Patienten mit akutem Lungenversagen, kann aber durch die oben genannten schädigenden Faktoren bei kritisch kranken Patienten ein bestehendes Lungenversagen verstärken. Zusätzlich kann der mechanische Stress auf das Lungenparenchym über die Steigerung einer bestehenden pulmonalen und systemischen Entzündungsreaktion sogar zu Multiorgandysfunktionen führen oder diese wenigstens verstärken.

In den letzten Jahren zeigten randomisierte, kontrollierte Studien bei Patienten mit ARDS, dass die Verwendung von Tidalvolumina von nicht mehr als 6 ml/kg iKG im Vergleich zu 12 ml/kg iKG zu einer Reduktion von inflammatorischen Markern einer beatmungsassoziierten Entzündungsreaktion, einer Zunahme der beatmungsfreien Tage und einer Senkung der Letalität führt. Demgegenüber konnten andere kleinere Studien mit unterschiedlichem Studiendesign keinen Überlebensvorteil für erniedrigte Tidalvolumina bei Patienten mit akutem Lungenversagen zeigen. Metaanalysen haben den Überlebensvorteil für kleine Tidalvolumina bei Patienten mit akutem Lungenversagen allerdings abgesichert.

Bei adipösen Patienten mit akutem Lungenversagen ist noch einmal zu betonen, dass die niedrigen Tidalvolumina auf das ideale und nicht das reale Körpergewicht bezogen werden müssen.

Die Zunahme der Körpermasse führt nicht zu einer Vergrößerung des Lungenvolumens sondern allenfalls zu einer Abnahme, wobei die gleichen Mechanismen eine Rolle spielen wie bei adipösen Patienten in Allgemeinanästhesie. *Die Berechnung des idealen Körpergewichtes* (= predicted body weight) erfolgte bei den Studien des nordamerikanischen ARDS Netzwerks geschlechterbezogen nach den folgenden Formeln:

Frauen: *PBW (predicted body weight) =*
45,5 + 0,91 x (Körpergröße in cm – 152,4)

Männer: *PBW =*
50 + 0,91 x (Körpergröße in cm – 152,4)

Wegen der zusätzlich eingeschränkten Thoraxwandcompliance bei adipösen Patienten mit ARDS sind auch hier eher höhere Beatmungsdrucke notwendig. Empfehlungen zu den Beatmungseinstellungen sind in Tabelle 1 zusammengefasst.

Die unselektive Verwendung von höherem PEEP führte in Metaanalysen von mehr als 2000 gepoolten Patienten nicht zu einem signifikanten Nachweis einer verbesserten Überlebensrate, auch wenn die Letalität von Patienten mit schwerem Lungenversagen bei Beatmung mit höherem PEEP niedriger und der Einsatz von Rescue-Verfahren (wie etwa extrakorporaler Verfahren und Inhalation von pulmonalen Vasodilatatoren) mit höherem PEEP seltener nötig

Tab. 1 Empfehlungen zur Einstellung der Beatmung bei adipösen Patienten

Parameter	empfohlene Zielgröße	Kommentar
Tidalvolumen	6–8 ml/kg ideales KG	bei allen lungengesunden Patienten und Patienten mit eingeschränkter Lungenfunktion und anderer Organdysfunktion
PEEP	≥ 15 cm/H_2O	nach Rekrutierungsmanöver, **cave**: hämodynamische Stabilität
intermittierende vital-capacity Manöver	P_{ins} > 50 cm/H_2O für drei Atemzüge, **cave**: hämodynamische Stabilität	wenn kontinuierlich hoher PEEP nicht toleriert wird
Atemfrequenz	15–25/min	Ziel (bei Patienten mit ARDS): moderate Hyperkapnie/Azidose pH > 7,2

war. Aktuell vermutet man, dass besonders Patienten mit einem höheren Potenzial für Rekrutierung nicht belüfteter Lungenareale von Beatmung mit höheren PEEP-Werten profitieren, während dies bei Patienten mit wenig kurzfristig rekrutierbaren Anteilen wohl nicht der Fall ist.

Ein Ansatz zur Identifikation von Patienten, die von Beatmung mit höherem PEEP wegen eines höheren Rekrutierungspotenzials profitieren könnten, war die Einteilung nach der Pathogenese des akuten Lungenversagens. Hierbei vermutete man therapeutische Implikationen bei der Unterscheidung von primär pulmonaler oder primär extrapulmonaler Genese der ARDS. Allerdings belegen Daten inzwischen, dass diese Einteilung oft schwierig ist und dass sich die Prognose der Gruppen nicht unterscheidet.

Um den Unterschieden im Vorliegen und Verteilungsmuster von verschiedenen belüfteten und nicht belüfteten Lungenanteilen besser gerecht zu werden, erhofft man sich Vorteile für Therapieansätze, die eine *individualisierte Einstellung des PEEP Niveaus* und der *Anpassung der Beatmung* ermöglichen. Hierfür sind verschiedene Strategien beschrieben worden:

1. Ein pragmatischer und wenig physiologischer Ansatz ist eine *feste, tabellarische Zuordnung von FiO_2 und PEEP* entsprechend einer der (beiden) Tabellen des nordamerikanischen ARDS Netzwerks. Insbesondere bei Verwendung der niedrigeren PEEP-Tabelle in Kombination mit niedrigen Tidalvolumina führt diese Strategie zu eher geringeren mittleren Beatmungsdrücken und ist somit keine Strategie, die eine Rekrutierung von Lungenarealen fördert.
2. *Individuelle Optimierung der Beatmung nach globaler Atemmechanik*. Hierfür sind eine Vielzahl von praktikablen und weniger praktikablen Methoden vorgeschlagen worden, die weitgehend darauf abzielen, die dynamische Compliance zu maximieren, sich an der statischen Druck-Volumen-Kurve zu orientieren oder sogar den transpulmonalen Druck abzuschätzen. Ein Nachteil dieser Verfahren ist, dass bei der Betrachtung globaler Lungenfunktionsparameter nur ein Mittelwert verschiedener regionaler Lungenparameter analysiert werden kann, sodass die Inhomogenität der Lunge oft nicht erfasst wird. In retrospektiven Analysen (Amato et al. 2015) und einer weltweiten prospektiven Observationsstudie (Bellani et al. 2016) zeigte sich, dass ein dP von > 14–15 cmH_2O mit einer erhöhten Letalität von Patienten mit ARDS assoziiert war. Ob die Minimierung von dP auch bei der Optimierung von PEEP und VT ein valider Zielparameter ist, liegt damit zwar nahe, ist aber bisher nicht prospektiv belegt.
3. *Sogenannte „open lung" Strategie*: Hierbei wird angestrebt, die Beatmungsdrücke nach versuchter Rekrutierung der Lunge nur soweit zu senken, dass die Oxygenierung (oder eine Summe aus PaO_2 und $PaCO_2$) einen definierten Schwellenwert nicht unterschreitet. Nachteilig bei diesem Ansatz sind hämodynamische Instabilität während der Rekrutierung, letztlich ungeklärte Sicherheitsfragen hinsichtlich der Entstehung weiterer Lungenschäden und wechselnder Erfolgsquote auch abhängig von der Dauer des Bestehens

des Lungenversagens. Empfehlenswert ist hierbei ein erweitertes hämodynamisches Monitoring, da eine Verbesserung der arteriellen Oxygenierung nicht nur durch alveoläre Rekrutierung sondern auch durch Senkung des Herzzeitvolumens und damit verringerter pulmonaler Shuntperfusion entstehen kann. Eine Auswertung von großen PEEP-Studien bei Patienten mit ARDS zeigt, dass Patienten, die auf Erhöhung der Beatmungsdrücke mit einer Rekrutierung von Lungenarealen reagieren, offenbar eine verbesserte Überlebenswahrscheinlichkeit haben, während höherer PEEP, der nicht mit Rekrutierung verbunden ist, das Outcome nicht verbessert [Goligher et al. 2014]. Weiterhin kann die Durchführung eines Rekrutierungsmanövers mit Plateaudrucken bis 65 cmH_2O und anschließender PEEP-Titration nach bester Compliance bei Patienten mit ARDS mit vorwiegend primär pulmonaler Genese sogar zu einer höheren Letalität führen (Cavalcanti et al. 2017).

4. Neuerdings steht mit der *elektrischen Impedanztomografie* (s. Abb. 3 a, b) eine nicht-invasive, bettseitige Methode zur Verfügung, die eine PEEP-Titration durch Minimierung regionaler Inhomogenitäten der Belüftung ermöglicht [Muders et al. 2012]. Diese Technik wurde auch bereits bei morbid Adipösen zur PEEP Optimierung eingesetzt.

7.3.2 Lagerung

Die Lagerung von Patienten mit akutem Lungenversagen in Bauchlage verbessert bei einem hohen Anteil von Patienten die Oxygenierung durch eine Steigerung von Ventilations-/Perfusionsverhältnissen in der Lunge. Bei Patienten mit dorsal betonten Belüftungsstörungen kann *Bauchlagerung* die Rekrutierung von zuvor nicht belüfteten Lungenarealen begünstigen, was in hohem Maße auch für adipöse Patienten zutrifft. Eine Senkung der Letalität ist bisher allerdings nur bei Patienten mit moderat-schwerem ARDS ($PaO_2/FiO_2 < 150$) nachgewiesen. Bei stark übergewichtigen Patienten hat sich klinisch eine Entlastung des Zwerchfells vom Druck des abdominellen Gewebes durch *Lagerung in aufrechter Position* wie Oberkörperhochlagerung, inverser Trendelenburg-Lagerung u.ä. bewährt, da diese Patienten in flacher Rückenlage sehr hohe Beatmungsdrücke benötigen, um eine ausreichende Ventilation zu ermöglichen und eine zusätzlichen Atelektasenbildung zu verhindern (s. Abb. 3 a, b). Da eine Lagerung in konventionellen Betten oftmals unmöglich ist und um Lagerungsschäden vorzubeugen, sollte bei kritisch kranken Adipösen frühzeitig die Anwendung *spezieller Lagerungsbetten* erwogen werden.

7.3.3 Extrakorporale Gasaustauschverfahren

Die Anwendung von extrakorporalen Gasaustauschverfahren erlebt in den letzten Jahren durch technische Neuerungen eine gewisse Renaissance. Über den bewährten Einsatz als Rescue-Therapie bei schwerer Hypoxämie hinaus wird aktuell ein Therapieansatz geprüft, bei dem durch extrakorporale CO_2-

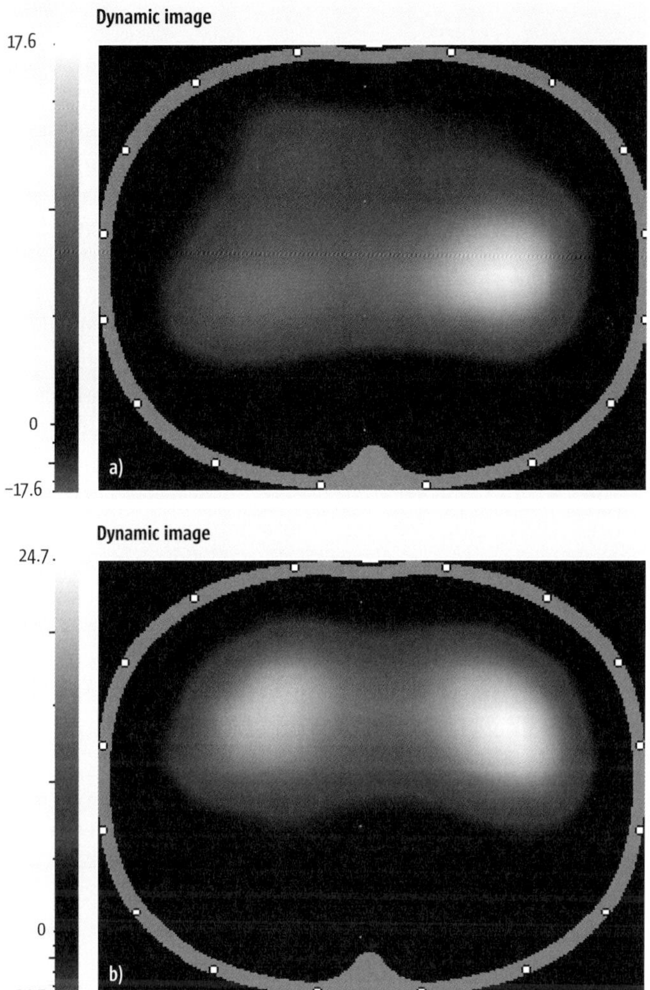

Abb. 3 a, b Darstellung von regionaler Ventilation vor (a) und nach (b) Narkoseeinleitung mittels Elektroimpedanztomografie (EIT). Auffällig ist die schwerkraftabhängige Umverteilung der Ventilation nach ventral nach Wegfall der Spontanatmung.

Elimination eine Senkung der Tidalvolumina auf unter 4 ml/kg ermöglicht wird. Ob ein solches, auch als „ultraprotektive Beatmung" bezeichnetes Konzept zu einer Verbesserung relevanter Outcome-Größen bei Patienten mit akutem Lungenversagen führt, ist Gegenstand laufender Untersuchungen. Für Adipöse liegen keine separaten Daten zum Einsatz von extrakorporalen Gasaustauschverfahren vor. Publizierte Fallserien und eigene Erfahrungen zu Patienten mit H1N1-assoziiertem Lungenversagen, von denen viele übergewichtig sind, zeigen gute Therapieerfolge für den Einsatz von extrakorporalen Gasaustauschverfahren.

7.3.4 Entwöhnung

Die Entwöhnung von Patienten mit Adipositas richtet sich prinzipiell nach den gleichen Grundsätzen wie bei nicht adipösen Patienten. Dies beinhaltet die Verwendung von Beatmungsformen, die jeden detektierten Atemzug unterstützen; in der Regel in Form der *klassischen Druckunterstützung*. Weiterhin kann die Verwendung von strukturierten Algorithmen bis hin zu Entwöhnungsprotokollen die Entwöhnung forcieren. Wenn die Patienten nicht ohnehin so analgosediert werden, dass sie dabei schmerzfrei und trotzdem neurologisch beurteilbar und kontaktierbar sind, kann auch die Verwendung von Scores zur Beurteilung der Sedierungstiefe sowie auch hier ein strukturiertes Vorgehen z.B. unter Verwendung von Protokollen die Beatmungsdauer verkürzen helfen. Insbesondere bei adipösen Patienten bestünde sonst die Gefahr der Kumulation lipophiler Substanzen im Fettgewebe mit verlängerter Sedierungsdauer.

Oft zu wenig beachtet wird die *adäquate Behandlung von Begleiterkrankungen*, welche die Entwöhnung erschweren können. Hier spielt neben deliranten Zuständen die Herzinsuffizienz eine wichtige Rolle. Die Extubation führt regelmäßig zu einem Abfall des intrathorakalen Drucks und Erhöhung des venösen Rückstroms und der kardialen Vorlast. Eine mögliche Verschlechterung des Gasaustausches kann über vasokonstriktorische Reflexe den Widerstand im pulmonalen Kreislauf und damit die Nachlast des rechten Ventrikels erhöhen. Zusätzlich kann es über eine erhöhte Atemarbeit und Agitation des Patienten zu einem Anstieg des Sauerstoffverbrauchs kommen, der wiederum den ventilatorischen Bedarf erhöht. Falls der Patient einen intrinsischen PEEP entwickelt hat, wird der Wegfall eines externen PEEP die isovolumetrische Atemarbeit erhöhen. Der Patient muss den intrinsischen PEEP senken und subatmosphärischen Druck erreichen, um inspirieren zu können.

Zur Prophylaxe von Belüftungsstörungen, zu denen Adipöse ja in besonderer Weise neigen, und zur intermittierenden Entlastung der Atemarbeit ist häufig die *nichtinvasive Beatmung* (NIV) im Entwöhnungsprozess hilfreich. NIV kann sogar in der Endphase des Weanings eine Alternative zur invasiven Beatmung sein, indem frühzeitiger extubiert wird. Da ein hoher Anteil von Adipösen an einem obstruktiven Schlafapnoesyndrom leidet, sollte dieser Umstand in der Postextubationsphase besondere Beachtung finden. Unter Umständen sind viele Patienten auch mit NIV vertraut und sollten umgehend wieder ein vorhandenes Heimbeatmungssystem nutzen.

Auch wenn die *Mobilisation* von adipösen Patienten aufwendiger ist, sollte auch hier wenn möglich das Konzept der frühen Mobilisation kritisch kranker Patienten Anwendung finden. Es konnte gezeigt werden, dass ein großer Anteil von (internistischen) Patienten in den ersten drei Tagen der Intensivtherapie an die Bettkante, ins Stehen oder in den Sessel mobilisiert werden konnten und zwar auch unter laufender Katecholamintherapie, Beatmung und Nierenersatztherapie. Dies führte zu einer höheren Selbstständigkeit bei der Verrichtung täglicher Dinge und zu einer Verkürzung der Beatmungsdauer.

Zusammenfassung

Die perioperative Beatmung von adipösen Patienten stellt das Behandlungsteam oft vor besondere anästhesiologische und intensivmedizinische Herausforderungen. Die verstärkte Neigung zur Atelektasenbildung lässt die Anwendung von Rekrutierungsmanövern häufig sinnvoll erscheinen, die nur dann einen nachhaltigen Erfolg versprechen, wenn im Anschluss PEEP-Werte verwendet werden, die oberhalb des kritischen alveolären Verschlussdrucks liegen. Da bei lungengesunden, normalgewichtigen Patienten PEEP-Werte von 10 cmH_2O erforderlich sind, um die Bildung von Belüftungsstörungen zu verhindern, dürften die erforderlichen PEEP-Werte bei Adipösen bei mehr als 15 cmH_2O liegen. Dazu passen aktuelle Daten, die eine hohe individuelle Schwankung von optimalen PEEP-Werten zwischen 10-26 cmH_2O und einen Median 18 cmH_2O gesehen haben. Allerdings konnte eine große randomisierte Studie nicht zeigen, dass ein pauschaler PEEP Wert von 12 cmH_2O mit Rekrutierungsmanövern die Inzidenz postoperativer pulmonaler Komplikationen senkt (Bluth et al. 2019). Durch die niedrige Thoraxwandcompliance bei stark übergewichtigen Patienten sind neben höheren PEEP-Werten auch höhere Atemwegsplateaudrücke zu erwarten, ohne dass dies per se zu einem höheren Risiko beatmungsassoziierter Lungenschäden führen muss, wenn die transpulmonalen Drücke nicht erhöht sind. Die Autoren empfehlen eine individualisierte PEEP-Einstellung nach bester Compliance (Minimierung des deltaP im Rahmen einer dekrementiellen PEEP-Titration).
Besondere Beachtung ist der Verwendung des idealen und nicht des realen Körpergewichts bei der Einstellung des Tidalvolumens zu schenken, das auch bei Lungengesunden 6–8 ml/kg PBW nicht überschreiten sollte. Sofern es keine individuellen Besonderheiten gibt, sollte sich das intensivmedizinische Behandlungskonzept nicht wesentlich von dem Normalgewichtiger unterscheiden. Insbesondere Adipöse sollten von modernen intensivmedizinischen Ansätzen wie minimaler Analgosedierung gesteuert nach Zielgrößen und Vermeidung von Kumulation von Analgosedativa im Fettgewebe, Lagerung zur Entlastung des Zwerchfells, Frühmobilisation, strukturierte Entwöhnung von der maschinellen Beatmung oder NIV nach Extubation profitieren.

Literatur

Amato MB et al. (2015) Driving pressure and survival in the acute respiratory distress syndrome. N Engl J Med 372(8), 747-55

Ball L et al. (2018) Intraoperative ventilation settings and their associations with postoperative pulmonary complications in obese patients. British Journal of Anaesthesia 121(4), 899-908

Bellani G et al. (2016) Epidemiology, Patterns of Care, and Mortality for Patients With Acute Respiratory Distress Syndrome in Intensive Care Units in 50 Countries. JAMA 315(8), 788-800

Bluth T et al. (2019) Effect of Intraoperative High Positive End-Expiratory Pressure (PEEP) With Recruitment Maneuvers vs Low PEEP on Postoperative Pulmonary Complications in Obese Patients: A Randomized Clinical Trial. JAMA 321(23), 2292-2305

Canet J, Gallart L, Gomar C, Paluzie G, Valles J, Castillo J, Sabate S, Mazo V, Briones Z, Sanchis J (2010) Prediction of postoperative pulmonary complications in a population-based surgical cohort. Anesthesiology 113, 1338–1350

Cavalcanti AB et al. (2017) Effect of Lung Recruitment and Titrated Positive End-Expiratory Pressure (PEEP) vs Low PEEP on Mortality in Patients With Acute Respiratory Distress Syndrome: A Randomized Clinical Trial. JAMA 318(14), 1335-1345

Futier E, Constantin J-M, Paugam-Burtz C, Pascal J, Eurin M, Neuschwander A, Marret E, Beaussier M, Gutton C, Lefrant JY, Allaouchiche B, Verzilli D, Leone M, De Jong A, Bazin JE, Pereira B, Jaber S; IMPROVE Study Group (2013) A Trial of Intraoperative Low-Tidal-Volume Ventilation in Abdominal Surgery. New England Journal of Medicine 369(5), 428–437

Gajic O, Frutos-Vivar F, Esteban A, Hubmayr RD, Anzueto A (2005) Ventilator settings as a risk factor for acute respiratory distress syndrome in mechanically ventilated patients. Intensive Care Med 31, 922–926

Goligher EC, Kavanagh BP, Rubenfeld GD, Adhikari NKJ, Pinto R, Fan E, Brochard LJ, Granton JT, Mercat A, Marie Richard JC, Chretien JM, Jones GL, Cook DJ, Stewart TE, Slutsky AS, Meade MO, Ferguson ND(2014) Oxygenation Response to Positive End-Expiratory Pressure Predicts Mortality in Acute Respiratory Distress Syndrome. A Secondary Analysis of the LOVS and ExPress Trials. American Journal of Respiratory and Critical Care Medicine 190(1), 70–76

Hager H, Reddy D, Mandadi G, Pulley D, Eagon JC, Sessler DI, Kurz A (2006) Hypercapnia improves tissue oxygenation in morbidly obese surgical patients. Anesth Analg 103, 677–681

Mead J, Takishima T (1970) Stress distribution in lungs: a model of pulmonary elasticity. J Appl Physiol 28, 596–608

Muders T, Luepschen H, Zinserling J, Greschus S, Fimmers R, Guenther U, Buchwald M, Grigutsch D, Leonhardt S, Putensen C, Wrigge H (2012) Tidal recruitment assessed by electrical impedance tomography and computed tomography in a porcine model of lung injury. Crit Care Med 40, 903-11

Nestler C et al. (2017) Individualized positive end-expiratory pressure in obese patients during general anaesthesia: a randomized controlled clinical trial using electrical impedance tomography. Br J Anaesth 119, 1194-1205

Pelosi P, Croci M, Ravagnan I, Cerisara M, Vicardi P, Lissoni A, Gattinoni L (1997) Respiratory system mechanics in sedated, paralzed, morbidly obese patients. J Appl Physiol 82, 811–818

Pelosi P, Negrini D (2008) Extracellular matrix and and mechanical ventilation in healthy lungs: back to baro/volutrauma? Curr Opin Crit Care 14, 16–21

Perilli V, Sollazzi L, Bozza P, Modesti C, Chierichini A, Tacchino RM, Ranieri R (2000) The effects of the reverse Trendelenburg position on respiratory mechanics and blood gases in morbidly obese patients during bariatric surgery. Anesth Analg 91, 1520–1525

PROVE Network Investigators for the Clinical Trial Network of the European Society of Anaesthesiology, Hemmes SN, Gama de Abreu M, Pelosi P, Schultz MJ (2014) High versus low positive end-expiratory pressure during general anaesthesia for open abdominal surgery (PROVHILO trial): a multicentre randomised controlled trial. Lancet 384(9942), 495–503

Rothen HU, Sporre B, Engberg G, Wegenius G, Hedenstiernar G (1998) Airway closure, atelectasis and gas exchange during general anaesthesia. Br J Anaesth 81, 681–686

Serpa Neto A et al. (2014) Incidence of mortality and morbidity related to postoperative lung injury in patients who have undergone abdominal or thoracic surgery: a systematic review and meta-analysis. Lancet Respir Med 2(12), 1007–15

Serpa Neto A et al. (2016) Association between driving pressure and development of postoperative pulmonary complications in patients undergoing mechanical ventilation for general anaesthesia: a meta-analysis of individual patient data. Lancet Respir Med 4(4), 272–80

Sprung J, Whalley DG, Falcone T, Warner DO, Hubmayr RD, Hammel J (2002) The impact of morbid obesity, pneumoperitonieum, and posture on respiratory system mechanics and oxyenation during laparoscopy. Anesth Analg 94, 1345–1350

Tremblay LN, Slutsky AS (1998) Ventilator induced injury: from barotrauma to biotrauma. Proc Assoc Am Physicians 110, 482–488

Wolthuis EK, Choi G, Dessing MC, Bresser P, Lutter R, Dzoljic M, van der Poll T, Vroom MB, Hollmann M, Schultz MJ (2008) Mechanical ventilation with lower tidal volumes and positive end-expiratory pressure prevents pulmonary inflammation in patients without preexisting lung injury. Anesthesiology 108, 46–54

Wrigge H, Zinserling J, Stüber F, Spiegel T, Hering R, Wetegrove S, Hoeft A, Putensen C (2000) Effects of mechanical Ventilation on release of cytokines into systemic circulation in patients with normal pulmonary function. Anesthesiology 93, 1413–1417

8 Beatmungsinduzierte Lungenschädigung

Stefan Hammerschmidt, Hubert Wirtz und Thomas Bein

Schädliche Effekte der Beatmung auf das Lungenparenchym werden unter dem Begriff „Beatmungsinduzierte Lungenschädigung" (ventilator-induced lung injury [VILI]) subsummiert. In den letzten zwei Jahrzehnten wurden diese Effekte verstanden und berücksichtigt. Im Wesentlichen sind es die Folgen der Überdehnung und Druckerhöhung in den Alveolen. Vorgeschädigte Lungen sind besonders empfindlich für diese Folgen der Beatmung, weil sie funktionell kleiner sind und zur Überdehnung neigen. Zudem besteht oft schon eine gewisse Schrankenstörung, die durch den Beatmungsschaden noch verstärkt wird. Die Folgen des Beatmungsschadens sind klinisch kaum vom Bild des ARDS zu trennen. Eine systemische Ausbreitung des Beatmungsschadens durch Inflammation und pro-apoptotische Stimuli wird als möglicher Auslöser für einen Übergang in ein MODS (multi organ dysfunction syndrome) und als Risikofaktor für eine VAP (Ventilator assoziierte Pneumonie) angesehen. Mehrere Studien, besonders aber die ARDS network study, haben gezeigt, dass eine Reduktion der eingestellten Tidalvolumina auf 6 ml/kg des idealen Körpergewichts zusammen mit einer Reduktion des inspiratorischen Spitzendruckes < 25 cmH_2O eine Verbesserung der Sterblichkeit beim ARDS mit sich bringt. Die Praktikabilität eines „ultraprotektiven" Beatmungskonzepts mit weiterer Reduktion des Tidalvolumens < 6 ml/kg unter Einbeziehung von Techniken der extrakorporalen CO_2-Elimination wird derzeit in prospektiven Studien geprüft. Darüber hinaus gibt es Therapiestrategien (Bauchlagerung, adaptierte Beatmungsmodi), die den mechanischen Stress der Lunge bei der Beatmung – insbesondere beim erkrankten Lungenparenchym – vermeiden helfen.

8.1 Beschreibung und Terminologie

In ihrer Übersichtsarbeit zum Thema der beatmungsinduzierten Lungenschädigung zitieren Whitehead und Slutsky (2002) den Text einer medizinischen Schrift von Fothergill aus dem Jahre 1745, in der es um eine Reanimation geht. Dabei stellt der Autor fest, dass dies besser mit Mund zu Mund Beatmung gelingt als mit einem Blasebalg, weil *„die Lungen eines Menschen etwa die Kraft aushalten, die mit der Lunge eines Menschen aufgebracht werden kann, was mit dem Blasebalg nicht garantiert werden kann"*. In dieser klugen Schlussfolgerung ist vieles ausgedrückt, was zu diesem Thema im Folgenden dargestellt wird.

Die Wand eines Ballons kann reißen, wenn das applizierte Volumen zu groß, damit der Druck zu hoch und die kritische Wandspannung überschritten ist. Die Situation in den beamteten Lungen ist komplexer. Die Lunge liegt im Thorax und ist aus verschiedenen Elementen mit sehr unterschiedlichen mechanischen und biologischen Eigenschaften zusammengesetzt. Diese Elemente (Zellen und Gewebe) werden mechanischen Einflüssen ausgesetzt, die zum Schaden führen können. Während die biologischen Reaktionen von Zellen und Geweben zum Teil gut charakterisiert sind, ist der Mechanismus, über den sich die Beatmungsparameter in Lungenschaden übersetzen nicht abschließend geklärt.

Ein modernes Konzept ordnet der dem Gewebe mit der Beatmung zugeführten Energie eine zentrale Bedeutung zu (Marini et al. 2020). Diese Energie hängt physikalisch von der Volumenänderung und dem dafür aufgebrachten Druck ab. Mit Druck und Volumen sind zwei schon lange bekannte Determinanten der Lungenschädigung benannt, die eng miteinander verbunden sind.

Der Beatmungsschaden in Gestalt des Zerreißens von Lungenstrukturen durch hohen Druck (und hohe Wandspannung) mit Eindringen von Luft in sonst nicht luftgefüllte Räume wird als Barotrauma bezeichnet. Die mit den zyklischen mechanischen Veränderungen durch die bewegten Volumina entstehende Schädigung wird als Volutrauma bzw. aufgrund der zahlreichen in diesem Zusammenhang gefundenen biologischen Prozesse als Biotrauma bezeichnet. Das durch Überdehnung von Zellen entstehende Volutrauma wird auch als „high volume lung injury" bezeichnet. Der Schaden, der durch Scher- und Zugkräfte bei Kollaps/Wiedereröffnung von Alveolen entsteht, wird auch als Atelectrauma oder „low lung volume injury" bezeichnet.

8.2 Interpretation der Druck-Volumen-Kurve der Lunge

Im Druck-Volumen-Diagramm der Lunge lassen sich am inspiratorischen Schenkel zwei Umschlagpunkte erkennen (s. Abb. 1). Der untere Umschlagpunkt (LIP: lower inflection point) bezeichnet den Druck, welcher die Eröffnung der Alveolen begünstigt, und ab welchem die Lunge eine größere Compliance aufweist. Der obere Umschlagpunkt (UIP: upper inflection point) beschreibt die abnehmende Compliance der zunehmend gedehnten Lunge und

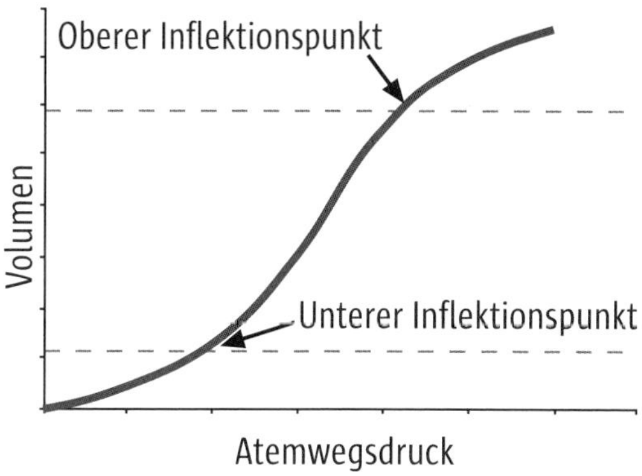

Abb. 1 Schematisches Druck-Volumen-Diagramm der Lunge mit lower inflection point (LIP) und upper inflection point (UIP)

stellt damit den vermuteten Punkt dar, ab welchem die Alveolen Gefahr laufen, überdehnt zu werden. Eine Beatmung sollte auf dem steilen Anteil der Druck-Volumen-Kurve stattfinden, ohne unter den Druck des LIP abzufallen und ohne den Druck des UIP zu überschreiten. Allerdings ist die Druck-Volumen-Kurve eine summarische Resultante, die die Verhältnisse in der Lunge nur grob darstellt. Die Eröffnung der Alveolen ist am unteren Umschlagspunkt vermutlich noch nicht abgeschlossen und könnte, einer anderen Annahme folgend, erst den Beginn des recruitment darstellen. In vivo lässt sich recruitment nur schwer nachweisen. Es wurde auch die Hypothese aufgestellt, dass die Lunge bei der dynamischen Beatmung gar nicht dem Inflationsschenkel der statischen Druck-Volumen-Kurve, sondern dem Deflationsschenkel folgt. Damit würden Drücke, die sich am unteren Anteil der statischen Druck-Volumen-Kurve orientieren, in Wahrheit schon den oberen Umschlagpunkt auf dem Deflationsschenkel erreichen und es bestünde Gefahr, die Lunge zu überdehnen.

Wichtig ist die Erkenntnis, dass bei vorgeschädigten Lungen, und besonders bei einem ARDS, der Grad der Expansion der Alveolen und die Rekrutierbarkeit während der Inflation nicht mehr uniform, sondern inhomogen sind. Je größer der Anteil der Einheiten ist, welche während der Inflation nicht eröffnet werden können, desto kleiner ist der Anteil der Einheiten, welche das Tidalvolumen aufnehmen müssen. Somit steigt dort die Gefahr der Überdehnung durch ein relativ zu großes Volumen. Dieser Effekt wird aufgrund der Größe der verbleibenden funktionell intakten Lunge auch als der *„baby lung effect“* bezeichnet (s. Abb. 2).

Das Bild eines ausgeprägten Beatmungsschadens, abgekürzt als VILI (ventilator induced lung injury), umfasst die Permeabilitätserhöhung durch Störung des Epithels oder des Endothels mit „inflammatorischem“

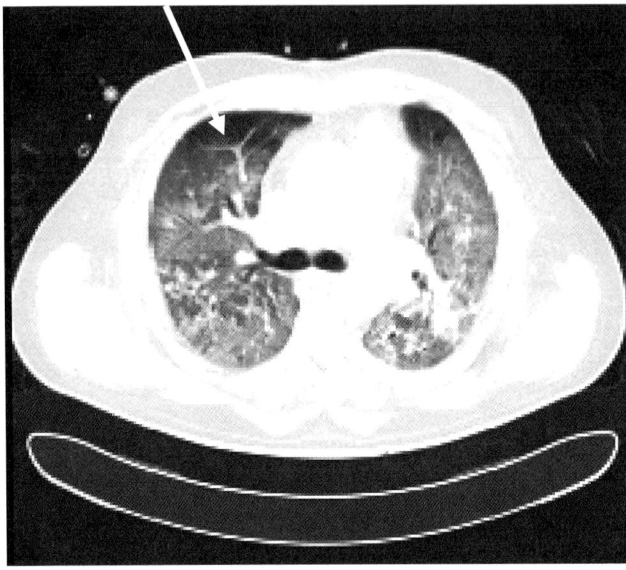

Abb. 2 Thorax-CT eines Patienten mit ARDS. Nur geringer Anteil eines intakten Lungenparenchyms („baby lung"). c/o Universitätsklinikum Regensburg

Lungenödem inklusive Surfactant-Inaktivierung, die Zytokinfreisetzung, die Einwanderung von neutrophilen Granulozyten und schließlich die epitheliale Apoptose und Nekrose. Klinisch gleicht es einem ARDS.

8.3 Barotrauma

Vor 20 Jahren war das Wort Barotrauma identisch mit dem durch Beatmung induzierten Lungenschaden, also VILI. Barotrauma stand für eine Schädigung durch hohen Druck. Ursache für Barotrauma ist eine Überdehnung der Lunge, die im Extremfall zu Zerreißungen führt, durch welche Luft in das Parenchym der Lunge eindringt. Wenn sich die Luft entlang von Gefäßen und Bronchien zum Mediastinum hin ausbreitet, entsteht ein Pneumomediastinum. Tritt Luft aus dem oberen Thorax heraus unter die Haut, entwickelt sich ein Hautemphysem, bei Eintritt in die Pleurahöhle ein Pneumothorax, evtl. sogar ein Spannungspneumothorax. Es kann sogar ein Pneumoperitoneum entstehen. Es wurde angenommen, dass ein Barotrauma nur bei hohen Beatmungsdrücken entstehen könne. Wenn dem so wäre, wie könnten z.B. Trompetenspieler Atemwegsdrucke über 150 cmH_2O tolerieren? Seit einigen Jahren gibt es Hinweise, dass das Auftreten eines Pneumothorax und anderer Leckagen im Parenchym zumindest im Rahmen eines Sepsis-induzierten ARDS gar nicht mit den eingestellten Beatmungsdrücken oder Tidalvolumina im Zusammenhang steht. Nach neueren Daten kommt ein Pneumothorax bei etwa 7% der ARDS Patienten vor. Es wird daher vermutet, dass das Auftreten dieser Art von Barotraumen vor allem Zeichen einer bereits geschädigten Lunge ist. Darüber hinaus ist nach neueren Erkenntnissen offensichtlich die Höhe des transpulmonalen Druckes (Alveolardruck – Pleuradruck) für das Ausmaß der Lungenschädigung entscheidend: Der transpulmonale Druck spiegelt das Verhältnis zwischen (positivem) inspiratorischem Beatmungsdruck und (negativem) Pleuradruck wider. Des Weiteren wurden in einer Arbeit (Amato et al. 2015) frühere große Studien an ARDS-Patienten unter dem Aspekt des „driving pressure" retrospektiv ausgewertet. Driving pressure (ΔP) setzt das „ideale" Tidalvolumen (VT) in Beziehung zum physiologisch intakten (= belüfteten) Lungenparenchym: ΔP = VT/CRS, wobei CRS die Compliance des respiratorischen Systems als Indikator für die relative funktionelle Intaktheit des Lungenparenchyms bedeutet. Somit versucht das „driving pressure"-Konzept die lungenprotektive Beatmungseinstellung an das individuelle „baby lung" Ausmaß des einzelnen Patienten (näherungsweise ausgedrückt in der aktuellen Compliance) anzupassen und vom rigiden ‚6 ml/kg-Konzept' wegzugehen. Mit dieser neueren Strategie liegt somit ein Schritt in eine personalisierte ARDS-Behandlung vor, die zunehmend insgesamt für die (Intensiv-)Medizin gefordert wird. In einer retrospektiven Analyse von Amato et al. wurde ΔP als deutlich aussagekräftigerer Prognosefaktor für das Überleben identifiziert im Vergleich zum „absoluten" Tidalvolumen. Einige mittlerweile prospektiv erhobenen Daten unterstützen dieses Konzept.

8.4 Biotrauma

Die Überdehnung der Alveolen hat auch Folgen, die nicht durch ein grobes Zerreißen von Lungenstrukturen verursacht werden. Dennoch spielen dabei mikrofeine Risse in Zellmembranen neben anderen zellulären Reaktionen eine Rolle (s. Abb. 3 und 4). Eine der frühesten Demonstrationen derartiger Folgen gelang 1974 (Webb u. Tierney 1974). Rattenlungen, welche mit 45 cmH_2O, statt mit 30 cmH_2O beatmet wurden, wiesen schneller und wesentlich ausgeprägter die Charakteristika eines Permeabilitätsödems auf. Bei einem maximalen Atemwegsdruck von 14 cmH_2O trat hingegen kein Lungenödem auf.

Um die relative Beteiligung des transpulmonalen Druckes und des eingesetzten Volumens wurde einige Zeit gestritten. Anhand von Tiermodellen wurde diese Frage untersucht, indem z.B. Tiere mit und ohne außen angelegte Restriktion („Panzer" = Erhöhung des Pleuradruckes) beatmet wurden. So konnten hoher Druck und kleines Volumen mit relativ geringen Drücken und großen Volumina verglichen werden. Es zeigte sich, dass ein großes Volumen die Lunge schädigt, dagegen ein hoher Druck bei kleinem Volumen (und Restriktion von außen) keine wesentliche Lungenschädigung verursacht. Derartige Experimente haben zu der Erkenntnis geführt, dass die Überdehnung der Alveolen das eigentliche Problem darstellt und somit der Ausdruck Barotrauma auch durch Volutrauma zu ersetzen sei. Ob jedoch Druck oder nun vielmehr Volumen: der entstehende Schaden manifestiert sich vor allem an

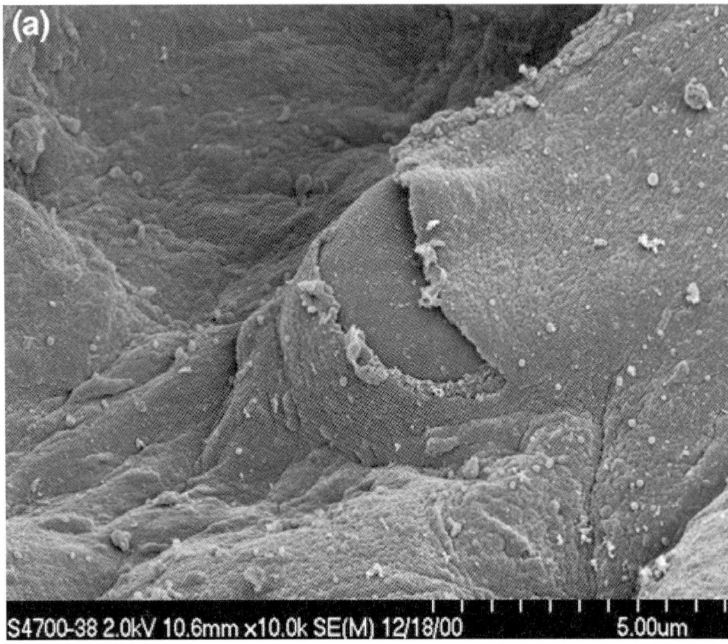

Abb. 3 Kapillarleck durch mechanischen Stress mit beginnender Extravasation eines Erythrozyten (Marini et al. 2003, 7:441)

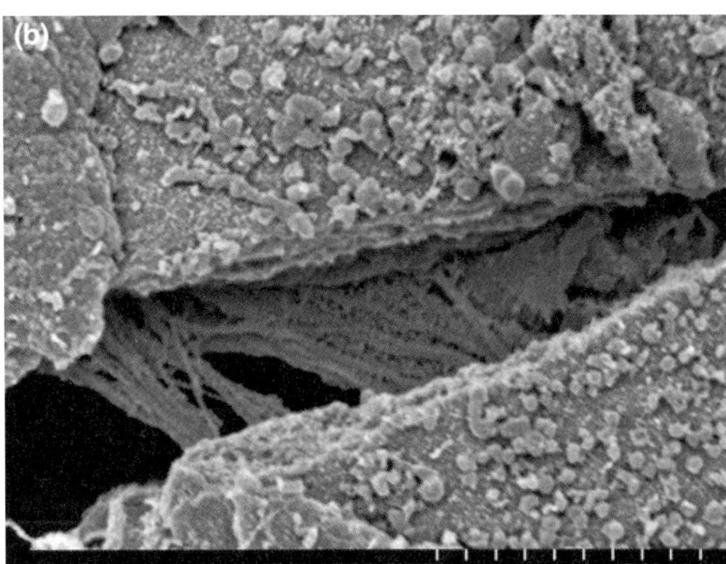

Abb. 4 Stärkere Vergrößerung einer durch mechanischen Stress entstandenen Gewebsfraktur mit freiliegenden Kollagen Filamenten (Marini et al. 2003, 7:441)

Zellen. Zum Vergleich sei eine Verbrennung genannt: Auch hier findet eine physikalische Einwirkung auf viele Zellen statt und es werden sekundäre Reaktionen gestartet; insbesondere werden Mediatoren freigesetzt, die unter Umständen schwere Folgen für den gesamten Organismus haben. In ähnlicher Weise stellt man sich die Folgen einer Beatmung vor, die durch Überdehnung und Schädigung von Zellen in der Lunge auch über das Organ Lunge hinaus wirksam werden kann.

Die Lunge wird vor allem durch Überdehnung alveolärer Strukturen geschädigt. Damit ist der beatmungsinduzierte Lungenschaden – auch bei Anwendung hoher Beatmungsdrücke – vor allem ein Volutrauma. *Als neuer Parameter hierfür wird der* driving pressure *(ΔP) als Verhältnis von Tidalvolumen zur korrespondierenden Compliance des respiratorischen Systems etabliert. Diese Erkenntnis ist wichtig für die praktische Vermeidung. Sie erlaubt – im Vergleich zur allgemeinen ‚6 ml/kg-Regel' – eine mehr individuelle Festlegung der Parameter zur lungenprotektiven Beatmung. Da VILI sich aber besonders auf biologischer Ebene auswirkt, indem Zellen geschädigt werden und darauf reagieren, liegt pathophysiologisch ein* Biotrauma *vor.*

8.5 Wirkung von Überdehnung auf Zellen der Lunge

Untersuchungen zur pulmonalen Mikromechanik gründen sich auf morphometrische Daten von fixierten Lungen. So entstand die Annahme, dass die wesentliche Struktur, welche mechanische Kräfte in der Lunge aufnehmen kann, ein Netzwerk aus kollagenen und elastischen Fasern ist, welches sich besonders im Bereich der alveolären Gänge befindet. Eine weitere Kraft, die der Expansion in der Lunge entgegensteht, ist die Oberflächenspannung. Präzise Daten über das Ausmaß der Dehnung alveolärer Zellen stammen aus einer Arbeit, in der die genauen Längenmaße von Alveolen bei unterschiedlichem Druck und Lungenvolumen vermessen wurden (Tschumperlin u. Margulies 1999). Danach vergrößert sich die Fläche der Basalmembran bei einer maximalen Inspiration um ca. 35%. So ergibt sich eine lineare Dehnung von Zellen in der Größenordnung von 15%. Viele experimentelle Arbeiten zur mechanischen Belastung von Lungenzellen gehen von diesen Daten aus. Bis zur funktionellen Residualkapazität im Bereich des gesamten Ruhe-Tidalvolumens entfalten sich die Alveolen eher, als dass sie sich wirklich dehnen. Bei tieferer Inspiration (oder größerem Tidalvolumen im Rahmen der Beatmung) findet jedoch eine echte Dehnung der Alveolarwand statt. Eine Darstellung der Erkenntnisschritte, dass Überdehnung die Lunge schädigen kann, findet sich bei Dreyfuss und Saumon (1998).

Eine Dehnung der Alveolarwand wird zu Änderungen der Konformation und des intramembranösen Druckes in der Zellmembran führen, das Zytoskelett verändern und eventuell die Integrität der Zellmembran beeinträchtigen. Das Zytoskelett steht zum einen an vielen Stellen in engem Kontakt mit der Zellmembran, zum anderen über Integrine mit der Matrix. Gerade im Bereich dieser Kontakte finden sich Signalproteine, die in der Lage sind, Veränderungen des Zytoskeletts in Signale umzuwandeln. Der genaue Mechanismus der Mechanotransduktion ist bis heute nicht aufgeklärt. In Frage kommen dehnungsabhängige Ionenkanäle, direkte Protein/Protein-Interaktionsänderungen, und schließlich die direkte Expressionszunahme, z.B. der sogenannten „early response genes". Auch die Konzentrationsänderung von Wachstumsfaktoren im Interzellularspalt nach kompressivem mechanischem Stress kann ein Signal darstellen (Tschumperlin et al. 2004). Eine Übersicht der bisher aufgeklärten Mechanismen der Mechanotransduktion ist mehrfach unternommen worden (Chen et al. 2004; Wirtz u. Dobbs 2000).

Erkenntnisse zu den biologischen Effekten mechanischer Belastung pulmonaler Strukturen stammen aus verschiedenen experimentellen Modellen, wie beatmeten Versuchstieren, isolierten beatmeten Lungen und aus Experimenten zyklischer Dehnung an kultvierten Zellen. Insbesondere alveoläre Type-II-Zellen in primärer Zellkultur sind ein häufig verwendetes Modell. Verschiedene biologische Effekte und Endpunkte wurden analysiert.

8.5.1 Störung der Membranintegrität

Augenfälligster Effekt mechanischer Dehnung von Zellen sind Einrisse der Zellmembran, die mit verschiedenen Farbstoffen leicht nachgewiesen werden können. Aufgrund der hohen Fluidität zellulärer Membranen können solche Schäden bis zu einem erheblichen Ausmaß repariert werden. Wenn dies nicht gelingt, geht die Zelle zugrunde und wird nekrotisch (Hammerschmidt et al. 2004). In den überlebenden Zellen kann der mit dem Riss in der Zellmembran verbundene Einstrom von Kalziumionen ein Signal für sekundäre Prozesse, wie Aktivierung von „early response genes" und die Freisetzung von proinflammatorischer Mediatoren, reaktiver Sauerstoffmetabolite oder für die Auslösung von Apoptose (Hammerschmidt et al. 2004) sein.

8.5.2 Zytokine

Die Erkenntnis, dass das Beatmungsmuster einen starken Einfluss auf den Grad der Inflammation in der Lunge haben kann, stammte zuerst aus einem Modell der isolierten Lunge. Dort wurde gezeigt, dass verschiedene Beatmungsmuster (1) mit hohem Tidalvolumen und einem PEEP von 0 cmH_2O, (2) mit einem moderaten Tidalvolumen und einem PEEP von 0 cmH_2O, oder (3) mit einem moderaten Tidalvolumen mit PEEP von 10 cmH_2O, gegenüber einer Kontrollbeatmung mit kleinem Tidalvolumen und einem PEEP von 3 cmH_2O in einer (1) 56-fachen, (2) 6-fachen und (3) 3-fachen Erhöhung von Zytokinen, z.B. Tumor Nekrose Faktor (TNF α) resultierten. Ähnliche Veränderungen wurden für Interleukine (IL-1 β, IL-6, IL-10), MIP-2 und IFN γ beobachtet (Tremblay et al. 1997). Vielfach wurde ein Anstieg von IL-8 bzw. dem Nagetier-Äquivalent, MIP-2, durch Überdehnung berichtet. Diese Zytokine locken Leukozyten in großem Umfang an. Granulozyten-Depletion und Antikörper gegen TNFα reduzierten den beatmungsinduzierten Lungenschaden im Tiermodell. Dennoch tritt VILI auch bei TNFα-negativen Mäusen auf.

Auch die Überdehnung alveolärer Epithelzellen ruft ein proinflammatrisches Freisetzungsmuster von Zytokinen und Prostanoiden hervor. (Hammerschmidt et al. 2005).

In einer Studie an beatmeten Patienten konnte darüber hinaus gezeigt werden, dass der Wechsel von einem protektiven Beatmungsmuster (Tidalvolumen 6 ml/kg KG) zu einem Muster mit höherem Tidalvolumen zu einem Anstieg der Konzentrationen von IL-1 β, IL-1-Rezeptor-Antagonist, IL-6, IL-10 und TNFα sowohl in der bronchoalveolären Lavage (BAL) als auch im Plasma führt. So wird klar, dass die beatmungsinduzierte Lungenschädigung zu einer Verteilung von Mediatoren aus dem Lungenkompartiment in andere Organsysteme („Dekompartmentalisierung") führt und das Auftreten eines Multi-Organversagens (MOV) begünstigt.

» *Überdehnung führt zu einer vermehrten Freisetzung von pro-inflammatorischen Zytokinen, besonders IL-8, aber auch IL-1 β, IL-6, TNF a. Solche Zytokine sind auch im Plasma deutlich erhöht. So kann durch die Verteilung von Mediatoren in andere Organsysteme (Dekompartimentierung) ein Multiorganversagen hervorgerufen werden.*

8.5.3 Oxidativer Stress

Ein anderer Signalweg, der in den mechanisch belasteten Zellen zur NFκB Aktivierung und Zytokinexpression führen kann, ist die Freisetzung reaktiver Sauerstoffspezies (ROS). Aus Studien mit Endothelzellen ist bekannt, dass unter Dehnungsstress ROS freigesetzt werden. In humanen Nabelschnurendothelien wurde nach zyklischer Dehnung eine vermehrte Freisetzung von ROS beobachtet. In diesen Zellen führte die vermehrte ROS Freisetzung zu einer NFκB Aktivierung. Die Freisetzung von ROS könnte also einen Weg darstellen, wie zyklische Dehnung die pro-inflammatorische Zytokinfreisetzung triggert. Mitochondrien, eine der Quellen von ROS, sind am Zytoskelett befestigt und wären daher geeignet, als Mechanosensoren in dieser Weise zu reagieren.

In alveolären Typ II Zellen wurde unter zyklischer Dehnung mit 20%, nicht aber mit lediglich 10% die Freisetzung von ROS beschrieben. Dieser Mechanismus könnte daher eine wichtige Rolle in der Entstehung des Beatmungsschadens spielen.

8.5.4 Apoptose – Hemmung anti-apoptotischer Signalwege

Apoptose ist eine Form des Zelltodes, welche mit DNA Fragmentierung, Kernschrumpfung aber nur sehr geringer Begleitentzündung einhergeht. Nekrose ist traumatischer Zelluntergang mit begleitender florider Entzündung. Apoptose und Proliferation regulieren den Umsatz von Zellen eines Gewebes. Beim ARDS ist die Apoptoserate der alveolären Epithelzellen gesteigert. Dies gilt als ein morphologisches Merkmal des ARDS (Bachofen u. Weibel 1982).

Experimentell kann Apoptose alveolärer Epithelzellen als Folge von zyklischer mechanischer Überdehnung, analog zur Beatmung mit hohe Tidalvolumen beobachtet werden (Hammerschmidt-S et al 2004). NO-Donatoren, ACE-Hemmer und Bradykinin, aber auch Wachstumsfaktoren wie KGF und HGF (keratinocyte und hepatocyte growth factor) wirken der mechanisch induzierten Apoptose entgegen. Mechanische Überdehnung scheint einen konstitutiv aktiven, autokrinen, anti-apoptotischen Signalweg über Bradykinin, PI3-Kinase, Akt-Kinase und Bcl-2/Bcl-XL zu inaktivieren. Die Reaktivierung dieses Signalweges wirkt antiapoptotisch, also protektiv (Hammerschmidt et al. 2007).

In einer Studie mit Kaninchen, welche nach Säureaspiration zur Auslösung eines ARDS mit einem schädigenden Muster beatmet wurden, fanden sich Apoptose und Nekrose verstärkt in Abhängigkeit von der Größe des Tidalvolumens. Bedeutsam hierbei war allerdings die Tatsache, dass auch Epithelien in der Niere und im Dünndarm bei großem Tidalvolumen eine stark angestiegene Apoptoserate aufwiesen. Auch hier führte also die schädigende Beatmung zur Dekompartimentierung und zum Übergang in ein MOV.

> *Volutrauma induziert – insbesondere bei vorgeschädigtem Lungenparenchym – einen gesteigerten Zelltod (Apoptose) der alveolären Zellen.*

8.6 Schädigung des Endothels

Zusätzlich zum intravaskulären Druck unterliegen die Kapillaren in den Alveolen Kräften, welche durch die Dehnung der Alveole entstehen und sich in Form von Wandspannung und Elongation auswirken. Extreme Atemanstrengung führt bei Tieren zu alveolären Hämorrhagien. Bei ARDS-Patienten lassen sich Hämorrhagien in den abhängigen Partien der Lunge beobachten, wo auch das Permeabilitätslungenödem besonders ausgebildet ist. In dieser Region kommt es häufiger zum zyklischen Kollaps mit Wiedereröffnung. Dabei können nach Modellrechnungen besonders hohe transvaskuläre Drücke generiert werden. Diese würden im Bereich der Grenzen von kollabierten und eröffneten Alveolen eine Höhe von ca. 140 cmH_2O erreichen. Somit liegen sie in einer Größenordnung, bei der mit dem Auftreten einer alveolären Hämorrhagie als Zeichen einer mechanischen Überlastung gerechnet werden muss. Daneben erhalten die abhängigen Partien der Lunge einen größeren Anteil des Blutflusses, und der resultierende größere hydrostatische Druck trägt dazu bei, außen angreifende Zugkräfte noch zu verstärken. Ratten, die Dopamin erhielten, um ihr Herzzeitvolumen zu erhöhen, wiesen ein verstärktes Albuminleck auf; ein erhöhter PEEP bewirkte eine Verminderung der pulmonalen Perfusion und besserte die Situation. Somit spielen also vaskulärer Fluss und vaskulärer Druck eine wichtige Rolle, nach Meinung mancher Autoren sogar eine entscheidende Rolle in der Entstehung von VILI.

Auch der pulmonalvaskuläre Druck und der Blutfluss spielen eine Rolle in der Genese des beatmungsinduzierten Lungenschadens, da insbesondere beim ALI/ARDS und assoziierter Beatmung der mechanische Stress der alveolären Kapillaren groß ist.

Die beatmungsinduzierte Lungenschädigung (VILI) stellt die Endstrecke verschiedener Faktoren sowohl der künstlichen Beatmung als auch pathophysiologischer Charakteristika der erkrankten Lunge dar (s. Abb. 5). Diese Erkenntnis eröffnet die Möglichkeit verschiedener protektiver oder interventioneller Möglichkeiten, da das Auftreten eines VILI die Überlebenschance von Patienten mit akuter respiratorischer Insuffizienz (unabhängig von der Grunderkrankung) erheblich verschlechtert.

8.7 Therapeutische Strategien

8.7.1 Mechanische Lungenschädigung vermeiden – protektiv beatmen

Da die Schädigung von Zellen der Lunge durch Überdehnung gut gesichert ist, sollte eine Beatmung, die eine Überdehnung vermeidet, auch bemerkbare positive klinische Effekte dort entfalten, wo VILI eine relevante Rolle spielt. Daraus leitete sich die Hypothese ab, dass der klinische Verlauf bei Patienten mit ARDS durch die Wahl geeigneter Beatmungsparameter beeinflusst werden kann. Eine solche, sogenannte lungenprotektive Beatmung sollte nicht nur auf die Aufrechterhaltung der Oxygenierung, sondern auch auf eine Vermeidung beatmungsinduzierter Schäden ausgerichtet sein. Im Interesse klinischer Studien standen verschiedene Beatmungsparameter und -muster. Die Vermeidung alveolärer Überdehung – (Volutrauma, „high volume lung injury") – durch niedrige Tidalvolumina oder spezielle Beatmungsmuster (Hochfrequenzventilation) waren dabei Konzepte. Die Vergrößerung des belüfteten Lungenanteils durch Rekruitmentmanöver, die Vermeidung des mit Kollaps

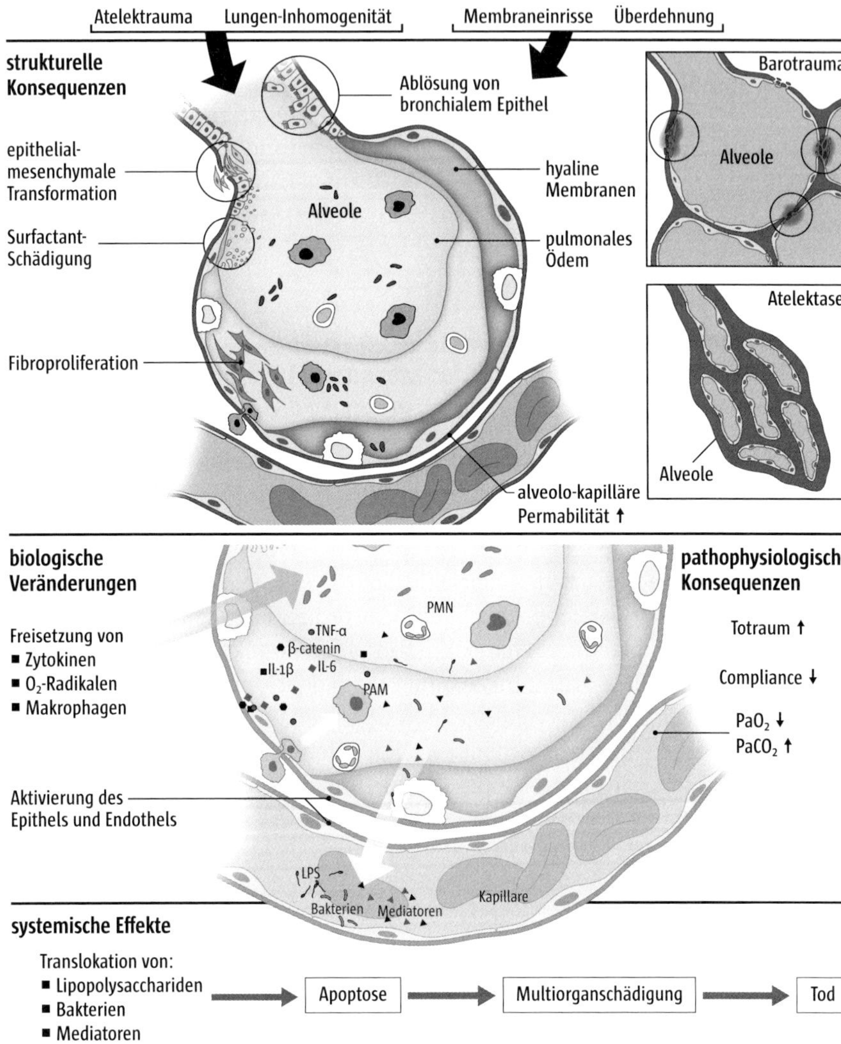

Abb. 5 Eine Übersicht über die Pathophysiologie der beamtungsinduzierten Lungenschädigung (VILI). Modifiziert nach Slutsky u. Ranieri 2014

und Wiedereröffnung von Alveolen verbundenen Atelectrauma durch ausreichend hohen PEEP stellten weitere Ansätze dar.

Bei schwerem Lungenversagen kann mit den als protektiv erkannten Beatmungsmodalitäten eine ausreichende Oxygenierung und Eliminierung von Kohlendioxid unter Umständen nicht mehr möglich sein. Um in diesen Fällen dennoch die mechanische Lungenschädigung zu vermeiden, wurden Verfahren der extrakorporalen Elimination von Kohlendioxid und der Membran-Oxygenierung entwickelt und Konzepte wie die „permissive Hyperkapnie“ geprüft.

8.7.2 Niedrige Tidalvolumina

Fünf Studien haben Ende der 90er-Jahre den Einfluss von niedrigem im Vergleich zu bis dato „konventionellem", d.h. höherem Tidalvolumen untersucht. Durch die umfangreichste Studie des ARDSNet (2000) konnte geklärt werden, dass ein niedriges Tidalvolumen protektiv ist und die Lunge vor mechanisch induzierter Lungenschädigung schützt. In dieser Studie wurden 861 Patienten mit ALI oder ARDS mit niedrigem oder hohem Tidalvolumen beatmet. Das Tidalvolumen wurde in dieser Studie auf ein aus Körpergröße und Geschlecht errechnetes Idealgewicht bezogen. Das Protokoll zur Beatmung sah eine Gruppe mit niedrigem Tidalvolumen von 6 ml/kg bei einem maximalen Plateaudruck von kleiner/gleich 30 cmH_2O und eine Gruppe mit einem hohen Tidalvolumen von 12 ml/kg bei einem maximalen Plateaudruck von 50 cmH_2O vor. Tatsächlich lagen die Tidalvolumina während der ersten drei Tage bei 6,2 und 11,8 ml/kg und die Plateaudrücke bei 25 und 33 cmH_2O. Die erlaubten Kombinationen für PEEP und FIO_2 waren im Studienprotokoll definiert und für beide Gruppen gleich. Um damit die vom Protokoll angestrebten Werte für PaO_2 und SpO_2 zu erreichen, lag der PEEP im Mittel bei 9,4 bzw. 8,6 cmH_2O und die FIO_2 bei 0,56 bzw. 0,51. Die Beatmungsfrequenz betrug im Mittel 29 und 16/min, um den arteriellen pH zwischen 7,3 und 7,45 zu halten. Die Sterblichkeit unter dem Beatmungsregime mit niedrigem Tidalvolumen war mit 31,0% signifikant niedriger als unter dem konventionellen Beatmungsregime mit 39,8%.

Dieses Ergebnis stellt sowohl einen Meilenstein in der Therapie des akuten Lungenversagens als auch in der Vermeidung mechanisch induzierter Lungenschädigung dar. Der Abfall des Plasma-IL 6 war in der Gruppe mit niedrigem Tidalvolumen während der ersten drei Tage stärker ausgeprägt als in der Gruppe mit konventioneller Beatmung. Dies kann durchaus als Ausdruck von geringerer mechanischer Schädigung gewertet werden.

Diese Arbeit hat eindeutig den protektiven Effekt von niedrigem im Vergleich zu hohem Tidalvolumen gezeigt. Die Zusammenfassung aller geeigneten klinischen Studien, die protektive Beatmung mit niedrigem Tidalvolumen (7 ml/kg oder weniger) mit konventioneller Beatmung (Tidalvolumina zwischen 10 und 15 ml/kg) vergleichen (Cochrane-Review) kann eine signifikante Verringerung der 24-Tages-Sterblichkeit nachweisen. Dieser Unterschied in der Letalität wird jedoch nicht gefunden, wenn die Patienten in der Kontrollgruppe mit einem Plateaudruck von 31 cmH_2O oder darunter beatmet wurden. Dieses Ergebnis unterstreicht, dass Beatmung beim ARDS immer individuell auf die spezielle Situation eines Patienten angepasst sein muss (Petrucci u. Iacovelli 2007). Der Bezug des Tidalvolumens auf das Körpergewicht berücksichtigt jedoch nicht, dass ARDS ganz verschieden große Anteile einer Lunge betreffen können, so dass bei gleichem Korpergewicht verschieden große Lungenanteile konsolidiert und damit nicht ventilierbar sein können. Im Extremfall (siehe „baby lung effect") kann auch ein Tidalvolumen von 6 ml/kg den kleinen verbliebenen Lungenanteil überblähen. Es ist daher wünschenswert, das Tidalvolumen an einem Parameter auszurichten, der das zu beatmende Lungenvolumen abbildet oder der das Ausmaß der mechanischen Beanspruchung der Lunge anzeigt. Ob der als hierfür vorgeschlagene Parameter *driving pressure* geeignet ist, müssen künftige prospektive Studien zeigen. Klinisch ist es sinnvoll, mittels eines Thorax-CT das Ausmaß alveolärer Konsolidierung abzuschätzen und bei der Einstellung des Tidalvolumens zu berücksichtigen.

Die Verwendung niedriger Tidalvolumina (6 ml/kg) ist der Standard, um im Rahmen der Beatmung die Lungen von Patienten mit ARDS vor Überdehnung zu schützen. Das Tidalvolumen wird dabei nicht auf das tatsächliche sondern auf ein Idealgewicht des Patienten bezogen. Wenn große Anteile der Lunge konsolidiert sind, kann es zweckmäßig sein, das Tidalvolumen noch unter 6 ml/kg zu reduzieren.

Die Beatmung mit niedrigen Tidalvolumina kann zur Retention von Kohlendioxid und damit zur respiratorischen Azidose führen. Das Konzept, eine moderate Hyperkapnie und Azidose zu tolerieren, wird als *permissive Hyperkapnie* bezeichnet.

8.7.3 Ausreichend hoher PEEP

Positiver end-exspiratorischer Druck (PEEP) entfaltet hämodynamische Effekte, er verhindert das durch zyklischen Kollaps und Wiedereröffnung von Alveolen hervorgerufene Atelectrauma, verbessert die Oxygenierung und erlaubt damit eine Reduktion der FIO_2. Die Verwendung von PEEP ist gesicherter klinischer Standard bei der Beatmung von Patienten mit ARDS.

In der von Amato und Mitarbeitern (1998) veröffentlichten Studie zur protektiven Beatmung an 53 Patienten spielte ein hoher PEEP neben einem niedrigen Tidalvolumen und dem Einsatz von Rekruitmentmanövern eine zentrale Rolle. In der Gruppe mit protektiver Beatmung wurde ein Tidalvolumen von 6 ml/kg, ein PEEP oberhalb des unteren Inflektionspunktes der statischen Druck-Volumen-Kurve und ein Plateaudruck von maximal 20 cmH_2O oberhalb des PEEP angestrebt. In der konventionell beatmeten Gruppe war ein Tidalvolumen von 12 ml/kg und der niedrigste, im Hinblick auf die Oxygenierung akzeptable PEEP vorgesehen. Zu Beginn des Beobachtungszeitraumes unterschieden sich die PEEP-Werte zwischen den Gruppen mit 16,3 und 6,9 cmH_2O deutlich. Das protektive Beatmungsmuster war dem konventionellen im Hinblick auf die Sterblichkeit und andere Outcome-Parameter überlegen.

In der o.g. Studie des ARDSNet (2000) waren unterschiedliche PEEP-Werte nicht explizit angestrebt. Die zur Aufrechterhaltung der angestrebten Oxygenierung erforderlichen PEEP-Werte lagen insgesamt durchschnittlich um 9 cmH_2O. In der Studiengruppe mit niedrigem Tidalvolumen war der PEEP in der Tendenz etwas höher. In einer weiteren Arbeit des ARDSNet, der ALVEOLI-

Studie (Brower et al. 2004), wurde untersucht, ob sich die dem höheren PEEP zugeschriebenen protektiven Effekte im klinischen Verlauf von Patienten mit ARDS niederschlagen. In dieser Studie wurden die Patienten mit einem niedrigen Tidalvolumen von 6 ml/kg beatmet. Für die Gruppe mit hohem und niedrigem PEEP wurden unterschiedliche Kombinationen von PEEP und FIO_2 vorgeschrieben. Dies führte zu mittleren PEEP-Werten von 8,3 und 13,2 während der ersten vier Tage. Mit den unterschiedlichen PEEP-Werten waren Unterschiede im mittleren Atemwegsdruck und im Plateaudruck verbunden. Der Nachweis eines Unterschiedes in der Sterblichkeit gelang in dieser Studie nicht.

Zusammenfassend kann für diese Studie festgehalten werden, dass protektive Beatmung mittlere und hohe PEEP-Werte beinhaltet. Die verwendeten PEEP-Werte lagen im Mittel um 10 cmH_2O. Eine weitere Steigerung des PEEP in der AVLEOLI Studie bei 6 ml/kg Tidalvolumen entfaltete keine zusätzliche Verbesserung des klinischen Verlaufs.

Moderater bis hoher PEEP (> 12 cmH_2O) ist erforderlich, um unter Beatmung mit niedrigem Tidalvolumen eine ausreichende Oxygenierung zu gewährleisten und um das Atelectrauma zu verhindern. Der im individuellen Fall günstigste PEEP (best PEEP) muss aus der Abwägung der Effekte des PEEP auf Herzzeitvolumen, Oxygenierung und dynamische Compliance gefunden werden; eine allgemein akzeptierte Methode dazu existiert nicht. Für den einfachen klinischen Gebrauch wurden PEEP-FIO_2-Tabellen entwickelt, die für bestimmte erforderliche FIO_2-Einstellungen entsprechende PEEP-Werte empfehlen. Die Überlegung, ob neue Parameter zur Steuerung der Beatmung (transpulmonaler Druck, driving pressure) zur individuellen „Titrierung" des PEEP-Wertes beitragen, ist derzeit Gegenstand mehrerer prospektiv-randomisierter Studien.

8.7.4 Rekruitmentmanöver

Die Vermeidung des alveolären Kollapses während der Exspiration ist ein wesentlicher, dem PEEP zugeschriebener Mechanismus, der allerdings bereits ventilierte Alveolen voraussetzt. Ziel von Rekruitmentmanövern ist es, durch die Applikation von intermittierenden hohen inspiratorischen Drücken eine Wiedereröffnung luftleerer, aber ventilierbarer Alveolen zu erzielen.

Obwohl als physiologische Hypothese attraktiv („open up the lung and keep it open") und trotz häufigem klinischem Einsatz fehlte bisher die Evidenz dafür, dass open-lung-Manöver das Outcome verbessern. Darüber hinaus wurde immer wieder über erhebliche und schwerwiegende Komplikationen im Rahmen der Anwendung solcher Manöver berichtet. In einer neueren großen prospektiven Studie wurde in der Patientengruppe mit ARDS, die wiederholt einem Rekruitmentmanöver und einer Hoch-PEEP-Strategie unterzogen wurde, eine höhere Sterblichkeit festgestellt im Vergleich zur Patientengruppe, die ohne open-lung-approach und mit moderat-hohem PEEP behandelt wurde. Daher wird die regelhafte Anwendung von Rekruitmentmanövern mit derart hohen Beatmungsdrücken nicht mehr empfohlen (Brower et al. 2003).

8.7.5 Hochfrequenzoszillationsbeatmung (HFOV)

Hochfrequenzoszillationsbeatmung (HFOV, high frequency oscillatory ventilation) stellt einen weiteren Versuch der protektiven Beatmung dar. Der entscheidende Unterschied zur konventionellen Beatmung liegt in der Beatmungsfrequenz, die bei der HFOV für Erwachsene um 5 Hz (= ca. 300/min.) liegt. Mit dieser Frequenz ändert sich der Druck in den großen Atemwegen. Diese Druckänderung, der mittlere Atemwegsdruck und der PEEP sind weitere Kenndaten dieser Beatmung. Während der Gasaustausch bei der konventionellen Beatmung durch konvektive Bewegung großer Luftmengen und durch Diffusion erfolgt, führen bei der HFOV andere komplexe Mechanismen zum Gasaustausch.

> Bei der Beatmung mit einer hohen Frequenz führen andere Mechanismen als unter konventioneller Beatmung zum Gasaustausch. Verschiedene strömungsphysikalische Prozesse sind beteiligt: Pendelluft führt zur Gasmischung zwischen Lungenarealen mit unterschiedlichen Zeitkonstanten. Aufgrund von unterschiedlichen Geschwindigkeitsprofilen in den Atemwegen während Inspiration und Exspiration kommt es auch zum konvektiven Gastransport. Die Wechselwirkungen zwischen axialen Profilen der Strömungsgeschwindigkeit und radialen Konzentrationsgradienten der Atemgase führen zu longitudinaler Dispersion (Taylor Dispersion).

Derdak und Mitarbeiter haben den Effekt von HFOV im Vergleich zu konventioneller, protektiver Beatmung an 148 Patienten untersucht (Derdak et al. 2002). Die konventionelle protektive Beatmung ließ Tidalvolumina zwischen 6 und 10 ml/kg zu, forderte einen PEEP von 10 cmH_2O oder darüber. In der Gruppe mit HFOV wurde die initiale Frequenz bei 5 Hz gewählt. Der mittlere Atemwegsdruck wurde zunächst 5 cmH_2O über dem während der vorausgegangenen konventionellen Beatmung eingestellt. Die Druckdifferenz in den proximalen Atemwegen wurde so geregelt, dass eine deutliche Vibration der Thoraxwand wahrnehmbar war. Die mit diesem Beatmungsmuster erzielte Verbesserung des PaO_2/FIO_2-Verhältnisses war nur während der ersten 16 Stunden signifikant. Die 30-Tage-Sterblichkeit lag bei 37% unter HFOV und bei 52% unter konventioneller Beatmung. Dieser Unterschied war nicht signifkant ($p = 0{,}102$). In der aktuell publizierten multizentrischen OSCAR-Studie (Young et al. 2013) wurde kein Überlebensvorteil bei ARDS-Patienten gefunden, die mit HFOV behandelt wurden im Vergleich zu ‚konventionell' beatmeten Patienten. Obwohl HFOV vom physiologisch-protektiven Ansatz als attraktive

Alternative zur Beatmung angesehen wird, kann aus evidenz-basierter Sicht derzeit keine Empfehlung zum Routine-Einsatz gegeben werden.

8.7.6 Das „Mechanical Power"-Konzept

Der italienische ARDS-Forscher Luciano Gattinoni postulierte, dass die bisher „fragmentierten" Ansichten zu VILI, zusammengesetzt aus verschiedenen, bisher nicht in Beziehung gesetzten Einflussgrößen, zum besseren Verständnis und für eine gesteigerte klinische Umsetzbarkeit in eine sinnvolle physiologische Relation gesetzt werden sollten (Gattinoni et al. 2016). Er prägte hierfür den Überbegriff „mechanical power" (MP). Hiermit sind alle – im Rahmen der Beatmung entstehenden – mechanischen Kräfte gemeint, die graduell auf das Organ Lunge (schädigend) einwirken. Er postulierte, dass MP – erfasst durch die Druck-Volumen-Kurven – durch seine einzelnen Elemente (Tidalvolumen [ΔV], Elastance des respiratorischen Systems [ELrs], Inspirations- zu Expirationszeit-Ratio [I:E], Atemwegswiderstand [Raw], PEEP, Beatmungsfrequenz [RR]) ausgedrückt und gemäß der Gleichung in Abbildung 6 errechnet werden kann.

Durch klinische Untersuchungen wurde die Validität dieser MP-Einschätzung gestützt. In einigen weiteren Untersuchungen zeigte sich die Praktikabilität im Sinne einer bettseitigen Einschätzung der „verabreichten" und potenziell schädigenden Energie, die der Beatmungsmediziner der Lunge verabreicht. Es wird sich zeigen, ob das Mechanical Power-Konzept eine breite Anwendung findet.

8.7.7 Extrakorporale Verfahren

In Situationen, in denen konventionelle protektive Beatmung nicht zu einer ausreichenden Oxygenierung führt, kommen extrakorporale Verfahren zum Lungenersatz bzw. zur Lungenunterstützung zum Einsatz. Solche Verfahren sind in der Regel veno-venöse oder veno-arterielle Bypassverfahren (extrakorporale Membranoxygenation [ECMO]), wobei das Blut mittels Pumpen durch Membranoxygenatoren geleitet und dabei mit Sauerstoff angereichert wird, während Kohlendioxid eliminiert wird. Moderne ECMO-Methoden zeichnen sich durch zunehmende Miniaturisierung und Einfachheit in der Anwendung aus, sollten aber spezieller Expertise in Zentren vorbehalten sein (s. Kap. 14).

Extrakorporale Lungenunterstützungssysteme ermöglichen die Aufrechterhaltung der Oxygenierung und CO_2-Elimination in sonst kritischen Situa-

$$\mathrm{Power}_{rs} = \mathrm{RR} \cdot \left\{ \Delta V^2 \cdot \left[\frac{1}{2} \cdot \mathrm{EL}_{rs} + \mathrm{RR} \cdot \frac{(1 + I:E)}{60 \cdot I:E} \cdot R_{aw} \right] + \Delta V \cdot \mathrm{PEEP} \right\},$$

Abb. 6 Formel für das Mechanical Power-Konzept

tionen. Daneben erlauben diese Verfahren die Entlastung der Lungen von der Funktion des Gasaustausches. Durch die Wahl sehr kleiner Tidalvolumina („ultraprotektive" Beatmung) können auch sehr schwer erkrankte Lungen mit einem hohen Anteil konsolidierter Areale protektiv beatmet werden.

Literatur

Amato MB, Barbas CS, Medeiros DM et al. (1998) Effect of a protective-ventilation strategy on mortality in the acute respiratory distress syndrome. N Engl J Med, 338: 347–54

Amato MB, Meade MO, Slutsky AS, Brochard L, Costa EL, Schoenfeld DA, Stewart TE, Briel M, Talmor D, Mercat A, Richard JC, Carvalho CR, Brower RG (2015) Driving pressure and survival in the acute respiratory distress syndrome. N Engl J Med., 372: 747–55

Bachofen M, Weibel ER (1982) Structural alterations of lung parenchyma in the adult respiratory distress syndrome. Clin Chest Med; 3: 35–56

Brower RG, Lanken PN, MacIntyre N et al. (2004) Higher versus lower positive end-expiratory pressures in patients with the acute respiratory distress syndrome. N Engl J Med, 351: 327–36

Brower RG, Morris A, MacIntyre N et al. (2003) Effects of recruitment maneuvers in patients with acute lung injury and acute respiratory distress syndrome ventilated with high positive end-expiratory pressure. Crit Care Med; 31: 2592–7

Chen CS, Tan J, Tien J (2004) Mechanotransduction at cell-matrix and cell-cell contacts. Annu Rev Biomed Eng, 6: 275–302

Derdak S, Mehta S, Stewart TE et al. (2002) High-frequency oscillatory ventilation for acute respiratory distress syndrome in adults: a randomized, controlled trial. Am J Respir Crit Care Med, 166: 801–8

Dreyfuss D, Saumon G (1998) Ventilator-induced lung injury: lessons from experimental studies. Am J Respir Crit Care Med, 157: 294–323

Gattinoni L, Tonetti T, Cressoni M, Cadringher P, Herrmann P, Moerer O, Protti A, Gotti M, Chiurazzi C, Carlesso E, Chiumello D, Quintel M (2016) Ventilator-related causes of lung injury: the mechanical power. Intensive Care Med., (10):1567–1575

Hammerschmidt S, Kuhn H, Grasenack T, Gessner C, Wirtz H (2004) Apoptosis and necrosis induced by cyclic mechanical stretching in alveolar type II cells. Am J Respir Cell Mol Biol. (3):396–402

Hammerschmidt S, Kuhn H, Sack U, Schlenska A, Gessner C, Gillissen A, Wirtz H (2005) Mechanical stretch alters alveolar type II cell mediator release toward a proinflammatory pattern. Am J Respir Cell Mol Biol. (2):203–210

Hammerschmidt S, Kuhn H, Gessner C, Seyfarth HJ, Wirtz H (2007) Stretch-induced alveolar type II cell apoptosis: role of endogenous bradykinin and PI3K-Akt signaling. Am J Respir Cell Mol Biol. (6):699–705

Marini JJ, Hotchkiss JR, Broccard AF (2003) Bench-to-bedside review: microvascular and airspace linkage in ventilator-induced lung injury. Crit Care, 7(6):435–44. DOI: 10.1186/cc2392. Epub 2003 Oct 17.

Marini JJ, Rocco PRM, Gattinoni L (2020) Static and Dynamic Contributors to Ventilator-induced Lung Injury in Clinical Practice. Pressure, Energy, and Power. Am J Respir Crit Care Med., 201(7):767–774

Petrucci N, Iacovelli W (2007) Lung protective ventilation strategy for the acute respiratory distress syndrome. Cochrane Database Syst Rev, (3):CD003844

Slutsky AS, Ranieri VM (2014) Ventilator-induced lung injury. N Engl J Med., 370(10):980

Tremblay L, Valenza F, Ribeiro SP et al. (1997) Injurious ventilatory strategies increase cytokines and c-fos m-RNA expression in an isolated rat lung model. J Clin Invest, 99: 944–52

Tschumperlin DJ, Dai G, Maly IV et al. (2004) Mechanotransduction through growth-factor shedding into the extracellular space. Nature, 429: 83–6

Tschumperlin DJ, Margulies SS (1999) Alveolar epithelial surface area-volume relationship in isolated rat lungs. J Appl Physiol, 86: 2026–33

Acute Respiratory Distress Syndrome Network (ARDSNet) et al. (2000) Ventilation with lower tidal volumes as compared with traditional tidal volumes for acute lung injury and the acute respiratory distress syndrome.

The Acute Respiratory Distress Syndrome Network. N Engl J Med, 342: 1301–8. URL: https://pubmed.ncbi.nlm.nih.gov/10793162/

Webb HH, Tierney DF (1974) Experimental pulmonary edema due to intermittent positive pressure ventilation with high inflation pressures. Protection by positive end-expiratory pressure. Am Rev Respir Dis, 110: 556–65

Whitehead T, Slutsky AS (2002) The pulmonary physician in critical care * 7: ventilator induced lung injury. Thorax, 57: 635–42

Wirtz H, Dobbs LG (2000) The effects of mechanical forces on lung functions. Respir. Physiol., 119: 1–17

Young D, Lamb SE, Shah S, MacKenzie I, Tunnicliffe W, Lall R, Rowan K, Cuthbertson BH; OSCAR Study Group (2013) High-frequency oscillation for acute respiratory distress syndrome. N Engl J Med., 368: 806–13

9 Beatmungsinduzierte Zwerchfelldysfunktion

Jens Spiesshoefer

9.1 Einleitung[1]

In diesem Kapitel wird die beatmungsinduzierte Zwerchfelldysfunktion (VIDD) kurz erläutert und ein aktueller Überblick über ihre klinische und prognostische Bedeutung gegeben. Anschließend werden die neuesten diagnostischen Ansätze zur Bestimmung der Zwerchfellfunktion, -stärke und -kontrolle, neuronal sowie peripher, vorgestellt, Wissenslücken in Bezug auf die beatmungsinduzierte Zwerchfelldysfunktion aufgezeigt und der Einsatz von Zwerchfellstimulation zur Prävention von VIDD diskutiert.

> Schätzungsweise 10 Millionen Patienten weltweit werden jedes Jahr auf Intensivstationen invasiv mechanisch beatmet, und diese Zahl ist während der COVID-19-Pandemie noch gestiegen [Osadnik et al. 2017; Windisch et al. 2005; Windisch et al. 2018; Spiesshoefer et al. 2023].

Es gibt eine Vielzahl unterschiedlicher Indikationen für eine mechanische Beatmung, vom „Acute Respiratory Distress Syndrome" (ARDS; auch bei Patienten mit COVID-19) und kardiogenem Schock über akutes Atemversagen auf-

1 Dieser Beitrag orientiert sich an einer Vorarbeit des Autors (Spiesshoefer et al. 2023). Mit freundlicher Genehmigung von S. Karger.

grund einer chronisch obstruktiven Lungenerkrankung (COPD) bis hin zu neurologischen Störungen [Osadnik et al. 2017; Windisch et al. 2005; Windisch et al. 2018; Spiesshoefer et al. 2023]. Im Allgemeinen wird bei Patienten mit akutem, lebensbedrohlichem Atemversagen vom Typ I (hypoxisch) und/oder Typ II (hyperkapnisch), bei denen andere nicht-invasive Methoden zur Aufrechterhaltung der Atmung versagt haben, eine mechanische Beatmung eingeleitet. Die zugrundeliegende Ursache des Atemversagens ist eine wichtige Unterscheidung bei der Langzeitbeatmung. Bei Patienten mit einer Exazerbation der COPD nimmt der Bedarf an mechanischer Beatmung oft nach einigen Tagen ab. Bei Patienten mit neurologischen Erkrankungen aufgrund fehlender neurologischer Impulse oder Muskeldystrophie/- atrophie ist dies hingegen oft nicht der Fall. Bei der erstgenannten Patientengruppe geht man davon aus, dass die zugrundeliegende Ursache für das Atemversagen im besten Fall im Verlauf der Behandlung verschwindet oder durch eine invasive mechanische Beatmung behandelt werden kann, die als Überbrückung bis zur Genesung eingesetzt wird. Bei einem beträchtlichen Teil der Patienten gestaltet sich die Entwöhnung jedoch als schwierig oder langwierig, so dass diese „vereinfachte" Überbrückung in Einzelfällen recht lang ist [Osadnik et al. 2017; Windisch et al. 2005; Windisch et al. 2018; Spiesshoefer et al. 2023]. Ein Grund für die verlängerte oder gescheiterte Entwöhnung könnte die Tatsache sein, dass die Beatmung an sich eine Zwerchfelldysfunktion hervorruft, die als beatmungsinduzierte Dysfunktion (VIDD) bezeichnet wird. Das vorliegende Kapitel erläutert daher kurz die mechanische Beatmung im Zusammenhang mit VIDD, gibt einen aktuellen Überblick über die klinische und prognostische Relevanz von VIDD, einschließlich diagnostischer Ansätze zur Bestimmung der Zwerchfellfunktion und -stärke und deren Verwendung zur Ermittlung der wahren Pathophysiologie und der Entwicklungsrate von VIDD auf der Intensivstation, hebt Wissenslücken in Bezug auf VIDD hervor, diskutiert kritisch den Einsatz von Zwerchfellstimulation zur Prävention von VIDD und schlägt künftige Forschungsarbeiten zur Überwindung von Wissenslücken bei der Prävention von VIDD durch Zwerchfellstimulation vor [Osadnik et al. 2017; Windisch et al. 2005; Windisch et al. 2018; Spiesshoefer et al. 2023].

9.2 Maschinelle Beatmung und Beatmungsinduzierte Diaphragma Dysfunktion

Maschinelle Beatmung kann als zweischneidiges Schwert betrachtet werden: Einerseits ist sie lebensrettend, da sie nicht nur den Gasaustausch verbessert, sondern auch Verletzungen der Muskelfasern bei systemischen Entzündungen verhindert und den Blutfluss zu den lebenswichtigen Organen im Schockzustand aufrechterhält [Lloyd-Owen et al. 2005; Vassilakopoulos u. Petrof 2004]. So konnte beispielsweise in Tierexperimenten gezeigt werden, dass allein durch die Erzeugung intrathorakaler Druckschwankungen ein gewisses Maß an Herzleistung erzeugt wird [Griley 1977]. Es wurden jedoch auch eine Reihe von schädlichen Nebenwirkungen der mechanischen Beatmung beschrieben. Diese kann mit Infektionen, der beatmungsassoziierten Pneumonie, Barotrauma, kardiovaskulären Beeinträchtigungen, Trachealverletzungen, Hyperoxietoxizität und beatmungsinduzierten Lungenschäden einhergehen [Lloyd-Owen et al. 2005; Vassilakopoulos u. Petrof 2004]. Vor allem die Auswirkungen von mechanischer Beatmung auf das Zwerchfell wurden jedoch bisher weniger beachtet [Lloyd-Owen et al. 2005; Vassilakopoulos u. Petrof 2004; Spiesshoefer et al. 2020a–c]. Dabei ist das Zwerchfell der wichtigste Inspirationsmuskel, wobei ~70% der forcierten Vitalkapazität bei normaler ruhiger Atmung durch eine korrekte Zwerchfellkontraktion erreicht wird [Spiesshoefer et al. 2020a–c, 2021a–c].

Die durch diese Kontraktion erzeugte Kraft bewirkt, dass der Pleuradruck negativer und der Abdominaldruck positiver wird. Es wird vermutet, dass sich eine mechanische Beatmung negativ auf das Zwerchfell auswirkt, denn so wie jeder Skelettmuskel bei Inaktivität atrophiert, kann auch das Zwerchfell bei einer mechanischen Beatmung durch Inaktivität atrophieren. Dies wird gemeinhin als VIDD (engl. *Ventilator induced diaphragmatic dysfunction*) bezeichnet.

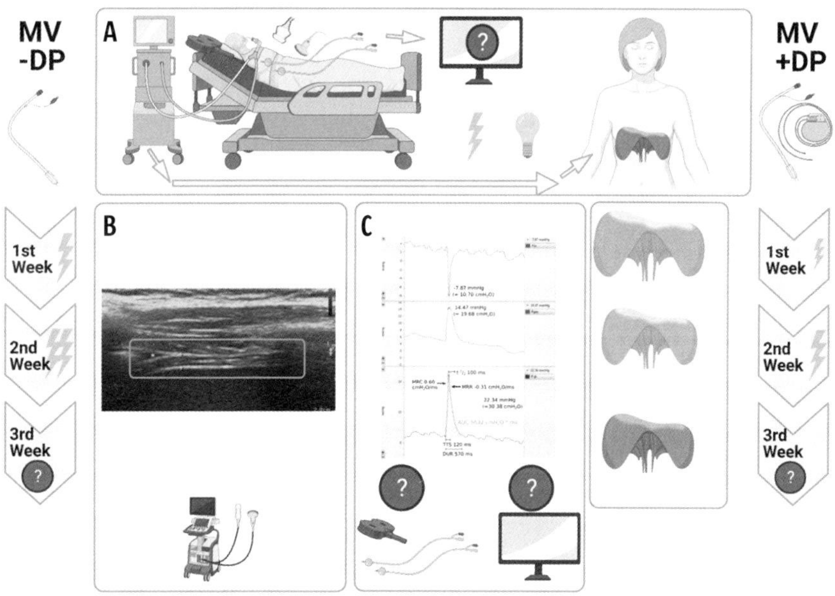

Abb. 1 Vorschlag eines translationalen Aufbaus zur allumfassenden Messung der Zwerchfell und Lungenmuskulatur unter invasiver Beatmung mittels multimodaler Messtechnik (A), Zwerchfell und Interkostal-Muskel-Ultraschall (B), Oberflächen EMG, invasiver Messung des transdiaphragmalen Druckes mittels Doppelballonkathetern und Magnetstimulation kortikal und zervikal (C). Vorschlag und Aufbau in Anlehnung an die Arbeitsgruppe und das Labor von PD Dr. Dr. med. Jens Spiesshoefer innerhalb der Klinik für Pneumologie und internistische Intensivmedizin am RWTH Universitätsklinikum Aachen

Tier- und Humanstudien belegen inzwischen, dass die Entwicklung einer beatmungsinduzierten Zwerchfelldysfunktion bereits 24 Stunden nach Beginn der mechanischen Beatmung auf der Intensivstation beginnt.

In der Abbildung 1 [angelehnt an Regmi et al. 2023 und Spiesshoefer et al. 2023] wird die Entwicklung von VIDD unter Beatmung beschrieben und eine Reihe physiologischer Techniken vorgestellt, mit denen sich die Kraft, Funktion und Kontrolle des Zwerchfells bei mechanisch beatmeten Patienten besser bestimmen lässt [Spiesshoefer et al. 2020a–c, 2023].

Tatsächlich gab es erst in den 2000er-Jahren bis ca. 2004 überzeugende Beweise für die Existenz von VIDD aus Tiermodellen [Vassilakopoulos u. Petrof 2004; Spiesshoefer et al. 2023]. Tierstudien hatten durchweg ergeben, dass die mechanische Beatmung die Funktion des Zwerchfells, korrekt definiert als seine Fähigkeit zur Krafterzeugung, reduziert [Vassilakopoulos u. Petrof 2004; Spiesshoefer et al. 2023]. Diesen Tiermodellen nach nimmt die druckerzeugende Kapazität und Ausdauer des Zwerchfells innerhalb weniger Tage nach Beginn der mechanischen Beatmung um etwa 30–50% ab [Vassilakopoulos u. Petrof 2004; Spiesshoefer et al. 2023].

Dieser dramatische Rückgang der Zwerchfellkraft, dessen erste Anzeichen bereits nach 12 Stunden der Beatmung zu erkennen waren, war in Tiermodellen nicht auf Veränderungen des Lungenvolumens, der abdominalen Compliance oder der Nervenimpulsübertragung auf der Ebene des Nervus phrenicus zurückzuführen [Vassilakopoulos u. Petrof 2004; Spiesshoefer et al. 2023]. Diese Ergebnisse deuten darauf hin, dass das Zwerchfell bei Inaktivität, beispielsweise während einer mechanischen Beatmung, atrophiert und dass diese Atrophie wahrscheinlich schneller eintritt als die Atrophie der Skelettmuskulatur, was darauf hindeutet, dass neben der reinen Inaktivität zusätzliche pathophysiologische Prozesse in der Entwicklung der VIDD auf der Intensivstation eine Rolle spielen [Vassilakopoulos u. Petrof 2004; Spiesshoefer et al. 2021a-c, 2023].

Tierexperimentelle Daten haben gezeigt, dass zu den mit VIDD assoziierten Veränderungen der Zwerchfellmuskelfasern eine Muskelfaseratrophie, eine strukturelle Verletzung mit Umbau, aufgrund von Proteolyse, und oxidativer Stress gehören [Vassilakopoulos u. Petrof 2004; Spiesshoefer et al. 2023]. Darüber hinaus haben erhöhte Spiegel systemischer Entzündungsmarker wie Tumor-Nekrose-Faktor-alpha und Interleukin-6, wie sie bei Sepsis auftreten können, nachweislich einen direkten negativen Einfluss auf die Zwerchfellfunktion, ein Phänomen, das auch als sepsis-bedingte Zwerchfelldysfunktion bezeichnet wird [Vassilakopoulos u. Petrof 2004; Spiesshoefer et al. 2021a–c, 2023]. Darüber hinaus ist ein möglicher schädigender Effekt des durch die Beatmung induzierten transpulmonalen Drucks auf die Zwerchfellstruktur bekannt. Hohe inspiratorische Druckwerte, die beispielsweise bei Patienten mit COPD oder bei Patienten mit geringer Compliance unter Beatmung, einem ungünstigen Verhältnis zwischen Delta-Volumen/Delta-Druck, erforderlich sein können, haben nachweislich eine akute negative Auswirkung auf die Sarkomer Struktur des Zwerchfells [Vassilakopoulos u. Petrof 2004; Spiesshoefer et al. 2023].

> *Zusätzlich zur Atrophie zeigt das Zwerchfell während der mechanischen Beatmung also auch Schwund und Schäden. Dies ist wahrscheinlich nicht nur auf Inaktivität, sondern auch auf entzündliche Prozesse und direkte Effekte erhöhter (Beatmungs-)Druckwerte zurückzuführen [Vassilakopoulos u. Petrof 2004; Spiesshoefer et al. 2023].*

9.3 Aktuelle Daten zum klinischen Verlauf von VIDD und mögliche verbesserte diagnostische Ansätze zur Bestimmung von VIDD auf der Intensivstation

Bei der Durchsicht der Literatur über VIDD aus den letzten 15 Jahren wurden nach Ansicht des Autors vier große Wissenslücken in der jüngeren Geschichte geschlossen. Es besteht jedoch mehr denn je Bedarf an Studien zur Bestimmung der wahren Pathophysiologie und der Häufigkeit von VIDD auf der Intensivstation unter Verwendung modernster physiologischer Techniken.

Erstens haben klinische Studien die Zwerchfellfunktion bei Patienten, die auf der Intensivstation beatmet werden, im Longitudinal-Verlauf untersucht. Eine Studie von Levine et al. aus dem Jahr 2008 an beatmeten hirntoten Organspendern war die erste, die eine rasche Atrophie der Zwerchfellfasern und eine verstärkte Proteolyse nach einer mechanischen Beatmung beim Menschen dokumentierte [Levine et al. 2008; Hooijman et al. 2014]. Eine Gruppe aus Toronto untersuchte daraufhin die intraindividuelle Abnahme der Zwerchfelldicke und -funktion während einer mechanischen Beatmung [Goligher 2015; Goligher et al. 2015, 2018; Coiffard et al. 2021; Sklar et al. 2020]. Mittels Zwerchfellultraschall wurden die Zwerchfelldicke und -funktion, welche definiert war als spontane Verdickung bei fehlender Beatmungsunterstützung, bei 107 Patienten kurz nach Beginn der mechanischen Beatmung untersucht [Goligher 2015; Goligher et al. 2015, 2018]. In der ersten Woche der Beatmung nahm die Zwerchfelldicke bei etwa 50% der Patienten um > 10% ab [Goligher 2015; Goligher et al. 2015, 2018]. Eine geringe kontraktile Aktivität des Zwerchfells zu Beginn der Studie ging dabei mit einer besonders raschen Abnahme der Zwerchfelldicke einher, und die kontraktile Aktivität nahm auch mit zunehmendem Beatmungsdruck ab [Goligher 2015; Goligher et al. 2015, 2018]. Diese Daten zeigen, dass VIDD in der ersten Woche der mechanischen Beatmung häufig auftritt und dass eine geringe kontraktile Zwerchfellaktivität zu Beginn und/oder ein höherer Beatmungsdruck das Risiko für die Entwicklung von VIDD erhöhen.

Dies deutet darauf hin, dass VIDD aus einer Inaktivität des Zwerchfells resultiert, die durch hohe Inspirationsdrücke während der mechanischen Beatmung verursacht wird. Bei der Entwicklung von VIDD bei Intensivpatienten können jedoch noch weitere Faktoren eine Rolle spielen, darunter Entzündungen, medikamentöse Nebenwirkungen (Myotoxizität), Ernährungsmängel und katabole Zustände, die an anderer Stelle in der weiteren Literatur ausführlicher beschrieben werden [z.B. Vassilakopoulos u. Petrof 2004]. Die klinische Bedeutung der VIDD wurde auf der Grundlage von Follow-Up-Daten weiter anerkannt, die zeigen, dass die Entwicklung einer Zwerchfellatropie innerhalb der ersten Woche nach der mechanischen Beatmung mit einer verlängerten Entwöhnung von der Beatmung und mit einer erhöhten Sterblichkeit einhergeht [Goligher 2015; Goligher et al. 2015, 2018; Coiffard et al. 2021; Sklar et al. 2020], was in einer kürzlich durchgeführten Meta-Analyse weiter bestätigt wurde [Dres u. Demoule 2018]. Darüber hinaus zeigte eine neuere Studie, dass eine im Ultraschall nachgewiesene Abnahme der Zwerchfelldicke mit schlechteren Ergebnissen während des Krankenhausaufenthalts und nach der Entlassung bei Patienten mit Sepsis, die eine mechanische Beatmung erhielten, verbunden war [Hadda et al. 2021].

Zweitens ist das Zwerchfell, während der mechanischen Beatmung nicht völlig inaktiv, und es kommt tatsächlich zu einer Zwerchfellkontraktion auch während der mechanischen Beatmung, die nicht auf die bloße passive Insufflation von Luft in den Thorax zurückzuführen ist [Goligher 2015; Goligher et al. 2015, 2018]. Dies wurde in einer experimentellen Arbeit gezeigt, in der Zwerchfellkontraktionen bei mechanisch beatmeten Patienten mit neuromuskulärer Blockade nicht beobachtet wurden, sondern nur bei Patienten ohne neuromuskuläre Blockade [Goligher 2015; Goligher et al. 2015, 2018]. Da beide Gruppen die gleiche Menge an mechanischer Beatmung erhielten, bedeutet dies, dass die Zwerchfellkontraktionen nicht auf die passive Luftinsufflation während der mechanischen Beatmung zurückzuführen waren, sondern diese die Zwerchfellverdickung in der Appositionszone während der mechanischen Beatmung intrinsische Zwerchfellkontraktionen widerspiegelt [Goligher 2015; Goligher et al. 2015, 2018]. Die meisten Patienten setzen also ihr Zwerchfell während der mechanischen Beatmung ein, wobei sich die Frage stellt, ob sie dies ausreichend einsetzen, um eben einer Atrophie bzw. weiteren Schädigung des Zwerchfells entgegenzuwirken. Eine unzureichende Nutzung des Zwerchfells könnte ein Grund dafür sein, dass eine Zwerchfellatrophie auch bei druckunterstützter Beatmung auftreten kann, obschon das Zwerchfell intrinsisch über die Beatmung hinweg kontrahiert [Goligher 2015; Goligher et al. 2015, 2018]. Dabei ist jedoch zu bedenken, dass sich das Zwerchfell sogar asynchron zum Beatmungsgerät zusammenziehen kann – ein Phänomen, das häufig bei der mechanischen Beatmung beobachtet wird und heute als „reverse triggering" bezeichnet wird. Dies wiederum ist dann leider mit besonders schädlichen Auswirkungen auf die Sarkomer-Struktur des Zwerchfells assoziiert. Leider finden wir also beim beatmeten Patienten eine hochkomplexe Pathophysiologie vor aus Beatmung und intrinsischer Aktivität des Zwerchfells, in der das Zwerchfell durch Inaktivität Schaden nimmt jedoch auch Schaden nimmt, wenn eine Kontraktion in Asynchronie zum Beatmungsgerät auftritt.

Drittens wurden Versuche unternommen, die Zwerchfellstärke bei mechanisch beatmeten Patienten auf der Intensivstation invasiv zu messen. Durch die invasive Gold-Standard Messung des transdiaphragmatischen Drucks (sog. „twitch"-Pdi-Analysen) nach magnetischer Stimulation der Zwerchfellwurzeln konnte gezeigt werden, dass die Kontraktilität des Zwerchfells bei beatmeten Patienten im Vergleich zu gesunden Personen beeinträchtigt ist [Watson et al. 2001; Cattapan et al. 2003]. Die Methode der invasiven Aufzeichnung des trandiaphragmatischen Drucks (Magendruck-Ösophagusdruck) mit Hilfe von Ballonkathetern gilt als Goldstandard für die Prüfung der Zwerchfellmuskelkraft nach supramaximaler Magnetstimulation der Zwerchfellwurzeln. Dieser Goldstandard ist jedoch nur noch in wenigen Zentren auf der Welt verfügbar. Twitch-Pdi-Analysen bilden die diagnostische Goldstandard-Methode, weil sie die meisten technischen Mängel überwindet, die mit volitionalen also von der Mitarbeit abhängenden, Verfahren wie der forcierten Vitalkapazität oder den mit einem Mundstück gemessenen maximalen Inspirationsdrücken (PImax) verbunden sind [Laveneziana et al. 2019]. Details zu dieser und anderen Messungen der Zwerchfellkraft, Funktion und Kontrolle können dem Kapitel 9.4 entnommen werden. Es könnte nun angesichts des technischen Aufwandes dieser Messungen mit entsprechend weltweit wenig Verfügbarkeit dessen pragmatisch argumentiert werden, dass der Zwerchfellultraschall auf der Intensivstation zur Überwachung der Zwerchfellstärke eingesetzt werden könnte. Tatsächlich kann der Zwerchfellultraschall ja die Verschiebung, Dicke und Verdickung während der Atmung mit oder ohne Beatmungsgerät sowie die maximale Verdickung bei willkürlichen Manövern messen. Obwohl sich der Zwerchfellultraschall zweifellos als neuartiges Instrument zur Beurteilung der Zwerchfellfunktion (Dicke und Auslenkungsgeschwindigkeit) erwiesen hat, misst diese Technik jedoch nicht die tatsächliche Zwerchfellstärke und ist zu einem großen Teil willkürlich und daher nicht zuverlässig reproduzierbar [Spiesshoefer et al. 2019a–f, 2020a–c]. Im Gegensatz dazu spiegeln Twitch-Pdi-Analysen die Zwerchfellstärke wider und diese Werte sind reproduzierbar, denn sie sind gut standardisiert, nicht volitional und idealerweise supramaximal während der magnetischen Zwerchfellstimulation in zervikaler Position [Laveneziana et al. 2019; Spiesshoefer et al. 2019a–f]. Leider wurde diese hochmoderne Technik nur zweimal in Querschnittsstudien an mechanisch beatmeten Patienten auf der Intensivstation jemals weltweit angewendet [Watson et al. 2001; Cattapan et al. 2003]. Eine Studie von Dres et al. dokumentierte das Vorhandensein von VIDD nach der Extubation mit Hilfe der Twitch-Pdi-Analysen, aber auch hier war die Studie als Querschnittsstudie angelegt [Dres et al. 2017]. Daher ist nach Ansicht des Autors eine eindeutige Aussage über die Geschwindigkeit der Abnahme der Zwerchfellkraft bei mechanisch beatmeten Patienten auf der Intensivstation immer noch nicht wissenschaftlich korrekt möglich.

Der Goldstandard der Zwerchfellkraft Messung bleibt die invasive Messung des transdiaphragmalen Druckes in Reaktion auf die supramaximale magnetische Stimulation der Nn. Phrenici. Zwerchfellultraschall misst zu keinem Zeitpunkt die eigentliche Kraft des Zwerchfells, kann also diesen Goldstandard bei weitem nicht in seiner Aussagefähigkeit erreichen.

Schließlich stellt die Zwerchfellkontraktion bei der Inspiration den Endpunkt eines neurophysiologischen Weges dar, dessen Ursprung im Gehirn liegt [Laveneziana et al. 2019; Sharshar et al. 2004; Hopkinson et al. 2012]. Daher misst die zervikale Stimulation der Wurzeln des Nervus phrenicus zwar die Zwerchfellstärke, liefert aber keine Informationen über die neurale Erregbarkeit des Zwerchfells, ebenso wenig wie der Zwerchfellultraschall [Laveneziana et al. 2019; Sharshar et al. 2004; Hopkinson et al. 2012]. In diesem Sinne kommt die kortikale Stimulation der Zwerchfellnerven mit elektromyographischen Aufzeichnungen der evozierten Zwerchfellmuskelpotentiale bei unterschiedlichen Magnetfeldleistungen (sog. Schwellentests) ins Spiel. Unter Verwendung dieser Technik zeigte eine der wenigen früheren Studien auf diesem Gebiet, dass mechanische Beatmung die kortikale Erregbarkeit des Zwerchfells, genauer gesagt den Output des zentralen Atemzentrums, akut verringert, was wahrscheinlich auf eine neuromechanische Hemmung auf der Ebene des motorischen Kortex zurückzuführen ist [Sharshar et al. 2004; Hopkinson et al. 2012]. In diesen Studien wurde jedoch eine nicht-invasive mechanische Beatmung über einen kurzen Zeitraum von nur 2 Stunden bei gesunden Probanden durchgeführt. Daher kann eine Aussage über den potenziellen Beitrag der kortikalen Hemmung zur VIDD bei invasiv mechanisch beatmeten Patienten auf der Intensivstation noch nicht getroffen werden. Es kann jedoch die Hypothese aufgestellt werden, dass VIDD und seine Entwicklung nicht nur eine „periphere", sondern auch eine zentrale „neurale" Komponente aufweist.

Ursachen für VIDD sind multifaktoriell und umfassen die Dauer der Beatmung und damit möglichen Inaktivität des Zwerchfells, Asynchronie zwischen Patienten und Ventilator, neuromuskuläre Blockade unter Beatmung, Steroid Therapie, diverse Medikamenten Nebenwirkungen, Mangelernährung, Minderperfusion des Zwerchfelles und systemische Inflammation.

9.4 Das Potenzial der Zwerchfellstimulation zur Verhinderung von VIDD auf der Intensivstation

Aufgrund von Daten, die ein schnelles Auftreten von VIDD und dessen Auswirkungen auf die klinischen Ergebnisse bei Patienten, die sich einer mechanischen Beatmung auf der Intensivstation unterziehen, zeigen, wurde versucht, das Zwerchfell während der mechanischen Beatmung schrittweise zu stimulieren, um VIDD zu verhindern. Es ist anzumerken, dass auch andere Strategien zur Vermeidung von VIDD auf der Intensivstation verfolgt wurden. Dazu gehören unter anderem systemische Entzündungen, myotoxische Medikamente und Ernährungsmängel, katabole Zustände sowie eine möglichst geringe Druckunterstützung als therapeutische Ziele und Ansätze [Windisch et al. 2018]. Die Stimulation des Zwerchfells durch den Nervus phrenicus ist eine Technik, bei der ein Nervenstimulator den Nervus phrenicus elektrisch stimuliert, um eine Kontraktion des Zwerchfells zu bewirken. Bevor auf den neuartigen Einsatz der Zwerchfellstimulation zur Verhinderung von VIDD bei mechanisch beatmeten Patienten auf der Intensivstation eingegangen wird, sollte eingeräumt werden, dass die Zwerchfellstimulation an sich keine neue therapeutische Option ist: Tatsächlich wurde sie erstmals Ende der 1960er-Jahre beim Menschen eingesetzt, und dann wurden die ersten Zwerchfellnervstimulatoren kommerziell verfügbar gemacht [Hopkinson et al. 2012; Glenn et al. 1978, 1976; Glenn u. Phelps 1985; Judson u. Glenn 1968, Khong et al. 2010, Sitthinamsuwan et al. 2009, Bramante et al. 2011, Guimaraes-Costa et al. 2019; Le Pimpec-Barthes et al. 2016; Howard 2016]. Obwohl der weltweite Einsatz begrenzt ist, waren und sind die beiden Hauptindikationen für die Stimulation des Nervus phrenicus die zentrale alveoläre Hypoventilation und die hohe Quadriplegie [Glenn et al. 1985; Khong et al. 2010; Sitthinamsuwan u. Nuntaaree 2009; Bramante et al. 2011; Guimaraes-Costa et al. 2019; Le Pimpec-Barthes et al. 2016; Howard 2016]. Dennoch ist die Anwendung der Zwerchfellstimulation auf der Intensivstation zur Verhinderung von VIDD in eben diesem intensivmedizinischen Setting neu.

Die erste Anwendung der Zwerchfellstimulation zur Vorbeugung von VIDD wurde bei Tieren beschrieben [Masmoudi et al. 2013; Assouad et al. 2012]. Mit der Zwerchfellstimulation wurde innerhalb von zwei Stunden nach Beginn der mechanischen Beatmung im Tiermodell begonnen, und während dieser wurden 72 Stunden lang alle 4 Stunden 30-minütige Stimulationssitzungen durchgeführt mit 18 Atemzügen/Minute bei einer Stimulationsfrequenz von 20 Hz; Zwerchfellanomalien wurden zwischen nicht stimulierten und stimulierten Hemidiaphragmen verglichen [Masmoudi et al. 2013; Assouad et al. 2012]. Bei der Stimulation blieb die Faserstruktur des Zwerchfells erhalten, während sich beim nicht stimulierten Hemidiaphragma innerhalb weniger Stunden strukturelle Schäden entwickelten.

Diese Studie zeigte nicht nur das Potenzial der Zwerchfellstimulation zur Abschwächung von VIDD, sondern auch, wie schnell sich VIDD entwickeln kann. In den Jahren 2016 und 2017 wurden dann die ersten Fallserien veröffentlicht, in denen der Einsatz eines neuartigen transvenösen Zwerchfellnerv-Stimulationskatheters bei Patienten, die sich einer mechanischen Beatmung unterziehen, beschrieben wurde [Reynolds et al. 2017a, 2017b]. Diese Veröffentlichungen beschreiben die erfolgreiche Platzierung des sogenannten Lungpacer© Intravenösen Elektrodenkatheters und des Lungpacer© Zwerchfellstimulationssystems, um den vom Beatmungsgerät angelegten Inspirationsdruck zu reduzieren, der zur Aufrechterhaltung der Beatmung erforderlich ist, und so eine VIDD zu vermeiden [Reynolds et al. 2017a, 2017b]. Die Verringerung des applizierten positiven Drucks während der Schrittmacheratmung spiegelt den Beitrag des aktivierten Zwerchfells wider [Reynolds et al. 2017a, 2017b].

Technisch gesehen wurde das Zwerchfellschrittmachersystem über einen zentralen Venenkatheter mit eingebetteten Elektroden platziert, die in die linke Vena subclavia eingeführt und ausgewertet wurden [Reynolds et al. 2017a, 2017b]. Die Elektrodenkombinationen, die die beste transvenöse Stimulation des rechten und linken Zwerchfellnervs gewährleisten, wurden manuell getestet [Reynolds et al. 2017a, 2017b]. Das Zwerchfell wurde dann in der besten, individuell ermittelten Position, Intensität und Stimulusdauer synchron mit jedem zweiten Beatmungshub stimuliert [Reynolds et al. 2017a, 2017b]. Die maximal erreichten Reduzierungen des applizierten Drucks während der stimulierten Atemzüge im Vergleich zu den nicht stimulierten Atemzügen lagen zwischen 10% und 50%, und alle Patienten (n = 22) haben das Verfahren gut vertragen [Reynolds et al. 2017a, 2017b]. Anschließend wurde in einem Schweinemodell gezeigt, dass die Stimulation bei jedem zweiten Atemzug das Ausmaß der VIDD, während der mechanischen Beatmung über einen Zeitraum von bis zu 60 Stunden abmildern kann [Reynolds et al. 2017a, 2017b]. Die erste randomisierte kontrollierte Studie am Menschen mit dem Zwerchfellstimulationssystem (RESCUE-2) sollte die Sicherheit und Wirksamkeit des Zwerchfellstimulationssystems zur Verbesserung der Entwöhnung von der mechanischen Beatmung untersuchen [Dres et al. 2022]. Der primäre Wirksamkeitsendpunkt war die Zeit bis zur erfolgreichen Extubation ohne erneute Intubation innerhalb von 48 Stunden, bewertet 30 Tage nach der Randomisierung [Dres et al. 2022]. Zu den sekundären Endpunkten gehörten PImax und die per Ultraschall gemessenen Veränderungen der Zwerchfelldicke und des Zwerchfellverdickungsanteils im Laufe der Zeit [Dres et al. 2022]. Gemäß dem Protokoll des Zwerchfellstimulationssystems wurde die Intensität, also die optimale Position, Stimulationsintensität und -dauer wie oben erläutert und anschließend bis zum maximal vom Patienten tolerierten Niveau erhöht [Dres et al. 2022]. Täglich wurden drei Therapiesitzungen mit insgesamt 120 Stimulationen durchgeführt, morgens, nachmittags und abends, mit ≥ 3 Stunden Abstand zwischen den Sitzungen [Dres et al. 2022]. An der Studie nahmen 112 Patienten in Frankreich und Deutschland teil, und das Zwerchfellschrittmachersystem wurde in 75% der Fälle erfolgreich eingesetzt, ohne dass ein erhöhtes Risiko für schwerwiegende unerwünschte Ereignisse bestand [Dres et al. 2022]. Nach einer mittleren Dauer der mechanischen Beatmung von 13 ± 10 Tagen unterschieden sich der Entwöhnungserfolg und die 30-Tage-Sterblichkeit jedoch nicht signifikant zwischen den Gruppen [Dres et al. 2022]. Dies zeigt deutlich, dass unser Verständnis der VIDD-Prävention durch Zwerchfellstimulation wahrscheinlich noch lückenhaft ist.

Bei den sekundären Endpunkten stieg PImax um 17 ± 3 cmH_2O gegenüber 5 ± 2 cmH_2O in der stimulierten bzw. nicht stimulierten Gruppe (p = 0,001), was ein vielversprechendes Ergebnis ist. Die RESCUE-3-Studie (NCT03783884) rekrutiert derzeit bis zu 376 Teilnehmer und hat ein ähnliches Design wie die RESCUE-2-Studie, wobei jedoch sowohl die erfolgreiche Entwöhnung nach 30 Tagen als auch die PImax als primäre Endpunkte gelten [Dres et al. 2022]. Eine weitere Idee, die derzeit untersucht wird, ist die Anwendung des Lung-Pacer Systems „on demand" als relativ kontinuierliche Methode, das Zwerchfell unter Beatmung zu aktivieren, auch um eine prognostisch relevante Niedrig-tidal Volumen Beatmung bei Patienten mit akutem respiratorischem Dissstress Syndrom (ARDS) zu erzielen. Dies ist jedoch Gegenstand aktueller Untersuchungen (sog. STIMULUS trial NCT05465083), deren Ergebnisse erst noch abgewartet werden müssen.

9.5 Aktuelle Wissenslücken bei der VIDD-Prävention mit Zwerchfellstimulation

Die jüngsten Erkenntnisse über den klinischen Verlauf und die prognostische Bedeutung von VIDD während der Intensivstation und die Verwendung des neuartigen Lungpacer©-Systems zur Verhinderung von VIDD stellen zweifellos einen Durchbruch in diesem Bereich dar. Der Autor dieses Beitrages ist jedoch der Meinung, dass bedeutende Fortschritte und Enthusiasmus mit einer Verantwortung für kritische Reflexion einhergehen. Auf dieser Grundlage schlägt der Autor vor, dass es mehrere Bereiche gibt, die angesprochen werden könnten, um die breite Anwendung der Zwerchfellstimulation weiter zu unterstützen.

Es hat zehn Jahre gedauert, um die breitere Öffentlichkeit von der VIDD und ihrer Relevanz zu überzeugen, aber selbst mit allen verfügbaren Daten stellen einige ihre Relevanz immer noch in Frage. Was ist der Hintergrund für diese Skepsis? Der invasive Goldstandard, die transdiaphragmale Druckmessung, wurde bisher noch nicht angewandt, um die Entwicklungsrate der VIDD beim Menschen während der mechanischen Beatmung zu quantifizieren. Diese Technik wurde nur in einigen wenigen Querschnittsstudien an Patienten verwendet, die sich einer mechanischen Beatmung unterzogen, bei denen die Zwerchfelldysfunktion durch das Vorliegen verschiedener Krankheiten zu Beginn der Studie bereits hätte erklärt werden können [Watson et al. 2001; Cattapan et al. 2003]. Zwei dieser Studien haben gezeigt, dass der Trachealdruck, wie er pragmatisch im Endotrachealtubus während der mechanischen Beatmung gemessen wird, nicht als zuverlässiger Ersatzmarker für den Zwerchfelldruck angesehen werden kann. Wenn die Goldstandardtechnik der magnetischen Phrenikus-Stimulation bei mechanisch beatmeten-Patienten angewandt wird, muss daher der Twitch-Pdi auf der Grundlage von sorgfältig in Ösophagus- und Magenposition platzierten Ballonkathetern und nicht von twich tracheal (gemessen im Endotrachealtubus) erfasst werden [Demoule et al. 2016]. In einer früheren Studie wurde zwar der Versuch unternommen, die Abnahme der Zwerchfellkraft unter mechanischer Beatmung im Laufe der Zeit zu untersuchen, doch stützte man sich dabei eben auf den twitch trachealen Druck [Jaber et al. 2011]. Gleichzeitig misst der Zwerchfellultraschall die Funktion anhand der Verdickung und der Auslenkungsgeschwindigkeit und die Atrophie, also die Dicke, nicht aber die Kraft [Spiesshoefer et al. 2020, 2019]. In der Tat haben frühere Studien gezeigt, dass der Twitch-Pdi durch keine Ultraschall- oder andere nicht-invasive Messeinheiten vorhergesagt werden kann [Spiesshoefer et al. 2020, 2019]. Darüber hinaus wurde nachgewiesen, dass sich das Zwerchfell während der mechanischen Beatmung intrinsisch kontrahiert, was bis zu einem gewissen Grad einen potenziellen Mechanismus zur Vermeidung von VIDD während der mechanischen Beatmung darstellen könnte, obwohl diese Hypothese bisher noch nicht getestet wurde und daher rein spekulativ ist [Goligher et al. 2015]. Letztlich hat noch keine Studie die potenzielle natürliche Erholung der Zwerchfellfunktion über Wochen nach einer mechanischen Beatmung untersucht. Ebenso komplex und bisher weitgehend unerforscht ist die Langzeitwirkung von mechanischer Beatmung auf die neuronale Steuerung und kortikale Erregbarkeit des Zwerchfells. Verschiedene Forschungsteams hatten Protokolle zur Bestimmung dieser Parameter entwickelt, die jedoch bisher nicht bei mechanisch beatmeten Patienten auf der Intensivstation angewendet wurden [Watson 2001; Spiesshoefer 2019, 2023]. Auch dies würde die Anwendung von Twitch-Pdi-Protokollen erfordern, dem Goldstandard zur Untersuchung der Zwerchfellstärke.

> Eine neuere Studie zeigte, dass jeder dritte Atemzug während der mechanischen Beatmung asynchron ist, was bedeutet, dass das Beatmungsgerät die Inspiration oder Exspiration in einer Situation, in der der Patient aufgrund seiner Zwerchfellaktivität eigentlich das Gegenteil tun würde, steuert [Spiesshoefer et al. 2023; Pham et al. 2021]. Dies stellt ein Problem dar, da umgekehrte Triggerphänomene VIDD durch einen Mechanismus exzentrischer Kontraktionen verursachen könnten.

Das Lung-Pacer System ist dabei in Bezug auf die Erfassung von Inspiration und Exspiration und das Pacing des Zwerchfells eben nur in Inspiration dabei prinzipiell gut entwickelt [Reynolds et al. 2017]. Es hat sich jedoch gezeigt, dass die vom Beatmungsgerät erfasste Perspektive der Inspiration und Exspiration nicht zwingend der intrinsischen Zwerchfellaktivität des Patienten entspricht. Konkret ist dies bei jedem dritten Atemzug unterschiedlich (d.h. asynchron) [Pham et al. 2021]. Dies könnte ein Problem darstellen, das künftige Forschungen zum besseren Verständnis rechtfertigt, da die Auswirkungen einer potenziellen Belüftung der Lungen gegen die intrinsische Aktivität des Zwerchfells mit dann auch noch Pacing des Zwerchfells darin in einem Drittel aller Atemzüge noch nicht untersucht wurden.

9.6 Vorschläge für die künftige Forschung zu VIDD und ihrer Prävention

Um die tatsächliche Auswirkung der mechanischen Beatmung auf die Zwerchfellkraft zu bestimmen, sind nicht-volitionale Techniken zur Prüfung der Zwerchfellmuskelkraft unabdingbar, also Twitch-Pdi-Messungen über die Zeit der invasiven Beatmung hinweg. Dies würde ein umfassendes Bild der Zwerchfellkraft und -funktion während der mechanischen Beatmung liefern [Spiesshoefer et al. 2019–2023; Kabitz et al. 2008; Henke et al. 2019, 2020].

Vor allem aber würde die Verwendung des Goldstandards der Twitch-Pdi-Druckaufzeichnungen das Vorhandensein von VIDD definitiv bestimmen und Unklarheiten über die Entwicklungsrate von VIDD im Laufe der Zeit und deren Vorhersagefaktoren beseitigen. Darüber hinaus würden Daten zu diesen Messungen nach einer mechanischen Beatmung klären, inwieweit sich Patienten von einer VIDD erholen. Darüber hinaus könnten Twitch-Pdi-Druckmessungen in Verbindung mit kortikaler Stimulation und elektromyografischen Aufzeichnungen von Zwerchfellmuskelpotenzialen den Beitrag einer verminderten Erregbarkeit des Zwerchfells während einer Langzeit-Beatmung zur VIDD auf Ebene des motorischen Kortex bestimmen. Eine solche Methodik muss mit Vorsicht angepasst werden, um die Twitch-Pdi zu vordefinierten Zeitpunkten im Atemzyklus zu messen [Spiesshoefer et al. 2019, 2019; Hopkinson et al. 2012; Windisch et al. 2005]. Es wäre auch wünschenswert, Experimente durchzuführen, um das Ausmaß zu bestimmen, in dem Beatmungsgeräte die Lungen asynchron zur intrinsischen Zwerchfellaktivität des Patienten beatmen, und wie diese Asynchronität am besten gemessen werden könnte – wie beispielsweise durch elektrische Zwerchfellaktivität (mittels EMG) oder invasive Messung der Zwerchfellstärke während der mechanischen Beatmung. Daher sollte nach Ansicht des Autors die künftige Erforschung dieser komplexen Wechselwirkungen zwischen mechanischer Beatmung, VIDD und Zwerchfellstimulation auf einem multimodalen Ansatz auf dem neuesten Stand der Technik beruhen und ein Längsschnittdesign aufweisen, wie in der Abbildung 1 vorgeschlagen. Dieser Ansatz würde idealerweise aus gleichzeitigen invasiven transdiaphragmatischen Druckmessungen, nach kortikaler und zervikaler magnetischer Zwerchfellnervstimulation und Zwerchfellultraschall-Aufzeichnungen sowie eingehenden Analysen kardiovaskulärer Parameter bei beatmeten Patienten auf der Intensivstation bestehen (s. Abb. 1).

9.7 Fazit

Das Konzept der VIDD scheint zwar bewiesen zu sein, aber es bleiben noch einige wesentliche Fragen offen was die tatsächliche Entwicklungsrate und die mögliche Erholung nach einer mechanischen Beatmung betrifft. Der Autor glaubt, dass künftige translationale Forschung auch das Verständnis der Zwerchfellstimulation als vielversprechende Behandlungsoption für VIDD weiter voranbringen würde. Diese Forschung würde idealerweise umfassende, hochmoderne Techniken der Atmungsphysiologie und vor allem invasive Nervenstimulationsstudien in Verbindung mit der gleichzeitigen Aufzeichnung elektromyografischer Zwerchfellaktionspotenziale als Goldstandard zur Messung der Zwerchfellstärke, Erregbarkeit und neuralen Kontrolle auf der Intensivstation nutzen.

Literatur

Assouad J, Masmoudi H, Gonzalez-Bermejo J, Morelot-Panzini C, Diop M, Grunenwald D, et al.: Diaphragm pacing after bilateral implantation of intradiaphragmatic phrenic stimulation electrodes through a transmediastinal endoscopic minimally invasive approach: pilot animal data. Eur J Cardiothorac Surg 2012;42:333–339.

Bramante CT, Westlund R, Weinhaus A: Suitability of the pericardiophrenic veins for phrenic nerve stimulation: An anatomic study. Neuromodulation 2011;14:337–341.

Cattapan SE, Laghi F, Tobin MJ: Can diaphragmatic contractility be assessed by airway twitch pressure in mechanically ventilated patients? Thorax 2003;58:58–62.

Coiffard B, Riegler S, Sklar MC, Dres M, Vorona S, Reid WD, Brochard LJ, et al.: Diaphragm echodensity in mechanically ventilated patients: a description of technique and outcomes. Crit Care 2021;25:64.

Demoule A, Molinari N, Jung B, Prodanovic H, Chanques G, Matecki S, et al.: Patterns of diaphragm function in critically ill patients receiving prolonged mechanical ventilation: A prospective longitudinal study. Ann Intensive Care 2016;6:75.

Dres M, Dube BP, Mayaux J, Delemazure J, Reuter D, Brochard L, Similowski T, Demoule A: Coexistence and impact of limb muscle and diaphragm weakness at time of liberation from mechanical ventilation in medical intensive care unit patients. Am J Respir Crit Care Med 2017;195:57–66.

Dres M, Demoule A: Diaphragm dysfunction during weaning from mechanical ventilation: An underestimated phenomenon with clinical implications. Crit Care 2018;22:73.

Dres M, de Abreu MG, Merdji H, Müller-Redetzky H, Dellweg D, Randerath WJ, et al., RESCUE-2 Study Group Investigators: Randomized Clinical Study of Temporary Transvenous Phrenic Nerve Stimulation in Difficult-to-Wean Patients. Am J Respir Crit Care Med 2022;205:1169–1178.

Glenn WWL, Holcomb WG, Shaw RK, Hogan JF, Holschuh KR: Long term ventilatory support by diaphragm pacing in quadriplegia. Ann Surg 1976;183:566–577.

Glenn WW, Phelps ML. Diaphragm pacing by electrical stimulation of the phrenic nerve. Neurosurgery 1985;17:974–984.

Glenn WWL, Gee JBL, Schachter EN: Diaphragm pacing. Application to a patient with chronic obstructive pulmonary disease. J Thorac Cardiovasc Surg 1978;75:273–281.

Goligher EC: Evolution of Diaphragm Thickness During Mechanical Ventilation: Impact of Inspiratory Effort. Am J Respir Crit Care Med. 2015;192:1080–1088.

Goligher EC, Dres M, Fan E, Rubenfeld GD, Scales DC, Herridge MS, Vorona S, et al.: Mechanical ventilation-induced diaphragm atrophy strongly impacts clinical outcomes. Am J Respir Crit Care Med 2018;197:204–213.

Goligher EC, Laghi F, Detsky ME, Farias P, Murray A, Brace D, et al.: Measuring diaphragm thickness with ultrasound in mechanically ventilated patients: feasibility, reproducibility and validity. Intensive Care Med 2015;41:642–649.

Griley JM: Re: Cough-Induced Cardiac Compression. JAMA J Am Med Assoc 1977;237:1079.

Guimaraes-Costa R, Nierat MC, Rivals I, Morelot-Panzini C, Romero NB, Menegaux F, Salachas F, et al., RespiStimALS team: Implanted Phrenic Stimulation Impairs Local Diaphragm Myofiber Reinnervation in Amyotrophic Lateral Sclerosis. Am J Respir Crit Care Med 2019;200:1183–1187.

Hadda V, Kumar R, Tiwari P, Mittal S, Kalaivani M, Madan K, et al.: Decline in diaphragm thickness and clinical outcomes among patients with sepsis. Heart Lung 2021;50:284–291.

Henke C, Spiesshoefer J, Kabitz HJ, Herkenrath S, Randerath W, Brix T, et al.: Respiratory muscle weakness in facioscapulohumeral muscular dystrophy. Muscle Nerve 2019;60:679–686.

Henke C, Spiesshoefer J, Kabitz HJ, Herkenrath S, Randerath W, Brix T, et al.: Characteristics of respiratory muscle involvement in myotonic dystrophy type 1. Neuromuscul Disord 2020;30:17–27.

Hooijman PE, Paul MA, Stienen GJM, Beishuizen A, Van Hees HWH, Singhal S, et al.: Unaffected contractility of diaphragm muscle fibers in humans on mechanical ventilation. Am J Physiol – Lung Cell Mol Physiol 2014;307:L460–L470.

Hopkinson NS, Sharshar T, Dayer MJ, Lofaso F, Moxham J, Polkey MI: The effect of acute non-invasive ventilation on corticospinal pathways to the respiratory muscles in chronic obstructive pulmonary disease. Respir Physiol Neurobiol 2012;183:41–47.

Howard RS: Respiratory failure because of neuromuscular disease. Curr Opin Neurol 2016;29:592–601.

Jaber S, Petrof BJ, Jung B, Chanques G, Berthet JP, Rabuel C, et al.: Rapidly progressive diaphragmatic weakness and injury during mechanical ventilation in humans. Am J Respir Crit Care Med. 2011;183:364–371.

Judson JP, Glenn WW: Radio-frequency electrophrenic respiration. Long-term application to a patient with primary hypoventilation. JAMA 1968;203:1033–1037.

Kabitz H, Schwoerer A, Bremer H, Sonntag F, Walterspacher S, Walker D, et al.: Impairment of respiratory muscle function in pulmonary hypertension. Clin Sci (Lond) 2008;114:165–171.

Khong P, Lazzaro A, Mobbs R: Phrenic nerve stimulation: The Australian experience. J Clin Neurosci 2010;17:205–208.

Laveneziana P, Albuquerque A, Aliverti A, Babb T, Barreiro E, Dres M, Dubé B-P, et al.: ERS Statement on Respiratory Muscle Testing at Rest and during Exercise. Eur Respir J 2019;53:1801214.

Le Pimpec-Barthes F, Legras A, Arame A, Pricopi C, Boucherie JC, Badia A, Panzini CM: Diaphragm pacing: The state of the art. J Thorac Dis 2016;8:S376–S386.

Levine S et al.: Rapid Disuse Atrophy of Diaphragm Fibers in Mechanically Ventilated Humans. N Engl J Med 2008;358:687–696.

Lloyd-Owen SJ, Donaldson GC, Ambrosino J, Escarabill R, Farre B et al.: Patterns of home mechanical ventilation use in Europe: results from the Eurovent survey. European Respiratory Journal 2005 25: 1025–1031.

Masmoudi H, Coirault C, Demoule A, Mayaux J, Beuvin M, Romero N, Assouad J, et al.: Can phrenic stimulation protect the diaphragm from mechanical ventilation-induced damage? Eur Respir J 2013;42:280–283.

Osadnik CR, Tee VS, Carson-Chahhoud K V., Picot J, Wedzicha JA, Smith BJ: Non-invasive ventilation for the management of acute hypercapnic respiratory failure due to exacerbation of chronic obstructive pulmonary disease. Cochrane Database Syst Rev 2017;CD004104.

Pham T, Montanya J, Telias I, Piraino T, Magrans R, Coudroy R, et al.: Automated detection and quantification of reverse triggering effort under mechanical ventilation. Crit Care 2021;25:60.

Reynolds SC, Meyyappan R, Thakkar V, Tran BD, Nolette MA, Sadarangani G, et al.: Mitigation of Venitlator-Induced Diaphragm Atrophy by Transvenous Phrenic Nerve Stimulation. Am J Respir Crit Care Med 2017a;195:339–348.

Reynolds S, Ebner A, Meffen T, Thakkar V, Gani M, Taylor K, et al.: Diaphragm Activation in Ventilated Patients Using a Novel Transvenous Phrenic Nerve Pacing Catheter. Crit Care Med 2017b;45:e691–e694.

Reqmi B, Friedrich J, Jörn B, Senol M, Giannoni A, Boentert M, Daher A, Dreher M, Spiesshoefer J: Diaphragm Muscle Weakness Might Explain Exertional Dyspnea 15 Months after Hospitalization for COVID-19. Am J Respir Crit Care Med. 2023; 15:1012–1021.

Sharshar T, Ross ET, Hopkinson NS, Porcher R, Nickol AH, Jonville S, Dayer MJ, et al.: Depression of diaphragm motor cortex excitability during mechanical ventilation. J Appl Physiol 2004;97:3–10.

Sitthinamsuwan B, Nunta-aree S: Phrenic nerve stimulation for diaphragmatic pacing in a patient with high cervical spinal cord injury. J Med Assoc Thai 2009;92:1691–1695.

Sklar MC, Dres M, Fan E, Rubenfeld GD, Scales DC, Herridge MS, Rittayamai N, et al.: Association of Low Baseline Diaphragm Muscle Mass With Prolonged Mechanical Ventilation and Mortality Among Critically Ill Adults. JAMA Netw Open 2020;3:e1921520.

Spiesshoefer J, Herkenrath S, Mohr M, Randerath W, Tuleta I, Diller GP, et al.: Diaphragm function does not independently predict exercise intolerance in patients with precapillary pulmonary hypertension after adjustment for right ventricular function. Biosci Rep 2019a;39:BSR20190392.

Spiesshoefer J, Henke C, Herkenrath S, Brix T, Randerath W, Young P, et al.: Transdiapragmatic pressure and contractile properties of the diaphragm following magnetic stimulation. Respir Physiol Neurobiol 2019b;266:47–53.

Spiesshoefer J, Henke C, Herkenrath S, Randerath W, Brix T, Young P, et al.: Assessment of Central Drive to the Diaphragm by Twitch Interpolation: Normal Values, Theoretical Considerations, and Future Directions. Respiration 2019c;98:283–293.

Spiesshoefer J, Henke C, Herkenrath S, Randerath W, Schneppe M, Young P, et al.: Electrophysiological Properties of the Human Diaphragm Assessed by Magnetic Phrenic Nerve Stimulation. J Clin Neurophysiol 2019d;36:375–384.

Spiesshoefer J, Henke C, Herkenrath SD, Randerath W, Brix T, Görlich D, et al.: Noninvasive Prediction of Twitch Transdiaphragmatic Pressure: Insights from Spirometry, Diaphragm Ultrasound, and Phrenic Nerve Stimulation Studies. Respiration 2019e;98:301–311.

Spiesshoefer J, Henke C, Kabitz H, Akova-Oeztuerk E, Draeger B, Herkenrath S, et al.: Phrenic nerve involvement and respiratory muscle weakness in patients with Charcot-Marie-Tooth disease 1A. J Peripher Nerv Syst 2019f;24:283–293.

Spiesshoefer J, Herkenrath S, Henke C, Langenbruch L, Schneppe M, Randerath W, et al.: Evaluation of Respiratory Muscle Strength and Diaphragm Ultrasound: Normative Values, Theoretical Considerations, and Practical Recommendations. Respiration 2020a;99:369–381.

Spiesshoefer J, Henke C, Kabitz HJ, Nofer JR, Mohr M, Evers G, et al.: Respiratory Muscle and Lung Function in Lung Allograft Recipients: Association with Exercise Intolerance. Respiration 2020b;99:398–408.

Spiesshoefer J, Orwat S, Henke C, Kabitz HJ, Katsianos S, Borrelli C, et al.: Inspiratory muscle dysfunction and restrictive lung function impairment in congenital heart disease: Association with immune inflammatory response and exercise intolerance. Int J Cardiol 2020c;318:45–51.

Spiesshoefer J, Henke C, Kabitz HJ, Bengel P, Schütt K, Nofer JR, et al.: Heart Failure Results in Inspiratory Muscle Dysfunction Irrespective of Left Ventricular Ejection Fraction. Respiration 2021a;100:96–108.

Spiesshoefer J, Bannwitz B, Mohr M, Herkenrath S, Randerath W, Sciarrone P, et al.: Effects of nasal high flow on sympathovagal balance, sleep, and sleeprelated breathing in patients with precapillary pulmonary hypertension. Sleep Breath 2021b;25:705–717.

Spiesshoefer J, Hegerfeld N, Gerdes MF, Klemm S, Gorbachevski M, Radke R, et al.: Effects of central apneas on sympathovagal balance and hemodynamics at night: impact of underlying systolic heart failure. Sleep Breath 2021c;25:965–977.

Spiesshoefer J, Kersten A, Enriquez Geppert J, Regmi B, Senol M, Kabitz HJ et al.: State-of-the-Art Opinion Article on Ventilator-Induced Diaphragm Dysfunction: Update on Diagnosis, Clinical Course, and Future Treatment Options. Respiration 2023;102:74–82.

Vassilakopoulos T, Petrof BJ: Ventilator-induced Diaphragmatic Dysfunction. Am J Respir Crit Care Med 2004;169:336–341.

Watson AC, Hughes PD, Harris ML, Hart N, Ware RJ, Wendon J, Green M, Moxham J: Measurement of twitch transdiaphragmatic, esophageal, and endotracheal tube pressure with bilateral anterolateral magnetic phrenic nerve stimulation in patients in the intensive care unit. Crit Care Med 2001;29:1325–1331.

Windisch W, Kabitz HJ, Sorichter S: Influence of different trigger techniques on twitch mouth pressure during bilateral anterior magnetic phrenic nerve stimulation. Chest 2005;128:190–195.

Windisch W, Geiseler J, Simon K, Walterspacher S, Dreher M, Windisch W: German National Guideline for Treating Chronic Respiratory Failure with Invasive and Non-Invasive Ventilation – Revised Edition 2017: Part 2. Respiration 2018;96:171–203.

10 Die „weiße" Lunge, Flüssigkeitsbilanz und Gewebehomöostase – Pathophysiologie, Diagnostik, Management

Jürg Hamacher, Johannes Winning, Stefan Uhlig, Hanno Huwer, Philipp Lepper, Uz Stammberger, Michael Fischer und Rudolf Lucas

In diesem Kapitel werden aktuelle Konzepte der Genese der beiden Formen des Lungenödems, des kardiogenen und des Permeabilitäts-Ödems bezüglich Pathophysiologie, zellulärer und molekularer Mechanismen dargestellt. Dabei werden insbesondere die physiologischen Grundlagen der Flüssigkeitshomöostase (Starlinggleichung) diskutiert, sowie die Entzündungskaskaden, die vor allem im Zuge der Rekrutierung neutrophiler Granulozyten zur Störung des Gleichgewichts und damit erst zum interstitiellen und dann zum alveolären Ödem führen. Eine entscheidende Bedeutung kommt auch der Flüssigkeitsresorption aus der Alveole zu. Dabei spielt der apikal auf Pneumozyten Typ II sitzende, durch Amilorid inhibierbare Epitheliale Natrium-Kanal-Komplex (ENaC) eine zentrale Rolle. Es gibt derzeit eine Fülle experimenteller Konzepte zur kausalen Therapie des Lungenödems, von denen bisher aber noch keines die klinische Reife erlangt hat.

Die weite Differentialdiagnose der „weißen Lunge" wird aufgezeigt und die entsprechende Diagnostik vorgestellt inklusive der heutigen technischen Möglichkeiten von Monitoring und Diagnostik wie zentralvenöser Druck, Echokardiographie und „point of care" ultrasonographisches kardiales und Flüssigkeitsassessment, Pulmonaliskatheter, Flussmonitoring und Pulscontour Continuous Cardiac Output (PiCCO)-System und deren Interpretationsmöglichkeiten; therapeutische Möglichkeiten werden erwähnt.

Selbstverständlich kann eine Veränderung der Zusammensetzung des Gewebes der Lunge auch zu einer „weißen Lunge" führen. Solche Veränderungen können entzündlichen, regenerativen oder neoplastischen Ursprungs sein: Entzündungszellen, vermehrt Zellen des Lungengewebes mit seinen rund 40 verschiedenen Zellarten, oder auch Zellen, welche im Rahmen neoplastischer Prozesse in der Lunge auftreten, können eine „weiße Lunge" bewirken. Gerade im Bereich der Intensivmedizin sind der akute Lungenschaden und das Acute Respiratory Distress Syndrome (ARDS) bezüglich der biologischen Regulation von Zellen und Gewebe in der Lunge aktuelle wissenschaftliche Themen mit hoher Relevanz für klinische Fragen des Managements des Lungenschadens bezüglich Beatmungsstrategien, und in den kommenden Jahren auch bezüglich des Medikamenteneinsatzes. Zurzeit sind die Beatmungsstrategien immer noch wichtigster Pfeiler der ARDS-Therapie, doch scheinen auch Medikamente in Zukunft einen höheren Stellenwert in der ARDS-Forschung bzw. später eventuell in der ARDS-Therapie zu bekommen. Trotz der neuen Substanzen und der umfangreichen biologischen Forschung zum akuten Lungenschaden und ARDS der letzten Jahrzehnte, können wir ernüchtert von keiner wirklich etablierten medikamentösen Therapie beim ätiologisch völlig heterogenen und komplexen Syndrom des ARDS reden. Das folgende Kapitel fokussiert auf die mannigfaltigen Aspekte des Flüssigkeitshaushalts der Lunge und des Patienten. Die biologischen Hintergründe von Gewebeschädigung und Reparatur werden aus Platzgründen nur knapp erwähnt.

Die „weiße“ Lunge – was steckt dahinter?

Eine diffuse Transparenzminderung in der Röntgenaufnahme des Thorax wird ab dem Erreichen eines subjektiv unterschiedlich empfundenen Ausmaßes als „weiße Lunge“ bezeichnet (s. Abb. 1). Der Begriff impliziert, dass die Ursache der Transparenzminderung eine Erkrankung oder ein diffuser Schaden des Lungenparenchyms ist. Immer mehr wird für den Nachweis alternativ die

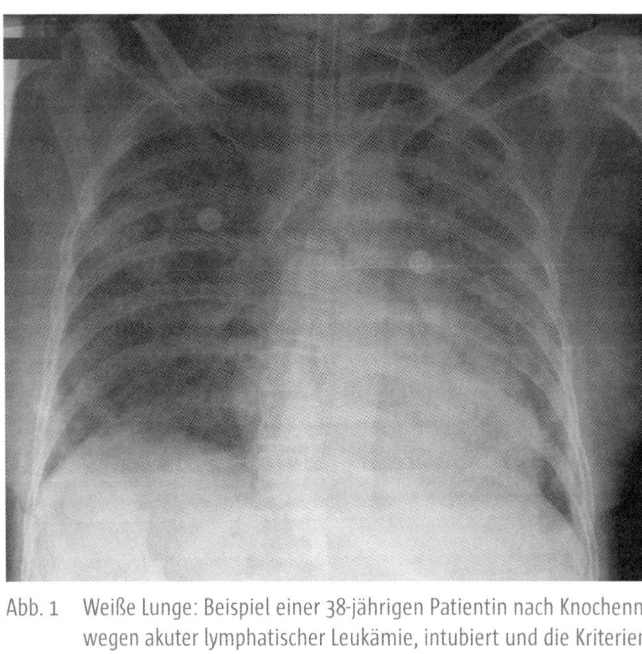

Abb. 1 Weiße Lunge: Beispiel einer 38-jährigen Patientin nach Knochenmarkstransplantation wegen akuter lymphatischer Leukämie, intubiert und die Kriterien eines ARDS erfüllend, wahrscheinlich aufgrund einer Pneumonie inkl. einer („opportunistischen“) CMV-Pneumonie.

Computertomographie oder z.T. auch die Thorax-Sonographie eingesetzt, beide mit Vor- und Nachteilen [Cereda et al. 2019]. Vereinfacht kann zur Ursache festgehalten werden, dass sie die Strahlendurchgängigkeit durch den Thorax signifikant vermindert. Hinter einer uni- oder bilateralen Transparenzminderung im Röntgenbild kann sich somit neben einer tatsächlichen Schädigung des Lungenparenchyms auch eine differenzialdiagnostisch abzugrenzende Transparenzminderung durch Veränderungen der Thoraxwand oder des Pleuraraumes verbergen. Diese extrapulmonal bedingten Transparenzminderungen können beispielsweise durch Pleuraerguss, Pleuraempyem und sogar durch das Fehlen der Lunge nach Pneumonektomie mit konsekutivem Serothorax bedingt sein.

Die diffuse Transparenzminderung der Lunge ist in den meisten Fällen durch eine diffuse intrapulmonale Wasseransammlung, ein Lungenödem, bedingt. In der normalen, gesunden Lunge verlässt Flüssigkeit kontinuierlich den intravaskulären Raum in den interstitiellen Raum. Das Ausmaß hängt von der Nettodifferenz zwischen hydrostatischem und onkotischem Druck, dem vektoriellen Flüssigkeitstransport durch Ionenkanäle und konsekutivem Folgen von Wasser sowie zusätzlich von der Permeabilität der Kapillaren ab. In diesem Kapitel fokussieren wir uns auf die Veränderungen des Lungenparenchyms durch ein hydrostatisches oder Permeabilitätsödem.

Nicht jede radiologisch „weiß“ dargestellte Lunge bildet einen Schaden des Lungenparenchyms ab!

Zwei Typen von Lungenödemen: hydrostatisches versus Permeabilitätsödem

Lungenödem ist als pathologische Flüssigkeitsansammlung in der Lunge definiert und basiert auf dem Ungleichgewicht zwischen Flüssigkeitsextravasation und Flüssigkeitsrückresorption. Ein Lungenödem kann durch einen erhöhten Kapillardruck in der Lunge verursacht werden (Linksherzdekompensation nach Myokardinfarkt, bei Klappenvitien, durch Volumenüberladung u. a.).

Alternativ kann eine erhöhte Permeabilität, d. h. die Verletzung der Integrität der endothelial-interstitiellen Schranke zum interstitiellen Lungenödem führen (ein Lungenödem ohne linksatrialen Hypertonus). Wird zusätzlich die Integrität der interstitiell-alveolären Schranke – meist durch Schädigung der Pneumozyten – verletzt, so führt das darüber hinaus zu einem Flüssigkeitsübertritt aus dem interstitiellen Lungengewebe in die Alveole. Es entsteht ein alveoläres *Permeabilitätsödem*, z. B. bei einem akuten Lungenschaden. Dieses Permeabilitätsödem der Lunge, insbesondere in Form eines ARDS, erfordert aufgrund der schweren Gasaustauschstörungen und der beeinträchtigten Atemmechanik in der Regel eine maschinelle Beatmung. Das ARDS ist mit einer hohen Letalität von 30% bis über 50% assoziiert. Es darf heute angenommen werden, dass auch die Expression oder Funktion der für die alveoläre Flüssigkeitsresorption verantwortlichen Ionenkanäle eine Rolle bei der Ödemgenese spielt.

Jegliche Art von Lungenödem führt zu einem inflammatorischen Reiz des Gewebes, welcher bei längerem Bestehen auch eine Fibrosereaktion induzieren kann. Dies wurde früher z.B. bei Patienten mit schwerer Mitralstenose häufig beobachtet (chronische Lungenstauung).

Wenn der hydrostatische Druck in den Mikrogefäßen zunimmt, dann steigt die Flüssigkeitsfiltration in das Interstitium.

Ist die Permeabilität der Kapillaren normal, dann hat die filtrierte Ödemflüssigkeit einen niedrigen Proteingehalt, wobei insbesondere der Anteil an großen Proteinen deutlich reduziert sein kann. Wenn die Permeabilität der Kapillaren als einzige Größe ansteigt, kommt es ebenfalls zu einem Anstieg der interstitiellen Flüssigkeit, die dann aber eine hohe Konzentration von Plasmaproteinen enthält.

Das Ausmaß der alveolären Überflutung hängt von mehreren Faktoren ab, unter anderem von der Menge der interstitiellen Flüssigkeit und von der vorhandenen Schädigung der Alveolarepithelien. Beim kardiogenen Lungenödem kommt die vermehrte transvaskuläre Flüssigkeitsfiltration durch ein Ansteigen des hydrostatischen Kapillardruckes zustande. Der erhöhte pulmonale Kapillardruck ist durch einen erhöhten pulmonalvenösen Druck bedingt, der wiederum meist seine Ursache in einem erhöhten linksatrialen u./o. linksventrikulär enddiastolischen Druck hat. Geringe Steigerungen des linksatrialen Drucks auf 18–25 mmHg verursachen ein Ödem des perimikrovaskulären Interstitiums. Wenn der linksatriale Druck weiter über ca. 25 mmHg ansteigt, werden die Alveolen mit einer proteinarmen Flüssigkeit geflutet.

Im Gegensatz dazu ist das nicht-kardiogene Lungenödem durch eine Zunahme der Gefäßpermeabilität charakterisiert. Daraus resultiert ein vermehrter Fluss einer nun typischerweise proteinreichen Flüssigkeit aus den Mikrogefäßen in das Interstitium bei fehlender Abdichtung der durch die Endothelzellen gebildeten endothelial-interstitiellen Schranke und schließlich auch in die Alveolen, wenn die primär durch die Pneumozyten Typ I gebildete interstitiell-alveoläre Schranke gestört ist.

Das Ausmaß des Ödems ist durch die Imbalance zwischen dem Fluss in das Interstitium/die Alveole und der Rate der Rückresorption aus der Alveole sowie dem Abtransport in Lymph- und Blutkapillaren bedingt.

Beim Menschen wie beim Tier gibt es zwei fundamental unterschiedliche Formen des Lungenödems: Das kardiogene Lungenödem (hydrostatisches oder hämodynamisches Ödem) sowie das nicht-kardiogene Permeabilitäts-Ödem, das klinisch zum akuten Lungenversagen oder in seiner extremen Ausprägung zum ARDS führen kann.

Es gibt zwei Schranken zwischen den Blutgefässen der Lunge und der Alveole: die endothelial-interstitielle Schranke, die beim interstitiellen Permeabilitätsödem undicht ist, sowie die interstitiell-alveoläre Schranke, die beim alveolären Permeabilitätsödem (zusätzlich) geschädigt ist.

Flüssigkeit im Körper: ein kurzer Exkurs

Der Körper besitzt zur Flüssigkeitshomöostase eine subtile Regelung, um Körperflüssigkeit und Körperräume in Ausdehnung und Zusammensetzung durch eine ausgeglichene Bilanz zwischen Zufuhr und Verlust konstant zu halten. Dabei entspricht der Verteilungsraum des Natriums im Wesentlichen dem extrazellulären Volumen, während Wasser frei die Schranken zwischen den Körperräumen passieren kann. Betrachten wir das Gesamtkörperwasser in % des Körpergewichts: Dies ist beim Kind rund 70%, beim erwachsenen Mann 60% (mager: 65%, adipös 55%), bei der Frau 50% (mager 55%, adipös 45%).

Dieses Gesamtkörperwasser ist auf verschiedene Kompartimente verteilt. Das am täglichen Flüssigkeitsbedarf und -austausch beteiligte extrazelluläre Flüssigkeitsvolumen (ECF_e) ist halb so groß wie dasjenige des intrazellulären Raums. Dies sind beim 70 kg-Menschen rund 11,6 Liter extrazelluläres Flüssigkeitsvolumen (ECF_e); es teilt sich auf in 3,2 l Plasma und 8,4 l interstitielle Flüssigkeit.

In physiologischen Situationen ist extrazelluläres Wasser in wenig austauschbaren Kompartimenten wie Knochen, Knorpel oder straffem Bindegewebe mit 6,3 l kompartimentiert. Ca. 1 l transzelluläres Wasser ist als Flüssigkeit in serösen Körperhöhlen und in Drüsensekreten; ein Wert, der sich aber bei Störungen der Flüssigkeitshomöostase vervielfachen kann durch Flüssigkeitssequester als „dritter Raum“.

10.1 Die Ödemgenese in der Lunge

Die vaskuläre Permeabilität ist bei vielen Lungenerkrankungen erhöht. Diese Permeabilitätsstörung ist besonders bedeutsam beim ALI/ARDS, beim schweren akuten Atemnotsyndrom (SARS), bei der Pneumonie und beim Multiorganversagen. Sie spielt aber auch eine Rolle bei anderen Lungenerkrankungen wie beatmungsinduzierten Lungenschäden, Lungentransplantationen, transfusions-assoziierten Lungenschäden, therapeutischer Gabe von IL-2 oder Asthma. Die Mechanismen, die zur erhöhten vaskulären Permeabilität führen, sind daher von großer klinischer Relevanz. Eine erhöhte Gefäßpermeabilität führt zunächst zu einem interstitiellen Ödem, aus dem ein alveoläres Ödem entstehen kann, aber nicht muss. Ein alveoläres Ödem bildet sich erst dann, wenn auch das Alveolarepithel durchlässig wird und/oder die Flüssigkeitsresorption aus dem Atemwegstrakt gestört ist.

Die pathophysiologischen Konsequenzen eines interstitiellen und eines alveolären Ödems sind unterschiedlich. Im Prinzip kann ein interstitielles Ödem die Diffusionsstrecke für die Blutgase verlängern und damit zu Hypoxie und Hyperkapnie führen. Ein interstitielles Lungenödem tritt oftmals perivaskulär als so genannter „cuff" an größeren Gefäßen oder im Alveolarbereich auf einer den Alveolen abgewandten Seite auf. Darüber hinaus kann Ödemflüssigkeit durch die Lymphe abtransportiert werden. Daraus ergibt sich, dass ein interstitielles Ödem alleine nicht immer schwerwiegende pathophysiologische Konsequenzen haben muss. Gelangt allerdings Ödemflüssigkeit in den Alveolarraum, ist der Gasaustausch stets beeinträchtigt. Dazu kommt es nicht nur, weil die eintretende Flüssigkeit die alveolären Gase verdrängt, sondern auch, weil Faktoren aus dem eingeschwemmten Ödem die Flüssigkeitsresorption und Surfactantfunktionen hemmen.

Ein ausschließlich interstitiell lokalisiertes Ödem bewirkt meist eine geringere klinische Beeinträchtigung im Vergleich zum alveolären Ödem.

Die physiologischen Grundlagen: Starling und was dahinter steckt

Da das interstitielle Ödem in der Regel dem alveolären Ödem vorausgeht, muss die Erhöhung der vaskulären Permeabilität als ein Schlüsselereignis betrachtet werden. Die klassische Betrachtungsweise des Flüssigkeitsaustausches über die alveoläre Membran (J_v), ist gegeben durch die *Starling-Gleichung* [Mehta and Malik 2006]:

$$J_v = K_{f,\,c}\,(\Delta P - \sigma \Delta \Pi)$$

Diese Gleichung sagt voraus, dass Flüssigkeit dann aus dem Gefäß in das Gewebe übertritt, wenn sich mindestens einer der folgenden vier Faktoren verändert:

1. *Der kapilläre Filtrationskoeffizient (Kf, c).* Er ist ein Maß für die Größe und Anzahl der Wasserporen in der Membran. Er ist das Produkt aus der Gesamtoberfläche der endothelialen Membran und deren Leitfähigkeit für Wasser. Bei entzündlichen Erkrankungen ist der $K_{f,\,c}$ in der Regel erhöht.

2. *Die hydrostatische Druckdifferenz ΔP zwischen Gefäß und Gewebe;* im klassischen Fall ist das kardiogene Ödem bedingt durch einen Anstieg des pulmonalkapillären Drucks.
3. *Der Proteinreflektionskoeffizient σ* beträgt 0,8 für Albumin, kann aber unter entzündlichen Bedingungen verringert sein. Bei $\sigma = 1$, wird das Protein komplett reflektiert, bei $\sigma = 0$ gibt es keine Barriere für Proteine mehr.
4. *Die onkotische Druckdifferenz ΔΠ* zwischen Gefäß und Interstitium (normal: 30–38 cmH_2O minus 18 cmH_2O). Ein klassischer Fall ist das Hungerödem, bedingt durch einen Abfall der Albuminkonzentration im Blut.

In der Lunge kommt zusätzlich ein durch die Oberflächenspannung der Alveole erzeugter Sog in Richtung der Alveole (ca. 4 cmH_2O) zum Tragen. Diese Tatsache ist in der Starling-Gleichung nicht berücksichtigt.

Wie stellen wir uns die kapilläre Filtration molekular vor? Gedanken zu 1. und 3.

Anatomisch ist es bislang nicht gelungen, Wasserporen und Proteinporen voneinander zu unterscheiden. Derzeit wird davon ausgegangen, dass Wasser, Proteine und auch Zellen vor allem parazellulär zwischen den Endothelzellen hindurch in das Gewebe gelangen (s. Abb. 2). Voraussetzung dafür ist eine Erweiterung des Spaltes zwischen benachbarten Endothelzellen. Dies kann auf zwei Arten geschehen: Endothelzellen können sich nach Aktivierung der endothelialen Myosinleichtkettenkinase kontrahieren; alternativ können die engen Verbindungen zwischen zwei Endothelzellen, die unter anderem durch VE-Cadherine aneinander gekettet sind, gelockert werden. In der Regel finden wohl beide Prozesse – Kontraktion und Öffnung von Zell-Zell-Kontakten – gleichzeitig statt. Es muss betont werden, dass diese Vorgänge durch intrazelluläre Prozesse gelenkt werden. Hierbei handelt es sich also um physiologische Prozesse, die für die fötale und postnatale Entwicklung von arteriellen wie venösen und kapillaren Gefässen genauso wie für die „normale" Entzündungsreaktion von zentraler Bedeutung sind, bei der ja Entzündungszellen in das betroffene Gebiet einwandern. Mediatoren wie Angiopoietin-2 sind für die notwendige Desintegration und darauffolgende Neuintegration, und Angiopoietin-1 als Stabilisator der interzellulären Endothelialschicht unabdingbar. Indes ist die „Glycocalix" als Glycoproteinschicht auf dem Endothel zum Gefäß hin eine biologisch bedeutsame Struktur [Myburgh u. Mythen 2013].

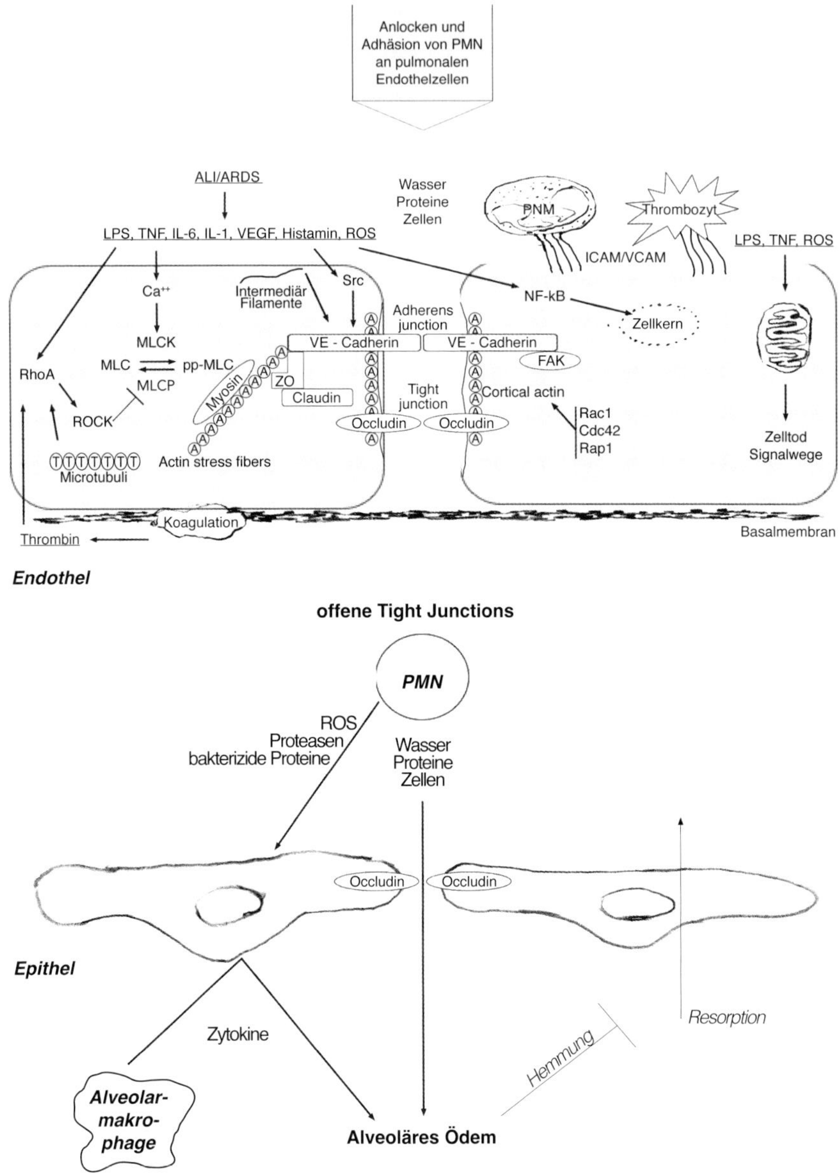

Abb. 2 Entstehung von Permeabilitätsödemen in der Lunge als Folge der Aktivierung von PMN. Die Abbildung ist im Text erläutert. (PMN: Polymorphkerniger neutrophiler Granulozyt, ROS: Reaktive Sauerstoff-Spezies)

Gibt es einen Zusammenhang zwischen hydrostatischem Stress und entzündlicher Reaktion? Gedanken zu 2.

Ein hydrostatisches Ödem ist zunächst einmal gekennzeichnet durch proteinarme Flüssigkeit im Alveolarraum. Allerdings wird diese klare Unterscheidung zwischen entzündlichen Ödemen (proteinreich) und hydrostatischen Ödemen (proteinarm) relativiert durch Befunde, die zeigen, dass auch hydrostatischer Stress entzündliche Reaktionen im Gefäßbett auslösen kann [Kübler 2005].

Was sind die molekularen Ursachen des onkotischen Drucks? Gedanken zu 4.

Nach der Starling-Gleichung sollte eine Erhöhung der interstitiellen Proteinkonzentration zu einer Flüssigkeitsverschiebung führen. Über die Regulation des onkotischen Druckes ist wenig bekannt. Neben dem parazellulären Proteintransport spielt wohl auch der transzelluläre Transport durch Caveolen eine wichtige Rolle. Dabei bindet Albumin zunächst an ein als gp60 bezeichnetes Protein; anschließend bilden sich caveoläre Vesikel, die das Albumin durch die Zelle transportieren und basolateral wieder freigeben [Mehta and Malik 2006]. Dieser Vorgang wird möglicherweise durch Entzündungsmediatoren stimuliert, wodurch es dann zu einer Erhöhung des onkotischen Druckes käme. Die Bedeutung des onkotischen Druckes für die Entstehung von Lungenödemen bedarf weiterer Klärung.

Bei Permeabilitätsödemen kann es zu Veränderungen aller vier Parameter der Starling-Gleichung kommen. Als Folge der erhöhten parazellulären Durchlässigkeit sind der Filtrationskoeffizient erhöht und der Reflektionskoeffizient erniedrigt. Dadurch dass vermehrt Proteine in das Gewebe austreten, erhöht sich der onkotische Druck im Interstitium. Weiterhin bewirken die meisten der unmittelbar ödematogen wirkenden Mediatoren wie PAF, Leukotriene und reaktive Sauerstoffspezies zusätzlich eine Erhöhung des pulmonal-arteriellen Druckes und verstärken so das Permeabilitätsödem über einen hydrostatischen Mechanimus.

Zelluläre und molekulare Aspekte

Zum tieferen Verständnis der Permeabilitätsödeme ist die Kenntnis der molekularen und zellulären Mechanismen unabdingbar. Die überwiegende Zahl der Studien weist dabei den *neutrophilen Granulozyten* eine Schlüsselrolle zu. Es muss aber betont werden, dass auch neutropenische Patienten und Tiere ein Permeabilitätsödem erleiden können. Doch weil die hieran beteiligten Mechanismen kaum aufgeklärt sind, sollen im Folgenden vor allem die Mechanismen unter Beteiligung von neutrophilen Granulozyten besprochen werden.

Neutrophile Granulozyten (engl. *polymorphonuclear neutrophils*, PMN) spielen eine zentrale Rolle im System der angeborenen Immunabwehr. Ihre Sequestrierung und Aktivierung im Lungengewebe erfolgt in mehreren Schritten:

1. Aktivierung der PMN zum Kontakt mit pulmonalen Endothelzellen.
2. Extravasation der PMN durch Poren zwischen den Endothelzellen; Ausbildung eines interstitiellen Ödems.
3. Aktivierung der PMN zur Freisetzung bakterizider Substanzen. Ausbildung eines alveolären Ödems.

Aktivierung der PMN zum Kontakt mit pulmonalen Endothelzellen

Nach Lokalisierung eines Infektionsherdes, nach einer Verletzung, nach Ischämie/Reperfusion oder auch nach Überdehnung des Lungengewebes bei der künstlichen Beatmung bereits geschädigter Lungen werden Zytokine und Chemokine ausgeschüttet, die die Aktivierung der PMN bewirken. Es sind dies vor allem Zytokine wie der *Tumor-Nekrose-Faktor-α (TNF-α)* und Chemokine wie *Interleukin-8* (*IL-8;* Abb. 2). TNF-α ist einer der zentralen Regulatoren des angeborenen Immunsystems. Er tritt etwa 1–2 Stunden nach Beginn einer Entzündungsreaktion vermehrt auf (s. Abb. 3). TNF-α stimuliert Endothelzellen (z.B. zur Expression von Adhäsionsmolekülen) und PMN gleichermaßen, hat aber wohl kaum einen direkten permeabilitätssteigernden Effekt *in vivo*.

Bereits unter normalen Bedingungen werden die im Verhältnis zu den Kapillaren (4–8 µm Durchmesser) großen PMN (12 µm Durchmesser) in den engen Lungenkapillaren aufgehalten. Es befindet sich immer die Hälfte der im Blutkompartiment zirkulierenden PMN als „Reserve“ in den Lungenkapillaren. TNF führt dazu, dass die PMN „steifer“ werden und sich damit noch schlechter durch die engen Lungenkapillaren zwängen können. Schon durch diesen biomechanischen Effekt bewirkt TNF eine Anreicherung von PMN in der Lunge.

Die kurze mittlere Aufenthaltsdauer der PMN im Blutpool von etwa 8 h unterstreicht die Dynamik dieses Prozesses.

Bei der Entstehung von Permeabilitätsödemen spielen polymorphkernige Granulozyten eine entscheidende Rolle.

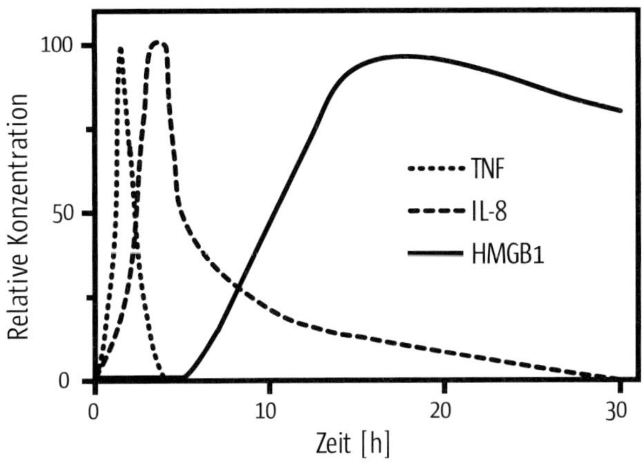

Abb. 3 Serumkonzentrationen von Tumor Nekrose Faktor (TNF), Interleukin-8 und „high mobility group box 1" (HMGB1) nach intravenöser Lipopolysaccharid-Gabe. Lipopolysaccharid (LPS) aus der äußeren Membran Gram-negativer Bakterien ist ein potenter Stimulator des angeborenen Immunsystems. Daher wird dieses Endotoxin in der experimentellen Forschung sehr oft eingesetzt, um die Konsequenzen einer Sepsis zu untersuchen. Intravenöse Gabe von LPS erzeugt unter anderem ein Permeabilitätsödem in der Lunge. Dabei führt LPS auch zur sequentiellen Freisetzung von TNF, IL-8 und HMGB1. Die Bildung von IL-8 und HMGB1 wird durch TNF stimuliert.

TNF stimuliert die Bildung von Adhäsionsmolekülen in Endothelzellen, sowie von *IL-8* (Maximum 4 h nach Endotoxin) und *HMGB1* (high mobility group box 1, Maximum 15 h nach Endotoxin). Bei ARDS-Patienten finden sich in der Lunge neben TNF und IL-8 auch erhöhte HMGB1-Spiegel.

IL-8 ist das klassische Chemokin für PMN. Es wirkt über den *CXCR2-Rezeptor* auf PMN, wohl aber auch auf Endothel- und Epithelzellen. HMGB1 wird von Alveolarmakrophagen und anderen Zellen produziert und führt über einen bislang unbekannten Mechanismus zur Neutrophilenrekrutierung in der Lunge. HMGB1 wird im Verlaufe einer Entzündungsreaktion erst nach mehr als 10 Stunden gebildet. Damit ist die Möglichkeit eines pharmakologischen Eingriffs in die Entzündungskaskade zu einem relativ späten Zeitpunkt eröffnet. Auch lokal gebildetes Angiotensin II kann (vermutlich durch Aktivierung von PMN und Endothelzellen) zum Entstehen eines Permeabilitätsödems in der Lunge beitragen (s. Abb. 4). Die Konzentration von Angiotensin II wird dabei durch die konkurrierende Aktivität von ACE (Angiotensin Converting Enzyme) und ACE2 eingestellt: Dabei führt ACE zum aktiven Angiotensin II, ACE2 dagegen zu seiner weitgehenden Inaktivierung [Kuba et al. 2006; Shribate et al. 2021]. Es gibt noch eine Reihe weiterer Mediatoren wie GM-CSF, TGF-β und IP10, die ebenfalls regulierend in diese Vorgänge eingreifen. Alle diese Prozesse sind teilweise redundant und führen schließlich dazu, dass PMN an Endothelzellen adhärieren.

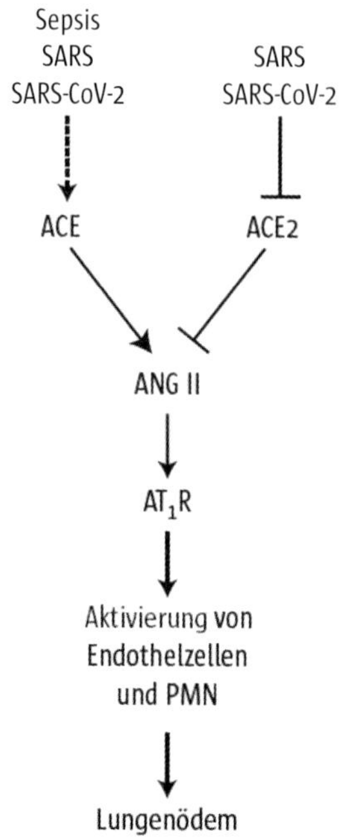

Abb. 4 Aktivierung von Endothelzellen und polymorphkernigen neutrophilen Granulozyten (PMN). Interessanterweise ist ACE2 auch der Rezeptor für das SARS-Coronavirus und für SARS-CoV-2. Beide werden nach Bindung gemeinsam mit dem Rezeptor internalisiert. So wird durch das SARS-Coronavirus wie durch SARS-CoV-2 das protektive ACE2 aus dem Gleichgewicht entfernt und das akute Lungenversagen kann sich ungebremst entwickeln. ACE (Angiotensin-Converting-Enzyme); Ang II (Angiotensin II); AT1R (Angiotensin-1-Rezeptor)

Ausbildung eines interstitiellen Ödems

Die Tatsache, dass PMN das Gefäßsystem verlassen, ist vermutlich die biologische Grundlage für die physiologische Entstehung von Permeabilitätsödemen, wie sie für Entzündungen typisch sind. Dieser Vorgang kann durch PAF (Plättchen-Aktivierender Faktor), PGE_2 (Prostaglandin E_2), Peptidoleukotriene und VEGF (engl. *vascular endothelial growth factor*) reguliert werden (s. Abb. 2). Die genaue Rolle von VEGF ist allerdings noch umstritten. Diese Substanzen verursachen zunächst ein interstitielles Ödem, nicht zwingend aber auch ein alveoläres. Es sei erwähnt, dass es auch toxische, z.B. durch Phosgen oder Paraffinöle ausgelöste Lungenödeme gibt; diese werden hier nicht weiter behandelt.

PAF, PGE_2, Leukotriene und auch reaktive Sauerstoffspezies erhöhen die vaskuläre Permeabilität innerhalb von Minuten. Diese Mediatoren können deswegen als Exekutoren der interstitiellen Ödembildung betrachtet werden. Die Mechanismen der Permeabilitätserhöhung durch Leukotriene sind nicht gut untersucht. PAF ist ein besonderer Mediator, da er nicht nur die vaskuläre

Permeabilität erhöht, sondern auch PMN aktivieren und den pulmonalen Gefäßdruck steigern kann und damit auf allen Stufen der Ödembildung wirkt. PAF erhöht die vaskuläre Permeabilität durch die Aktivierung von Lipidmediatoren: zum einen mittels Aktivierung von EP3 Rezeptoren durch PGE_2, zum anderen durch Aktivierung der Sphingomyelinase zur Produktion von Ceramid [Göggel et al. 2004]. Aktivierung des EP3-Rezeptors durch PGE_2 vermindert unter anderem die Konzentration von cAMP, einem anti-ödematogenen Faktor [Uhlig et al. 2005]. Generell gilt, dass die Erhöhung von cAMP die vaskuläre Permeabilität verringert und damit die Barrierefunktion des Endothels verstärkt. Die Rolle von PGE_2 bei Entzündungsreaktionen ist vielfältig: je nach aktiviertem Rezeptorsubtyp kann es pro- (EP1, EP3-Rezeptor) und auch antientzündlich (EP2, EP4-Rezeptor) wirken (s. Tab. 1).

PAF (vermutlich vermittelt durch Ceramid, s. Abb. 5) und auch reaktive Sauerstoffspezies erhöhen die vaskuläre Permeabilität wohl durch Erhöhung des intrazellulären Calciums und Aktivierung der Myosinleichtkettenkinase. Endothelzellen besitzen eine spezielle Variante dieses auch in Glattmuskelzellen an der Kontraktion beteiligten Enzyms. Die calciumabhängige Aktivierung dieses Enzyms in Endothelzellen führt zur Kontraktion und damit zur parazellulären Spaltbildung (s. Abb. 2).

Von grosser Bedeutung in der endothelialen Permeabilität ist auch das endotheliale Angiopoietin/Tie2-System. Es wird teils als zentrales Gefässdichtheits-Regulatorsystem, das in Sepsis und ARDS dysbalanciert ist, angesehen. In Ruhe wird der Wachstumsfaktor Angiopoietin-1 als Tie-2-Agonist von Pericyten freigesetzt, phosporyliert und aktiviert somit den auf der Endothelzelle sitzenden Tie-2 zur Aufrechterhaltung der Endothelschranke. Im Fall von Stressoren wie Entzündung wird aus den Weibel-Palade-Bodies antagonistisches, die endothelialen interzellulären VE-Cadherin-Schranken verminderndes Angiopoietin-2 freigesetzt. Zudem wird bei Sepsis und ARDS der für die Angiopoietin-1 und -2 zentrale Tyrosinkinase-Rezeptor Tie-2 auf den Endothelzellen herunterreguliert.

Tab. 1 Rolle der Prostaglandin E-Rezeptoren (EP-Rezeptoren)

Rezeptor	Signal	Funktion bei
EP1	▲Ca	Schmerz, Kontraktion Pulmonalvene
EP2	▲cAMP	Regulation von Leukozyten, Bronchodilation, Gefässdilatation, (Muskelrelaxation)
EP3	▲Ca, ▼cAMP	Fieber, Ödeme, Kontraktion Pulmonalarterie
EP4	▲cAMP	Regulation von Makrophagen

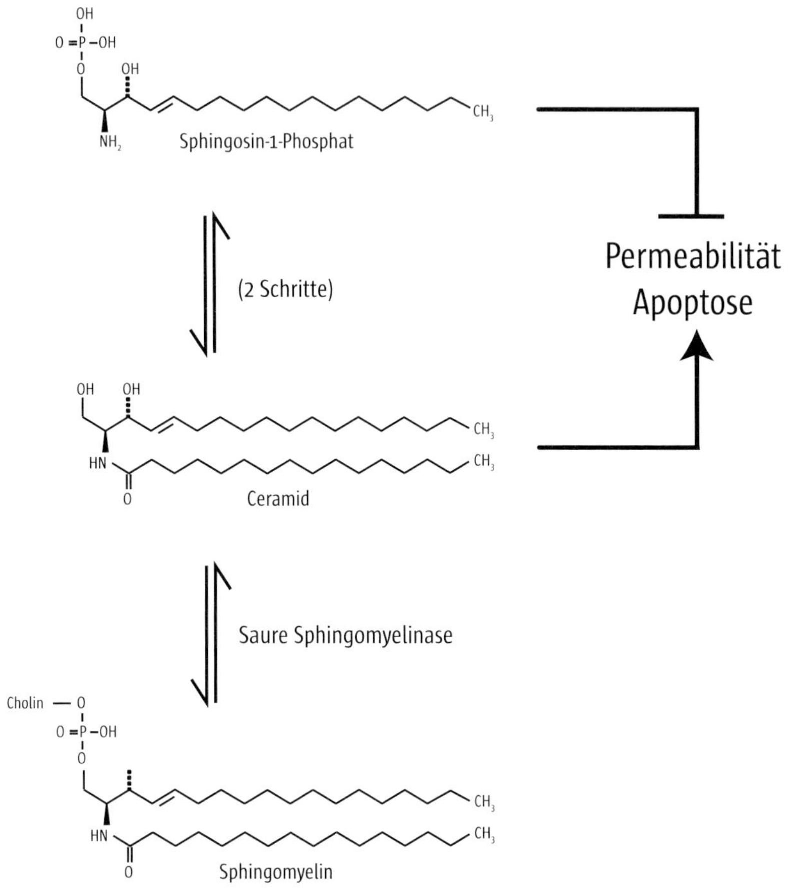

Abb. 5 Neben den pro-ödematogenen Mediatoren gibt es auch solche, die die Barrierefunktion stärken. Hierzu zählen einerseits Mediatoren, die den intrazellulären cAMP-Spiegel erhöhen, wie das vasoaktive intestinale Peptid (VIP), Substanzen, die den Calcium-einstrom modifizieren wie das an den Tyrosinkinase-2-(Tie-2)Rezeptor bindende Angiopoietin-1 und interessanterweise auch Sphingosin-1-Phosphat (S1P), das chemisch sehr nahe mit dem ödematogen wirkenden Ceramid verwandt ist, und das die insbesondere für die alveoläre mikrovaskuläre Endothelzellschranken-Dichtheit zentrale VE-Cadherin-abhängigen Zellverbindungen (engl. adherens junction) verstärkt [Matthay et al. 2019]. Der Antagonismus zwischen Ceramid und S1P erstreckt sich auch auf andere Phänomene, wie z.B. die Apoptose, auch hier ist Ceramid fördernd und S1P hemmend.

Ausbildung eines alveolären Ödems

Generell gilt, dass die epitheliale Barriere dichter ist als die endotheliale. Die physiologischen Mechanismen, die die epitheliale Permeabilität erhöhen, sind bislang vergleichsweise schlecht verstanden. Es ist aber wahrscheinlich, dass die epitheliale Barriere unter anderem als Folge der Freisetzung toxischer

Produkte aus PMN geschädigt wird. Auch bei einem hydrostatischen Lungenödem (kardiogenes Ödem, Höhenödem) kommt es zu einer vermehrten Flüssigkeitsansammlung in den Alveolen. Ab einer bestimmten Flüssigkeitsmenge im Interstitium gibt also das Epithel offenbar nach, mit der Folge, dass die Alveolen „geflutet" werden.

Die Passage zwischen den Endothelzellen hindurch verändert den Phänotyp der PMN: Sie werden aktiviert, bewegen sich besser durch die Extrazellulärmatrix und sie leben länger. PMN besitzen eine Reihe von Enzymsystemen zur Bekämpfung von Bakterien; insbesondere sind dies die NADPH-Oxidase und die Myeloperoxidase zur Produktion reaktiver Sauerstoffspezies, antibakterielle Proteine (Cathelicidine, α-Defensine, „bactericidal permeability increasing protein", „neutrophil gelatinase-associated lipocalin") und verschiedene Proteasen (Proteasen werden auch zum Durchtritt durch die interstitielle Matrix benötigt). Diese antibakteriellen „Waffen" sind angeboren und notgedrungen unspezifisch, da sie dazu gedacht sind, alle eingedrungenen Bakterien schnell – also ohne Aktivierung des adaptiven Immunsystems – zu eliminieren. Diese mangelnde Spezifität kann aber eben auch dazu führen, dass das umliegende Gewebe einschließlich des Epithels geschädigt wird, sodass ein alveoläres Ödems entsteht (s. Abb. 2).

In den letzten Jahren ist insbesondere auch im Bereich des akuten Lungenschadens das Konzept der „Neutrophil Extracellular Traps" (NETs) oder von „NETosis" wichtig geworden [Porto u. Stein 2016; Kaplan et al. 2017]: Diese chromatin-ähnlichen Fibern, die mit von sterbenden neutrophilen Granulozyten gebildeten antimikrobiellen Proteinen wie neutrophiler Elastase, Proteinase 3, Myeloperoxidase, Leukozytenproteasen, α-Defensinen, Peptidylarginine deiminase 4 (PAD4) und dem Cathelicidin LL-37 bedeckt sind, dürften durch Interaktion mit Blutplättchen und weiteren Entzündungsmediatoren entstehen, sind assoziiert mit starker inflammatorischer Antwort und vermehrter Gewebeschädigung [Liu et al. 2016]. Wahrscheinlich zentrales biologisches Ziel dieser NETs ist es, bakterielle Pathogene zu immobilisieren und zu fangen, dadurch wahrscheinlich der Dissemination von Infekten entgegenzuwirken und schließlich Pathogene abzutöten. Dabei sind aber z.B. aus den Neutrophilen-Zellkernen die Histone und daraus externalisiertes Chromatin sowie die aus dem Zytoplasma stammende Myeloperoxidase für Epithel- und Endothelzellen zytotoxisch und die Neutrophile Elastase erhöht die Permeabilität der alveolo-kapillären Barrieren durch die Spaltung der endothelialen Aktin-Zytoskeletons, von VE-Cadherin und E-Cadherin. Proteinase 3 und Cathepsin G sind proinflammatorisch und zerstören antiinflammatorische Proteine.

NETs werden z. B. gebildet durch Zytokinstimulation wie Interleukin-8 oder analog durch LPS-Stimulation, durch Interaktion mit aktivierten Plättchen und mit TLR4-Stimulation, die zu High mobility Group Box 1 (HMBG1) Präsentation der Plättchen führt, welche die neutrophilen Granulozyten zum Generieren von NETs via p38 MAP Kinasen und den Raf-MEK-ERK Signalweg stimuliert. Die DNA-Zerstückelung mit DNAse wirkt experimentell inhibierend und ist therapeutisch denkbar (und wird z.B. bei Cystischer Fibrose zum Lösen des zum Teil auf NETose, zum Teil durch Neutrophilen- und Lungenzell-Untergang beruhendem, durch extrazelluläre DNA hochviskösen Schleims eingesetzt). Allenfalls könnten als therapeutischer Ansatz auch z.B. die Neutralisation von NET-Proteinen, Anti-Histon-Antikörper oder Proteaseinhibitoren wirken [Porto u. Stein 2016].

Regulation und Beseitigung von NETosis sind zentrale Themen: Ein Zuviel von NETosis dürfte somit eine dunkle Seite aufweisen, z.B. beim akuten Lungenschaden inkl. eines Transfusionsbedingten Lungenschadens und insbesondere auch beim ventilator induced lung injury als Auslöser alveolärer Schädigung [Porto u. Stein 2016; Liu et al. 2016; Li et al. 2017, Agarwal et al. 2019] und pro-thrombotischer Effekte. Bei COVID-19-Pneumonie wie auch bei interstitiellen Lungenerkrankungen dürfte die NETose auch eine Rolle spielen; wahrscheinlich auch bei Thrombose, arteriosklerotischen Prozessen, evtl. bei Tumorerkrankungen; bei autoimmunen Erkrankungen aus dem rheumatischen Formenkreis dürfte durch die Exposition intrazellulärer antigener Strukturen nicht zuletzt eine Autoimmunisierung durch NETosis entstehen [Kaplan et al. 2016]. Letztere spielen mutmaßlich auch eine noch wenig geklärte Rolle beim ARDS und bei der COPD.

10.2 Die Flüssigkeitsresorption aus der Alveole: ein vitaler physiologischer Prozess

Die Lunge ist funktionell ein belüfteter Blutschwamm, der mit seinen rund 140 m^2 Alveolaroberfläche und dem abgestimmten, fast genauso riesigen Kapillarbett von 90 m^2 eine optimale Präsentation von Gas und Blut zum Zwecke der Aufnahme von Sauerstoff und der Abgabe von Kohlendioxid zwischen Atmosphäre und Körper durchführt: Die Ventilation und die Perfusion mit Blut sind sehr gut durch verschiedene Regelmechanismen aufeinander abgestimmt. Eine Störung dieses Optimums ist somit von biologischer Bedeutung: Dabei können Einschränkungen der Ventilation genauso wie der Perfusion die Ursache sein. Jegliches Zuviel von „Material“ in der Alveole – sei es eine wässrige Lösung, sei es ein entzündliches oder fibrotisches Infiltrat oder Ödem, sei es Tumorgewebe – wird somit die Funktion der Lunge kompromittieren. Dass die Lunge seriell im Kreislauf eingebaut ist, unterstreicht die Bedeutung des „äußeren“ Gasaustauschs der Lunge für den ganzen Körper. Diese serielle Position im Blutkreislauf dürfte aber auch von pathophysiologischer Bedeutung im Falle eines Permeabilitätsschadens der Lunge sein, worauf später eingegangen wird.

Im Vordergrund dieses Abschnitts steht die Frage der Resorption von Flüssigkeit aus der Alveole, deren Mechanismen und potentielle klinische Bedeutung. Die *alveoläre Flüssigkeitsclearance*, d.h. die Verschiebung von Flüssigkeit aus der Alveole ins Interstitium – und somit auch zu einem beträchtlichen Teil vom Interstitium zurück in Lymph- und Blutgefäße – ist ein vitaler biologischer Prozess.

Bei der Geburt wird das Prinzip der Flüssigkeitsresorption schon physiologisch genutzt. Die menschliche Lunge ist im Uterus noch mit Fruchtwasser gefüllt. Dies wird nicht als „Ödem" betrachtet, da unter einem *Ödem eine pathologische Ansammlung von Flüssigkeit in einem Gewebe* verstanden wird. Ein Teil dieser Flüssigkeit wird bei der Geburt ausgepresst, und der verbleibende Rest des sich in der Lunge befindlichen Wassers wird schnell und effizient aktiv resorbiert.

10.2.1 Die physiologische Basis der alveolären Flüssigkeitsresorption: Resultanten aus hydrostatischem und osmotischem Druck plus zusätzlichem vektoriellem Ionentransport

Die *alveoläre Flüssigkeitsclearance beruht primär auf einem osmotischen Gradienten durch einen aktiven vektoriellen Natriumtransport.* Dieser wird hauptsächlich durch den streng regulierten und vital bedeutenden *apikalen* amilorid-sensitiven *Epithelial Natrium-Kanal-Komplex (ENaC)* bewerkstelligt, der mit „highly selective channels" und mit „non-selective channels" ausgestattet ist. Wasser folgt diesem Gradienten passiv, unter anderem durch spezielle Wasserkanäle wie den Wasserkanal Aquaporin V. Basolateral an den pumpenden Zellen treiben *Na+/K+-ATPasen* den vektoriellen Transport von Natrium ins Interstitium und schließlich in die Lymph- und Blutgefäße.

Dieser *Transport ist* also *aktiv* und erfolgt unabhängig vom transpulmonalen Druck und der alveolären Proteinkonzentration. Diese *aktive* Flüssigkeitsclearance kann von Mediatoren und insbesondere auch von Medikamenten beeinflusst werden, ein Umstand der wohl bisher in seiner Bedeutung unterschätzt worden ist. Beispielsweise können Betablocker, die bei dekompensierter Herzinsuffizienz gegeben werden, die katecholaminabhängige Stimulation der Flüssigkeitsclearance über den Basalwert unterdrücken und somit die Flüssigkeitsclearance vermindern. Umgekehrt stimulieren β2-adrenerge Substanzen wie Terbutalin über Erhöhung des cAMP die Flüssigkeitsclearance aus der Alveole (und damit übrigens auch den Lungenlymphfluss).

Aber auch Proteine werden resorbiert: es gibt einen transzytotischen Peptid- und Proteintransport. Wenn wir nun die Geschwindigkeit der Wasser-Rückresorption mit der Rückresorption von Protein aus der Alveole vergleichen, so sehen wir, dass die *Proteinresorption um ein Vielfaches, ca. 20–50 x langsamer ist als die Resorption der proteinfreien Flüssigkeitsanteile.* Physiologischweise ist die Resorption von Flüssigkeit durch vektoriellen Ionentransport und konsekutives Nachfolgen der Flüssigkeit aufgrund des osmotischen Gradienten ein schneller Prozess (normalerweise ist in einer Stunde bei alveolären Flutungsmodellen im Tierexperiment ca. 15–40% des alveolären Inhalts resorbiert!), während die Proteinresorption dafür Tage braucht. Die beeindruckende Schnelligkeit der Flüssigkeitsresorption aus der Alveole unterstreicht ihre vitale Bedeutung.

! **Die *Flüssigkeitsresorption aus der Alveole* ist ein *vitaler aktiver Prozess, getrieben durch* einen aktiven vektoriellen Natriumtransport. Dieser wird hauptsächlich durch den überlebenswichtigen *apikalen* amiloridsensitiven *Epithelial Natrium-Kanal-Komplex (ENaC)* und seinen daran gekoppelten Chloridtransport mit dem beteiligten Cystic Fibrosis Transmembrane Regulator *(CFTR)* bewerkstelligt: Wasser folgt diesem Gradienten passiv, wahrscheinlich auch durch spezielle Wasserkanäle wie Aquaporin V. Es tritt durch das Alveolarepithel aufgrund des entstandenen osmotischen Gradienten.**

10.2.2 Alveoläre Flüssigkeitsresorption und deren pharmakologische Beeinflussung: Der β2-adrenerge Rezeptor und cAMP stehen im Vordergrund

Studien an neugeborenen Tieren zeigen, dass die endogene Freisetzung von Katecholaminen, insbesondere Adrenalin (Epinephrin), die Absorption von Flüssigkeit aus den Alveolen stimuliert. Auch in den meisten adulten Säugetieren führt die Stimulation des β2-adrenergen Rezeptors zu einer vermehrten alveolären Flüssigkeitsclearance. Dieser über zyklisches Adenosin-Mono-Phosphat (cAMP) als „second messenger“ vermittelte Effekt der β2-adrenergen Agonisten kann durch den Natriumkanalblocker Amilorid blockiert werden.

Wie wichtig ist dieser Stimulationsweg *in vivo*? Beim Menschen konnte an isolierten Lungenstücken oder Gesamtlungen die Flüssigkeitsclearance auch *ex vivo* gemessen werden. Matthay et al. gehen davon aus, dass dieser Effekt bis zur Verdoppelung der Flüssigkeitsclearance im Menschen führen kann, ein pharmakologisch wie biologisch bedeutsamer Effekt!

In experimentellen Tiermodellen kann die pharmakologische Behandlung mit β2-adrenergen Agonisten wie z.B. Terbutalin oder Formoterol eine anhaltende Stimulation der Flüssigkeitsresorption induzieren und so eine deutliche Verbesserung der Lungenfunktion verursachen. Diese Wirkstoffe können aber auch Toleranz erzeugen und wichtige Nebenwirkungen induzieren, wie zum Beispiel Arrhythmien. Aufgrund von Versuchsergebnissen an Nagermodellen mit akuten Lungenversagen muss angenommen werden, dass diese Wirkstoffe nicht immer funktionieren. Deshalb ist die Suche nach alternativen Wirkstoffen, die im Stande sind, transepithelialen Natriumtransport sowohl in gesunden, als auch in geschädigten Lungen zu steigern, für eine effiziente Behandlung des Lungenödems sinnvoll. Ein solches Molekül lässt sich zum Beispiel auch aus einer Domäne des TNF-Moleküls ableiten (s. Abb. 6a).

Das Tip-Peptid ahmt die lektin-ähnliche Domäne von TNF nach. Es aktiviert den epithelialen Natriumkanal ENaC und dadurch die alveoläre Flüssigkeitsresorption auf direkte Art, durch eine via Zuckergruppen (Lektine) vermittelte Aufnahme [Hamacher et al. 2010; Shabbir et al. 2013] und Bindung an der intrazellulären zweiten transmembranären Domäne der α-Subeinheit von

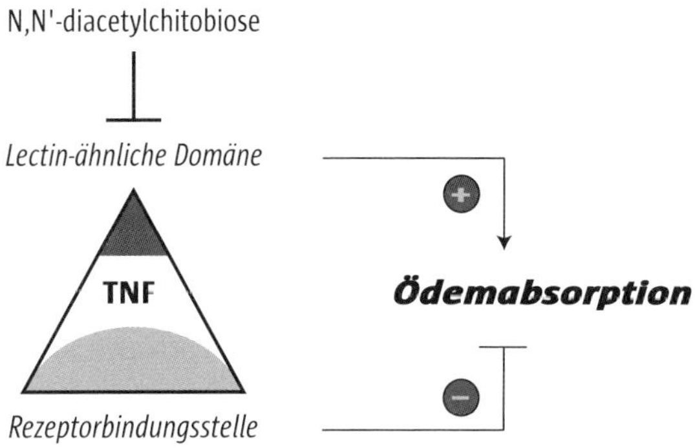

Abb. 6 a) Die auf den ersten Blick widersprüchlichen Ergebnisse der TNF-Forschung weisen darauf hin, dass TNF (in der Abb. als Dreieck gezeichnet) ein „Moonlighting" Molekül ist, d.h. ein Protein, das wir – wie die Mondoberfläche – oft nur mit einem Aspekt wahrnehmen, das aber dennoch verschiedene, wenig bekannte funktionelle Bereiche hat. So sind mindestens zwei räumlich unterschiedliche funktionelle Domänen mit unterschiedlicher Wirkung bezüglich der Ödemgenese bzw. -resorption vorhanden: einerseits die Rezep-torbindungsstellen, andererseits die lektinartige Domäne in der Spitzenregion des Moleküls. Diese Domäne, deren Aktivität durch ein Peptid mit der entsprechenden 17 Aminosäuresequenz nachgeahmt werden kann und ganz spezifisch komplexe Zuckergruppen (wie N,N'-Diacetylchitobiose) bindet, wurde ursprünglich entdeckt aufgrund ihrer Eigenschaft, extrazelluläre Afrikanische Trypanosomen – den Erreger der afrikanischen Schlafkrankheit – abzutöten [Lucas et al. 1994]. Die Rezeptorbindungsstelle von TNF an TNF-Rezeptor 1 beeinflusst die Ödemresorption negativ, die lektinartige Domäne hingegen positiv durch Aktivierung von Natriumkanälen (amilorid-sensitiv, aber katecholamin-unabhängig) [Braun et al. 2005, Hamacher et al. 2010; Lucas et al. 2022].

ENaC [Czikora et al. 2014, s. Abb. 6b]. Das Peptid ist zudem imstande, Pneumolysin- oder TNF-vemittelte Aktivierung von Protein Kinase C-α zu hemmen. Dadurch kann es die Funktion von ENaC und somit die alveoläre Flüssigkeitsresorption auch während einer Entzündung oder einer bakteriellen Infektion aufrechterhalten [Czikora et al. 2014, s. Abb. 7]. Bei gesunden Probanden erzeugt das Tip-Peptid nach Inhalation keine relevanten Nebenwirkungen [Schwameis et al. 2014]. Seine klinischen Effekte auf die Ödemresorption wurden in klinischen Studien bei Patienten mit ARDS und nach Lungentransplantation untersucht [Krenn et al. 2017; Aigner et al. 2017; Lucas et al. 2022]; aktuell laufen Phase-2-Studien zum ARDS.

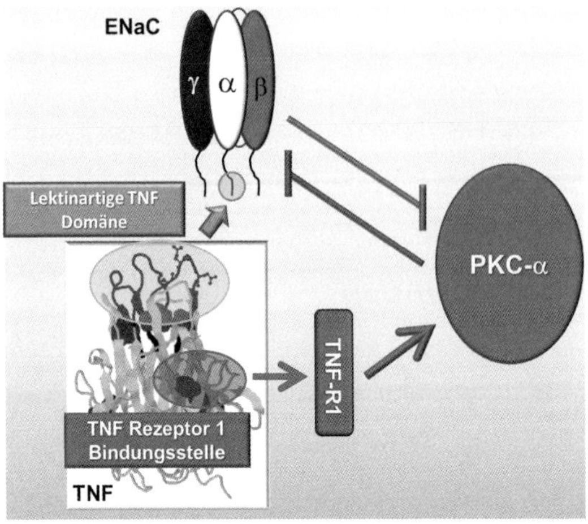

Abb. 6 b) TNF und seine zwei biologisch völlig gegensätzlichen Domänen im gleichen „Moonlighting“-Molekül, welche die komplexe biologische Diversität von (freiem wie gebundenem) TNF teils erklären können: Die lektin-ähnliche Domäne von TNF aktiviert den vital bedeutenden apikalen Epithelial-Natrium-Kanal-Komplex ENaC auf direkte Art und hemmt gleichzeitig die TNF Rezeptor 1-vermittelte Aktivierung der Protein Kinase C-a [Czikora et al. 2017; Lucas et al. 2022].

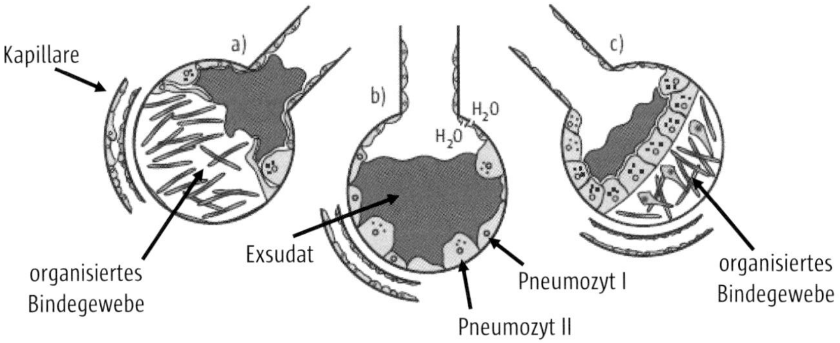

Abb. 7 Die Architektur des Alveolus beim Lungenschaden und dessen Folgen für die Flüssigkeitsresorption [aus Berthiaume et al. 1999]. a) Notwendigkeit der Epithelreparatur, um eine Pumpfunktion von Flüssigkeit ins Interstitium zu gewährleisten und zum Erlangen der Dichtigkeit der interstitiell-alveolären Flüssigkeits-Barriere. Dazu können die oben erwähnten resorptionshemmenden Faktoren wie das Zytokin TGF-β1, Hypoxie, Radikale und Malnutrition die Flüssigkeitsresorption weiter stören. b) Physiologische alveoläre Situation: Hier ist eine pharmakologische Stimulation der Flüssigkeitsresorption am einfachsten möglich, was die Resorptionsgeschwindigkeit in etwa verdoppeln kann. c) Regeneriertes Alveolarepithel mit vielen Typ II-Pneumozyten: intrinsisch hohe Flüssigkeitsresorption wahrscheinlich; diese ist zusätzlich wohl noch pharmakologisch stimulierbar.

Die alveoläre Flüssigkeitsresorption kann pharmakologisch gesteigert werden. Diese Eigenschaft wird insbesondere Pharmaka zugeschrieben, die β2-Rezeptoren aktivieren. Zudem kann das TNF Tip-Peptid, wie oben erwähnt und in den Abbildungen dargestellt, dies auch tun.

Leider ist festzuhalten, dass – nach initialen positiven Daten – die großen klinischen Studien mit Betastimulation bei akutem Lungenschaden bzw. ARDS schließlich negativ ausgefallen sind [Matthay et al. 2011; Gao Smith et al. 2012; Übersichtsarbeit zur Behandlung des akuten Lungenschadens von Mac Sweeney et al. 2013]. Ob sich das TNF Tip-Peptid klinisch bewähren wird, ist offen. Aufgrund u.a. unserer Studien ist es seit September 2015 in einer orphan drug designation zur Behandlung des akuten Lungen-Reimplantationsschadens bei Lungentransplantation durch die FDA und EMA im Zulassungsverfahren.

Die Behandlung dieser primären Graft-Dysfunktion ist wichtig, da sie Folgeschäden inkl. verlängerte Ventilation, vermehrte Abstoßungen, vermehrte Infekte, vermehrte kognitive Schäden und eine Mortalitätserhöhung um den Faktor 4 bewirkt.

Was kann die alveoläre Flüssigkeitsclearance stören?

Transforming Growth Factor-β1 (TGFβ-1) ist ein Inhibitor der Flüssigkeitsresorption aus der Alveole durch Unterdrückung von ENaC. *In vitro* erhöht das Zytokin die Permeabilität von Lungenendothel und Lungenepithel. Auch Prokollagen III, einer der frühesten und besten Prädiktoren des Schweregrades des ALI, ist ein TGFβ-induzierter Faktor. Es bestehen Hinweise, dass zusätzlich oxidativer Stress und Glutathion als endogener Redox-Puffer bedeutsam sind. Tumor-Nekrose-Faktor-α (TNF-α) kommt eine duale Rolle zu, wie in Abbildung 8 dargestellt: über TNF-Rezeptoren vermittelt dürfte oft die Ödemgenese im Vordergrund stehen. Tritt indessen eine Komplexierung mit löslichen TNF-Rezeptoren und TNF auf, so kann durch die Lectin-ähnliche Domäne von TNF vermehrt Flüssigkeit resorbiert werden [Braun et al. 2005; Dagenais et al. 2004; Bao et al. 2007; Hamacher et al. 2010; Czikora et al. 2014]. *Ceramid* als Botenstoff und *Thrombin* als zentrales Prokoagulans wirken anti-resorptiv, genauso der Vasokonstriktor *Endothelin-1* (via dem Endothelin-B-Rezeptor und via NO). Auch *α1-Antitrypsin* vermindert die Flüssigkeitsclearance. Eine komprehensive Übersicht gibt ein Review-Artikel [Hamacher et al. 2018].

Konzeptuell ist beim akuten Lungenschaden eindrücklich, dass die proteinreiche, teils enorme Mediatormengen und -aktivitäten aufweisende „Zytokin- und Mediatorensuppe", d.h. die proteinreiche Ödemflüssigkeit resorbiert und somit konzentriert werden soll: Welche Mediatoren bleiben aktiv, welche verändern sich und welche Faktoren bewirken eine Aktivierung oder Inaktivierung dieser Mediatoren? Wirkt ein hochonkotisches oder hyperosmolares Milieu auf Zellen „protektiv"? Spielen gewisse Ionenkonzentrationen für die Aktivität von Mediatoren und Enzymen eine Rolle?

Reaktive Sauerstoff- und Stickstoff-Spezies spielen insbesondere nach der Aktivierung von neutrophilen Granulozyten, Makrophagen und Endothelzellen eine Rolle. Superoxidanion (O_2^-) aus NADPH-Oxidasen und Stickstoffmonoxid (NO) aus NO-Synthasen lassen zusammen das extrem potente Radikal $ONOO^-$, Peroxynitrit, entstehen. Die Inhibition der Flüssigkeitsclearance durch Radikale dürfte unter anderem auf die Oxidation von kritischen Aminosäuren des ENaC zurückzuführen sein.

Andere Faktoren, die die Flüssigkeitsresorption stören können, sind *Malnutrition* und *Hypoxie* sowie eine Hyperkapnie. Im „Chaos" eines ARDS, welches in ein fibroproliferatives Stadium gerät, ist gut vorstellbar, dass aufgrund dieser und anderer Faktoren eine geordnete, gerichtete Pumpfunktion in das suboptimal vaskularisierte Gewebe weniger gut möglich ist, so wie in Abbildung 7 dargestellt.

Klinisch wichtig können Betablocker und Amilorid die Flüssigkeitsresorption aus der Alveole kompromittieren. Auch purinerge Stimulation, via Adenosin- und purinerige P2-Rezeptor-Subtypen, sind Modulatoren der Resorption der kranken wie gesunden Lunge [Eaton et al. 2009; Hamacher et al. 2018].

10.2.3 Alveoläre Flüssigkeitsresorption und ihre Assoziation zum klinischen Verlauf

Die Kapazität der Lunge, Ödemflüssigkeit aus der Lungenalveole zu beseitigen, ist essentiell für den Verlauf bei kardiogenem und nicht-kardiogenem Lungenödem inklusive bakterieller und viraler Pneumonie. Experimentelle Studien weisen darauf hin, dass eine verbesserte Flüssigkeitsclearance ein Faktor der Mortalitätssenkung durch protektive Ventilation ist [Frank et al. 2002].

Patienten mit ARDS haben eine dramatisch reduzierte Lebenserwartung, wenn ihre alveoläre Flüssigkeits-Reabsorptionsfähigkeit vermindert ist [Ware und Matthay 2001]. So betrug in einer Gruppe von 69 Patienten mit ARDS und gestörter oder submaximaler Flüssigkeitsclearance von < 14%/h die Mortalität rund 60%, während sie bei 10 Patienten mit maximaler Flüssigkeitsclearance von > 14%/h nur bei 20% lag. Auch bei Patienten auf chirurgischen Intensivstationen ist das Ausmaß des extravaskulären Wassers ein wichtiger Prädiktor für das Überleben [Sakka et al. 2002].

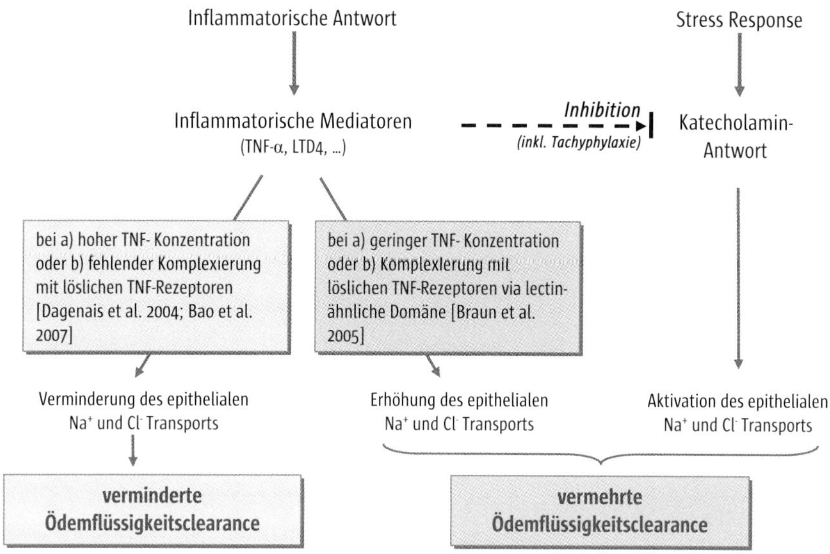

Abb. 8 Flüssigkeitsclearance bei mildem und moderatem Lungenschaden [modifiziert nach Berthiaume u. Matthay 2007]

Es besteht ein Zusammenhang zwischen erhöhter Permeabilität des Lungenepithels als Ausmaß des Lungenschadens und der reduzierten alveolären und gesamten Lungenflüssigkeitsclearance in verschie-denen experimentellen Modellen. Dies kann durch eine erhöhte zelluläre oder perizelluläre Permeabilität als Folge des Lungenschadens oder durch einen verminderten epithelialen Ionentransport bedingt sein. Bei schwerer Lungenschädigung bestimmt die Effektivität der alveolären Clearance die Prognose: Je schneller und effektiver die alveoläre Flüssigkeit resorbiert wird, umso größer ist die Chance des Überlebens! Die Abbildungen 7 bis 9 versuchen diese Konzepte sinnbildlich darzustellen.

10.2.4 Wo stehen wir heute mit den klinischen Studien zur Flüssigkeitsresorption als Ansatz beim Permeabilitätsödem?

Eine Doppelblindstudie zu rund 40 *ALI/ARDS-Patienten* konnte aufzeigen, dass im Vergleich zu Placebo behandelten Kontroll-Patienten in der mit 15 $\mu g\ kg^{-1}h^{-1}$ *Salbutamol intravenös* behandelten Studiengruppe das *extravasale Lungenwasser am Tag 7 signifikant reduziert* war. Darüber hinaus waren die Beatmungs-Spitzendrücke deutlich reduziert; indessen traten supraventrikuläre Arrhythmien tendenziell vermehrt in der Salbutamolgruppe auf (26 vs. 10%) [Perkins et al. 2006]. Diese Pilot-Arbeit ist indessen von weiteren randomisierten je rund 300 Patienten einschließende Studien gefolgt worden, die alle keinen Benefit

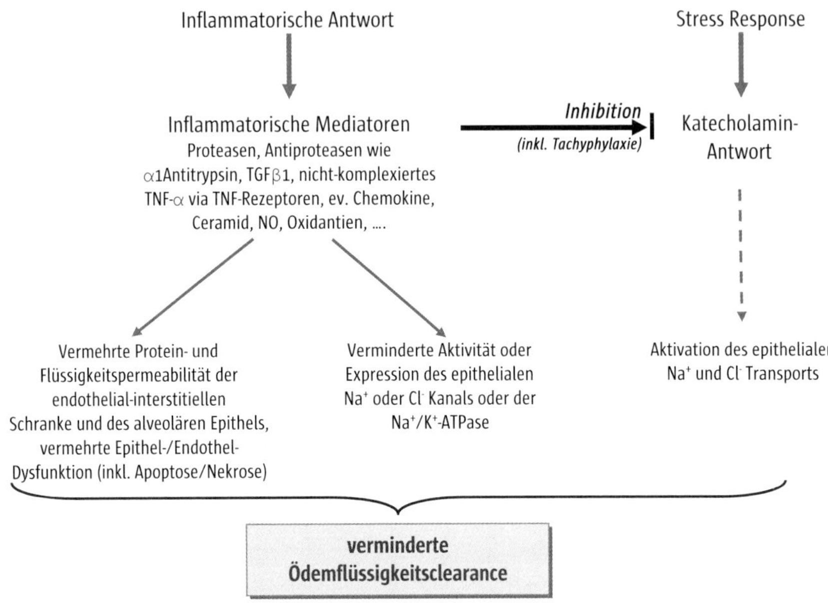

Abb. 9 Flüssigkeitsclearance bei schwerem Lungenschaden [modifiziert nach Berthiaume u. Matthay 2007]

von Betastimulation bei akutem Lungenschaden nachweisen konnten (Matthay et al. 2011; Gao Smith et al. 2012). Indessen zeigte eine in fünf Notfallstationen durchgeführte Doppelblind-Studie bei 61 respiratorisch insuffizienten Patienten mit ARDS-Gefahr mit zweimal täglich einer Formoterol-Budesonid-Inhalation während 5 Tagen eine Verbesserung der Sauerstoffsättigung/FiO_2 der Verum-Gruppe [Festic et al. 2017], und möglicherweise einen Effekt bezüglich des Auftretens von ARDS. Weitere Studien zu diesem Thema laufen.

Biologisch sind verschiedene weitere Mechanismen zur Ausübung eines Effekts durch Betastimulatoren zu diskutieren. So können β2-Agonisten antiinflammatorisch auf Endothel, Gewebe- und Entzündungszellen wirken, und durch verminderte Kontraktion und Verstärkung der Abdichtung der „Tight Junctions" die endotheliale Permeabilität reduzieren. Zudem wirken diese Substanzen als Vasodilatatoren und tragen somit zur Reduktion der pulmonalkapillären Drücke bei. Diese entscheidende Grundfrage, ob die Genese des Ödems oder seine Resorption beeinflusst wurde, stellt sich auch mit der Studie von Sartori et al.: Es wurde gezeigt, dass inhalatives Salmeterol protektiv gegen ein Höhenlungenödem ist.

Das weitere Atypische: Lungenödem unter tokolytischer Therapie

Unter tokolytischer Therapie mit β-adrenergen Substanzen kann ein Lungenödem auftreten. Die Ätiologie ist ungeklärt; kardiogene und nichtkardiogene Ursachen werden diskutiert und variieren zwischen Flüssigkeitsüberlastung und katecholamin-bedingter Myokardnekrose oder -dysfunktion, kardialer Insuffizienz durch Tachykardie, diastolische Dysfunktion und Downregulation der β-Rezeptoren sowie Aktivierung des Renin-Angiotensin-Systems durch die β-Agonisten mit vermehrter Natrium- und Wasserrückresorption. Die Therapie besteht im Absetzen der β-Agonisten-Verabreichung und in der supportiven Therapie des Lungenödems.
Diese Beobachtung und auch die weiter unten diskutierte, dass bei ARDS kein klinischer Outcome-Benefit durch theoretisch die Ödemresorption fördernde Betastimulation auftritt, zeigt die biologische Komplexität eines Themas wie Lungenödem und β2-Stimulatoren eindrücklich auf.

10.3 Differentialdiagnosen des Lungenparenchymschadens als Korrelat einer radiologischen Transparenzverminderung

10.3.1 Beidseitige Transparenzverminderungen: Hydrostatisches Lungenödem

Ein durch Linksherzversagen oder Überwässerung bedingtes alveoläres Lungenödem führt in der Regel zu einer deutlichen Atemnot. Auskultatorisch manifestieren sich Rasselgeräusche; die Sauerstoffsättigung ist unter Raumluftatmung deutlich reduziert.

Neben der im Zentrum stehenden Anamnese und klinischen Untersuchung, der Röntgenaufnahme des Thorax, EKG und Laboruntersuchungen, ist die Echokardiographie ein wichtiges Werkzeug, die strukturellen und funktionellen Veränderungen am Herzen zu erkennen. Besonderes Augenmerk wird gelegt auf regionale und globale links- und rechtsventrikuläre Funktion, Klappenstruktur und -funktion, mechanische Komplikationen eines Myokardinfarktes sowie pathologische Veränderungen des Perikards (s. Tab. 2). Ein

Tab. 2 Was spricht für ein hydrostatisches/„kardiogenes" Lungenödem?

	Röntgenbild	Verifizierung
Linksherzinsuffizienz Anamnese	Fleckige Transparenzverminderungen entsprechen dem intraalveolären Ödem. Flächige Transparenzverminderungen können das Bild eines Pleuraergusses sein. Vorläufer dieser Veränderungen sind: Umverteilung der Gefäßdurchmesser der pulmonalen Gefäße, Kerley-B-Linien, Manschettenphänomen (d.h. ödem-bedingt verdickte Bronchialwände).	echokardiographisch erniedrigte EF oder verminderte diastolische Dehnbarkeit oder Nachweis von Klappenvitien. Ggf. Abschätzung des links-atrialen Druckes durch Messen des Wedge-Drucks mittels Pulmonaliskatheter

Belastungs-EKG kann funktionelle Aussagen zur koronaren Situation geben. Der Ausschluss einer koronaren Perfusionsstörung erfolgt bislang weiterhin in der Regel durch eine koronarangiographische Untersuchung mittels Herzkatheter.

10.3.2 Beidseitige Transparenzverminderungen: Das Permeabilitätsödem und dessen klinisches Korrelat Akutes Lungenversagen

Beim akuten Lungenversagen handelt es sich um ein Hyperpermeabilitätsödem auf Grund verschiedener Ursachen. Die Schädigung kann primär über den Intravasalraum oder über den Alveolarraum vermittelt werden: So können z.B. über den Blutstrom eingeschwemmte Mediatoren aktivierter inflammatorischer, den Zelltod regulierender, neurogener, vasoaktiver und hämostatischer Kaskadensysteme, aktivierter inflammatorischer Zellen oder bakterieller Toxine ein ARDS auslösen. Auslöser auf der Atemwegsseite sind meist inhalierte oder aspirierte Stoffe.

In der bis 2012 geltenden Definition gab es die Definition des Acute Lung Injury. Diese fällt nun weg und wird nun als „milde ARDS-Form“ beschrieben.

Folgende vier Kriterien müssen für die nach 1994 nun 2012 revidierte Definition eines ARDS erfüllt sein [The ARDS Definition Task Force 2012]:

1. akutes Auftreten (innerhalb von Stunden, max. innerhalb von einer Woche)
2. bilaterale Infiltrate im Thoraxröntgenbild/beim Imaging (CT, ...)
3. Hypoxämie mit
   a. bei mildem ARDS PaO_2/FIO_2 von 201–300 mmHg (26,7–40 kPa)
   b. bei moderatem ARDS PaO_2/FIO_2 von 101–200 mmHg (13,4–26,6 kPa)
   c. bei schwerem ARDS PaO_2/FIO_2 bis 100 mmHg (13,3 kPa).
   Diese Hypoxämie ist als Kriterium gefordert jeweils bei einem Mindest-PEEP von $\geq$ 5 cm H_2O (früher: „unabhängig von der Höhe des PEEP“)
4. Ausschluss eines kardial bedingten Ödems, z.B. durch Echokardiografie

Die in Tabelle 3 aufgeführten Lungenparenchymschädigungen sind häufige Auslöser für ein ARDS.

10.3.3 Einseitige Transparenzverminderung („halbe weiße Lunge“)

Während die bisher genannten Krankheitsbilder, Syndrome, Schäden durch eine „weiße Lunge“ beidseits und dies als Folge einer diffusen Parenchymschädigung imponieren, gibt es auch die Situation einer einseitig „weißen Lunge“. Sie kann durch eine Schädigung oder Veränderung des Lungenparenchyms selbst entstehen (s. Tab. 4) oder durch Prozesse der Pleura oder der Thoraxwand (s. Tab. 5) imitiert werden.

Tab. 3 Beispiele oft bilateraler Transparenzverminderungen

Diagnose/Problematik	Hinweise zur Erhärtung der Diagnose
Pneumonie, inkl. COVID-19-Pneumonie, Influenza-Pneumonie	Leukozytose, CRP-Anstieg, (Procalcitonin), PCR-Testung oder spezifischer bronchialer Keimnachweis; epidemiologisches Setting
Aspirationspneumonie	Anamnese, Auskultation, Röntgenaufnahme des Thorax: meist basal akzentuierte Infiltrate, ansonsten wie Pneumonie
Stark negative Atemwegsdrücke („negative pressure edema")	Anamnestisch kurz- oder langzeitiger Verschluss oder signifikante Stenose der oberen Atemwege z.B. bei Obstruktion des orotrachealen Tubus durch Biss des Patienten oder allergisch bedingt oder durch trachealen/laryngealen Tumor ...
Lungenkontusion	Thorakale Prellmarken, Rippenfrakturen, Hämatothorax
Primäres Explosionstrauma	Anamnese, Verletzungsmuster, Trommelfellperforation
Toxisches Lungenödem	Z.n. Inhalation von: Rauchgas, Reizgas
Höhenödem	Anamnese: meist nach 24–48 h Aufenthalt über 3.000 m Höhe
Immersionslungenödem	Auftreten beim/nach Schwimmen oder Tauchen (mit oder ohne Atemgerät), evtl. eher in kaltem Wasser und bei kardiovaskulären Vorerkrankungen
Ertrinkungsödem	Evtl. via Laryngospasmus und Müller-Manöver, stark negative Atemdrücke; Aspiration, Hypoxie
Ödem post Pneumonektomie	Tritt in ca. 5% nach Pneumonektomie, evtl. nach Lobektomie auf, dürfte Ausdruck der panendothelialen Schädigung durch Operation, zu großer Flüssigkeitssubstitution, gestörter Lymphdrainage und lokaler mechanischer Schädigung bei der Operation sein.
Ödem bei Tokolyse	unter tokolytischer Therapie mit β2-Mimetika
Intoxikation	Intoxikation mit Morphinen, Salicylaten
O_2-Toxizität	Anamnese: FiO_2 > 0,6 für länger als 6 h
Caisson-Krankheit („Taucher-Krankheit")	Anamnese, Hautemphysem, Pneumothorax
Neurogen, z.B. nach Schädel-Hirntrauma	Anamnese (Trauma, Infarkt, Blutung, Verletzungsmuster); Ausschluss anderer Genese
SIRS (= systemisches inflammatorisches Response-Syndrom)	Erfüllen der SIRS-Kriterien ohne Anhalt für Infektion. Laborchemisch in der Regel Erhöhung des IL-6 ohne wesentliche Erhöhung des Procalcitonins. Häufiges Auftreten von SIRS nach kardiopulmonalem Bypass
Sepsis	Erfüllen der SIRS-Kriterien und Nachweis von Infektion; in der Regel Erhöhung des Procalcitonins
Polytrauma	Mehrere Verletzungen, die einzeln oder in ihrer Summe lebensbedrohlich sind
Pankreatitis	Anamnese, Klinik, Labor

Diagnose/Problematik	Hinweise zur Erhärtung der Diagnose
Massentransfusion „transfusion related acute lung injury“ [TRALI]	Seit Verwendung von leukozytendepletierten Erythrozytenkonzentraten seltener, aber oft mit fresh-frozen-Plasma-Gabe assoziiert (am ehesten durch Spender vermittelte Antikörper und/oder biogene Lipide verursacht)
Iatrogen	falsche, nicht-protektive Beatmungsstrategie Übertritt von TNF-α in den Lungenkreislauf bei isolierter Extremitätenperfusion bei metastasierenden Tumoren Beatmung mit latexhaltigen Schläuchen bei Latexallergie Transfusionszwischenfälle
Reexpansionslungenödem	Expansion der Lunge z.B. bei zu raschem Ablassen eines Pleuraergusses oder eines Pneumothorax. Ausmaß und Dauer des Lungenkollapses sind wichtige Prädiktoren für diese zumindest teilweise inflammatorische Reaktion.

Tab. 4 Ursachen oft einseitiger Transparenzverminderungen

Ursache	Weiterführende Untersuchungen oder klinische Hinweise
Tumorleiden, z.B. Karzinom, insbesondere Adenokarzinom der Lunge mit lepidischem (kriechendem) Wachstum (früher: „broncho-alveoläres Karzinom“)	CT, Bronchoskopie, Zytologie
Hauptbronchusobstruktion durch Tumor	CT, Bronchoskopie, Histologie
Unilaterale Pneumonie	Procalcitonin/C-reaktives Protein, andere Infektparameter, Keimnachweis
Pulmonalarterienperforation durch Swan-Ganz Katheter	Ausmaß der intrapulmonalen Einblutung und intra-bronchialen Blutung abhängig vom Druck in der A. pulmonalis (vom intrapulmonalen Hämatom bis zur massiven Blutung in das Bronchialsystem); meist Perforation der Segmentarterie 4 zum Mittellappen. (Die Pulmonalarterien führen nicht-oxygeniertes, venöses Blut, trotzdem ist das Blut im Bronchialsystem insbes. bei Beatmung hellrot, da es intrabronchial wie im Bubble-Oxygenator oxygeniert wird)
Pulmonalvenenobstruktion: iatrogen operativ (akut), z.B. Verschluss der rechten oberen Lungenvene nach Einlage eines Ventes bei Herzoperationen, Lappentorsion nach thorakalen Eingriffen; idiopathische fibrosierende Mediastinitis (chronisch)	Hämorrhagischer Lungeninfarkt; intrabronchiale Blutung, Stillstand der Blutung durch PEEP

Tab. 5 Ursachen einer oft einseitigen Transparenzverminderung durch Prozesse der Pleura oder der Thoraxwand

Ursache	Weiterführende Untersuchungen oder klinische Hinweise
Pleuritis: infektiös	Pleurapunktion
Pleuritis nichtinfektiös: Pankreatitis, rheumatisch, posttraumatisch, postoperativ	Anamnese und Labor, Pleurapunktion
Maligner Pleuraerguss	meist Mamma-Ca o. Adeno-Ca der Lunge, entsprechende Untersuchungen
Chylothorax	Lymphome und Ductus thoracicus – Ruptur, früh-postoperativ nach Lungenoperationen (mediastinale Lymphknotendissektion) und Herzoperationen (Präp. der LIMA), nach Subclavia-Katheter oder Jugularis-interna-Katheter links
Aszites in Kombination mit Zwerchfelllücke	Leberzirrhose
Pleuramesotheliom	Solide und flüssige Anteile, Asbestexposition viele Jahre (20–40) zuvor
Zustand nach Pneumonektomie (Serothorax, Fibrothorax)	Anamnese, klinische Untersuchung
Weichteildifferenzen	z.B. Z.n. Mamma-Amputation, grosse Weichteiltumoren, etc.

10.3.4 Radiologische Kriterien des hydrostatischen versus Permeabilitäts-Lungenödems und der systemischen Flüssigkeitssituation

Die unterschiedlichen pathogenetischen Mechanismen von kardiogenem und nicht-kardiogenem Lungenödem führen zu einigermaßen unterscheidbaren röntgenologischen Thoraxbildern. Dabei sind speziell die Probleme der Röntgen-Technik zu beachten (anteroposterior portables Röntgensystem = Herzgröße mehr vergrößernd, Aufnahme meist in halbliegender bis weitgehend liegender Position) im Vergleich mit den standardisierten Bedingungen des posteroanterioren Thoraxröntgenbildes. Die korrekte Zuordnung zu einem kardiogenen Lungenödem gelingt anscheinend eher und ist in einem Bereich von 85–90%, während diejenige zum nicht-kardio-genen Ödem nur bei ca. 60% liegt. Zudem ist das Thoraxröntgenbild nicht sehr sensitiv im Erfassen eines Lungenödems, da mindestens eine Erhöhung des Lungenwassers um 30% notwendig ist, um dies im Röntgenbild festzustellen. Wichtige Hinweise zur Unterscheidung von hydrostatischem und Permeabilitätsödem sind in Tabelle 6 aufgeführt.

Eine weitere Orientierung zur Flüssigkeitssituation liefern der Durchmesser der normalerweise maximal 7 mm messenden Vena azygos und die Weite des „*Vascular pedicle*“ (engl. „vaskulärer Stiel“). Dabei misst man linksthorakal in Höhe des Abgangs der linken Arteria subclavia aus der Aorta thoracica die

Tab. 6 Unterscheidung von kardiogenem und nicht-kardiogenem Lungenödem (vgl. auch *Tab. 2*)

Radiologisches Zeichen	Kardiogenes Ödem	Nichtkardiogenes Ödem
Herzgröße	normal oder vergrößert; oft zusätzliche Information durch Kontur	eher im Normbereich
Weite des „vascular pedicle“	normal oder vergrößert (normal bis 53 mm im postero-ant. im Stehen) (im anteropost. Bild im Liegen unterscheidet eine Weite > 70 mm hohes versus normales/tiefes intravaskuläres Volumen	eher im Normbereich oder vermindert
Vaskuläre Größenverteilung	1:1 oder basoapikal umverteilt (d.h. basale Gefäßdurchmesser mit gleichem Abstand von den Hili sind kleiner als entsprechende apikale Gefäßdurch-messer)	normal oder 1:1
Verteilung des Ödems	gleichmäßig oder zentral	unregelmäßig verteilt („patchy“) oder peripher
Pleuraergüsse	vorhanden	eher nicht vorhanden
peribronchiales Cuffing (peribronchiales „Auf-schwel-len“ durch Flüssigkeitseinla-gerung)	vorhanden	eher nicht vorhanden
Septale Linien (Kerley-Linien)	vorhanden	eher nicht vorhanden
Pneumobronchogramm	eher nicht vorhanden	eher vorhanden
Dicke der Weichteile (z.B. täglich messbar im Röntgen-bild auf gleicher Höhe, ideal z.B. auf Höhe der 8. lateralen Rippe)	bei peripheren Ödemen ver-größert; ist Ausdruck systemischen extravasku-lären Wassers	bei peripheren Ödemen vergrößert; ist Ausdruck systemischen extravasku-lären Wassers
Weite der V. azygos (s. Abb. 10, gestrichelte Linie)	auf > 7 mm vergrößert	Normalerweise nicht vergrößert (max. 7 [–10] mm)

Strecke zur Mittellinie des Thoraxbildes (s. Abb. 10, ML). Rechtsthorakal misst man die Strecke zur Mittellinie vom Punkt aus, wo die Vena cava superior die Strukturen des rechten Hauptbronchus kreuzt (d.h. normalerweise wo der Streifen durch die Trachealwand und ihre sie umgebende Faszie sowie die Pleura visceralis und parietalis diese maximal 4 mm dicke Linie bilden; s. Abb. 10, MR). *Am vascular pedicle sind somit die größten systemischen Arterien und Venen des Körpers abgebildet; rechtsseitig durch die Vena brachiocephalica und die Vena cava superior das sehr kompliante venöse System, linksseitig das rigide arterielle System.* Da das Venensystem eine große Compliance aufweist, ist es nicht erstaunlich, dass Veränderungen der vaskulären/venösen Füllung durch Veränderungen

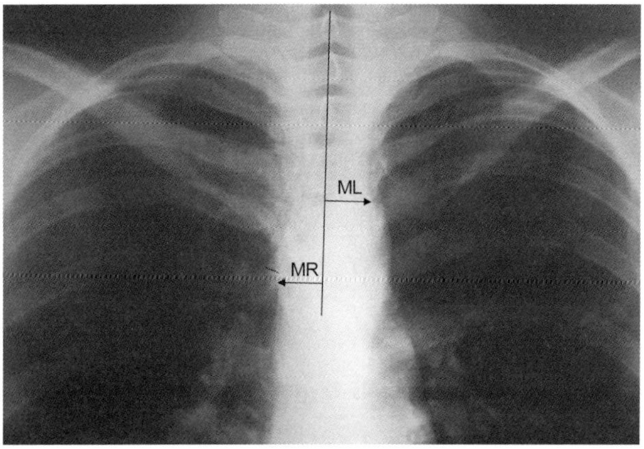

Abb. 10 Vascular pedicle und Vena azygos-Weite (gestrichelte Linie links oberhalb von MR; normal bis 7 mm, meist anormal bei Werten bis 10 mm, sicher pathologisch bei Werten über 10 mm). Die Weite (ML + MR) wie hier im normalen posterior-anterioren Thoraxröntgenbild beträgt beim Erwachsenen 43–53 mm (Beispiel hier: 43 mm); im auf der Intensivstation angewandten antero-posterioren Strahlengang wird eine Weite > 70 mm als vergrößert betrachtet. Die genauen Messpunkte sind im Text erläutert.

des Volumens oder Drucks im venösen System eine Veränderung dieser Strukturen bewirken. Die Weite im normalen posterior-anterioren Thoraxröntgenbild beträgt beim Erwachsenen 43–53 mm; im a-p-Strahlengang wird eine Weite > 70 mm als vergrößert betrachtet.

85% der Patienten mit renalem Lungenödem haben einen verbreiterten „vascular pedicle“ entsprechend ihrem höheren totalen Blutvolumen. Auch ca. 60% der Patienten mit kardialem Lungenödem haben eine Verbreiterung des vascular pedicle. Die Größe des vascular pedicle korreliert gut mit dem totalen Blutvolumen: Vereinfacht kann beim Erwachsenen davon ausgegangen werden, dass 1 cm der Vascular Pedicle-Veränderung etwa 2 l Blutvolumenveränderung entsprechen.

Eine unkorrekt durchgeführte Röntgenaufnahme kann in die Irre führen: rechtsseitige Strukturen liegen vorne im Thorax – wir suchen ja die zentralen Venen auch am vorderen Hals und am anterioren Thorax, die linksseitigen arteriellen Strukturen liegen weiter dorsal: entsprechend wird eine Rotation in Richtung „Boxerstellung“ (eine linksanterior oblique Stellung) eine scheinbare Vergrößerung des „vascular pedicle“, diejenige in Richtung „Fechterstellung“ (eine rechtsanterior oblique Stellung) eine Verkleinerung imitieren.

Eine immer wichtigere Rolle nimmt der keine Röntgenstrahlenbelastung für Patient und Personal bedeutende Ultraschall der Lunge für die Beurteilung der Infiltrate der Lunge ein [Sinha und Bos 2021]. Die Point of Care-Möglichkeit und relativ einfache und mit der klinischen Untersuchung kombinierbare Methode spricht für diese Technik; dennoch ist für Team-Übergaben heute noch die Kommunikation der Befunde umständlicher und arbeitsaufwändiger. Insbesondere auch für ressourcenlimitierte Situationen und Gebiete der Welt ist diese Untersuchung mit der ARDS-Definition von 2024 eine Möglichkeit zur Diagnosesicherung eines ARDS geworden [Matthay et al. 2024].

10.3.5 Algorithmen zur Differenzierung zwischen kardiogenem und nicht-kardiogenem Lungenödem

Erfassung der klinischen Situation

Vor allen anderen Untersuchungen stehen immer die *Anamnese* und die *klinische Untersuchung*, mit denen wir uns ein umfassendes klinisches Bild zu verschaffen versuchen. Selbstverständlich ist die Kenntnis des Grundes, weshalb ein Ödem der Lunge aufgetreten ist, von großer Bedeutung für dessen Therapie.

Die klinischen Zeichen eines akuten kardiogenen oder nicht-kardiogenen Lungenödems sind recht ähnlich: Ein interstitielles Ödem verursacht Atemnot und Tachypnoe. Ein alveoläres Ödem führt zu einer arteriellen Hypoxämie und kann zu Husten und Expektoration einer schaumigen Ödemflüssigkeit führen. Häufige Ursachen eines kardiogenen Ödems sind eine myokardiale Ischämie mit oder ohne Infarkt, eine akute Dekompensation einer chronischen systolischen oder diastolischen Herzinsuffizienz, oder eine kardiale Dekompensation bei Mitral- oder Aortenklappenvitien, oder eine Volumenüberladung.

Die typische Anamnese einer paroxysmalen nächtlichen Dyspnoe, nächtlichen Orthopnoe und Nykturie ist charakteristisch für ein kardiogenes Lungenödem; stumme Ischämie oder eine diastolische Dysfunktion sind anamnestisch oft schlecht fassbar. Als Vorwärtsversagen des linken Ventrikels können Muskelschwäche, Ermüdbarkeit und Erschöpfungsgefühl bei geringer Körperbelastung und neurologische Symptome wie z.B. Verwirrung auftreten.

Im Gegensatz dazu tritt das nicht-kardiogene Lungenödem oft im Rahmen von anderen klinischen Erkrankungen auf, z.B. bei Pneumonie, Sepsis, nach Trauma, Aspiration oder, wenn auch heute selten, nach multiplen Bluttransfusionen. Entsprechend interessieren uns in der Anamnese Hinweise auf einen Infekt, eine verminderte Vigilanz, die mit Erbrechen und Aspiration einhergeht, ein Trauma, eine Medikamentenanamnese, etc.

Obwohl die klinischen Symptome keine eindeutige Unterscheidung zwischen kardiogenem und nicht-kardiogenem Lungenödem zulassen, sind über die sorgfältige Anamnese oft wertvolle Hinweise zu gewinnen.

Patienten mit kardiogenem Lungenödem zeigen oft bei der klinischen Untersuchung pathologische kardiale Befunde. *Herztöne und Klappenstenose- oder Insuffizienz-Geräusche* geben klinisch wichtige Hinweise. Sie verlangen aber Geduld bei der Untersuchung am Krankenbett, insbesondere aufgrund der oft schwierigen Untersuchung beim intubierten und mechanisch ventilierten Patienten. Die Auskultation eines protodiastolischen *3. Herztons* (griechisch: protos = erster; somit frühdiastolisch, also früh in der Diastole auftretend) ist ein Zeichen, das mit hoher Spezifität (90–97%) aber leider geringer Sensitivität von rund 10–50% auf einen erhöhten linksventrikulären enddiastolischen Druck und eine linksventrikuläre Dysfunktion (z.B. Myokardinfarkt, akute Linksherzinsuffizienz, Volumenüberlastung, konstriktive Perikarditis) hinweist. Er ist oft am besten über der Herzspitze auskultierbar. Eine rechtsventrikuläre Erkrankung als Ursache des 3. Herztons kann vorkommen und ist über dem Sternum am besten auskultierbar. Der 3. Herzton kann beim Jugendlichen physiologisch vorkommen.

Vergrößerte *Halsvenen*, eventuell ein hepato-jugulärer Reflux, eine vergrößerte und weiche Leber und periphere Ödeme sind verdächtig auf eine Erhöhung des zentralvenösen Druckes. Eventuell besteht etwas Aszites, der sonographisch erfasst werden kann. *Periphere Ödeme* können indessen auch Ausdruck einer hepatischen oder renalen Problematik, eines Rechtsherzversagens oder eines systemischen Infektes sein. Die *Lungenauskultation und -perkussion* kann gelegentlich Hinweise auf pleurale Veränderungen (Erguss? Empyem? Pneumothorax? solides Gewebe?) oder lokale Infiltrate liefern, ist oft aber durch die inspiratorischen Rasselgeräusche nicht entscheidend weiterführend.

Die *abdominale Untersuchung* ist wichtiger Bestandteil der Untersuchung, da ein akuter Lungenschaden durch intraabdominale Erkrankungen ausgelöst sein kann („extrapulmonales ARDS").

Oft haben Patienten mit nicht-kardiogenem Ödem warme Extremitäten ohne Sepsiszeichen, während Patienten mit kardiogenem Ödem und niedrigem Herzzeitvolumen normalerweise kühle Extremitäten aufweisen.

Das *Elektrokardiogramm* (EKG) kann Hinweise auf eine kardiale Dysfunktion bzw. deren Ätiologie liefern und gehört zu den Basisuntersuchungen bei respiratorischem Versagen.

Die *arterielle Blutgasanalyse* liefert uns die Aussage über die Art des respiratorischen Versagens (rein hypoxisch? hyperkapnisch? kombiniert? metabolische Störung? Kompensationen?) und die Pulsoxymetrie erlaubt ein eingeschränktes Monitoring insbesondere auch bei der entsprechend eingeleiteten Therapie.

Der Plasmaspiegel von *Brain Natriuretic Peptide* (*BNP*) ist ein neuer Parameter zur Beurteilung eines Lungenödems. BNP wird hauptsächlich in den beiden Herzventrikeln als Antwort auf die Wandspannung oder auf erhöhte intrakardiale Drücke hin exprimiert. Bei Patienten mit Linksherzin-suffizienz korrelieren Plasma-BNP-Werte mit dem linksventrikulären enddiastolischen Druck. Bei einem BNP-Wert unter 100 pg/ml ist ein Herzversagen unwahrscheinlich (negativer prädiktiver Wert > 90%); Werte über 500 pg/ml machen ein Herzversagen sehr wahrscheinlich; bei 200 pg/ml auch in einer Sepsis ist es wahrscheinlich.

Linksventrikuläres systolisches oder diastolisches Versagen?

Linksventrikuläre systolische oder diastolische Dysfunktion, linksventrikuläre Volumenüberladung und linksventrikuläre Ausflusstrakt-Obstruktion können alle zu einem kardiogenen oder Volumenüberlastungs-Lungenödem führen.

Die gestörte linksventrikuläre Kontraktilität, welche zu vermindertem kardialem Ausstrom führt, ist der häufigste Grund eines kardiogenen Lungenödems. Die systolische Dysfunktion ist am häufigsten durch eine koronare Herzkrankheit, Hypertonie, valvuläre Herzkerkrankung oder eine dilatative Kardiomyopathie bedingt. Seltener sind Kardiopathien durch Toxine, metabolische Störungen wie Hypothyreose, oder akute infektiöse, meist virale Myokarditiden. Durch ein „Vorwärtsversagen“ des linken Ventrikels in Folge der systolischen Dysfunktion werden das Renin-Angiotensin-Aldosteron-System und das sympathische Nervensystem stimuliert. Aufgrund dieser humoralen/neuralen Aktivität führt die kompensatorische renale Natrium- und Wasserrückresorption letztlich zum Rückwärtsversagen und damit zum Lungenödem.

Bis zu 40% der Patienten mit Herzinsuffizienz haben eine diastolische Dysfunktion, diese kommt durch eine vermehrte ventrikuläre Steifigkeit und verminderte Compliance zustande, welche die ventrikuläre Füllung während der Diastole behindert. Sie kann durch chronische Erkrankungen wie linksventrikuläre Hypertrophie verschiedener Genese oder hypertrophe oder restriktive Kardiomyopathien ausgelöst werden, akut auch bei Ischämie und bei akuter hypertensiver Krise. Der Effekt einer diastolischen Dysfunktion ist die Füllungsbehinderung des Ventrikels sowie die Erhöhung des end-diastolischen Drucks, bei dem die Vorwärts-Funktion reduziert wird, obwohl die Kontraktilität des Myokards normal sein kann.

Ein diagnostischer Algorithmus bei Lungenödem

Ware und Matthay beschreiben einen klinischen Algorithmus, der primär auf Anamnese und klinischer Untersuchung sowie Routine-Laboruntersuchungen beruht, darüber hinaus auf dem Thorax-Röntgenbild, der EKG-Ableitung und auf dem Plasma-BNP-Spiegel. Bleibt die Diagnose weiter ungeklärt, ist ein transthorakales oder transoesophageales Echokardiogramm die nächste sinnvolle Untersuchung.

Diese Maßnahmen führen bei der Mehrzahl der Patienten zur richtigen Diagnose der Ursache des Lungenödems. Indessen müssen die Resultate der diagnostischen Schritte kritisch betrachtet, hinterfragt und Untersuchungen unter Umständen auch wiederholt werden.

Bleibt die Diagnose nach diesen Schritten unsicher, so dürfte der nächste Schritt ein invasives Kreislaufmonitoring (z.B. PiCCO, Pulmonaliskatheter) sein.

10.4 Die Intensivmedizin-Monitoring-Trickkiste: technische Möglichkeiten zur Erfassung der aktuellen Kreislaufsituation – vom Einfachen zum Komplexen

10.4.1 Zentraler Venendruck: klinische Abschätzung und direkte blutige Messung

Zur Erfassung des „preload“ bei kritisch kranken Patienten ist neben der klinischen Abschätzung der *Venenfüllung* und des *hepatojugulären Refluxes* die Messung des *zentralen Venendrucks (ZVD)* zwar weit verbreitet, klinisch aber dennoch häufig nur mäßig hilfreich. Eine „echte“ ZVD-Messung ist häufig aus technischen Gründen nicht möglich. Eine Standardisierung des Messverfahrens ist obligat (s. u.).

In der Regel weist jeder Patient mit Verdacht auf einen schweren akuten Lungenschaden oder ein ARDS einen zentralen Zugang auf, die Messung des ZVD ist ohne großen Aufwand durchführbar. Wichtig ist die flache Lagerung des Patienten und ein genaues Abgleichen der Druckmessung auf einen Nullpunkt in Höhe des rechten Vorhofs (entspricht ca. 2/3 des Abstandes Wirbelsäule zum Sternum). Die Messung sollte durch Darstellung einer Kurve erfolgen und unter Berücksichtigung des intrathorakalen Druckes endexspiratorisch durchgeführt werden. Ein mathematisches Abziehen des PEEP von dem gemessenen ZVD-Wert ist theoretisch nicht statthaft, muss aber bei schwer kranken Patienten häufig zur Abschätzung des „eigentlichen“ ZVD – unter Eingehen eines Kompromisses – erfolgen. Ein möglicher errechneter Zielwert für den ZVD beim ARDS-Patienten wäre z.B. 0 bis +3 cmH_2O. Der ZVD < 4 mmHg oder, falls ein Pulmonaliskatheter vorhanden ist, der pulmonal-arterielle Verschlussdruck < 8 mmHg wird auch von Siegel und Siemeniuk vorgeschlagen [Siegel und Siemeniuk 2024].

Der ZVD ist *kein verlässlicher Indikator* für ein sich abzeichnendes *Linksherzversagen*! Anders gesagt: Ein niedriger ZVD schließt ein Linksherzversagen nicht aus.

Der ZVD ist die Funktion folgender vier messbarer und voneinander unabhängiger Größen: 1. Volumen und Blutfluss in den zentralen Venen, 2. Dehnbarkeit und Kontraktilität der rechten Herzkammer während der Füllungsphase, 3. Tonus der zentralen Venen, 4. intrathorakaler Druck.

Die Funktionskurven für den rechten und den linken Ventrikel unterscheiden sich sehr deutlich in Steigung, Form und Arbeitsbereich, sodass zwischen dem enddiastolischen rechtsventrikulären Druck und der Schlagarbeit des linken Herzens kein enger Zusammenhang besteht.

Ein Beispiel: Gerade bei guter rechtsventrikulärer Funktion kann der ZVD normwertig sein, während eine gleichzeitig bestehende Einschränkung der linksventrikulären Funktion ein Lungenödem durch eine Erhöhung des hydrostatischen Drucks im Bereich der Lungenstrombahn bedingen kann.

Von großem Interesse ist auch die via zentralvenösen Katheter messbare *zentralvenöse Sauerstoffsättigung* (Normalwert ca. 75%). Diese spielt heute nicht nur in der „Goal directed Therapy“ der Sepsis eine Rolle. Bei niedrigem Herzminutenvolumen ist dieser Wert geeignet, eine Auskunft über den Verlauf zu liefern: Ist die zentralvenöse Sättigung tief (z.B. unter 70%), so kann eine vermehrte Flüssigkeitsgabe oder auch ein das Herzminutenvolumen steigerndes Medikament indiziert sein.

Hierbei ist zu beachten, dass die Sauerstoffsättigung physiologischerweise durch die Temperatur, den pH, den PCO_2 des Blutes, ferner durch den 2,3-DPG-Gehalt der Erythrozyten beeinflusst wird. Wichtig ist beim Sauerstofftransport aber auch das Vorhandensein des Transporters selber, d.h. der absolute Hämoglobingehalt des Blutes, da 1 g Hb 1,34 ml O_2 binden kann. Konkret senkt also eine erhöhte Temperatur, eine Azidose, eine Erhöhung des 2,3-DPG oder eine PCO_2-Erhöhung die Sauerstoffsättigung („verschiebt die Dissoziationskurve nach rechts“), was konkret eine bessere Dissoziation weg vom Hämoglobin ins Gewebe bedeutet.

Die Bestimmung der zentralvenösen Sauerstoffsättigung ist nicht nur als einmalig bestimmter (Ausgangs)Parameter, sondern vor allem auch als Verlaufsvariable geeignet, den Effekt spezifischer Therapiemaßnahmen (Volumengabe, Transfusion, inotrope und vasoaktive Substanzen) zu beurteilen.

10.4.2 Echokardiographie und Sonographie der Vena cava inferior

Die transthorakale echokardiographische Untersuchung ist beim Intensivpatienten häufig schwierig und wenig aussagekräftig. Es muss daher oft auf die invasivere transoesophageale Technik zurückgegriffen werden. Der Vorteil der Echokardiographie zeigt sich in einer direkten Beurteilbarkeit des rechten und linken Ventrikels. Kontraktilität, regionale Wandbewegungsstörungen, Klappenfunktion und Füllung der Ventrikel können direkt visualisiert und objektiviert werden. Die linksventrikuläre Ejektionsfraktion (LVEF) kann über die folgende Formel: LVEF = (LVEDV–LVESV)/LVEDV) berechnet werden. Dabei ist LVEDV das linksventrikuläre enddiastolische Volumen und LVESV das linksventrikuläre endsystolische Volumen.

Eine Perikardtamponade und Lungenembolie führen zum rechtsventrikulären low output und damit nie zum Lungenödem. Aber auch sie sind echokardiographisch nachweisbar. Nachteile des echokardiographischen Verfahrens sind die Notwendigkeit von Erfahrung und dementsprechend eine hohe Abhängigkeit der Validität vom Untersucher. In Einzelfällen kann zwar die Echosonde mehrere Stunden im Oesophagus des Patienten verbleiben, für eine kontinuierliche Überwachung erscheint die Echokardiographie jedoch weniger geeignet.

Für die Durchführung der Echokardiographie muss bei der komplexen Beurteilung von B-mode, M-mode und Doppler-Technologie auf die einschlägige Literatur verwiesen werden. Weiter unten soll nur in Kürze auf den Ausschluss bzw. auf den Nachweis einer Hypovolämie zur Volumensteuerung am Patientenbett eingegangen werden.

Sonographie der Vena cava inferior

Das Ziel der effizienten Volumengabe ist es, das Herzschlagvolumen zu erhöhen und die Herzauswurfleistung zu verbessern. Hypo- oder Hypervolämie, welche lebensbedrohlichen Folgen haben können, gilt es zu vermeiden. Die Sonographie hilft uns beim Volumenmanagement durch die Bestimmung von einfachen Größen der Vena cava inferior (VCI). Die exzellente Übersichtsarbeit von Laher et al. von 2017 erläutert Details und die Wertigkeit der Parameter. Primär wird der Durchmesser der VCI bestimmt. Sekundär wird beobachtet, was passiert, wenn der Patient atmet. Idealerweises misst man den Längsdurchmesser zwei Zentimeter unterhalb der Einmündung der Lebervenen in die Hohlvene. Wichtig ist primär nicht nur die Größe, sondern eben auch die Atemvariabilität. Allgemein kann jedoch angenommen werden, dass beim Erwachsenen bei einem Durchmesser unter einem Zentimeter ein Volumenmangel vorliegt. Die obere Normgröße der VCI liegt bei ca. 2,5 cm.

Bezüglich der Atemvariabilität kann normalerweise Folgendes beobachtet werden: Beim nicht intubierten Patienten beträgt die inspiratorische Verkleinerung des Durchmessers ca. 40–50% (zum Messen wird vorzugsweise der M-Mode benutzt, ist aber spontan eigentlich auch sichtbar). Beim mechanisch ventilierten Patienten wird die Durchmesservariabilität von 12–18% mit „Fluid responsiveness“ assoziiert, d.h. mit einer des cardiac output um mindestens 15% bei Volumengabe, was in ¾ der Situationen stimmen sollte. Trifft dies zu, darf man dem Patienten Volumen geben, unabhängig davon, ob der Durchmesser 3 oder 4 Zentimeter beträgt. Kollabiert die VCI total, ist ebenfalls unabhängig vom primären Durchmesser von einem Volumenmangel auszugehen. Ist die Atemvariabilität jedoch minimal, muss von einem erhöhten ZVD und einer Rechtsherzinsuffizienz ausgegangen werden. Um den Volumenstatus bzw. das Ansprechen auf Volumen-Boli weiter abzuschätzen, sollte bei fehlender Atemvariabilität eine transthorakale Echokardiographie (TTE) erfolgen: Sollte sich eine Ventrikelunterfüllung in Form von „kissing walls“ darstellen, kann weiter eine Volumengabe empfohlen werden. Sollte dies nicht der Fall sein, kann der positive passive Beinhebetest (Leg raise Test von 30–45 Grad über 30–90 s) durchgeführt werden. Dieser bewirkt eine reversible Autotransfusion von ca. 300 ml Blut aus den unteren Extremitäten zum Kreislauf bzw. ein verbessertes Herzminutenvolumen, messbar im Anstieg z.B. des Velocity Time Integral des linksventrikulären Ausflusstraktes VTI (LVOT) unter Volumenbolus-Gabe (50 oder besser dokumentiert 100 ml über 1 min). Ein positiver Test würde die weitere Volumengabe unterstützen [Laher et al. 2017] (s. Abb. 11). Dennoch die klinische Beurteilung des Patienten bezüglich des Flüssigkeitsstatus komplexer, als dies einzelne Messwerte oder Untersu-

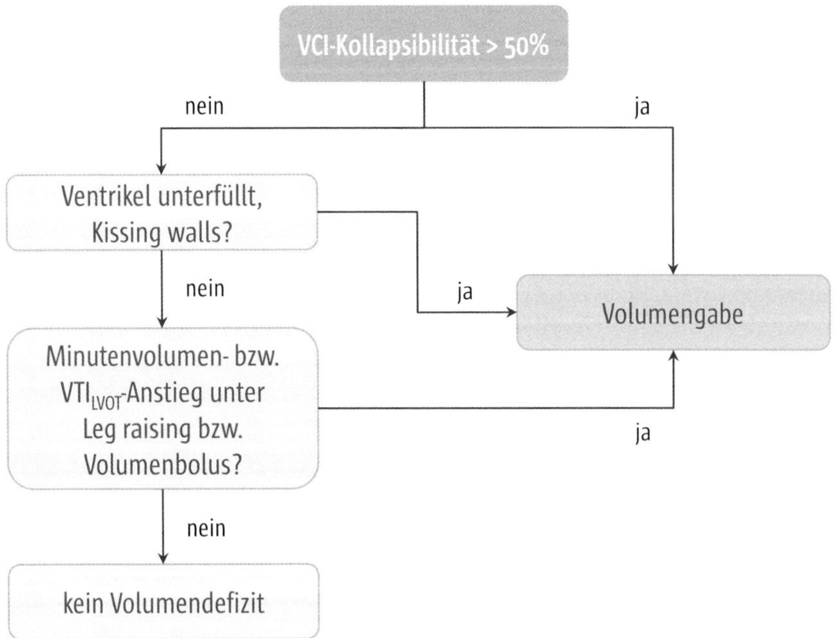

Abb. 11 Algorithmus-Vorschlag zur Einschätzung des Volumenstatus mit Ultraschall (nach Dr. med. Konstantin Schraepler, Bremen, und Prof. Dr. Joseph Johann Osterwald, Bonn)

chungsresultate suggerieren: Venöse Kongestions-Signale sind bei Flüssigkeits-responsiven Patienten in rund der Hälfte vorhanden gegenüber nicht-responsiven Patienten nur sehr mässig weniger vorhanden [Muñoz et al. 2024].

Umgekehrte Verhältnisse bei beatmeten Patienten

Die beschriebenen Verfahren für das Messen der VCI gelten nur, wenn der Patient spontan ohne externe mechanische Unterstützung atmet. Bei Patienten mit mechanischem Support in Form nicht invasiver oder invasiver Beatmung herrschen andere Verhältnisse. Das Einatmen erzeugt beim Gesunden bei Spontanatmung einen Unterdruck in Lunge und Thorax, was zum Kollabieren der unteren Hohlvene führt. Beim beatmeten Patienten wird indessen bei Inspiration ein thorakaler Überdruck geschaffen, wodurch nun das Gegenteil passiert: Bei der Inspiration wird die VCI größer, und bei der Exspiration kleiner.

Hier gilt als Faustregel: *Wenn die VCI sich um mindestens 12 Prozent nach Inspiration vergrößert, kann Volumen gegeben werden, allerdings nur vorsichtig unter engmaschiger Kontrolle des Schlagvolumens.*

Die Echokardiographie und Cava-Sonographie sind bei Intensivpatienten ein sinnvolles Instrument zur Einschätzung der kardialen Situation und des Volumenstatus. Sie setzen aber Erfahrung voraus. Der weniger invasive transthorakale Zugang ist beim beatmeten Patienten häufig erschwert.

10.4.3 Pulmonalis-Katheter nach Swan-Ganz

Bis vor einigen Jahren wurde zur adäquaten Volumensteuerung die Verwendung eines Pulmonaliskatheters empfohlen. Mit Hilfe des Pulmonaliskatheters lassen sich Parameter wie das Herzzeitvolumen (HZV) oder der Herzindex (CI), sowie neben den arteriellen Pulmonalisdrucken der pulmonale (PVR) und der systemische Widerstand (SVR) bestimmen. Wegen seines erhöhten Risikoprofils (Herzrhythmusstörungen, Pulmonalisperforationen u. a.) hat der Pulmonaliskatheter an Stellenwert verloren. Obwohl die kontinuierliche HZV-Messung mittels moderner Pulmonalismesssysteme exakt ist, sollte der Pulmonaliskatheter nur bei Problemstellungen, die evtl. durch einen erhöhten pulmonalarteriellen Blutdruck bedingt sein könnten, eingesetzt werden.

Eine Besonderheit der Untersuchung mit Hilfe des Rechtsherzkatheters ist die Bestimmung des sog. pulmonal-kapillären Wedge-Drucks (pulmonary capillary wedge pressure, PCWP), der in Näherung dem linksartrialen Mitteldruck (LAP) entspricht. Das englische Wort „wedge“ bedeutet „keilartig verschließen“, „zuquetschen“. Der Methode liegt ein temporärer Verschluss einer Pulmonalarterie und damit der nachgeschalteten kapillären Lungenstrombahn durch Inflation eines Ballons an der Katheterspitze zu Grunde. Nach Verschluss der arteriellen Strombahn zur Seite des rechten Herzens hin, entspricht der gemessene mittlere Druck dem kapillären Druck und dem mittleren Druck des linken Vorhofs und dem linksventrikulären enddiastolischen Druck und ist somit ein Maß für die Funktion des linken Ventrikels (Ausnahme: Mitralvitium). Kommt es zu einer Einschränkung des linken Ventrikels, resultiert ein Anstieg des linken Vorhofdruckes, der wiederum zu einer Erhöhung des kapillären Druckes und damit des hydrostatischen Drucks in der Lungenstrombahn führt. Die Entwicklung des kardial bedingten Lungenödems steht somit in einem direkten Zusammenhang mit der Erhöhung des gemessenen Wedge-Drucks.

Mittels Pulmonaliskatheter lassen sich der Druck in der pulmonalarteriellen Strombahn, der sog. Wedge-Druck als Ersatz für die Messung des linksatrialen Drucks, sowie das Herzzeitvolumen (HZV) mittels Thermodilution messen. Diesem Prinzip liegt die Verdünnung einer Indikatorflüssigkeit (in der Regel gekühlte physiologische Kochsalzlösung) zu Grunde. Die entstehende Dilutionskurve wird mathematisch analysiert und ergibt das gesamte, durch das System in einer bestimmten Zeit zirkulierte Volumen. Die Widerstände im Lungenkreislauf und im Systemkreislauf sind abgeleitete Rechengrößen aus Druckdifferenzen und HZV (Ohm'sches Gesetz).

Seit der Entwicklung moderner, weniger invasiver Messverfahren dürfte heute die Hauptindikation zur Einlage eines Pulmonaliskatheters die Messung der pulmonalarteriellen Drucke sein und nicht die Herzzeitvolumenmessung oder die Bestimmung des systemarteriellen Widerstandes (SVR).

! Der Einsatz des Pulmonalis-Katheters ist heutzutage (nur noch) dann zu empfehlen, wenn eine Erhöhung der Drücke im pulmonalen Kreislauf vermutet wird und therapeutisch beeinflusst werden soll.

10.4.4 Arterielles Flussmonitoring, arterio-venöses Flussmonitoring

Eine weiteres, wenig invasives „Flussmonitoring“ wird derzeit z.B. durch das sog. VigileoTM/Flo Trac TM-Monitoring System ermöglicht. Größere Volumen- und Complianceänderungen des Gefäßsystems werden über eine arterielle Kanüle erfasst und über einen eigenen mathematischen Algorithmus (APCO-Algorithmus) verarbeitet. Berechnet werden dann kontinuierlich Schlagvolumen (SV), Schlagvolumenvarianz (SVV), Herzzeitvolumen (CO) und Systemwiderstand (SVR). In Zusammenschau der erhobenen Daten mit der ebenfalls integrierbaren kontinuierlichen zentralvenösen Sauerstoffsättigungsmessung ($ScvO_2$) haben solche Geräte den Anspruch, eine umfassende, kontinuierliche Kreislaufüberwachung von kritisch kranken Patienten zu erlauben. Ob die errechneten Werte in der Praxis auf der Intensivstation auch ausreichende Exaktheit bei kritisch kranken Patienten, alten Patienten oder extremen Kreislaufsituationen aufweisen, bleibt abzuwarten.

10.4.5 Transpulmonale Thermodilution: Das PiCCO-System (Pulscontour Continuous Cardiac Output System) und das analog vorhandene Volume View System

Die PiCCO- und Volume View-Technologie ist eine für den Anwender einfache Kombination zweier Methoden zum erweiterten hämodynamischen und volumetrischen Patientenmanagement. Die erste Methode beruht auf der bereits oben erwähnten, herkömmlichen „*Thermodilutionsmethode*", wie sie bereits beim Pulmonaliskatheter als „Goldstandard" zum Einsatz kommt. Über einen zentralvenösen Katheter wird ein Bolus einer kalten Kochsalzlösung, in Temperatur und Menge standardisiert, verabreicht. Die Thermodilution wird aber im Gegensatz zum Pulmonaliskatheter nicht in der Arteria pulmonalis sondern nach dem Lungenkreislauf in der arteriellen Strombahn, z. B. in der A. axillaris oder A. femoralis gemessen. Das HZV wird dann nach einem modifizierten Stewart-Hamilton Algorithmus durch das Gerät berechnet. In die Formel gehen folgende Faktoren ein: die Fläche unter der Thermodilutionskurve, die Temperatur des Injektats bzw. des Blutes, das Injektatvolumen und ein Korrekturfaktor. Nach Kalibrierung ist dann das Gerät in der Lage mittels eines integrierten Pulskonturalgo-rithmus das Herzzeitvolumen Schlag für Schlag anhand der kontinuierlich abgeleiteten Druckkurve zu erfassen. Die Validität der Messung ist vergleichbar mit der Thermodilutionsmethode des Pulmonaliskatheters. Wichtig für eine exakte Datenerhebung scheint derzeit, dass eine zentral positionierte Arterie für die Messung Verwendung findet. Nachteil des Systems ist, dass Veränderungen des intravasalen Blutvolumens, z.B. bedingt durch ein Bauchaortenaneurysma oder durch einen extrem dilatierten linken Vorhof, zu erheblichen Verfälschungen der Beurteilbarkeit, insbesondere des global end-diastolic volume (GEDV) führen können. Größere Regurgitationsvolumina bei Klappeninsuffizienzen geben ebenfalls zu Fehlmessungen des Herzzeitvolumens Anlass. Abgeleitete Größen aus der Thermodilutionsmethode sind:

- Herzzeitvolumen, *HZV*
- Globales Enddiastolisches Volumen, *GEDV*
- Intrathorakales Blutvolumen, *ITBV*
- Extravaskuläres Lungenwasser, *EVLW*
- Pulmonalvaskulärer Permeabilitätsindex, *PVPI*
- Kardialer Funktionsindex, *CFI (cardiac function index)*
- Globale Auswurffraktion, *GEF (global ejection fraction)*

Die zweite Methode, die der PiCCO- und Volume View-Analyse zu Grunde liegt, ist die „*Kontinuierliche Pulskontur-Analyse*". Die Pulskonturanalyse verarbeitet den

Kurvenverlauf der „arterial pulse pressure variation“ (PPV, entspricht vereinfacht dem bekannten Phänomen zur Beurteilung des Volumenstatus eines Patienten, nämlich dem „Swing“ der arteriellen Druckkurve) (s. Abb. 12) mittels mathematischer Algorithmen und berechnet so nach vorangegangener Abgleichung mittels der Thermodilutionsmethode das „left ventricular stroke volume“ und das Herzzeitvolumen. Die Schlagvolumenvariation (SVV) spiegelt die Variation der Schlagvolumina über den Atemzyklus wieder. Diese steht wiederum in direktem Zusammenhang mit dem Volumenstatus des Patienten. Eine hohe Variabilität spricht für einen großen Einfluss der während Inspiration und Exspiration unterschiedlich vorhandenen Vorlast und damit für einen Volumenmangel; die hohe Volumenvariabilität sagt voraus, dass das Schlagvolumen positiv auf eine Volumensubstitution reagieren wird.

Um verlässliche Ergebnisse zu erhalten, ist es jedoch unabdingbar, das System in regelmäßigen Abständen nach Angaben des Herstellers mit der Thermodilution zu eichen. Darüber hinaus sollte bei Veränderungen der Pulskurve immer eine erneute Abgleichung erfolgen.

Von der Pulskonturanalyse abgeleitete Parameter sind:

- Pulskontur-Herzzeitvolumen, *PCHZV*
- Arterieller Blutdruck, *AD*
- Herzfrequenz, *HR*
- Schlagvolumen, *SV*
- Schlagvolumen Variation, *SVV*
- Pulsdruck Variation, *PPV*
- Systemischer vaskulärer Widerstand, *SVR*
- Index der linksventrikulären Kontraktilität, *dPmx*

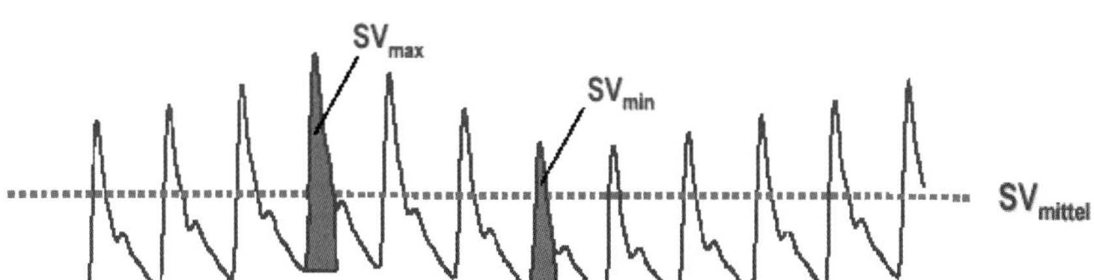

Abb. 12 „Swing“ der arteriellen Druckkurve, welche ein Abbild der Schlagvolumenvariation über den Atemzyklus ist: hohe Variabilität – am besten sichtbar (da dort am besten standardisiert) beim komplett mechanisch ventilierten Patienten ohne Herzrhythmusstörungen, und sonst mit höchster Vorsicht zu interpretieren – spricht für eine stark unterschiedliche Vorlast in Funktion der intrathorakalen Druckschwankungen des Atemzyklus und somit für einen Volumenmangel (siehe Text oben und unter *Kap. 10.1*): Substitution mit Volumen wird somit das Schlagvolumen (und somit in erster Näherung immer auch den kardialen Output als Ziel der Intervention, d.h. der Volumensubstitution) des Patienten erhöhen.

Aktuell dürften alternative Hersteller keine wirklich entscheidend vorteilhaftere Methode bieten.

> **Exkurs ins Tierreich: Wie messe ich im Tierversuch ein Lungenödem?**
>
> Die sogenannte gravimetrische Methode zur Quantifizierung eines Lungenödems (Bestimmung des Nass-Trockengewichts, englisch der „wet to dry ratio") wird oft beim sakrifizierten Tier benutzt:
> Zur Bestimmung des Nass-Trockengewichts wird betroffenes Lungengewebe gewogen und bis zur völligen Austrocknung (z.B. bei 60 Grad über 2 Tage) gebracht, dann erneut gewogen. Dabei ist für die gesunde Lunge ein Nassgewicht-Trockengewichtsverhältnis von rund 5:1 normal (d.h. 80% unseres Lungengewichts ist Wasser); Ödem führt zu einer Erhöhung bis weit über 10:1.
> Die PiCCO-Thermodilutions-Technik im Tierversuch korreliert gut mit dem sonst beim Tierversuch gemessenen Nass-Trocken-Gewicht der Lunge.

10.5 Wichtige Fragen beim Patienten mit Lungenödem und Verdacht auf akuten Lungenschaden – neuere technische Lösungsansätze

10.5.1 Wie ist das aktuelle Herzzeitvolumen?

Für den Sauerstoffaustausch an der peripheren Zelle ist die Perfusion der entscheidende Parameter. Diese ist wiederum vom Herzzeitvolumen abhängig. Das HZV wird in der Regel auf die Körperoberfläche bezogen und wird dann als Herzindex (HI) bezeichnet. Die Bestimmung des HZV mittels Thermodilution im Rahmen der Pulmonaliskatheteruntersuchung gilt weiterhin als Goldstandard. Weniger invasiv ist beispielsweise die HZV-Bestimmung mittels PiCCO-Katheter oder Echokardiographie.

Der PiCCO-Katheter zeigt den Verlauf des HZV als Absolutwert oder als Index an. Die Bestimmung mittels Echokardiographie ist vergleichsweise etwas aufwändiger, wobei prinzipiell zwei Bestimmungsmethoden echokardiographisch möglich sind:

1. Berechnung aus Produkt von Schlagvolumen und Herzfrequenz. Hierzu erfolgen die enddiastolische und die endsystolische Ventrikelvolumenbestimmung. Der Differenzwert beider Volumina entspricht dem des Schlagvolumens.
2. Bestimmung der mittleren Blutflussgeschwindigkeit mittels Dopplerverfahren im Bereich der Aorten- oder Mitralklappe oder des Truncus pulmonalis. Unter Hinzunahme des Querschnitts und der Herzfrequenz kann das Herzminutenvolumen berechnet werden. Entscheidend ist bei allen Verfahren der Dopplertechnik, dass der Dopplerschallstrahl nicht mehr als 30° von der Flussrichtung abweicht, da sonst ein signifikanter Winkelfehler auftritt.

Das Herzzeitvolumen wiederum steht in enger Beziehung zu der zentralvenösen oder gemischtvenösen Sättigung, sodass beide Werte zur Abschätzung von groben Veränderungen des Herzzeitvolumens herangenommen werden können. Ist das Herzzeitvolumen hoch, wird prozentual weniger Sauerstoff dem Blut in der Peripherie entzogen, die Sauerstoffsättigung ist daher vor der Lungenpassage entsprechend höher. Ein niedriges Herzzeitvolumen geht dementsprechend in der Regel mit einer niedrigen Sauerstoffsättigung zentral- oder gemischtvenös einher. Die zentralvenöse Sättigung wird über einen in zentraler Lage liegenden Venenkatheter, die gemischtvenöse Sättigung über einen in der A. pulmonalis vorgeschobenen Katheter bestimmt. Bei der zentralvenösen Sättigung findet der Sauerstoffverbrauch durch den Herzmuskel keine Berücksichtigung (koronarvenöses Blut mündet über den Sinus coronarius in den rechten Vorhof).

Im Falle einer extremen Zentralisation des Kreislaufsystems kann die zentralvenöse Sättigung falsch-hohe Werte anzeigen, da das periphere Gewebe nicht mehr durchblutet wird und somit dem Blut keinen Sauerstoff entziehen kann.

Prinzipiell gilt jedoch: Im Schocksyndrom sollte im Rahmen der *„goal-directed therapy“ die zentralvenöse Sättigung nicht unter 70% sinken.* Bei chronischer Herzinsuffizienz kann jedoch in Einzelfällen von diesem Ziel zu Gunsten niedrigerer Werte abgewichen werden.

10.5.2 Ist die Vorlast des Herzens adäquat?

Wie bereits von Otto Frank (1895) und Ernest Henry Starling (1914) beschrieben, gibt es für den Ventrikel eine optimale Füllung während der Diastole. Eine zu ausgeprägte Füllung führt zu einer Überdehnung des Myokards, was wiederum die Funktion der Myosin- und Aktinfilamente kompromittiert. Eine zu geringe Füllung reduziert ebenfalls den Blutauswurf des Herzens. In der Echokardiographie kann das enddiastolische Volumen des rechten und linken Ventrikels direkt visualisiert und gemessen sowie unter Volumengabe verfolgt werden. Vergleichbar hierzu ist der Parameter des „globalen enddiastolischen Volumen/Index“ (GEDI) während der PiCCO-Messung. Der GEDI sollte zwischen 680 und 800 ml/m^2 liegen. Ein erhöhter Wert spricht für eine Volumenüberladung des Patienten, während ein zu niedriger Wert bei gleichzeitiger Katecholaminpflichtigkeit für einen maskierten Volumenmangel spricht. In der Regel geht dieser Volumenmangel mit einer erhöhten Schlagvolumenvariabilität (SVV) einher. Wird dem Patient nun vorsichtig intravenös Flüssigkeit angeboten, sollte die SVV in den Normbereich von unter 10% sinken.

Eine Veränderung der Schlagvolumenvariabilität (SVV) von 10% entspricht einer Veränderung der ventrikulären Radien von nur 0,7 mm.

Die am weitesten verbreitete echokardiographische Methode zur Abschätzung der linksventrikulären Vorlast ist wegen ihrer einfachen Darstellung im B-Mode die Messung der „left ventricular end-diastolic area" (LVEDA). Hierbei muss jedoch beachtet werden, dass nur in einer Bildebene gemessen wird und es daher zu falschen Ergebnissen kommen kann, da zum Teil regionale Wandbewegungsstörungen in die Messung nicht einbezogen werden. Ferner können interindividuelle Unterschiede der Herzgröße zu Fehleinschätzungen führen. Der Absolutwert der linksventrikulären Querschnittsfläche wird mit 15–25 cm^2 angegeben. Wichtiger als die angegebenen Absolutwerte erscheinen jedoch die Veränderungen im Verlauf bzw. Änderungen der Ejektionsfraktion nach Volumengabe.

10.5.3 Ist die Ventrikelfunktion eingeschränkt?

Zum Ausschluss einer linksventrikulären Funktionsstörung des kritisch kranken Patienten hat die Echokardiographie die Wedge-Druckmessung mittels Pulmonaliskatheter weitgehend abgelöst. Eine qualitative Analyse des globalen und regionalen Kontraktionsverhaltens ist relativ gut und in kurzer Zeit möglich. Die Quantifizierung kann durch die systolische Innendurchmesserverkürzung (fractional shortening = FS) sowie die fraktionelle Flächenänderungsrate (fractional area change = FAC) als Schätzwert der Ejektionsfraktion (EF) oder direkt die Ejektionsfraktion als Differenz des endsystolischen und enddiastolischen Volumens erfolgen. Allen genannten Messverfahren ist gemein, dass sie sowohl Vorlast- als auch Nachlast abhängig sind.

Beim PiCCO-Messverfahren erlaubt die Thermodilution die Bestimmung des Schlagvolumens („Stroke volume") und des GEDV. Durch einen mathematischen Algorithmus berechnet das PiCCO-Gerät die so genannte „global ejection fraction" (GEF). Eine Differenzierung zwischen linksventrikulärer und rechtsventrikulärer Störung, zwischen systolischer und diastolischer Funktionsstörung ist jedoch nicht möglich.

Bei vermuteten Pumpfunktionsstörungen ist der PiCCO-Katheter nie das alleinige diagnostische Mittel der Wahl. Es sollte in jedem Fall eine Echokardiographie und bei Verdacht auf eine möglicherweise bestehende Myokardischämie ggf. eine Herzkatheteruntersuchung erfolgen.

10.5.4 Ist die Nachlast des Herzens adäquat?

Der pulmonal-arterielle Katheter liefert Hinweise auf den systemischen Widerstand des Patienten. In Analogie zum Ohm'schen Gesetz (R = U/I) wird der Systemwiderstand nach der folgenden Formel: SVR = MAP-ZVD/HZV berechnet. Der Systemwiderstand wird durch den Gefäßtonus der präkapillären Widerstandsgefäße bestimmt. Ein zu hoher Widerstand entsteht zum Beispiel durch eine erhöhte Katecholaminfreisetzung (oder zu hohe „iatrogene“ Katecholamindosierung als Ersatz für Volumengabe!) bei Hypovolämie. Bei der PiCCO-Analyse kann der SVR als Absolutwert oder als Index bezogen auf das Körpergewicht abgelesen werden. In der klinischen Praxis sind Veränderungen der endsystolischen Querschnittsfläche ein guter echokardiographischer Parameter für das Abschätzen der endsystolischen Wandspannung und somit der Nachlast. Indirekt kann der SVR ebenfalls über das echokardiographisch gemessene HZV bei bekanntem ZVD und MAP errechnet werden.

10.5.5 Ist die Lunge überwässert?

Bei bestehender Hypoxie und starker Transparenzminderung im Röntgenbild besteht häufig der Verdacht auf eine „Überwässerung“ der Lunge im Sinne eines Lungenödems. Hinweise auf eine Überwässerung der Lunge kann im Rahmen der PiCCO-Untersuchung der intrathorakale Blutvolumenindex (ITBVI) oder der extravaskuläre Lungenwasserindex (EVLWI) liefern. Normwerte des ITBVI liegen zwischen 800 und 1.000 ml/m^2, des EVLWI unter 7,0 ml/kg. Beide Werte erlauben jedoch keine Aussage über die Genese des Lungenödems.

Wenn wir von überwässerter Lunge sprechen, ist die Flüssigkeitsbilanz des gesamten Patienten zu beachten: sein Flüssigkeits- und Gewebsperfusionsbedarf muss in Einklang mit den Erfordernissen der Flüssigkeitssituation der Lunge gebracht werden.

10.5.6 Ist die Hypoxie ausschließlich durch die weiße Lunge bedingt?

Bei jeder neu aufgetretenen Lungenschädigung mit Hypoxie, aber auch bei einer therapierefraktären oder sich verschlechternden Hypoxie muss an die folgenden, sich zum Teil gegenseitig bedingenden oder ineinander übergehenden Differentialdiagnosen gedacht werden.

- Rechts-Links-Shunt auf kardialer Ebene (ASD, VSD)
- Rechts-Links-Shunt im Bereich der Lungenstrombahn
- partieller Verschluss der arteriellen Lungenstrombahn durch Embolie
- hepatopulmonales Syndrom
- portopulmonales Syndrom

- primäre pulmonale Hypertonie
- Pneumothorax, der im Röntgenbild nicht nachweisbar ist (z.B. ventral)

Hilfreich in der Differentialdiagnostik ist die Echokardiographie, ggf. mit Kontrastmittelgabe, sowie das Angio-CT. Bei Verdacht auf einen unerkannten Pneumothorax erfolgt z.B. ein natives CT (evtl. eine thorakale Ultraschalluntersuchung etc.). Bei bereits liegenden Thoraxdrainagen sollte die Diagnostik immer unter laufendem Sog erfolgen.

10.6 Therapeutische Ansätze

10.6.1 Medikamentöse Therapie des kardiogenen Lungenödems

Im Rahmen der Behandlung eines kardialen Lungenödems sollten physiologische Werte der arteriellen Sauerstoffsättigung (95–98%) angestrebt werden. Reicht die alleinige Erhöhung des Sauerstoffangebotes nicht aus, ist unter Umständen eine Beatmung – nicht-invasiv oder invasiv – notwendig.
Die medikamentöse Therapie besteht in erster Linie aus:

- *Morphin*präparate sind in der frühen Behandlungsphase indiziert.
- *Vasodilatatoren:* Während Nitrate und Natriumnitroprussid einen Stellenwert in der Akuttherapie besitzen, sind Calciumantagonisten und ACE-Inhibitoren bei der frühen Kreislaufstabilisation des akut herzinsuffizienten Patienten nicht indiziert.
- Diuretika
- *β-Blocker* können bei klinischer Manifestation einer Myokardischämie und bei einer Tachykardie erwogen werden, sollten aber in der akuten Herzinsuffizienz immer zurückhaltender und nicht generell eingesetzt werden, da der β-Rezeptoren-Blocker negativ inotrope Wirkung hat, zudem eine katecholamin-abhängige Erhöhung der alveolären Flüssigkeitsclearance blockiert (siehe oben) und im Falle einer pulmonalen Hypertonie als Vasokonstriktor wirkt.

Neuere ergänzende nichtglykosidische Therapeutika bei Herzinsuffizienz

Inotrope Substanzen sind indiziert bei peripherer Hypoperfusion. In der modernen Therapie der akuten Herzinsuffizienz stehen neben Dobutamin als Inotropikum der Wahl einerseits Phosphodiesterasehemmer wie *Amrinon* und *Enoximon* zur Wahl. Sie haben keine Katecholamin- oder Glykosidwirkung. Sie bewirken eine Verringerung des peripheren und pulmonal-arteriellen Widerstandes bei gleichzeitiger positiver Inotropie. Andererseits stehen auch Kalzium-Sensitizer wie Levosimendan zur Verfügung, welche die myokardiale Kontraktilität erhöhen, ohne das intrazelluläre Ca^{2+} zu beeinflussen. Levosimendan wirkt positiv inotrop und vasodilatatorisch. Noradrenalin ist der Vasokonstiktor der Wahl.

10.6.2 Volumensubstitution beim Intensivpatienten

Der Körper des Erwachsenen besteht zu 50–60% aus Wasser. Die dem Körper verloren gehende Flüssigkeitsmenge durch Urinausscheidung, Schwitzen, Perspiratio insensibilis und Flüssigkeitsverluste über den Darm muss längerfristig ersetzt werden. Bei intensivpflichtigen Patienten, zum Beispiel bei einem Patienten im schweren septischen Schock, kann eine intravasale Hypovolämie zu Hypotonie, Abfall des Herzzeitvolumens und Rückgang der Diurese führen. Die intravasale Hypovolämie kommt beim kritisch kranken Patienten mit systemischer Inflammation durch Permeabilitätserhöhung der Kapillaren („capillary leak“) zustande. Hierdurch wird Flüssigkeit aus dem Intravasalraum in den Extravasalraum verschoben. Es resultiert eine intravasale Hypovolämie mit konsekutiver Reduktion des Herzzeitvolumens. Zur Aufrechterhaltung des Blutdrucks wird zunächst endogen, dann aber häufig iatrogen der Katecholaminspiegel des Patienten erhöht. Das beschriebene ärztliche Vorgehen reduziert in der Peripherie evtl. weiter die Sauerstoffverfügbarkeit (DO_2) nach der Formel

$$DO_2 = HZV \times (cHb \times S_aO_2 \times 1{,}34 + O_{2\ \text{physikalisch diss.}})$$

durch Erhöhung des peripheren Widerstands und nachfolgender Reduktion des Herzzeitvolumens. Klinisch zeigt sich diese Entwicklung in einer höheren Sauerstoffausschöpfung im Blut, d.h. die Differenz zwischen arterieller Sauerstoffsättigung und zentralvenöser Sauerstoffsättigung wird größer. Reicht das Sauerstoffangebot an der peripheren Zelle nicht mehr aus, kommt es zu einer Umstellung der aeroben Glykolyse auf anaerobe Stoffwechselwege. Der Anstieg des Serumlaktats ist häufig ein Zeichen dafür, dass das periphere System unter Sauerstoffmangel leidet.

Da das dem Intravasalraum verloren gegangene Blutvolumen unter klinischen Bedingungen nicht zuverlässig bestimmt werden kann, ist eine Volumensteuerung nach Flüssigkeitsbilanz in vielen Fällen suboptimal: Eine Bilanzierung des Patienten sollte lediglich als eine grobe Orientierungshilfe verstanden werden. In Einzelfällen kann der eigentliche Flüssigkeitsbedarf des Patienten von der durch Bilanzierung errechneten, benötigten Flüssigkeitsmenge um mehr als 10 Liter pro Tag variieren. Daher werden heute kontinuierliche Messverfahren für HZV, SVV und $ScvO_2$ als Parameter für den Flüssigkeitsersatz favorisiert.

Welche Präparate kommen zur Flüssigkeitssubstitution in Frage?

Zum Ausschluss oder zur Bestätigung der Diagnose ARDS kann die linksventrikuläre Funktion definitionsgemäß mittels Wedge-Druck via Pulmonaliskatheter evaluiert werden. Ein Linksherzversagen schließt definitionsgemäß ein ARDS aus. *Welches Volumenersatzmittel soll gegeben werden?*

Prinzipiell unterscheidet man die Substitution durch *kristalloide* und *kolloidale* Flüssigkeitslösungen [Myburgh u. Mythen 2013]. Die Substitution mit Glukoselösungen ist wegen der Verstoffwechselung der Glukose und damit letztendlichen Substitution von freiem Wasser in der Regel nicht sinnvoll. Die kolloidalen Substitutionslösungen verbleiben im Gegensatz zu den kristalloiden Lösungen länger im vaskulären System. Durch ihre kolloidale Wirkung vermögen sie freie Flüssigkeit zu binden. Sie haben sich als prognostisch ungünstiger herausgestellt, da sie wahrscheinlich mehr Organ-(insb. Nieren) Versagen verursachen. Albumin hat derzeit bei der Volumemsubstitution des Erwachsenen einen gewissen Stellenwert, z.B. bei schwerer Sepsis und septischem Schock ist es (relativ) indiziert [Melia und Post 2021; Wiedermann und Joannidis 2014], verschlechtert aber deutlich den Outcome bei traumatischen Hirnläsionen [Myburgh u. Mythen 2013; Melia und Post 2021]. Studien zeigten, dass die Applikation von 6%-iger Hydroxyethyl-Stärke vermehrt zu dialysepflichtigen Niereninsuffizienzen bei septischen Patienten führte. Gelatinepräparate haben allergische Nebenwirkungen. Nierenschädigungen werden auch bei ihnen diskutiert.

Ist weniger mehr?

Konzeptionell besteht das Problem, dass der Blutfluss durch die geschädigten, in ihrer Permeabilität erhöhten Kapillaren ein weiterer kritischer Parameter der Ödemgenese ist (vgl. Abb. 13). Auch deswegen ist die Volumensubstitution bei ARDS überlegt vorzunehmen. Die Rationale hierfür ist der Wunsch, die Ödembildung durch ein restriktives Flüssigkeitsmanagement zu minimieren, was tierexperimentell gelungen ist. Die optimale Menge an Flüssigkeitsersatz ist derzeit noch unklar, da eine Restriktion zwar eine Verbesserung der pulmonalen Situation erlaubt, aber gleichzeitig ein Multiorganversagen durch Reduktion der peripheren Perfusion begünstigen kann. In einer 2006 erschienenen Arbeit von Wiedemann et al. wurde die liberale Gabe von Flüssigkeitsersatz in den ersten 7 Tagen an 1.000 Patienten mit akutem Lungenversagen einer restriktiven Volumengabe prospektiv gegenübergestellt. Liberale Volumengabe bedeutete eine kumulative positive Flüssigkeitsbilanz nach sieben Tagen von rund 7 Litern gegenüber einer restriktiven, ausgeglichenen Flüssigkeitsbilanzierung (-130 ml). Die Autoren konnten zeigen, dass die Oxygenierung nachhaltig durch ein restriktives Flüssigkeitsregime verbessert werden konnte. Dies führte zu einer Reduktion der Beatmungstage und der Intensivbehandlungsdauer der Patienten. Die befürchtete Risikoerhöhung für das Auftreten von extrapulmonalen Komplikationen blieb aus. Allerdings war kein

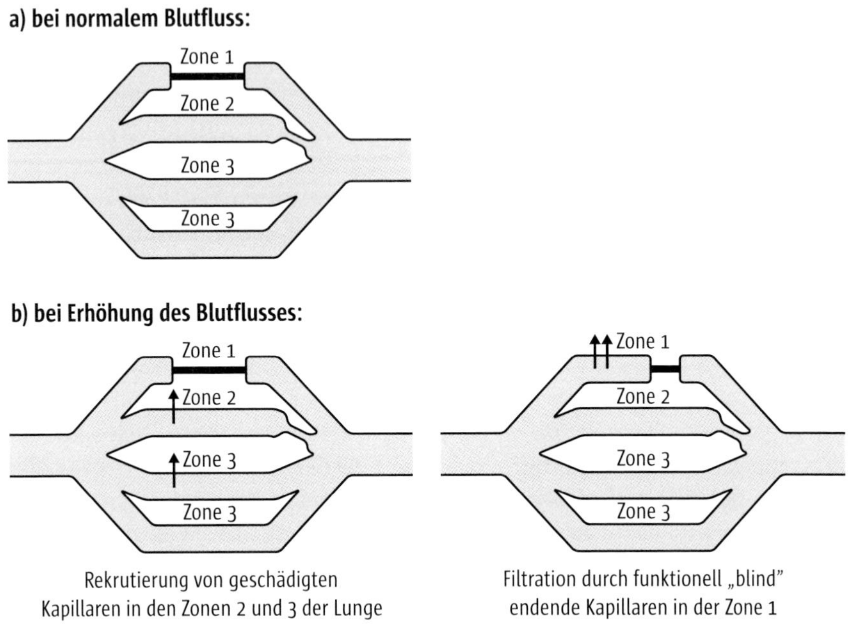

Abb. 13 Modell zur Erklärung des Zusammenhanges zwischen Blutfluss und Ödemgeneration in den verschiedenen Perfusions-Zonen nach West. Die Grafik zeigt die Problematik der sich seriell in der Blutzirkulation befindenden Lunge im Falle eines signifikanten Permeabilitätsschadens wie bei Acute Lung Injury oder ARDS. Durch Rekrutierung von Gefäßbetten dürften bei erhöhtem Blutfluss auch vermehrt Kapillaren mit Schrankenstörung zusätzlich Ödem generieren und so die Lungenfunktion kompromittieren (und möglicherweise, wie oben erwähnt, prognostisch ungünstig wirken), und nicht nur aus den schon rekrutierten Gefäßen „nur“ vermehrt Ödem entstehen [Grafik modifiziert nach Anglade et al. 1998 mit Erlaubnis des Verlages].

signifikanter Unterschied in der Letalität zwischen den Patientengruppen zu sehen [Wiedemann et al. 2006]. Die letzthin veröffentlichte nicht geblindete CLOVERS-Studie bei Sepsis-induzierter Hypotonie an über 1.500 Patienten zum Studium von früher Vasokonstriktion-Flüssigkeit-Kombination versus liberale Flüssigkeitsgabe in den ersten 24 h zeigte eine Äquivalenz im 90-Tage-Überleben [National Heart, Lung, and Blood Institute Prevention and Early Treatment of Acute Lung Injury Clinical Trials Network 2023].

Tendenziell ist beim Patienten mit Lungenödem eine restriktive Volumensubstitution anzustreben. Wichtige Parameter zur Steuerung sind die zentralvenöse Sättigung ($ScvO_2$) und die Diurese. Hilfreich kann zusätzlich die Bestimmung des Herzzeitvolumens sowie des Schlagvolumens und/oder des extravasalen Lungenwassers sein.

Allerdings müssen alle klinischen Befunde sowie die gemessenen bzw. berechneten Werte in der Zusammenschau mit Begleiterkrankungen bzw. Begleitverletzungen gesehen werden. So sollte ein Sepsis-Patient, der einen akuten Lungenschaden erleidet, nach den Sepsis-Richtlinien eine großzügige Flüssigkeitssubstitution erhalten, da die Ursache des Lungenschadens, somit primär die Sepsis, behandelt werden soll.

10.6.3 Praktisches Vorgehen der Volumensteuerung mittels PiCCO-Katheter bei ARDS-Patienten

Ein brauchbarer Entscheidungsbaum zur adäquaten Volumensubstitution ist unter Verwendung des PiCCO-plus-Systems (Pulsion) entwickelt worden.

Die Einschwemmung eines Pulmonaliskatheters kann derzeit bei der Verfügbarkeit von anderen, weniger invasiven Verfahren nur noch bei hämodynamischen Fragestellungen in Zusammenhang mit einer pulmonalarteriellen Hypertonie empfohlen werden. Die PiCCO-Analyse ist ein akzeptabler diagnostischer Baustein in der Einschätzung der Volumensituation des kritisch kranken Patienten. Trotz einer relativ guten Reproduzierbarkeit der Befunde muss darauf hingewiesen werden, dass die zum Teil gemessenen, aber zum größten Teil errechneten Parameter der PiCCO-Analyse in Einzelfällen erhebliche Varianzen aufweisen können. Die PiCCO-Analyse sollte immer in Zusammenschau der restlichen klinischen Befunde gewertet werden. Im Zweifelsfall muss eine Echokardiographie Klarheit über Ventrikelfunktion, Klappenintegrität und Volumenstatus des Patienten schaffen.

Jeder Patient muss nach klinischen Kriterien und darüber hinaus mit modernen Messmethoden evaluiert werden und entsprechend individuell behandelt werden. Vor dem blinden Vertrauen in errechnete Werte sei ausdrücklich gewarnt.

10.6.4 Praktische Aspekte zur balancierten Volumentherapie beim ARDS

Bei ARDS ist eine restriktive Flüssigkeitssubstitution anzustreben. Überhaupt gilt selbstverständlich die Aussage von Mybergh und Mythen [2013], dass Flüssigkeiten mit der gleichen Vorsicht gegeben werden sollen wie jegliche sonstige intravenöse Substanz, und dass der Typus, die Dosis, Indikationen, Kontraindikationen, das Toxitätspotenzial und die Kosten beachtet werden sollen. Neben den klinischen Parametern wie Blutdruck, Herzfrequenz und Diurese kann eine zwei- bis vierstündliche Laktatkontrolle hilfreich sein. Kommt es zu einem Anstieg des Serum-Laktats, muss überprüft werden, ob die zugeführte Flüssigkeitsmenge ausreichend ist. Falls die zugeführte Flüssigkeitsmenge nicht erhöht werden sollte, ist ein frühzeitiger Einsatz von vasoaktiven Substanzen zu erwägen. Steht eine kontinuierliche Messung der zentralvenösen oder gemischtvenösen Sättigung nicht zur Verfügung, sollte alle 4 bis 6 h die Bestimmung einer zentralvenösen Sättigung als grober Hinweis auf die Pumpfunktion und die aktuelle periphere Sauerstoffausschöpfung erfolgen. Der errechnete ZVD sollte – durch standardisierte Messung ermittelt – zwischen 2 und 5 cmH_2O oder nach Siegel und Siemeniuk 2024 unter 4 mmHg liegen (der Einfluss des PEEP auf den ZVD ist nur wenig klar!). Das weitere Monitoring ist zweckorientiert „beratend“ einzusetzen. Im Zweifelsfall ist eine Echokardiographie indiziert. Primär sollte der Flüssigkeitsausgleich eher durch Kristalloide erfolgen. Kolloidale Lösungen erscheinen nur bei einem kontinuierlich hohen Flüssigkeitsbedarf sinnvoll, gelten aber als nicht unumstritten. Bei der Gabe von Albuminlösungen und „fresh frozen plasma“ (FFP) ist Vorsicht geboten, da die Dekompensation einer vorbestehenden Linksherzinsuffizienz als Folge der Infusionstherapie erst zeitlich verzögert folgt.

10.6.5 Biologische Grundlagen des akuten Lungenschadens und ARDS: weiterführende Übersichten

Die weitaus beste Übersicht zur den biologischen Grundlagen der ARDS-Pathogenese mit den wahrscheinlich hilfreichsten Illustrationen und vielen weiteren relativ komprehensiv dargestellten Aspekten dürfte von Matthay et al. von 2019 im frei zugänglichen Primer Acute Respiratory Distress sein, und möchten wir allen interessierten Lesern als hoch didaktisches Standardwerk nahelegen. Das Buchkapitel von Chesnutt und Matthay von 2023 im pneumologischen Standardwerk Fishman's Pulmonary Diseases and Disorders ist auch enorm informativ.

10.6.6 Die vermutete Synergie zwischen Beatmung und Entzündung durch Pattern-Recognition-Rezeptor-Signalwege

Von wahrscheinlicher Bedeutung bleibt die in Tiermodellen beobachtete Interaktion von Ventilation und von Entzündung: Bakterielle Produkte, nachgewiesen mit Lipopolysaccharid gramnegativer Keime, bewirken eine akute inflammatorische Reaktion in der humanen Lunge. Bakterielles Endotoxin erhöht aber auch die Antwort der humanen Alveolarmakrophagen auf die Beatmung in der Positivdruck-Beatmung. Intravenöse Vorbehandlung mit Endotoxin erhöht die Zytokinproduktion in der Lunge während der mechanischen Ventilation *ex vivo*. Zudem dürfte mechanische Ventilation mit mässigen wie auch grossen Beatmungsvolumen die Sensitivität von Makrophagen Endotoxin *in vitro* die Expression von CD14, dem Endotoxin Erkennungsmolekül, erhöhen. Solche Endotoxinerkennungs-Signalwege werden als erhöht in den Lungen vom Patienten mit ARDS angesehen, und die biologischen Effekte von Endotoxin sind verstärkt in den Lungen vom Patienten mit akutem Lungenschaden. Diese Synergie zwischen bakteriellen Produkten und mechanischem Stress legt nahe, dass die Unterbrechung dieser Signalwege gewisse Formen von ARDS im Menschen verhindern lassen [Chesnutt und Matthay 2023].

10.7 Eine neue globale Acute Respiratory Distress (ARDS)-Definition

Der notwendige Einschluss einer grossen, für sich stehenden Patientengruppe unter High flow-nasaler Sauerstoff-Therapie und vereinfachtere gerätetechnische Diagnostik-Anforderungen sind die Hauptgründe dafür. Die Anfang 2024 veröffentlichte, in der Literatur auch „expanded definition" genannte Definition erweitert die Berlin-Definition von 2012 insbesondere bei der Betreuung von Patienten in ressourcenlimitierten Gebieten, oder auch klinischen Situationen, die formal die Diagnose ARDS bei Fehlen von Röntgenbild, arterieller Blutgasanalyse oder (nicht-invasivem oder invasivem) Ventilator mit positivem exspiratorischem Druck (PEEP) nicht stellen konnten. Entsprechend wurde die Definition angepasst auf Situationen mit High Flow-nasaler Sauerstoff-Supplementation ohne nichtinvasive oder invasive Ventilation, auf den Gebrauch des Pulsoximeters, und den Gebrauch des Ultraschalls mit multiplen B-Linien und/oder Konsolidationen als bildgebendes Verfahren [Matthay et al. 2024].

Basierende neue Erkenntnis seit der Berlin-Definition war die sich etablierende High flow-nasale Sauerstoff-Therapie, welche gegenüber normaler Sauerstofftherapie und nichtinvasiver Ventilation in der FLORALI-Studie die, Mortalität, Intubationsrate, die Anzahl ventilator-freier Tage, den respiratorischen Dyskomfort und die Dyspnoe senken konnte [Frat et al. 2015]. Durch das Auswaschen von ausgeatmetem CO_2 aus den oberen Luftwegen, somit funktional verminderten Totraum wurde die Atemfrequenz um etwa 15% von 33/' (SD 6) auf etwa 28/' (SD 7) gesenkt, entsprechend auch die Atemarbeit.

In einer weiteren retrospektiven Analyse von vier Studien von Ranieri et al. von 2022 zur High Flow-Therapie bei COVID-19-Patienten konnte gezeigt worden, dass z.B. in der 93% unter High flow-nasaler Sauerstoff-Therapie ein später durch Intubation aufgrund der Berlin-Definition nachweisbares ARDS haben: Unter nicht-invasiver Ventilation waren dies in dieser Reanalyse fast 96%.

Die neue Definition sollte helfen, Behandlungen bei der Entwicklung des akuten Lungenschadens zum ARDS nun frühzeitiger und vollständiger, und deren Folgen in jeder der nun drei Kategorien des ARDS, „nicht intubiert", „intubiert", „ressourcen-limitiert", zu studieren.

Aktuell dürfte die ressourcen-limitierte unter High Flow stehende Gruppe keine Einteilung in Schweregrade des ARDS sinnvoll zulassen: Ranieri et al. zeigen klar auf, dass nach Intubation gerade bei High Flow Therapie gegenüber dem PaO_2/FiO_2 ein deutlicher Sprung in Richtung „Verbesserung" der Oxygenation durch die invasive Ventilation entsteht. PaO_2/FiO_2 war vor Intubation bei High flow-Patienten 100 mm Hg (86–115; Median und Interquartilen), nach Intubation 152 (115–201) mm Hg. Dies ist ganz deutlich ausgeprägter als beim Wechsel von nicht-invasiver zu invasiver Ventilation (116 [91–154] zu 137 [100–196] mm Hg). Indessen war die Prognose dieser retrospektiv studierten Patienten dramatisch schlechter nach Intubation: So betrug die 28 Tage-Mortalität bei nicht-invasiver Ventilation 1,6% (einer von 62 Patienten) versus 45%

(31 von 69 Patienten) bei invasiver Ventilation. Die Studie zeigte auch dass bei ARDS und nichtinvasiver Ventilation die Intubation hoch signifikant den formalen ARDS-Schweregrad verringerte, was konkret auch die Sinnhaftigkeit in die ARDS-Kategorien „intubiert“ versus „nicht intubiert“ unterstreicht.

High flow-nasale Sauerstofftherapie erzeugt auch einen positiven end-exspiratorischen Druck (PEEP), der aufgrund von drei zitierten Studien mit 40–60 l/min um 5–7 cm H_2O ist, eine Erhöhung um jeweils 10 l/min in einer anderen Studie eine Erhöhung um 0,7 cm H_2O bewirkte, und in einer Studie mit 60 l/min ≥ 5 cm H_2O war [Ranieri et al. 2022]. Insbesondere die gute Sekretclearance, aber auch die Reduktion der nasalen Resistance sind weitere Argumente für diese Therapie.

Da die Definition von ressourcen-limitiert konsequent genommen werden sollte und somit jede Person unter High flow-Sauerstoff-Therapie betrifft, bleiben wie oben dargesttellt viele klinische Fragen zurzeit offen.

Die hier sehr nachvollziehbar sinnvoll erweiterte Definition dürfte vermehrt pathophysiologische und biologische Erkenntnisse für die Behandlung der Zukunft bringen. Ob auch dadurch eine Sensibilisierung der behandelnden Therapeuten zur Diagnosestellung auftritt, bleibt offen. Seit der 2012 bestehenden Berlin-Definition dürften rund 20% der Patienten mit schwerem ARDS und bis zu 50% derjenigen mit mildem ARDS nicht als ARDS erkannt worden sein [Matthay et al. 2023].

10.8 Die SARS-CoV2-Pandemie: COVID-19-Infekte und ihre enormen Implikationen für Spitäler, Personal, Intensivstationen, Betroffene

Ungefähr Faktor 10 mehr ARDS in der ersten Phase und oft kritische lange Verläufe mit schlechtem Outcome zeichnen die Pandemie aus. ARDS tritt am häufigsten im Kontext von Lungenentzündungen, Sepsis, Aspiration von Mageninhalt oder schwerem Trauma auf und ist in ungefähr 10% aller Patienten der Intensivstation weltweit vorhanden. Die COVID-19-Pandemie hat indessen schwerste Belastungen erbracht. So ist aufgrund der amerikanischen ARDS-Zahlen die jährliche Fallzahl von ARDS von rund 380.000 Personen in der Zeit zwischen März 2020 und Februar 2022 bei einer rund 10 x höheren Zahl von etwa 3,7 Millionen Personen gewesen (Martin et. al 2022, Sinha und Bos 2021). Rund 90% der COVID-19-Patienten starben am ARDS. Die multidimensionalen Folgen haben Spitäler mit Ärzten, Pflegepersonal etc., Intensivstationen enorm geprägt.

Die SARS-CoV-2-Epidemie brachte enorm viele Fragen zum Behandeln von Patienten. Anscheinend leben wir heute in einer Zeit, in welcher kaum ambulante Studien sinnvoll gemacht werden können, da wir als Gesellschaft das Individualrecht so weit über das gesellschaftliche Recht, in der Krise gemeinsam zu Daten zu kommen, setzen: Kaum sind ambulante Studien in Notfallsettings möglich, was ethisch wirklich nicht vertretbar ist, ein Thema, das wir als Gesellschaft unbedingt angehen müssen. Da wir viele Behandlungs-Fragen nur durch Extrapolation und oft wenig Evidenz in „kleineren Fächern" wie Pneumologie versus grössere Fächer wie Allgemeine und Innere Medizin, Kardiologie lösen müssen, und zudem in allen Gebieten und Systemen „early adopter" versus „late adopter" koexistieren, dürfte die interdisziplinäre Diskussion zumindest Befruchtung und Innovation inklusive Therapieansätze z.B. durch repurposed drugs aufgekommen sein. Dennoch fasse ich die Pandemie auch bezüglich der ARDS-Therapie-Fortschritte nicht als der ARDS-Fallzahl entsprechend innovative Zeit auf.

Eine interessante wichtige Ausnahme dürfte dabei hauptsächlich das Feld der regenerativen Medizin mit dem „adjuvanten", also unterstützenden Einsatz von allogenen mesenchymalen Stromazellen verschiedenen Ursprungs, z.B. aus Knochenmark, Fettgewebe, Nabelschnur, Placenta oder Gingiva bei COVID-19-assoziiertem ARDS sein, die weiter unten diskutiert wird. Diese integrieren sich nicht (!) längerfristig in die Lunge bzw. ins Gewebe, sondern sind konzeptuell temporäre, teils bis 4 Wochen lang zweimal pro Woche intravenös verabreichte parakrin aktive Zellen. Sie verfügen über keine ACE2-Rezeptoren, kein TMPRSS2 und scheinen nicht infiziert zu werden (O'Kane and Matthay 2023).

Eine ausführliche Übersicht über medikamentöse COVID-19-Therapieansätze bieten Choi et al. 2024, über die mesenchymalen Stamm- bzw. Stromazelltherapien Sharma und Zhao 2021 und Curley et al. 2024.

Wie bei jeden akuten Lungenschaden dürften die pathophysiologischen Abläufe auch bei ARDS durch COVID-19 relativ gleich gewesen sein (Sinha und Bos 2021). Diffuser alveolärer Schaden ist in den Autopsie-Studien meist beobachtet worden. Andererseits sind häufiger Thromben in grossen Gefässen der Lunge gefunden worden (Chesnutt und Matthay 2023). Im Vergleich mit ARDS durch Influenza als Todesursache dürften thromboembolische Ereignisse bei ARDS durch COVID-19 etwa doppelt so häufig vorgekommen sein, und Mikrothromben in alveolären Kapillaren ungefähr 9-mal häufiger, aber auch intussusceptive angiogenetische Neo-Mikrogefässformationen, von denen in der Autopsiestudie anscheinend in der Anzahl mit der Hospitalisationszeit in dieser sehr früh publizierten Arbeit korrelierte (Ackermann et al. 2020). Ob die stark gehäuften thrombotischen und angiogenen Veränderungen durch direkte Endothelzell-Infekte, Hyperkoagulabilität inklusive durch NETose oder beides bedingtes, bleibt offen (Sinha und Bos 2021). *In situ*-Thrombosen der Lunge dürften jedenfalls ein Novum durch diese virale Erkrankung sein.

In grossen multizentrischen Studien konnte bei Patienten mit COVID-19-ausgelöstem ARDS aufgezeigt werden, dass sich die klinische Situation mit den ARDS vor COVID-19 vergleichbar ist. Die postulierten „L-type" (eine hohe Compliance aufweisenden) und „H-type" (tiefe Compliance aufweisenden) war vielleicht initial bei der Pandemie aufgrund anderer Immunität und Managementsituation vorhanden, schien indessen bei grösseren Fallzahlen eher dem normalen Spektrum bei ARDS zu entsprechen (Hendrickson et al. 2021).

Die Einteilung in hyperinflammatorischen und hypoinflammatorischen Phänotyp zeigte – ganz klar konterintuitiv, entgegen den Erwartungen des suggerierten hochinflammatorischen Geschehen nicht zuletzt aufgrund des häufig benutzten Ausdrucks „cytokine storm“ – dass deutlich weniger hyperinflammatorische Phänotypen gefunden wurden als in anderen Ätiologien des ARDS. So wurde laut Chesnutt und Matthay beobachtet, dass der mediane Interleukin-6-Serumspiegel bei Patienten mit hyperinflammatorischem Phänotyp bei Nicht-COVID-ARDS 10–200-mal höher als bei Patienten mit schwerem COVID-19 sind; Daten, die aber nicht von ARDS-Patienten sind und somit sehr schwierig im Kontext interpretierbar bleiben. Laut den Autoren zeigte sich bei COVID-19-ARDS als heterogenes Syndrom ähnlich zu ARDS durch andere Ätiologien (Chesnutt und Matthay 2023): Klare Publikationen dazu scheinen allerdings zu fehlen. Eine didaktische Übersicht zum COVID-19-ausgelösten ARDS bieten Selickman et al. (2022). In der Zusammenschau bleibt auch die Philosophie, diese Patienten mit ARDS bei COVID-19-Infekt den Leitlinien entsprechend zu behandeln, von vielen Autoren und Gruppen vertreten (Chesnutt und Matthay 2023; Svenson und Svenson 2021).

Die Behandlung des COVID-19-Infekts hat somit neben der Behandlung mit antiviralen Substanzen die Türe geöffnet zum Einsatz von Kortikosteroiden, aber auch von weiteren Substanzen wie Januskinase-Inhibitoren und von Anti-Interleukin-6-Strategien bei diesen Patienten, und so im ARDS-Management zumindest gewisse Veränderungen erbracht. Die Analyse von über 2.100 Patientendaten aus der COVID-19-Plattform zeigt an den zwischen August 2020 und September 2021 international gesammelten Daten die Assoziation der anormalen viralen Clearance mit der inflammatorischen Reaktion. Tag 5-Serum-Interleukin-6-Spiegel und ein persistierend erhöhtes Plasma-Nukleokapsid-Antigen als Ausdruck der schlechten Immunabwehr der Betroffenen waren gegenüber CRP und D-Dimer die besten Prädiktoren für respiratorisches Versagen, was die persistierende virale Last als Auslöser der persistierenden Entzündung, und deren Assoziation mit Ateminsuffizienz und schlechter Prognose aufzeigt (Jensen et al. 2024).

10.9 Langzeitveränderungen nach ARDS

Die langfristige Morbidität nach schwerer intensivmedizinischer Erkrankung zeigt Muskelschwäche, Einschränkungen in der Mobilität und assoziierter Leistungsfähigkeit, und neurokognitive Veränderungen, welche Aufmerksamkeit, Gedächtnis, Verarbeitungszeit, Konzentration, Einschränkung in exekutiven Funktionen und psychische Veränderungen bei Beobachtungen 2 Jahre nach akuter Krankheit beinhalten (Matthay et al. 2019). Bezüglich Lebensqualität besteht insbesondere eine Einschränkung Domäne des physikalischen Funktionierens. Lungenfunktionell erholen sich die meisten Patienten innerhalb von 6–12 Monaten nach ARDS zu einer fast normalen Lungenfunktion bzw. Lungenfunktion bevor der akute Lungenschaden aufgetreten ist. Dennoch bleiben wichtige Limitationen bezüglich körperlicher Leistungsfähigkeit, die Konsequenz einer isolierten oder kombinierten Myosin-Deplétions-Myopathie und Axonopathie. Muskelschädung und -abbau und Proteolyse starten innert Stunden und persistieren über mindestens eine Woche (Matthay et al. 2019). Langfristig sind somit klare gesundheitliche und psychosoziale Schädigungen wichtig, wahrscheinlich auch aus Sicht des „inflammaging", d.h. der Reduktion von Entzündung durch viel Bewegung mit entsprechend besserer Gesamtprognose, von eindrücklicher Bedeutung.

Diverse Mediatoren dürften bei den extra-pulmonalen Organschädigungen eine Rolle spielen, so neben Zytokinen z.B. Fas-Ligand bei der Nierenschädigung, etc. Renema et al. haben letzthin auf wahrscheinlich aus den bakterien-kulturell positiven Pneumonien stammendes zytotoxisches Tau und Amyloid Aβ42 in Pneumonie-Lavagen beatmeter Patienten und deren Assoziation mit Endorgandysfunktion hingewiesen. Die Untersuchungen weisen darauf hin, dass Endothel in der Lunge selbst, im Herzen und im Gehirn geschädigt werden könnten. Dieser Schaden durch die Lungenendothel-Hirn-Interaktionen beeinträchtigt in Tierversuchen wichtige Lern- und Gedächtnis-Hirnfunktionen, wie dieser auch durch Heparansulfat aus der endothelialen antiadhäsiven und koagulationshemmenden, Proteoglycane, Glykoproteine und Plasmaproteine enthaltenden Glycocalix gesetzt wird (Martin et al. 2022; Renema et al. 2024).

10.10 Klinische Erforschung von mesenchymalen Stromazellen und regenerativen Therapien bei ARDS, (COVID-19-)Pneumonie und weiteren Lungenerkrankungen

Präklinische Forschung, klinische Studien in den USA, in Japan, China und wohl weiteren Ländern sind am Laufen.

Ob Vorläuferzellen wie allogene mesenchymale Stamm- oder Stromazellen als ein anderer Reparatur-Ansatz eine ähnliche Rolle im ARDS oder bei Sepsis oder Pneumonie bekommen werden durch eine potentielle Veränderung von Entzündungsprozessen zum Regenerations- und Reparatur-Milieu, bleibt zurzeit noch eine spannende offene Frage.

Ziel der Zelltransplantation ist nicht ihre Integration ins Gewebe, sondern ihre parakrine Funktion im (Lungen)Gewebe, wo ein Teil von ihnen wahrscheinlich sequestriert werden. Ihr grösster konzeptueller Trumpf scheint die auf wahrscheinlich parakriner Basis und mit extrazellulären Vesikeln und wohl auch Mitochondrien-Micro-RNA und Proteintransfer funktionierende antiinflammatorische und gleichzeitig – in Pneumoniemodellen gezeigte – antimikrobielle neben der regenerativen Aktivität zu sein (Matthay et al. 2019, Kotas und Matthay 2018, Ishii 2022, Ishikato et al. 2023, Martinez-Munoz et al. 2024). Ob andere Zellarten, z.B. WNT-responsive alveoläre epitheliale Progenitorzellen oder alveoläre Typ II Zellen oder sonstige Stammzellen eine Rolle spielen können, wird weiterhin beforscht.

Mesenchymale Stromazellen werden seit etwa 1993 beforscht, haben trotz sehr knapper und teils nicht signifikanter Datenlage provisorische Zulassung für steroid-resistente Graft versus Host disease bei Kindern in Kanada und Neuseeland und schliesslich definitiv in Japan erhalten, was in der exzellenten Review von Galipeau und Sensébé von 2018 inklusive vieler biologischer Hintergründe und Spannungsfelder vorgestellt wird, so z.B. die Problematik von frischer versus aufgetauter Kryokonserven-Verabreichung mit tieferer Zellvitalität, was in den präklinischen Studien an Tiermodellen mit optimal metabolisch fitten Zellen meist gemacht wird, oder die Problematik der replikativen Erschöpfung bei starker Zellexpansion. Diese Faktoren wie auch die gegenüber Nagern umgerechnet um ca. Faktor 10 tiefere Dosierung mit einem allenfalls sehr tiefen Bereich in der Dosis-Wirkungs-Kurve inklusive Fragen des optimalen Zeitpunkts der Gabe und der repetitiven Dosierung könnten teils erklären, dass präklinische Modelle und Phase 3-Studien divergieren. Für beste Zellvitalität können Zentren bewusst eigene Zellen aufarbeiten wollen. Assays für die Evaluation der Zellen und prädiktive Biomarker für die Response dürften wichtig zur Beurteilung der Therapien sein. Islam et al. zeigten zudem 2019 im Mausmodell, welche zentrale Rolle das pulmonale Mikroenvironment für eine Stromazell-Therapie spielen kann, da z.B. im Salzsäure-Lungenschaden mit hohem Gewebe-Interleukin-6 und Fibronectin und tiefer oxidativer Kapazität gar eine kontraproduktive Lungenfunktionsverschlechterung auftreten konnte. Ob eine modifizierte, antiinflammatorische Zytokine oder Wachstumsfaktoren exprimierende mesenchymale Zelle einer „zweiten Generation", wie in dieser Arbeit als Option aufgezeigt, notwendig und sinnvoll ist, bleibt offen.

Eine zentrale Frage von Zhang et al. 2022 ist, wie wichtig die Rolle der cholinergen anti-inflammatorischen neuroimmunologische Antwort durch die Zelltherapie ist. Die vagale efferente Unterdrückung von Entzündung durch den α7-nikotinischen Acetylcholin-Rezeptor wurde von Tracey und Kollegen vor mehr als zwei Jahrzehnten tierexperimentell gezeigt (Borovikova et al. 2000), welcher den Vagus als zentralen antiinflammatorischen Regulator ansieht, und das Gehirn als wichtigstes antiinflammatorisches Organ. Die Autoren zeigten in LPS- und bakteriellen Entzündungs-Tiermodellen, dass die mesenchymalen Stromazellen die Inflammation und das vaskuläre Leck reduzierten, was viel weniger der Fall nach Vagus-Nerv-Blockade wie auch in α7 nikotischen Acetlycholin-Rezepter Knockout-Mäusen war. Eine klinische ARDS-Studie mit dem intravenös verabreichten, aber nicht sehr selektiven α7 nikotischen Acetylcholin-Rezeptor-Agonisten Lobelin an 10 ARDS-Patienten versus 6 Kontrollpatienten erhärtet zumindest ihre Hypothese weiter (Zhang et al. 2022).

Eine im ARDS-Feld neue Problematik stellt die wichtige – zu erwartende – Interaktion von Kortikosteroiden und mesenchymalen Stromazellen dar, was insbesondere die grösste Mehrheit der COVID-19-assoziierten ARDS-Patienten betrifft. Neben der Reduktion der Zellviabilität durch Kortikosteroide verlieren sie weitgehend den Effekt der T-Zell-Proliferation *in vitro* und inhibieren den antiinflammatorischen und antifibrotischen Effekt der Zellen *in vivo* (O'Kane und Matthay 2023).

Bisher sind schon mehrere klinische Studien an insbesondere COVID-19-assoziierten ARDS-Patienten publiziert. Hintergründe dafür könnten sein, dass in den letzten Jahren vor der COVID-19-Pandemie diverse Publikationen die weitgehend problemlose Verträglichkeit der verabreichten Zellen gezeigt haben. Da jeweils sehr wenig Patienten in diese teils randomisierten Studien eingeschlossen sind, wäre es auch vermessen, bei Fallzahlen von teils nur 9 bis 40 behandelten Patienten statistisch signifikante Outcome-Parameter zu erwarten. Zudem erscheint es logisch, dass viele Gruppen allenfalls effektive Therapien in der COVID-19-Pandemie nicht weiter aufschieben wollten und so rasch als möglich im Kontext der enormen, um rund Faktor 10 angestiegenen ARDS-Prävalenz solche Therapien beginnen wollten. Dass zudem ein Markt an verfügbaren Zellen anscheinend vorhanden war, dürfte zusätzlich erleichternd gewesen sein.

Die meisten Studien zeigten Tendenzen zu klinischen Verbesserungen, zu verminderter Morbidität z.B. in Form von ventilatorfreien Tagen und teils auch zu verminderter Mortalität, doch diese Daten sind nicht völlig kohärent: Die grösste randomisierte Arbeit aus den USA mit einer Gabe von 2 Millionen Zellen pro Kilogramm Körpergewicht am 1. und 4. Tag mit einem quasi industriell hergestellten Zelltyp (Remestrecel-L) von Bowdish et al. 2023 wurde aufgrund der in dieser Studie nur wenig überzeugenden Daten in einer Interimsanalyse schliesslich abgebrochen, da die Mortalitätsreduktion, welche von 40 auf 23% erwartet war: Diese war bezüglich 30-Tage-Mortalität in der Verumgruppe bei 37,5% (42 und 112 Patienten) und in der Kontrollgruppe 42,7% (47 von 110 Patienten); was einer Hazard ratio für diesen Endpunkt von 0,89 entspricht.

Die Aufarbeitung der Daten ist aktuell spannend und etwas ernüchternd. Im Bereich ARDS sind weitere Studien laufend; die aktuelle Diskussion darüber geführt, ob einerseits der Behandlung Standard so viel besser geworden ist, andererseits die Kortikosteroidtherapie und weitere Immunmodulatoren die Unterschiede reduziert oder neutralisiert haben. Bessere gemeinsam mit „core protocols" durchgeführte Studien werden vorgeschlagen, der Fokus auf Nabelschnur-Stromazellen, die potentielle Erhöhung der Zellzahl Mitte Evaluation von zwei bis drei Dosierungen, und langfristiges Follow-up: Bisher sind 3 Patienten mit Tumoren nach solchen Therapien bekannt, was die Unsicherheit aufwirft, ob eine vermehrte Tumor-Genese nach dieser Therapie besteht. Nicht nur in diesem Zusammenhang sind zellfreie Alternativen wie die extrazellulären Vesikel der Zellen ein wichtiges Thema. Die COVID-19-Studien sind nun kaum mehr sinnvoll, da effektive (und multimodale) Therapien und Prävention, dabei insbesondere die Impfung, zusammen mit den zumindest aktuell neuen Varianten ganz entscheidende Fortschritte und eine enorme Reduktion der COVID-19-assoziierten ARDS gebracht haben (Curley et al. 2024).

Dabei ist in meiner Perzeption als Leser über COVID-19 und über ARDS potentiell problematisch, dass wir, wenn wir Reviews oder Buchkapitel über ARDS lesen, die Forschung anderer Gruppen, insbesondere auch der asiatischen – hier insbesondere der japanischen und chinesischen Gruppen – viel weniger mitbekommen.

Wesentlich bleibt die translationale Forschung, so auch um die Frage, ob wir Zellmaterial mit dem biologisch gleichwertigen Substanzenmix ersetzen oder sogar verbessern können, oder z.B. durch die Therapie verabreichte Mitochondrien oder andere Organellen von zentraler therapeutischer Bedeutung sind.

10.11 Kortikosteroide beim ARDS

Steroidhormone und ihre abgeleiteten chemisch vergleichbaren synthetischen Stoffe sind in der Medizin die zentralsten antiinflammatorischen „dirty drugs“ mit einer enormen Vielzahl von Wirkungen. Sie wirken an den zwei Typen von Kortikoidrezeptoren in Zytoplasma und Zellkern und in Zellembranen, inhibieren die Synthese vieler proinflammatorischer Mediatoren, die in der Entzündungskaskade zum sowie auch im ARDS von Bedeutung sind. Insbesondere werden sie im ARDS für die Situation der Pneumonie und des septischen Schocks gegeben. In den letzten Jahren haben sie nicht zuletzt zur der Mortalität bei COVID-19-Infekt mit akutem hypoxämischen respiratorischen Versagen (Recovery Collaborative Group 2021) und bei der schweren ambulant erworbenen Pneumonie beigetragen.

Aktuell ist im Update zum Management von ARDS Patienten der American Thoracic Society (Quadi et al. 2024) die bedingte Empfehlung zum Einsatz der Kortikosteroide beim ARDS mit moderater Sicherheit der Empfehlung vorhanden. Viele Fragen bleiben offen, kurzfristige und langfristige unerwünschte Wirkungen, infektiöse Komplikationen die nicht systematisch evaluiert werden, die Heterogenität in Substanz, Dosierung, Timing und Dauer der Behandlung sind wichtige offene Fragen.

Bezüglich der Therapiewahl z.B. bei schwerer ambulant erworbener Pneumonie (Dequin et al. 2023), *Pneumocystis jirovecii* Pneumonie von Patienten mit HIV-Infektion sind Therapieschemata vorhanden, die in grossen randomisierten Studien definiert und evaluiert wurden.

Weiterhin bleiben Kortikosteroide nach Tag 14 und zur Reduktion der Anzahl Tage mit mechanischer Ventilation aufgrund der enorm kleinen Fallzahlen und Erfahrung umstritten und somit klinisch in wichtiger Diskussion.

Die Influenza sollte aber weiterhin wenn möglich ohne Kortikosteroide behandelt werden: es bleibt zu unterstreichen, dass bei Influenza als Ursache eines Multiorganversagens (und dabei auch von deutlich gehäuften kardiovaskulären Ereignissen, wie auch bei Respiratory Syncytial Virus; potenzielle

Kardiomyozyteninfektion bei Influenza B) eine Kortikosteroidtherapie mit vermehrter Morbidität und einer Mortalitätserhöhung von ca. 38% einhergeht [Moreno et al. 2018]. Indessen sind die antiviralen anti-Influenza wirksamen Substanzen zu evaluieren. Somit sollten Kortikosteroide wahrscheinlich nur bei gleichzeitig schwerem Asthma einen Stellenwert einnehmen. Auch Patienten mit Tuberkulose und mit Pilzpneumonie, mit akuter viraler Hepatitis oder aktiver Herpesinfektion sind von bestehenden Ausnahmen abgesehen durch Kortikosteroide gefährdet.

Schwere Pneumonie mit Ateminsuffizienz

Auch die Leitlinien zu Community Acquired Pneumonia haben sich bei Ateminsuffizienz aufgrund älterer Daten und der französischen randomisierten Hydrocortison-Studie an 795 Intensivstations-Patienten von Dequin et al. 2023 gegenüber Kortikoiden mit einem Mortalitäts- und Morbiditäts-Benefit etwas geöffnet. So wird bei schwerer Ateminsuffizienz mit PaO_2/FiO_2 unter 300 mm Hg oder FiO_2-Bedarf > 50% bei High Flow Therapie oder Nicht-Rebreathing-Maske, oder mit pneumonia severity index (PSI) > 130, die von ihnen studierte Therapie von 200 mg Hydrocortison täglich als Dauerinfusion während 4 oder 7 Tagen – eine Entscheidung aufgrund des klinischen Verlaufs – mit Ausschleichen über total 8 oder 14 Tage empfohlen (Dequin et al. 2023). Bei immunkompromittierten Patienten sollen Nutzen und Risiken abgewogen werden. Teils perorale und allenfalls alternative Kortikosteroide und Dosierungsfragen zum möglicherweise optimalen Hydrocortison, und die Definition profitierender Subgruppen bzw. von Subgruppen-Abgrenzungen werden in Zukunft ein wichtiges Thema für uns bleiben. Dass diese Therapie genauso wie die Antibiotika innert ganz kurzer Zeit analog zu Sepsis und Antibiotika gestartet werden sollte, bleibt enorm wichtig.

Somit wären die meisten Patienten mit Pneumonie ohne zusätzliche Kortikosteroide behandelt, mit den Ausnahmen wie die schwere Pneumonie mit schwerer Gasaustauschstörung wie oben erwähnt, die Patienten mit refraktärem septischem Schock, die Patienten mit akuter COPD-Exazerbation, sowie die COVID-19-Patienten entsprechend den Leitlinien mit Hypoxämie mit Sauerstoffsättigung ≤ 94% bei Umgebungsluft.

10.12 ARDS-Subphänotypen-Behandlung: die Zukunft

Die komplexe retrospektive, nun theoretisch prospektive, durch computerisierte latent class baseline Analyse und klinisch heute nicht sofort am Krankenbett umsetzbare Aufteilung der Nicht-Trauma-ARDS in eine hypoinflammatorische und eine hyperinflammatorische ARDS-Subphänotypen-Gruppe ist aktuell von wissenschaftlicher Bedeutung für die potenzielle medikamentöse Therapie.

Es bleibt festzuhalten, dass beim ARDS als einem Syndrom mit extrem heterogenem Patientenkollektiv immer darüber nachgedacht werden muss, ob eine Behandlung nur in einem Teil der Betroffenen effektiv ist, und ob sie allenfalls einem Teil schadet. Vielleicht werden wir in den kommenden Jahren – ähnlich wie beim Lungenkrebs mit molekularen Markern wie auch mit klinischer Beurteilung – die individuelle Situation akut einschätzen und entsprechende Therapien durchführen: Mit einer Kombination aus besseren klinischen Prädiktoren zur Erfassung des biologischen Geschehnisses [Younan et al. 2019] sowie von Biomarkern (Zytokinen, Mediatoren, micro-RNA etc. aus Blut oder evtl. auch Lungenflüssigkeit [Wang et al. 2019]) für den ganz aktuellen klinischen Standort des Individuums im ARDS-Verlauf könnten wir im Sinne einer „Präzisionsmedizin“ effektiver werden. Bekannt ist die ARDS-Einteilung in „direktes“, pulmonal bedingtes ARDS und in „indirektes“, nicht durch eine pulmonale Affektion bedingtes ARDS. In solchen Kohorten ist z.B. nachweisbar, dass höhere Plasmaspiegel von Biomarkern des Lungenepithelschadens (z.B. RAGE und Surfactant Protein D) bei pulmonal bedingtem ARDS gegenüber indirektem ARDS vorhanden ist, wobei letztere Gruppe höhere Plasmaspiegel von endothelialem Schaden (inkl. Angiopoietin-2 als Endothel- und Plättchen-Marker) und von Inflammation aufweisen.

In der Tat könnte eine Differenzierung in individuelle Krankheitsarten und -verläufe sinnvoll sein: Matthay et al. berichtete zusammen mehrmals, dass in 5 verschiedenen unabhängigen Studien aufgrund der computerisierten Latent Class Analyse eine Evidenz für zwei verschiedene ARDS-Subphänotypen bestehe. Diese Subphänotypen lassen sich nicht (!) am Krankenbett direkt klinisch unterscheiden. Dabei haben ca. 30% der ARDS-Patienten mit „hyper-inflammatorischem ARDS-Subphänotyp“ hohe Plasmaspiegel von inflammatorischen Biomarkern wie IL-6, IL-8 und sTNFR1, niedriges Protein C, eine hohe Prävalenz von Schock und metabolischer Azidose. Der „hypo-inflammatorische ARDS-Subphänotyp“ betrifft ca. 70% der Patienten mit niedrigeren Plasmabiomarker-Spiegeln, geringer Azidose und weniger Vasopressor-abhängigen Schocksituationen. In sekundären Analysen sind verschiedene klinische Reaktionen auf PEEP und die Flüssigkeitsmanagement-Strategie nachweisbar gewesen. Insbesondere aber haben in dieser post-hoc-Analyse hyper-inflammatorische ARDS-Subphänotyp-Patienten signifikant von Simvastatin bezüglich 28-Tage-Mortalität profitiert. Wäre also die Simvastatin-Studie entsprechend geplant gewesen, wäre ein positives Resultat zu erwarten gewesen [Matthay et al. 2019]. Bliebe dieses Konzept bei prospektiver Validierung robust, könnten allenfalls auf diesen Phänotypen basierende klinische Studien erfolgversprechender werden als solche, welche lediglich auf der klinischen Syndrom-Definition basieren [Matthay et al. 2019]. Auch Bos et al. unterstreichen in ihrer exzellenten Übersicht zum Thema, dass in Zukunft ein ungefiltertes Daten-gesteuertes Vorgehen mithilfe von computerisierten Algorithmen entwickelt werden könnte, um dem dann für den Patienten aktuell gültigen biologischen „Fingerprint“ so gut wie möglich gerecht zu werden [Bos et al.

2018]. Nur eben – wann ist das quasi überall und am Krankenbett sehr rasch möglich?

Auch Martin et al. diskutieren, dass wir die molekulare Heterogenität als wichtig erachten müssen bei neuen Behandlungen für den Krebs – wo wir dies ganz einleuchtend sehen und die Fortschritte hautnah erleben – oder für zystische Fibrose und Asthma (Martin et al. 2022). Bei zystischer Fibrose hat die Erkenntnis der molekularen Abnormalität zu effektiven Medikamenten geführt, bei Asthma die klinischen Phänotypen und die Wichtigkeit der verschiedenen Pathways zu effektiven molekularen Therapien bei Subgruppen mit schwerem eosinophilem Asthma. Bei den interstitiellen Lungenerkrankungen suchen wir den Weg wohl wie bei ARDS. Im Unterschied zum Management dieser Krankheiten sollten aber mit grosser Wahrscheinlichkeit idealerweise Therapien innert einer oder ganz weniger Stunden beim ARDS gestartet werden können.

Bezüglich des Versterbens ist bei hypoinflammatorischem Phänotyp das respiratorische Versagen, bei hyperinflammatorischem Phänotyp der zirkulatorische Schock im Vordergrund. Der Tod mit ausgeprägten vorbestehenden Komorbiditäten war vermehrt beim hypoinflammatorischen Phänotyp (81%) gegenüber dem hyperinflammatorischen (67%) Phänotyp beobachtet (Evrard et al. 2024). Diese Daten werfen die Frage auf, ob faktisch polymorbidere Patienten in der hypoinflammatorischen ARDS-Gruppe „weniger ausgeprägte" ARDS mit polymorbiditäts-bedingt weniger biologischer Reserve erleiden.

Aktuell dürfte offen bleiben, wie eine Subphänotypisierung in der Klinik zu Konsequenzen führt. Ist dies für die kommenden Monate und Jahre Wunschdenken? Müssen wir deshalb die klinische Annahme des Subphänotyps selber bestmöglich klinisch bestimmen und entsprechend handeln? Müssen wir anders mit therapeutischen Substanzen und Methoden umgehen, die beim einen Typ was gebracht haben, z.B. Statine statt nur beim hyperinflammatorischen Typ bei allen Patienten einsetzen, inklusive den auch gar nicht in die Analyse integrierten Traumapatienten? Müssen wir zurzeit Therapiestrategien somit polypragmatischer angehen und teils Patienten überbehandeln, was z.B. bei Statinen wahrscheinlich wenig Schädigung bedeutet, weil wir dadurch die *a priori* dann wahrscheinlich zurzeit unbekannt bleibenden Subgruppen entscheidend profitieren lassen können? Da der hyperinflammatorische Subtyp irgendwo zwischen 26 und 40% Häufigkeit hat, indessen konsistent eine höhere Mortalität aufweist, die mit ca. 38–60% rund doppelt so hoch wie beim hypoinflammatorische Subtyp ist (Martin et al. 2022), besteht ein enormer Forschungs- und Handlungsbedarf.

Diese Subgruppen entstanden im ARDS-Studiendesign mit dem Ziel, durch sogenannte Enrichment-Strategien eine höhere Wahrscheinlichkeit, einen tatsächlich vorhandenen Effekt in einer Population aufzudecken, d.h. eine höhere statistische Power zu erreichen.

Eine der beiden Formen ist sogenanntes prognostisches Enrichment, welches das Ziel hat, eine hohe Wahrscheinlichkeit für einen modulierbaren Outcome in vermehrter Häufigkeit bei einer Studie einzuschliessen, z. B. Mortalität, ventilator-freie Tage, Tage frei von Organdysfunktion (Vasopressoren, mechanische Ventilation, Dialyse, ...). Beispiele sind das Studium von Patienten mit PaO_2/FiO_2 unter 150 mm Hg zur Bauchlage-Position; die Abhängigkeit vom Einschluss aufgrund prognostischer Plasma-Biomarker wie Interleukin-8, Protein C, Bikarbonat. Verschiedene Intensivstation Risiko Scores aber anscheinend diesbezüglich nicht erfolgreich.

Daraus sogenannte prädiktive Enrichment zielt darauf, streng selektionierte Patienten zu einer bestimmten Behandlung aufgrund des als sehr wahrscheinlich angenommenen pathophysiologischen Benefit- Mechanismus zu testen, und ist spezifischer als prognostisches Enrichment. Klassische Beispiele sind Tumortherapien aufgrund von genetischen Mutation im Tumor, oder Asthmatherapien der Typ 2- Entzündung mit Biologika. Hyperinflammatorische ARDS könnte z.B. bezüglich Statinen getestet werden. Nachteile sind die engen Inklusionkriterien mit der entsprechend schwierigeren Rekrutierung, die schlechtere Generalisierbarkeit der Resultate, das daraus folgende schlechtere Marketingpotenzial (Ware et al. 2020). Dennoch dürfte dieser Weg erfolgversprechend für Fortschritte der Therapie im ARDS sein. Wie sich daraus Extrapolation auf weitere nicht getestet Population entwickeln würden, bleibt wohl noch offen.

Ein klinischer Subtyp des rapidly improving ARDS, definiert als einerseits $PaO_2/FiO_2 > 300$ oder $SpO_2:FiO_2 > 315$ oder durch nicht assistierte Beatmung, hier definiert als ohne Intubation an den Tagen 2–4, dürfte ca. 7–21% der ARDS ausmachen. Obwohl das Ausmass der Hypoxämie und des Serum-soluble receptor of advanced glycation end-product sRAGE als alveolärer Epithelschadenindikator mit den länger währenden ARDS-Kohorten vergleichbar ist, ist der Inflammationsgrad bezüglich Serum-Interleukin-6 und Interleukin-8 sowie Plasminogenaktivator Inhibitor-1 tiefer. Die Patienten sind somit eher dem hypoinflammatorischen ARDS Phänotyp zugeordnet (Valdo Toro et al. 2024).

10.13 Die anatomisch-pathophysiologisch fokussierten Pathogenese-Denkansätze als möglicher Fortschritt im Verständnis des individuellen Verlaufs

In der Integration des Wissens um COVID-19 ist von Sinha und Bos (Sinha P, Bos LD: Crit Care Med. 2021) ein verständlicher Vorschlag zum Überdenken der Pathophysiologie vorhanden: Vielleicht ist es am einfachsten, die Pathophysiologie als eine „graded permutation", eine verschieden ausgeprägte Permutation von den 4 Komponenten der alveolären Einheit zu verstehen: Das Epithel, das Endothel, die extrazelluläre Matrix, und die Koagulopathie der Mikrovaskulatur. Ein Hintergrund dürfte sein, dass wir immer besser, dennoch noch lange nicht standardisiert, zentrale Zytokine und relativ spezifische Gewebe-Surrogat-Parameter messen und verfolgen können, woraus wir wahrscheinlich zuverlässiger Schlüsse zusammen mit der Anamnese und klinischen Präsentation bezüglich der Pathogenese ziehen können. Die Vision der beiden Autoren zum systematischen Einteilungsversuch der Kontribution der betroffenen anatomischen Komponenten der alveolären Einheit ist ein interessanter weiterer hier zusammengefasster Ansatzpunkt:

- Die epithelial-getriebene Schädigung dürfte assoziiert sein mit zellulären Infiltraten und alveolärem Ödem. Prototyp der Schädigung ist das Pneumonie-assoziierte ARDS, von welchem sie und wir annehmen, dass Neutrophile Granulozyten dort sehr wichtig sind. Biomarker sind z.B. soluble receptor for advanced glycation endproduct sRAGE (hauptsächlich von Alveolar-Typ I Zellen), Club Cell-16 (hauptsächlich aus Atemwegsepithelzellen), Surfactant Protein-D (aus Pneumozyten II), etc.
- die extrazelluläre Matrix-getriebene Schädigung dürfte als Prototyp die ventilatorinduzierte Lungen-Schädigung beinhalten. Biomarker sind z.B. Matrix Metalloproteinasen/Inhibitor-Ratios, Tenascin-C
- die endothelial getriebene Schädigung, prototypisch ist indirekter Lungen-Schaden wie Sepsis als ARDS-Auslöser, oder auch nicht-thorakales Trauma. Biomarker sind Angiopoietin-2 (aus Endothel und Thrombozyten), Vascular Endothelial Growth Factor VEGF, von Willebrand Faktor (aus Endothel und Thrombozyten); Syndecan aus der endothelialen Glycocalix, Endocan.
- Die koagulopathie-getriebene Schädigung, prototypisch die COVID-19-Infektion, die zu ARDS führt. Biomarker sind z.B. D-Dimere, Thrombomodulin.

Matthay et al beschreiben als Biomarker assoziiert mit humanem ARDS das Intercellular Adhesion Molecule-1 (ICAM-1) hauptsächlich aus Endothel, Epithel und Makrophagen.

Inflammatorische Marker sind Interleukin-1β, Interleukin-1-Rezeptor, Interleukin-6 und Interleukin-8, sie stammen als ARDS-Marker hauptsächlich aus Monozyten, Makrophagen, Neutrophilen und Alveolarepithel. Als Koagulations- und Fibrinolyse-Marker stammt Protein C dabei aus Plasma, Plasminogen Activator Inhibitor aus Endothel und von Makrophagen. Die Apoptose-Marker FAS und Fas Ligand stammen von Endothel, Alveolarepithel und von inflammatorischen Zellen (Matthay et al. 2019).

Diese (und diverse weitere hier nicht aufgeführte) Marker, typischerweise Serummarker, da diese halt einfach und gefahrlos gewinnbar im Gegensatz zu bronchalveolären Lavagen oder alveolärer Mikrosampling-Flüssigkeit sind, können mit *in vivo*, *ex-vivo*- und *in vitro*-Versuchen verglichen und interpretiert werden. Sie dürften eine wichtige Rolle an verschiedenen Stellen der Therapieoptimierung weiterhin einnehmen (Matthay et al. 2019; Sinha und Boss 2021, Nashamika und Hattori 2022, Chesnutt und Matthay 2023).

Die Autoren unterstreichen, dass meist Kombinationen der Schädigung bei ARDS vorhanden sind. Diese dürften teils synchron, teils metachron, stark überlappend und interagierend ablaufen.

Die Hypothese c) der endothel-getriebenen Schädigung wird bei ARDS von vielen Forschern als zentralster pathophysiologischer Prozess betrachtet. Sie wird generell von verschiedenen Autoren als wichtig erachtet bei „den meisten nicht-malignen Lungenerkrankungen“, wo Endothelzell-Schädigung bis -Apoptose bei ARDS durch virale und bakterielle Agentien bei SARS-CoV-2, Influenza und Sepsis, aber auch bei COPD als zentrales Problem betrachtet wird (Staquicini 2023).

Möglicherweise wird neben der unten diskutierten „hyperinflammatorischen“ versus „hypoinflammatorischen“ Subklasse durch Studien der verschiedenen Marker sich eine bessere Zuordnung von pathophysiologischen Mechanismen mit hoffentlich aufkommenden zielgerichteten Therapie-Möglichkeiten in den kommenden Jahren entwickeln. Der Weg zur personalisierten Medizin oder Präzisionsmedizin erscheint dennoch zurzeit noch weit.

Befruchtet das Pneumonie- und Sepsis-Forschungsfeld das ARDS-Feld?

Ob aus dem Sepsis-Management auch solche Impulse wie bei COVID-19-Infektion die ARDS-Therapie potentiell verändern werden, bleibt zurzeit noch etwas offen. Eine in China durchgeführte 2023 publizierte randomisierte multizentrische Doppelblind-Parallelgruppen-Studie über die aus fünf Kräutern bestehende 2 x täglich während 5 Tagen intravenös verabreichte antiinflammatorische Substanz Xuebijing zeigte an rund 1.800 Patienten dabei eine Mortalitätssenkung von 26,1% (230 der 882 ausgewerteten Patienten) auf 18,8% (165 der 878 ausgewerteten Patienten). Diverse Fragen bleiben bei der Studie offen, so z. B. die nicht veränderten Spitaltage versus Veränderung im 6 Tage-SOFA- und Apache-Score und in den intensivstationsfreien und ventilatorfreien Tagen, mehr Männer in der Placebogruppe, der Loss of Follow-up von 3,6% für eine auf 28 Tage-Assessment geplante Studie (Liu S. et al. 2023). Da insgesamt viel mehr schwere Sepsis und septischer Schock als ARDS auftritt, sind Studien theoretisch einfacher durchführbar und bleiben diese ein enorm wichtiger Stimulator für Innovationen bei ARDS. Eine ausführliche Zusammenfassung der Pathobiologie und Therapieansätze bei Sepsis bietet die Arbeit von Zang und Ning von 2021.

Möglicherweise ergibt die Forschung um potentiell zu ARDS führende abdominale oder vaskuläre Erkrankungen oder um die Pneumonie wichtige Forschungs-Impulse. Ob andererseits der bei ARDS aufgedröselte hypoinflammatorische versus hyperinflammatorische Phänotyp bei Sepsis auch eine Rolle spielt, bleibt zurzeit noch etwas offen; erste retrospektive Arbeiten zeigen eine interessante und im akuten – sie scheinen schlechteren Outcome zu haben bei goal directed therapy – wie im präventiven Management möglicherweise bedeutsame Parallele (DeMerle et al. 2024).

Impfungen bleiben wahrscheinlich zentrale präventive Gesundheitsmassnahmen, neben den zentralen Themen Bewegung, Rauchstopp und Luftqualität bzw. Umgebungsqualität, Schlaf, psychosozialer Stress etc. Aktuell behandeln wir z. B. auch die stark erhöhte vaskuläre arterielle wie venös-thrombotische Risikosituation nicht, welche bis mehrere Monate und möglicherweise noch länger nach Pneumonie, Influenza oder COVID-19-Infekt vorhanden ist (Stotts et al. 2023), was sich vermutlich ändern wird.

10.14 Weshalb ist möglicherweise eher wenig Fortschritt die letzten Jahre in pathophysiologischen Erkenntnissen zum ARDS erzielt worden, weshalb im Therapiebereich?

Die heutige akute Lungenschaden- und ARDS-Behandlung ist eine extrem komplexe komprehensive Betreuung in einem Feld von teils widersprüchlichen Befunden eines vital gefährdeten Patienten geworden. Sie wird wesentlich geleitet durch Therapieentscheidungen, welche die Vermeidung iatrogener Schäden erlauben sollen.

ARDS ist ein Syndrom mit heterogenen Pathogenesen und mit zusätzlich zum Teil interferierende Grundkrankheiten aufweisenden Patientengruppen. So ist auch die klinische ARDS-Definition durch das Subsummieren verschiedener indirekter und direkter ARDS-Ursachen unspezifisch, wie letzthin von Sinha und Bos diskutiert (Sinha P, Bos LD: Crit Care Med. 2021).

Verschiedene Fragen stellen sich:

Sind unsere biologischen Modelle zu einfach, zu mono-oder oligokausal gedacht? Sind z.B. rund 12 Wochen alte gesunde männliche Mäuse, mit einem oder zwei „Hits“ belastet, die falschen Modelle für ARDS bzw. viele ARDS-Subgruppen, nicht zuletzt, da wir keine Intensivstation für Mäuse typischerweise aufbauen und für klinische Situationen realistischere Langzeit-Versuche bei Sepsis und ARDS die Minderheit der Tierversuche darstellen? Modelle mit einseitigem – oft linksseitigen – Lungenschaden der Maus und Ratte gibt es allerdings, die uns gewisse Aspekte des Langzeitverlaufs ohne Intensivstationssituation der Versuchstiere studieren lassen.

Welches sind die wichtigsten pathophysiologischen Prozesse, welches die wichtigsten Mediatoren? Sind diejenigen Mediatoren, die um Zehner-Potenzen im Serum oder in der bronchoalveolären Lavage gegenüber Nicht-ARDS-Kontrollen ansteigen, z.B. Chemokine wie Interleukin-8 und Zytokine wie TNF, Interleukin-6, 2, 10 etc. die Wichtigeren oder gleich wichtig wie Substanzen „seit der ersten Sekunde des Schadens“ und der lokalen Produktion wie die weiter oben diskutierten Arachidonsäure-Metaboliten wie Ceramide und Sphingolysine oder alle möglichen lokalen komplexen lipid- oder komplexe kohlehydrat-haltigen Proteine oder Metaboliten? Erkennen wir allenfalls wichtige Metaboliten schlechter, weil wir deutlich mehr molekularbiologisch und viel weniger weniger lipidom-spezifisch oder kohlehydrat-spezifisch denken und forschen? Übersehen wir wichtige neurale Signalwege und Mediatoren, z. B. des eindrücklich antiinflammatorischen Vagus (Borovikova et al. 2000), und ist das Gehirn das wichtigste antiinflammatorische Organ (Jin et al. 2024)?

Sind so viele Signal-Wege allenfalls „gleichzeitig“ oder metachron signalisierend und moduliert, dass wir kaum mit singulären oder an wenigen in der Signal-Kaskade oder in der Pathogenese wirkenden Substanzen Erfolg haben?

Unterschätzen wir allfällige nicht-lineare oder sich im „biologischen Stress“ erschöpfende Prozesse? Gibt es im Sepsis- oder ARDS-Verlauf zentrale „points of difficult or no return“?

Spielen beim rasch durch Entzündungsmediatoren inklusive Zyto- und Chemokine katabolen schwerkranken Patienten zelluläre Aspekte von Energie und Nutrition, ATP, second messengers, z. B. für die Aufrechterhaltung von Ionengradienten an Membranen und vitalen Messengern eine Rolle?

Therapieren wir schliesslich in einem biologisch enorm aktiven Prozess verschiedenster biologischer meta- und synchroner Abläufe zu mono- oder oligokausal? Ist das ein Grund, dass wir kaum Erfolg mit singulären Interventionen wie mit aktiviertem Protein C, einer Anti-TNF- oder Anti-Interleukin-1-Strategie haben, indessen etwas erreichen mit dem „dirty drug“-Einsatz von Kortikosteroiden, wo wir eine Vielzahl von biologisch zentralen inflammatorischen und immunologischen Signalwegen beeinflussen? Sind beim hyperinflammatorischen ARDS die Statine von positivem Effekt, weil sie in viele nicht primär lipidsenkende Signalwege hinein bis zur Regeneration, zur Stamm- und Vorläuferzell-Rekrutierung, zur Endothelfunktion und Vasoreaktivität, zur Thrombozytenfunktion und zur Reduktion proinflammatorischer Zytokine eine Rolle spielen? Ist das auch die Stärke der mesenchymalen Stromazellen? Bringt deren Beforschung uns die Entwicklung zum gezielten Substanzenmix als Therapie oder Prävention [Yuan et al. 2024]? Wo treffen sich Inflammation, Zelluntergang, Prävention und Regeneration?

Wären quasi heute schon alternative Behandlungs-Kombinationen von Substanzen der Weg? Es gäbe interessante Substanzen, die auch aufgrund der nicht eindeutigen Studienlagen bezüglich ARDS vielversprechend wären, einzusetzen, allenfalls mit bewusst etwas komplementärem Wirkprofil. Und wie beforschen wir diese?

10.15 Rescue-Therapien bei schwerem Lungenversagen

Ein häufiger Einsatz der ECMO insbesondere auch im COVID-19-assoziierten ARDS

Angepasste Beatmungsformen und Lagerungsmaßnahmen, z. B. die Bauchlage des Patienten, sind klinisch zum Schutz vor relevanter Lungenschädigung eingesetzt worden, werden weiterentwickelt und evaluiert und gehen bis zum Nicht-Intubierten z. B. bei COVID-19-Infektion (Becker et al. 2024).

Eine Renaissance erlebten neue Techniken extrakorporaler Lungenersatzverfahren, teils als Ergänzung, teils als Ersatz zu einer (wenn immer möglich protektiven) Ventilation in der Behandlung von Patienten mit schwerstem respiratorischem Versagen. Üblicherweise wird diese Technik als extrakorporale Membranoxygenierung (ECMO) bezeichnet, obwohl neben der Steigerung der Oxygenierung auch eine CO_2-Entfernung erfolgt. Je nach klinischer Verwendung kann zwischen Systemen mit einem Niedrig- (< 0,8–2 L/min), einem Intermediär- (2–5 L/min), oder einem Hochflussbereich (5– > 8 L/min) unterschieden werden. Systeme im Niedrigflussbereich sind zumeist optimiert für die CO_2-Entfernung, wohingegen im Hochflussbereich ein kompletter Lungenersatz erfolgt. Ziel ist die protektive Beatmung, wahrscheinlich idealerweise bei sehr niedrigen Tidalvolumina von 3–4 ml/kg Idealgewicht.

In einem Artikel schreiben Bein et al. (2022) über die hohe Sterblichkeit beim ECMO-Einsatz bei COVID-19-Infektionen. Die wenigen Zahlen sind enorm schwierig zu interpretieren und widersprechen möglicherweise der evidenzbasierten Wirksamkeit des Verfahrens. Da die Krankenhaussterblichkeit bei Beatmung sowieso mit 53% sehr hoch gewesen war, stellen sich viele Fragen zur behandelten COVID-19-Kohorte damals, vom Alter und Gesundheitszustand der Patienten inklusive ihrer Organversagen bei ECMO-Beginn (so z.B. 60% dialysepflichtig, ev. unter COVID-19 vermehrte koagulations-assoziierte Komplikationen) bis zur Teambelastung und Erfahrung der Teams. Die Thematik zur Ultima Ratio-Therapie und ihren Konsequenzen bleibt ein wichtiger Inhalt, wenn eine maximal invasive Therapie manchmal wochenlang durchgeführt wird, und dennoch nur drei von zehn Betroffenen überleben. In ihren publizierten Daten schreiben Karagiannidis et al. (2024), dass allenfalls klare und auch im Kontext von mangelnden humanen Ressourcen restriktivere Inklusions- und elaboriertere Exklusions-Kriterien und die Standardisierung von Behandlungsschemata zu einer klugen Patienten-Auswahl führen könnten. Dies könnte dazu beitragen, einen Mangel an Ressourcen auf der Intensivstation zu verhindern, die Überlebensraten zu verbessern, und den emotionalen Stress zu reduzieren, der durch hohe Sterblichkeitsraten alle, genauso Patienten, Angehörige und Familien wie die gesamten Pflegeteams betrifft. Die unsere Arbeit auszeichnende Metaebene oberhalb der „worst come, first served“ Triageentscheidungen bleibt eine zentrale multidimensionale, intellektuelle und emotionale Herausforderung.

Kontraindikationen für den Einsatz eines extrakorporalen Lungenersatzes treten immer mehr in den Hintergrund, sodass in Zentren mit entsprechender Erfahrung im Umgang mit ARDS-Patienten die Entscheidung gegen die Verwendung einer ECMO eher durch die Gesamtsituation (Komorbidität inklusive pulmonale Vorerkrankung und Prognose, Optionen über ECMO hinaus, Patientenwille etc.) begründet sein wird als durch einzelne Kriterien (Kanülierbarkeit, Möglichkeiten der Antikoagulation etc.). Der extrakorporale Organersatz stellt in diesem Sinn keine kausale Therapie dar, sondern bietet lediglich die Möglichkeit, den Patienten über einen längeren Zeitraum in Abhängigkeit der zugrundeliegenden Problematik zu therapieren. Unzweifelhaft sind jedoch mit dem Einsatz der ECMO Situationen für den Patienten überlebbar geworden, die ohne extrakorporale Membranoxygenierung keine Aussicht auf Erfolg gehabt hätten (s. Abb. 14). Offen dabei sind insbesondere auch Fragen zur Früh-Rehabilitation und zu deren Langzeiteffekt [Kress et al. 2013].

Klinische Daten zum Outcome inkl. zu Fragen der langfristigen Leistungsfähigkeit von betroffenen Patienten durch neuromuskuläre, psychophysische und weitere Aspekte [Needham et al. 2014] werden den Stellenwert dieser Therapie längerfristig aufzeigen. Aktuell besteht z. B. aufgrund einer Metaanalyse von 1.055 Patienten eine Risikoreduktion der 60-Tage-Mortalität von 34% versus 47%, d. h. einer relativen Reduktion von 27% [Munshi et al. 2019].

Lungentransplantation als Überlebensstrategie bei ARDS

Die Lungentransplantation bleibt eine selten anwendbare Rettungsstrategie. Wenig Serien sind publiziert; eine retrospektive Arbeit mit 30 ARDS Patienten welche transportiert worden zeigte 87% Überleben nach 90 Tagen, 82% Einjahresüberleben und 69% Dreijahresüberleben. Weitere Studien sind dazu nötig, um adäquate Kriterien für solch eine Therapieoption zu erarbeiten (Siegel 2024).

10.16 Was kommt auf uns zu? Neue Ansätze durch Substanzen oder Kombinationen am Horizont?

Der wohl zentralste kritische Prozess beim akuten Lungenschaden bleibt für viele Forscher beim indirekten wie beim direkten Lungenschaden die endotheliale Schrankendichte bzw. ihre -störung. Aktuell bleibt der pathophysiologische Ansatz einer quasi sekundär antiinflammatorischen Therapie durch eine erhöhte endotheliale/epitheliale Schrankendichte durch Interferon-beta-1a aufgrund einer negativen Studie keine Therapieoption. Das Konzept der vermehrten Adenosin-Produktion [Thompson et al. 2004] die eine Abdichtung der endothelial-interstitiellen Barriere bewirken soll [Mould u. Janssen 2018], verhielt klinisch bisher nicht.

Ob das TNF Tip-Peptid bzw. AP301 bzw. Solnatide – sie wurden weiter oben im Kapitel und mit Abbildung 6a und 6b schon vorgestellt – als TNF-Strukturteil ein biologisches Merkmal unseres Organismus nachahmend mit Barriere-stabilisierender Eigenschaft und zusätzlich flüssigkeitsresorptionsfördernder und nicht zusätzlich pro-inflammatorischer Eigenschaft den Weg in die klinische ARDS-Therapie weiter schaffen wird, bleibt offen. Auch wenn die schwerkranke Subgruppe mit TNF Tip-peptid (SOFA Score ≥ 11) bisher in der vorläufigen Studie bezüglich der Reduktion des extravaskulären Lungenwassers und trotz der im Vergleich zum Tiermodell extrem niedrigen Dosierung profitieren wird, müssen weitere Studien einen klinischen Effekt aufzeigen [Krenn et al. 2017]. Bei Lungentransplantation wird es indessen als orphan drug zur Behandlung der pulmonary reimplantation response bzw. des Ischämie-Reperfusionsschadens als einem gewissen „ARDS-Äquivalent" in weiteren Studien beforscht (s. Kap. 10.2.2).

Der epitheliale Natriumkanal (ENaC) wird nicht nur in Alveolarepithelzellen vom Typ 1 und 2 exprimiert, sondern auch in den pulmonalen mikrovas-

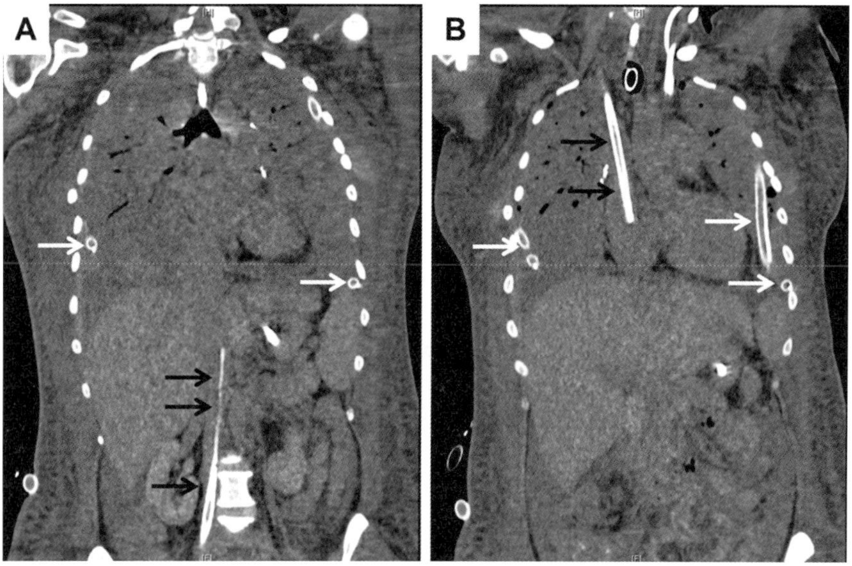

Abb. 14 Patientin mit schwerem ARDS ($PaO_2/FIO_2 < 100$; Tidalvolumen ca. 12 mL/kg). A: Koronare Rekonstruktion eines thorako-abdominalen CTs mit Schnittführung im Bereich der Trachealbifurkation und Darstellung der über die V. femoralis rechts eingebrachten ECMO-Kanüle (schwarze Pfeile) und beidseitigen Thoraxdrainagen (weiße Pfeile). B: Koronare Rekonstruktion der gleichen Patientin in einer mehr ventralen Schnittführung zur Darstellung der über die V. jugularis rechts eingebrachten rückführenden Kanüle (schwarze Pfeile); [weiße Pfeile: Thoraxdrainagen]. Die Patientin überlebte ihr schwerstes, zunächst der „konventionellen" Beatmung nicht mehr zugängliches ARDS und ist wieder vollkommen leistungsfähig (der Autor traf die Patientin per Zufall rund ein Jahr später im gleichen Ferienhotel, wo sie wieder vollkommen restituiert Sport trieb und schwimmen ging).

kulären Endothelzellen, wo er eine Rolle bei der Regulierung der Barrierefunktion spielt [Czikora et al. 2017]. Die durch das TNF-Tip-Peptid vermittelte Aktivierung von endothelialem ENaC reduziert entstandene endotheliale Hyperpermeabilität in mikrovaskulären Endothelzellmonolayern der menschlichen Lunge, welche z.B. durch das porenbildende Pneumokokken-Toxin Pneumolysin oder durch das SARS-CoV2-Spike-Protein induziert wird [Lucas et al. 2012; Czikora et al. 2017; Romero et al. 2023]. Als solches hat das TNF-Tip-Peptid das Potenzial, einerseits die alveoläre Flüssigkeitsausscheidung im Alveolarraum zu erhöhen und andererseits die pathogenetisch zentral wichtige aveolarkapillare Barrierefunktion zu stärken, was beides das pulmonale Permeabilitätsödem reduzieren kann [Lucas et al. 2022]. Leider sind trotz COVID-19 keine überzeugenden Daten für ARDS bisher vorhanden; eine Studie läuft mit dem Ziel knapp 100 ARDS-Patienten einzuschliessen. Spannend bleibt die biologisch-philosophische Frage, weshalb über Jahrtausende von Evolution ein Teil von TNF in Tier und Mensch so antiinflammatorisch und schrankenabdichtend ist, die Biologie diese Optimierung anscheinend durchgeführt hat, und ob dies in solch einem Kontext ein wichtiger Therapieansatz bleibt.

Nicht oder nicht klar erfolgreich sind Studien mit Surfactant, N-Acetylcystein und – wahrscheinlich nur bei der hyperinflammatorischen Subgruppe – Statinen. Kurz wirksame Beta2-Agonisten dürften – wie weiter oben diskutiert – aus verschiedenen Gründen problematisch sein und wirken eher mortalitätserhöhend; die Formoterol-Budesonid-Therapie zur ARDS-Prävention ist spannend, mit 61 Studienpatienten eine doppelblinde, randomisierte nicht abschliessende Phase IIa Studie aus fünf Zentren, und ein zumindest für das therapeutische ARDS-Feld ein neuerer Ansatz (Festic et al. 2017) der inhalativen Behandlung der Risikogruppe für ARDS mit topischem Kortikosteroid und langwirksamen Beta-2-Stimulator. Aspirin und Vitamin D haben sich vorerst dort nicht bewährt, allerdings dürfte die Vitamin D-Frage aufgrund der studierten enorm hohen singulären oralen Dosis und den positiven Daten bei COVID-19-Infekt neu überdacht werden.

Zudem sind an bisher negativen (und nur allenfalls in sekundären Endpunkten positiven) Studien Sivelestat, mesenchymale oder aus dem Knochenmark stammende Stammzellen, Ulinastatin, Anisodamin, Angiotensin-Converting Enzyme (ACE) inhibitor, rekombinantes humanes ACE2 (palifermin), möglicherweise das TNF tip peptid bzw. AP301 bzw. Solnatide bei ARDS, kurzwirksame Beta-Agonisten, aktiviertes Protein C, Faktor VIIa, Levosimendan, Prostaglandin E1, das Makrolid Lisofyllin, Ketaconazol, Omega-3-Supplementation, Selen, Zink, Beta-Caroten, Vitamine E und C, Nitroglycerin, L-2-Oxothiazolidine-4-carboxylsäure (OTZ), Ibuprofen, Keratinocyte growth factor, und Penehyclidin zu erwähnen [Meyer et al. 2021, Quadir und Chang 2021, Siegel 2024]. Ausstehend sind laut UpToDate Resultate zur Inhibition inflammatorischer Zytokine durch den p38alpha-Mitogen-Activated Protein Kinasen (MAP-Kinasen-)Inhibitor SB-681323 bzw. Dilmapimod, zum antiinflammatorischen Verabreichen von niedrigdosiertem CO, zum Anti-Tissue Factor-Antikörper ALT-836, und zu Sevofluran, welches selbst antiinflammatorisch wirkt, ferner zu inhalativem GM-CSF, welches auch bei alveolärer pulmonaler Proteinose eingesetzt wird. Die Rolle der neuromuskulären Blockade mit Cisatracurium bleibt komplex und ist in den letzten Jahren und durch das veränderte Management inklusive verminderte Sedations-Schemata beeinflusst worden. Granulocyte-macrophage colony stimulating factor (GM-CSF) bleibt noch weiter eine beforschte Substanz, da randomisierte Studien beim ARDS eine nicht signifikante Mortalitätsreduktion und eine Verbesserung der Tage ohne Organversagen aufzeigten, sowie in einer Studie mit pneumonieassoziiertem ARDS verbesserte Oxygenation, Lungencompliance und Krankheitsscores beobachtet wurden [Siegel 2024]. Antiinflammatorische Therapien mit Makroliden zeigen Trends der Mortalitäts-Reduktion. Aspirin bleibt bezüglich ARDS-Behandlung unbeforscht, eine Studie wurde wegen langsamer Rekrutierung abgebrochen.

Eine gute Uebersicht bezüglich der wichtigen Signalwege und potentieller und sich in Forschung befindender therapeutischer Substanzen bieten die Arbeit von Huang et al. 2024, sowie inklusive teils exzellente Denkanstösse zu den Limiten der Studien von Quadir und Chang 2021.

Zusammenfassend bleibt die wichtigste Strategie das Erkennen der klinischen Situation und unsere vernetzte mit höchstmöglichem Engagement patientenzentriert durchgeführte extrem multimodale supportive Therapie mit lungenprotektiver Beatmung, und allenfalls Lagerung etc., beim akuten Lungenschaden. Exzellente Medizin und Spitzenmedizin bedeuten Forschung, Diskurs, bedingen Teamwork, Engagement und Motivation, und basieren entsprechend als iterativer Prozess auf ständig aktualisiertem Wissensgewinn und -austausch und ausgeprägter gelebter Sozialkompetenz.

Literatur

Agarwal S et al. Disruption of neutrophil extracellular traps (NETs) links mechanical strain to post-traumatic inflammation. Front. Immunol. 2019; doi: 10.3389/fimmu.2019.02148

Aigner C et al. Treatment of primary graft dysfunction after lung transplantation with orally inhaled AP301: A prospective, randomized pilot study. J Heart Lung Transplant. 2017 Sep 30. pii: S1053-2498(17)32036-3. doi: 10.1016/j.healun.2017.09.021.

Anglade D et al.: Blood flow vs. venous pressure effects on filtration coefficient in oleic acid-injured lung. J Appl Physiol 1998; 84:1011–23.

Bao HF et al.: Ceramide mediates inhibition of the renal epithelial sodium channel by tumor necrosis factor-α through protein kinase C. Am J Physiol Renal Physiol 2007; 293: F1178–F1186.

Becker AP et al. Intensivmedizinische Therapie von COVID-19. Pneumologie 2024;78:330–45

Bein T et al. ECMO-Einsatz bei COVID-19: Hohe Sterblichkeit in der KlinikDtsch Arztebl 2022; 119(4): A-125/B-108

Bellingan G et al.: The effect of intravenous interferon-beta-1a (FP-1201) on lung CD73 expression and on acute respiratory distress syndrome mortality: an open-label study. Lancet Respir Med. 2014 Feb;2(2):98–107.

Berthiaume Y et al.: Treatment of adult respiratory distress syndrome: plea for rescue therapy of the alveolär epithelium. Thorax 1999; 54: 150–60.

Berthiaume Y, Matthay MA: Alveolar edema fluid clearance and acute lung injury. Respir Physiol & Neurobiol 2007; 159: 350–359.

Borovikova LV et al. Vagus nerve stimulation attenuates the systemic inflammatory response to endotoxin. Nature 2000; 405:458–62.

Bos LD et al. ARDS: challenges in patient care and frontiers in research. Eur Respir Rev 2018;27:170107

Braun C et al.: Dichotomal role of TNF in experimental pulmonary edema reabsorption. J Immunol. 2005; 175: 3402–8.

Cereda M et al. Imaging the injured lung: Mechanisms of action and clinical use. Anesthesiology 2019;131(3): 716–49

Chesnutt AN, Matthay MA: Acute Respiratory Distress Syndrome: Pathogenesis. In: Grippi MA et al: Fishman's pulmonary diseases an disorders. 6th edition, McGraw Hill 2023,2447–58

Choi HS et al. Review of COVID-19 Therapeutics by Mechanism: From Discovery to Approval. J Korean Med Sci 2024 Apr 15;39(14):e134.

Clauss M et al.: A permissive role for tumor necrosis factor in vascular endothelial growth factor-induced vascular permeability. Blood 2001; 97: 1321–9.

Curley GF et al. Cell-based therapies for acute respiratory distress syndrome. Where are we now? Am J Respir Crit Care Med 2024 ;209 :789–97

Czikora I et al. A Novel TNF-mediated Mechanism of Direct Epithelial Sodium Channel Activation. Am J Respir Crit Care Med. 2014; 190: 522–3

Czikora I et al. Epithelial Sodium Channel-α Mediates the Protective Effect of the TNF-Derived TIP Peptide in Pneumolysin-Induced Endothelial Barrier Dysfunction. Front Immunol. 2017; 8: 842. Published online 2017 Jul 21. doi: 10.3389/fimmu.2017.00842

Dagenais A et al.: Downregulation of ENaC activity and expression by TNF-alpha in alveolar epithelial cells. Am J Physiol Lung Cell Mol Physiol. 2004; 286: L301–11.

DeMerle KM et al. Identification of a hyperinflammatory sepsis phenotype using protein biomarker and clinical data in the ProCESS randomized trial. Sci Rep 2024;14:6234

Eaton DC et al.: The contribution of Epithelial Sodium Channels to alveolar function in health and disease. Annu Rev Phyisol. 2009; 71: 403–23.

Elia N et al.: Functional identification of the alveolar edema reabsorption activity of murine Tumor Necrosis Factor-α. Am J Respir Crit Care Med. 2003; 168: 1043–50.

Evrard B et al. Causes and attributable fraction of death from ARDS in inflammatory phenotypes of sepsis. Crit Care 20242w2w;28:164

Fagiani E, Christofori G: Angiopoietins in angiogenesis. Cancer Lett 2013;328:18–26.

Festic E et al. Randomized Clinical Trial of a Combination of an Inhaled Corticosteroid and Beta Agonist in Patients at Risk of Developing the Acute Respiratory Distress Syndrome. Crit Care Med 2017;45:798–805

File TM Jr 2024. Treatment of community-acquired pneumonia in adults who require hospitalisation. UpToDate (Zugriff Juni 2024)

Folkesson HG, Matthay MA: Alveolar epithelial ion and fluid transport: recent progress. Am J Respir Cell Mol Biol 2006; 35: 10–9.

Frank JA et al.: Low tidal volume reduces epithelial and endothelial injury in acid-injured rat lungs. Am J Respir Crit Care Med 2002 Jan 15; 165: 242–9.

Galipeau J, Sensébé L. Mesenchymal Stromal Cells: Clinical Challenges and Therapeutic Opportunities. Cell Stem Cell 2018;22:824–833

Galvin IM et al.: Partial liquid ventilation for preventing death and morbidity in adults with acute lung injury and acute respiratory distress syndrome. Cochrane Database Syst Rev. 2013 Jul 23;7:CD003707.

Ganter CG, Jakob SM, Takala J: Pulmonary capillary pressure. Minerva Anestesiol 2006; 72: 21–36.

Gao Smith F et al.: Effect of intravenous β-2 agonist treatment on clinical outcomes in acute respiratory distress syndrome (BALTI-2): a multicentre, randomised controlled trial. Lancet 2012; 379(9812):229–235.

Göggel R et al.: PAF-mediated pulmonary edema: a new role for acid sphingomyelinase and ceramide. Nat. Med. 2004; 10: 255–60.

Guidot DM et al.: Integrating acute lung injury and regulation of alveolär fluid clearance. Am J Physiol Lung Cell Mol Physiol. 2006; 291: L301–6.

Hamacher J et al. Cytokine–Ion Channel Interactions in Pulmonary Inflammation. Front Immunol. 2017; 8: 1644. doi: 10.3389/fimmu.2017.01644

Hamacher J et al.: The lectin-like domain of TNF improves lung function after rat lung transplantation – potential role for a reduction in reactive oxygen species generation. Crit Care Med. 2010;38(3):871–8.

Hendrickson KW et al. The epidemiologiy of acute respiratory distress syndrome before and after coronavirus disease 2019. Crit Care Clin 2021;37:703–16

Huang Q et al. Signaling pathways and potential therapeutic targets in acute respiratory distress syndrome. Respir Res 2024;25 :30

Ichikado K et al. Clinical efficacy and safety of multipotent adult progenitor cells (invimestrocel) for acute respiratory distress syndrome (ARDS) caused by pneumonia: a randomized, open-label, standard therapy–controlled, phase 2 multicenter study (ONE-BRIDGE). Stem Cell Research & Therapy 2023;14:217

Ishii M: Stem cell therapy and regenerative medicine for ARDS: can stem cell therapy and regerative medicine contribute to the protection or recovery of the injured lungs? In Tasaka S (ed.): Acute respiratory distress syndrome. Respiratory disease series : diagnostic tools and disease managements. Springer, Singapore 2022, 159–69

Jensen TO et al. Early trajectories of virological and immunological biomarkers and clinical outcomes in patients admitted to hospital for COVID-19: an international, prospective study. Lancet Microbe 2024;5:e559–69

Jin H et al. A body–brain circuit that regulates body inflammatory responses. Nature 2024;630:695–707

Kaplan MH, Radic M, Herrmann M (eds). NETosis 2: The excitement continues. Frontiers Media, Lausanne 2016. DOI:10.3389/978-2-288945-379-5

Karagiannidis C, Kluge S, Staudinger T. The development of extracorporeal life support (ECLS): challenges and perspectives. Med Klin Intensivmed Notfmed 2024;119(Suppl 2):51-52

Kotas ME, Matthay MA. Mesenchymal stromal cells and macrophages in sepsis: new insights. Eur Respir J 2018;51:1800510

Krenn K et al. Inhaled AP301 for treatment of pulmonaryedema in mechanically ventilated patientswith acute respiratory distress syndrome: a phase IIa randomized placebo-controlled trialCritical Care (2017) 21:194 DOI 10.1186/s13054-017-1795-x

Kress JP, Hall JB: ICU-acquired weakness and recovery from critical illness (review). New Engl J Med 2014; 370(17):1626–1635.

Kuba K, Imai Y, Penninger JM: Angiotensin-converting enzyme 2 in lung diseases. Curr Opin Pharmacol. 2006; 6: 271–6.

Kübler WM: Inflammatory pathways and microvascular responses in the lung. Pharmacol Rep. 2005, 57 Suppl: 196 205.

Laher AE et al. A review of hemodynamic monitoring techniques, methods and devices for the emergency physician. Am J Emerg Med. 2017 Sep;35(9):1335–1347. doi: 10.1016/j.ajem.2017.03.036.

Li H et al. Neutrophil Extracellular Traps are pathogenic in ventilator-induced lung injury and partially dependent on TLR4. Biomed Res Int. 2017;2017:8272504. doi: 10.1155/2017/8272504. Epub 2017 Dec 13.

Liu S et al. Effect on an herbal-based injection on 28-day mortality in patients with sepsis. The EXIT-SEP randomized clinical trial. Jama Intern Med 2023;183:647-55

Liu S et al. Neutrophil extracellular traps are indirectly triggered by lipopolysaccharide and contribute to acute lung injury. Sci Rep. (2016) 2016 Nov 16;6:37252. doi: 10.1038/srep37252

Lucas R et al. Dichotomous Role of Tumor Necrosis Factor in Pulmonary Barrier Function and Alveolar Fluid Clearance. Front Physiol. 2022 Feb 21;12:793251.

Lucas R et al.: Mapping the lectin-like activity of tumor necrosis factor. Science 1994; 263: 814–7.

Mac Sweeney R. et al.: Treatment of acute lung injury. Current and emerging pharmacological therapies. Semin Respir Crit Care Med 2013; 34(4): 487–498.

Mangialardi RJ et al.: Hypoproteinemia predicts acute respiratory distress syndrome development, weight gain, and death in patients with sepsis. Ibuprofen in Sepsis Study Group. Crit Care Med 2000; 28: 3137–45.

Martin TR et al. New insights into clinical and mechanistic heterogeneity of acute respiratory distress syndrome. Summary of the Aspen Lung Conference 2021. Am J REspir Cel Mol Biol 2022 ;67 :284–308

Martínez-Muñoz ME et al. Mesenchymal stromal cell therapy for COVID-19 acute respiratory distress syndrome: a double-blind randomised controlled trial. Bone Marrow Transplantation 2024;59,777–784

Matthay MA et al. A New Global Definition of Acute Respiratory Distress Syndrome. Am J Respir Crit Care Med 2024;209:37–47

Matthay MA et al. Acute Respiratory Distress Syndrome. Nat Rev Dis Primers; 2019;5(1): 18. doi:10.1038/s41572-019-0069-0

Matthay MA et al. Phenotypes and personalized medicine in the acute respiratory distress syndrome. Intensive Care Med (2020) 46:2136–2152 https://doi.org/10.1007/s00134-020-06296-9

Matthay MA et al: Randomized, placebo-controlled clinical trial of an aerosolized β2-agonist for treatment of acute lung injury. Am J Respir Crit Care Med 2011;184(5):561–568.

Matthay MA et al. Treatment with allogeneic mesenchymal stromal cells for moderate to severe acute respiratory distress syndrome (START study): a randomised phase 2a safety trial. Lancet Respir Med 2019 Feb;7(2):154–162.

Maurer C et al. Assessment of volume status and fluid responsiveness in the emergency department: a systematic approach. Med Klin Intensivmed Notfmed. 2017 May;112(4):326–333. doi: 10.1007/s00063-015-0124-x.

Meduri GU et al. Inflammatory cytokines in the BAL of patients with ARDS. Persistent elevation over time predicts poor outcome. Chest 1995;108:1303–14

Mehta D, Malik AB: Signaling mechanisms regulating endothelial permeability. Physiol Rev. 2006; 86: 279–367.

Meyer NJ et al. Acute respiratory distress syndrome. Lancet 2021 ;398 :622–37

Michard F, Alaya S, Medkour F: Monitoring intracardiac shunt in acute respiratory distress syndrome. Crit Care Med 2004; 32: 208–9.

Milne ENC, Pistolesi M: Reading the chest radiograph. A physiologic approach. Mosby, St. Louis, Baltimore, Boston 1993.

Minamino T, Kumouro I: Regeneration of the endothelium as a novel therapeutic strategy for acute lung injury. J Clin Invest. 2006 ;116 :2316–9

Moreno G et al. Corticoteroid treament in critically ill patients with severe influena pneumonia: a propensity score matiching study. Intensive Care Med. 2018:44(9):1470–82

Moritz ML, Ayus JC: Maintenance intravenous fluids in acutely ill patients. New Engl J Med. 2015; 373: 1350–60.

Mould KJ und Janssen W. Recombinant IFN-β for postseptic acute lung injury—what's the mechanism? Am J Respir Cell Mol Biol. 2018; Vol. 59, No. 1, 1–2

Munshi L et al. Venovenous extracorporeal membrane oxygenation for acute respiratory distress syndrome: a systematic review and meta-analysis. Lancet Respir Med. 2019 Feb;7(2):163–172. doi: 10.1016/S2213-2600(18)30452-1. Epub 2019 Jan 11.

Myburg JA, Mythen MG: Resuscitation fluids (Review). N Engl J Med 2013;369:1243–51.

Nashamika T, Hattori N: Serum markers of ARDS: How can we know the severity and prognosis from serum markers? In Tasaka S (ed.): Acute respiratory distress syndrome. Respiratory disease series : diagnostic tools and disease managements. Springer, Singapore 2022, 67–77

National Heart, Lung, and Blood Institute Acute Respiratory Distress Syndrome (ARDS) Clinical Trials Network; Wiedemann HP et al: Comparison of two fluid-management strategies in acute lung injury. New Engl. J Med, 2006, 354: 2564–76.

National Heart, Lung, and Blood Institute Prevention and Early Treatment of Acute Lung Injury Clinical Trials Network. Early Restrictive or Liberal Fluid Management for Sepsis-Induced Hypotension. N Engl J Med 2023;388:499–510

Needham DM et al. Risk factors for physical impairment after acute lung injury in a national, multicenter study. Am J Respir Crit Care Med. 2014;189(10):1214–24.

O'Kane CM, Matthay MA: Understanding the role of mesenschymal stroma cells in treating COVID-19 acute respiratory distress syndrome. Am J Respir Crit Care Med 2023;207:231–3

Peng J. et al. S1PR3 inhibition protects against LPS-induced ARDS by inhibiting NF-κB and improving mitochondrial oxidative phosphorylation. J Transl Med 22, 535 (2024).

Perkins GD et al.: The β-agonist lung injury trial (BALTI): a randomized placebo-controlled clinical trial. Am J Respir Crit Care Med 2006; 173: 281–7

Porto BN und Stein RT. Neutrophil Extracellular Traps in pulmonary diseases: Too much of a good thing? Front. Immunol. 7:311. doi: 10.3389/fimmu.2016.00311

Ranieri VM et al.: High-flow nasal oxygen for severe hypoxemia. Oxgenation response and outcome in patients with COVID-19. Am J Respir Crit Care Med 2022;205:431–9.

Recovery Collaborative Group : Dexamethasone in hospitalized patients with COVID-19. New Engl J Med 2021;384:693–704

Renema P et al. Tau and Aβ42 in lavage fluid of pneumonia patients are associated with end-organ dysfunction: A prospective exploratory study. PLOS ONE 2024 :19 :e0298816

Romero MJ et al. Direct endothelial ENaC activation mitigates vasculopathy induced by SARS-CoV2 spike protein. Front Immunol. 2023 Aug 10;14:1241448.

Sakka SG et al.: Prognostic value of extravascular lung water in critically ill patients. Chest 2002; 122: 2080–6.

Schwameis R et al.: A FIM Study to Assess Safety and Exposure of Inhaled Single-Doses of AP301 – A Specific ENaC Channel Activator for the Treatment of Acute Lung Injury. J. Clin. Pharmacol. 2014; 54(3):341–50.

Selickman J et al. COVID-19 related ARDS : Key mechanistic features and treatments. J Clin Med 2022;11:4896.

Shabbir W et al.: Mechanism of Action of Novel Lung Edema Therapeutic AP301 by Activation of the Epithelial Sodium Channel. Mol Pharmacol. 2013;84(6):899–910.

Sharma D, Zhao F. Updates on clinical trials evaluating the regenerative potential of allogenic mesenchymal stem cells in COVID-19. npj Regenerative Medicine (2021) 6:37

Siegel MD, Siemeniuk R: Acute respiratory distress syndrome: Fluid management, pharmacotherapy, and supportive care in adults. UpToDate (Juni 2024)

Sleck GC, Wylam ME: Paradoxical use of tumor necrosis factor in treating pulmonary edema (editorial). Am J Respir Crit Care Med 2014; 190: 595–6.

Staquicini DI et al. Ceramide as an endothelial cell surface receptor and a lung-specific lipid vascular target for circulating ligands. PNAS 2023 Vol. 120 No. 34 e2220269120.

Stevens RP et al. Endothelial metabolism in pulmonary vascular homeostatis and acute respiratory distress syndrome. Am J Physiol Lung Cell Mol Physiol 2021 ;321 :L358–376.

Stotts C et al. Pneumonia-induced inflammation, resolution and cardivascular disease : Causes, consequences and clinical oppportunities. Circ Res 2023;132:751–74

Svenson KE, Svenson ER : Pathophysiology of Acute Respiratory Distress Syndrome and COVID-19 Lung Injury. Crit Care Clin 2021 ;37 :749–76.

The ARDS Definition Task Force. Acute Respiratory Distress Syndrome. The Berlin Definition. JAMA 2012;307(23):2526–2533.

The National Heart, Lung, and Blood Institute ARDS Clinical Trials Network: Rosuvastatin for Sepsis-Associated Acute Respiratory Distress Syndrome. N Engl J Med 2014; 370:2191–2200.

Thompson LF et al.: Crucial Role for Ecto-5'-Nucleotidase (CD73) in Vascular Leakage during Hypoxia. J Exp Med 2004: 200(11):1395–1405.

Uhlig S, Göggel R, Engel S: Mechanisms of platelet-activating factor (PAF)-mediated responses in the lung. Pharmacol Rep. 2005; 57 Suppl:206–21.

Valdo Toro PL et al. Rapidly improving ARDS differs clinically and biologically from persistent ARDS. Crit Care 2024 ;28 :132

Wang Y et al. Inhibition of sphingosine-1-phosphate receptor 3 suppresses ATP-induced NLRP3 inflammasome activation in macrophages via TWIK2-mediated potassium efflux. Front. Immunol. 2023 ; 14:1090202. doi: 10.3389/fimmu.2023.1090202

Wang Y et al. Lung fluid biomarkers for acute respiratory distress syndrome: a systematic review and meta-analysis. Crit Care 2019; 23:43.

Ware LB, Matthay MA, Mebazall A: Designing an ARDS trial for 2020 and beyond: Focus on enrichment strategies. Intensive Care Med 2020;46:2153–6

Ware LB, Matthay MA: Acute pulmonary edema. N Engl J Med. 2005; 353: 2788–96.

Ware LB, Matthay MA: Alveolar fluid clearance is impaired in the majority of patients with acute lung injury and the acute respiratory distress syndrome. Am J Respir Crit Care Med. 2001; 163: 1376–83.

Ware LB, Matthay MA: The acute respiratory distress syndrome. New Engl J Med. 2000; 342: 1334–49.

Younan D et al. An increasing neutrophil-to-lymphocyte ratio trajectory predicts organ failure in critically-ill male trauma patients. An exploratory study. Healthcare 2019;7,42; doi:10.3390/healthcare7010042

Yuan D et al. Mesenchymal stromal cell-based therapy in lung diseases; from reserach to clinic. Am J Stem Cells 2024;13:37–58

Zhang YY, Ning BT: Signaling pathways and intervention therapies in sepsis. Signal Transduction and Targeted Therapy (2021) 6:407

11 Supportive Maßnahmen beim akuten Lungenversagen

Falk Fichtner

11.1 Über die Idee supportiver Maßnahmen

Grundsäulen der Therapie des akuten Lungenversagens sind eine Therapie der Ursache, soweit diese identifiziert werden konnte und entsprechende kausale Behandlungsansätze existieren, in Verbindung mit protektiver Beatmung und, bei schwerer Gasaustauschstörung, Bauchlagerungstherapie.

Supportive („unterstützende") Maßnahmen sind dagegen nicht als einzelne, kausale Therapien in ihrer Anwendung bei Patienten mit akutem Lungenversagen begründet, sondern sollen vielmehr einen Progress der Lungenschädigung (z.B. durch Vermeidung einer Ventilator-assoziierten Pneumonie) sowie anderer extrapulmonaler Organdysfunktionen verhindern bzw. die Wiederherstellung der Organfunktionen, also die Rückkehr zum physiologischen Zustand, unterstützen (z.B. Konzept der minimalen Sedierung).

Im Folgenden werden zunächst Therapiemaßnahmen diskutiert, welche primär die Wiederherstellung möglichst physiologischer Organfunktionszustände zum Ziel haben (bedarfsgerechte Sedierung, Frühmobilisation und Ernährung) und prophylaktische Maßnahmen zur Vermeidung einer Ventilator-assoziierten Pneumonie vorgestellt. Daran schließt sich die Darstellung verschiedener medikamentöser Behandlungsansätze für Patienten mit akutem Lungenversagen an, welche zum Teil seit Jahren in der klinischen Praxis trotz teilweise schwacher zugrundeliegender Evidenzqualität Anwendung finden (Kortikosteroide, Muskelrelaxantien etc.). Zum Schluss folgt die Diskussion zur Indikationsstellung und Zeitpunkt der Tracheotomie, als der invasivsten Therapiemaßnahme im Zusammenhang mit der Beatmungstherapie von Patienten mit akutem Lungenversagen.

11.2 Bedarfsgerechte Sedierung/Delirbehandlung

Eine tiefe Sedierung von kritisch kranken, invasiv beatmeten Patienten ist unabhängig von der Schwere der zugrundeliegenden Erkrankung mit einer höheren Sterblichkeit assoziiert. Gleichzeitig sind eine frühestmögliche Deeskalation der Beatmungsinvasivität respektive die Entwöhnung von der invasiven Beatmung zur Vermeidung weiterer sekundärer Organschäden und Komplikationen nur mit einem möglichst wachen, kooperativen Patienten mit erhaltener Spontanatmung und gleichzeitig guter Tubustoleranz realisierbar.

Die konsequente Umsetzung einer bedarfsgerechten Sedierung mit dem Ziel eines wachen bzw. leicht sedierten, stress- und schmerzfreien Patienten ist als eine entscheidende supportive Maßnahme zur Behandlung von Patienten mit akuten Lungenversagen mit dem Ziel der Wiederherstellung der physiologischen Organfunktion (hier: normale Wachheit und ungehinderte Spontanatmung) anzusehen.

Im Einzelnen soll bei allen invasiv beatmeten Patienten außerhalb von spezifischen Indikationen (z.B. erhöhter intrakranieller Druck oder während einer Bauchlagerungstherapie) ein *Richmond Agitation-Sedation Scale* (RASS)-Zielwert von 0/–1 angestrebt werden. Hierfür wird ein patientenadaptiertes Management mit regelmäßiger Messung der Sedierungstiefe sowie der Festlegung und Anpassung von Sedierungsziel und – medikation empfohlen (Fichtner et al. 2018). Insbesondere in der Frühphase eines rasch progredienten oder bereits schweren ARDS ist allerdings auch zwischen den Risiken einer möglichen ‚forcierten' und damit lungenschädlichen Spontanatmung und (zu) tiefer (muskelschädigenden) Sedierung abzuwägen. Mit anderen Worten: eine frühe Spontanatmung ist nicht automatisch vorteilhaft für den Patienten, sondern sollte bzgl. Tidalvolumen und Lungenstress kritisch eingeschätzt werden.

CAVE Patientensicherheit

Eine niedrige Sedierungstiefe bei intubierten Patienten erfordert ein hohes Maß an Präsenz und Aufmerksamkeit des Behandlungsteams zur Vermeidung von ungeplanten Selbstextubationen.

Während der Reduktion der Sedierungstiefe bei Patienten mit akutem Lungenversagen, welche aufgrund der Schwere der Gasaustauschstörung noch abhängig von invasiver Beatmung mit hohen Beatmungsdrücken sind, ist auf mögliche Agitationszustände mit entsprechender Eigengefährdung zu achten. Zwangsläufig resultiert hier ein hoher personeller Betreuungsaufwand. Zudem wird eine frühzeitige Therapie mit Alpha-2-Adrenorezeptoragonisten (z.B. Clonidin) zur Dämpfung vegetativer Aktivierung und Agitation empfohlen.

Detaillierte Empfehlungen zum Management von Sedierung, Analgesie und Delir gibt die entsprechende S3-Leitlinie „Analgesie, Sedierung und Delirmanagement in der Intensivmedizin" (DAS-Leitlinie 2020, Addendum Dexmedetomidine 2022).

11.3 Frühmobilisation

Der Begriff Mobilisation beschreibt therapeutische Maßnahmen am Patienten, die passive oder aktive Bewegungsübungen einleiten und/oder unterstützen und das Ziel haben, die Bewegungsfähigkeit zu fördern und/oder zu erhalten. Zudem sollen negative Effekte einer krankheitsbedingten oder für diagnostische und therapeutische Maßnahmen induzierten Immobilisierung gemindert werden. Unter Frühmobilisation wird der Beginn der Mobilisation innerhalb von 72 h nach Aufnahme auf die Intensivstation verstanden (Lang et al. 2020; S3-Leitlinie Lagerungstherapie und Mobilisation von kritisch Erkrankten auf Intensivstationen, AWMF Reg. Nr. 001-015, 2023). Neue qualitativ hochwertige Primär- und Übersichtsstudien ermöglichen aktuell eine differenziertere Beurteilung der Effekte von Frühmobilisation für kritisch kranke Patienten (TEAM-Study Investigators [...] Hodgson et al. 2022, Wang et al. 2022).

» *Eine an den individuellen Krankheitszustand angepasste, frühzeitige und protokollbasierte Mobilisation kann positive Effekte auf wichtige patientenrelevante Outcome-Parameter wie Beatmungsdauer und Dauer der intensivmedizinischen Behandlung haben, aktuelle Studien zeigen jedoch keine relevanten Effekte auf das Überleben der Patienten.*

Hierzu sollte innerhalb einer Station bzw. eines Krankenhauses ein zwischen Intensivpflege, Physiotherapie und Intensivmedizinern abgestimmtes Protokoll für die unterschiedlichen Arten u. Schweregrade kritischer Erkrankung bzw. für verschiedene intensivmedizinische Behandlungssituationen entwickelt werden. Eine Empfehlung für ein spezifisches Protokoll kann aufgrund fehlender Studiendaten bisher nicht gegeben werden, für Beispiel verweisen die Autoren auf die aktuell Leitlinie S3-Leitlinie Lagerungstherapie und Mobilisation, AWMF Reg. Nr. 001-015, 2023).

Wichtige, empfohlene Eckpunkte der Implementierung von Frühmobilisation in den Versorgungsalltag sind regelmäßige, mehrfach täglich vorgenommene Mobilisationsmaßnahmen, welche von mindestens 2 qualifizierten Mitarbeitern durchgeführt werden sollten. Vorausgehend, aber auch während der Mobilisation ist es wichtig, den Patienten über die geplanten bzw. vorgenommenen Maßnahmen zu informieren.

CAVE Patientensicherheit

Die systematische Anwendung von Frühmobilisationsmaßnahmen bei kritisch kranken Patienten ist mit relevanten Risiken für akute Störungen von Gasaustausch und Hämodynamik verbunden (Hodgson 2022). Daher ist ein kontinuierliches klinisches und apparatives Monitoring der Vitalfunktionen und eine individuell angepasste Schmerz- und Stressreduktion sicherzustellen. Zudem sind wichtige Kontraindikationen (instabile Wirbelsäulen und Beckenfrakturen, Behandlungsphasen mit dem Risiko intrakranieller Druckanstiege etc.) zur beachten. Protokolle zur Frühmobilisation sollten zudem Sicherheitskriterien (z.B. kardiovaskuläre und pulmonale Voraussetzung bzw. Abbruchkriterien) integrieren.

11.4 Ernährung

Kritisch kranke, invasiv beatmete Patienten bedürfen in der Regel einer künstlichen Ernährung zur Aufrechterhaltung einer adäquaten Energiezufuhr. Ziele sind dabei insbesondere die Vermeidung einer Mangelernährung, welche zum Muskelabbau und somit zur Schwächung von Atemmuskulatur mit folglich verzögerter Beatmungsentwöhnung und zur Einschränkung der selbständigen Bewegungsfähigkeit mit zunehmender Immobilisierung führt.

Die aktuellste umfassende Literaturbewertung zu Fragen der klinischen Ernährung von kritisch kranken und somit meist invasiv beatmeten Patienten liefert die Leitlinie der American Society of Parenteral and Enteral Nutrition (ASPEN) (ASPEN Guideline 2022), deren Empfehlungen grundsätzlich auch Patienten mit akutem Lungenversagen einschließen (Compher et al. 2022).

Es wird vorgeschlagen, innerhalb der ersten 7–10 Tage bei kritisch kranken Patienten eine Ernährung mit einer Energiezufuhr von 12–25 kcal/kg pro Tag anzustreben. Dabei sollte immer der initiale Ernährungszustand beachtet und ein mögliches Overfeeding vermieden werden (Compher et al. 2022).

Die initiale Kalorienzufuhr sollte daher in der frühen Akutphase hierbei in der Regel 75% des geschätzten Energieumsatzes entsprechen und unter Anwendung eines Protokolls unter Kontrolle von Blutzucker- , Triglycerid- und Phosphatkonzentrationen im Serum angepasst werden (Elke et al. 2018). Dabei bleibt bei fehlenden sicheren Belegen für Unterschiede zwischen enteraler und parenteraler Verabreichungsform bzgl. kritischer Outcome-Parameter wie Überleben oder Beatmungszeit aktuell allein der ökonomische Vorteil die wesentliche Rationale für den primär enteralen Ernährungsweg. Aufgrund fehlender positiver Effekte auf patientenrelevante Outcomeparameter soll auf eine frühzeitige (< 7 Tage nach ITS-Aufnahme) Supplementierung einer bereits begonnen enteralen durch zusätzliche parenterale Ernährung verzichtet werden (Compher et al. 2022). Aktuelle Daten eines multizentrischen RCTs zeigen zudem keinen Vorteil einer höheren Proteindosis (> 2,2 g/kg pro Tag) für invasiv beatmete, kritisch kranke Patienten (Heyland et al. 2023).

Für Verwendung einer hochkalorischen, energiedichten Ernährung bei Patienten mit ARDS spricht aktuell allenfalls die bessere Umsetzung eines restriktiven Flüssigkeitsregimes. Eine besonders fettreiche Ernährung invasiv beatmeter Patienten wird nicht empfohlen. Zu speziell angereicherten immunmodulatorischen Ernährungslösungen (antiinflammatorische Lipide, Antioxidantien etc.) für Patienten mit akutem Lungenversagen gibt es aktuell aufgrund fehlender sicherer Nachweise eines Nutzens keine Positiv- bzw. Negativ-Empfehlungen (Fichtner et al. 2018).

CAVE Patientensicherheit

Bei Patienten mit ausgeprägter intestinaler Dysfunktion oder schwerer hämodynamischer Instabilität belegen Studiendaten eine höhere Komplikationsrate (intestinale Obstruktion oder Ischämie) durch eine enterale Verabreichungsroute (Reignier et al. 2018).

11.5 Prävention der Ventilator-assoziierten Pneumonie

11.5.1 Definition und Pathogenese

Die lange in klinischer Forschung und Praxis verwendete Definition einer Ventilator-assoziierten Pneumonie (VAP) (= neu aufgetretenes oder persistierendes Infiltrat im Röntgen-Thorax und 2 von 3 der folgenden Kriterien: purulentes Bronchialsekret, Leukozytose oder Leukopenie, Fieber > 38,3°C oder Hypothermie < 36 °C) weist für die Effektbewertung von Präventionsmaßnahmen eine ungenügende Sensitivität und Spezifität auf.

2016 wurde daher eine neue Definition für Ventilations-assoziierte Ereignisse (VAE) vorgestellt (Magill et al. 2013). Die meisten bisher abgeschlossenen größeren prospektiven klinischen Studien verwenden jedoch ältere, zum Teil unterschiedliche Definitionen der VAP. Daher wurde in der Literaturbewertung der aktuell gültigen S3-Leitlinie zur invasiven Beatmung die Wirksamkeit von Präventionsmaßnahmen anhand kritischer Outcome-Parameter wie Sterblichkeit, Beatmungsdauer und ITS-Verweildauer beurteilt.

Definition Ventilator-assoziierter Events (Magill et al. 2013)

- Ventilator-Associated Condition (VAC): nach ≥ 48 h invasiver Beatmung mit stabilem oder gebessertem Gasaustausch eintretende Verschlechterung des Gasaustauschs
- Infection-related Ventilator-Associated Complication (IVAC): ≥ 3 Tagen invasiver Beatmung, Auftreten von Leukopenie/Leukopenie o. Hypothermie o. Fieber bis zu 2 Tagen vor oder nach der Verschlechterung des Gasaustauschs UND Beginn einer Antibiose für mind. 4 Tage
- mögliche oder wahrscheinliche Ventilator-Associated Pneumonie (VAP): IVAC UND Nachweis eines pulmonalen Infektes (kulturell, immunologisch, zytologisch, histologisch)

Die Mikroaspiration bakteriell kolonisierter pharyngealer oder gastrointestinaler Sekrete in Verbindung mit einer reduzierten bronchialen Clearance wird aktuell als wesentlicher Pathomechanismus für die Entwicklung einer VAP angesehen. Wichtigste Präventionsansätze sind zunächst alle Maßnahmen, welche die Dauer der invasiven Beatmung reduzieren (flache Sedierung, Erhalt von Spontanatmung und Frühmobilisation, Anwendung von Protokollen zur Beatmungsentwöhnung etc.). Darüber hinaus werden nachfolgend Maßnahmen diskutiert, welche die pharyngeale Kolonisation mit pathogenen Erregern vermindern bzw. die pharyngeale und tracheale Sekretmenge oberhalb des Cuffs reduzieren. Aktualisierte umfassende Evidenzbewertungen und Praxisempfehlungen zur Prävention von VAE und VAP wurden 2022 durch die Society of Healthcare Epidemiology herausgegeben (Klompas et al. 2022) und nachfolgend zu ausgewählten Interventionen diskutiert.

11.5.2 Selektive Darmdekontamination (SDD) und selektive orale Dekontamination (SOD) mit Antiinfektiva

Die Kombination enteral topisch wirksamer, nicht resorbierbarer Antibiotika mit parenteral verabreichten intravenösen Antibiotika (in der Regel für vier Tage) bezeichnet man als selektive Darmdekontamination (SDD), die alleinige Gabe von topisch wirksamen Antiinfektiva bzw. Antiseptika als selektive orale Dekontamination (SOD). Gemeinsames Wirkprinzip stellt die Reduktion der oropharyngealen und gastrointestinalen Kolonisierung mit potentiell pathogenen Erregern dar.

> *Unter der Vielzahl der untersuchten Maßnahmen zur VAP – Prävention stellt die SDD die einzige sterblichkeitsreduzierende Maßnahme dar. Ein konsequenter routinemäßiger Einsatz wird jedoch vor dem Hintergrund einer stetigen Zunahme der Häufigkeit des Auftretens hochresistenter Bakterienstämme auf Intensivstationen anhaltend sehr kritisch diskutiert. Daher sollte der Einsatz einer SDD nur auf Intensivstationen mit einer niedrigen Prävalenz antibiotika-resistenter Organismen erwogen werden (Klompas et al. 2022).*

11.5.3 Mundpflege

Neue primäre Studiendaten und deren Aufarbeitung in Meta-Analysen ergeben zur Risiko-Nutzenbewertung der Mundpflege mit und ohne antiseptische Substanzen (v.a. Chlorhexidin) eine Änderung der Bewertung:

Die tägliche Durchführung einer Mundpflege mit Zähneputzen wird aufgrund positiver Effekte auf Beatmungsdauer und Behandlungsdauer auf der ITS (Zhao et al. 2020) als essentielle Präventionsmaßnahme empfohlen. Aufgrund von widersprüchlichen Ergebnissen in Bezug auf die Senkung von VAP-Raten, gleichzeitig aber diskutierten Hinweisen für eine Erhöhung der Sterblichkeit und den bekannten lokal-toxischen Effekten, wird die Verwendung von Chlorhexidin als routinemäßige Mundspülung auf der Intensivstation nicht mehr empfohlen (Klompas et al. 2022). Die Empfehlung wird u.a. durch die Ergebnisse des CHORAL-RCT gestützt, in dem eine Abkehr von einer routinemäßigen Chlorhexidin-Anwendung auf Intensivstationen keine relevanten negativen Effekte auf Sterblichkeit und IVAC-Rate hatte (Dale et al. 2021).

11.5.4 Subglottische Absaugung

Zur Verminderung von Mikroaspiration entlang des Cuffs wurden Tuben oder Trachealkanülen entwickelt, bei denen über einen zusätzlichen, oberhalb des Cuffs subglottisch endenden Kanal Sekret abgesaugt werden kann. Auch für die subglottische Absaugung als einzelne Präventionsmaßnahme steht ein qualitativ hochwertiger Nachweis ihrer Wirksamkeit im Hinblick auf Sterblichkeit, Beatmungs – und ITS-Verweildauer weiterhin aus. In einer Vielzahl von Studien wurde dagegen eine Reduktion der VAP-Rate durch die subglottische Absaugung bei gleichzeitigem Fehlen relevanter negativer Effekte bzw. Risiken nachgewiesen. Daher erhielt der Einsatz der subglottischen Absaugung als Präventionsmaßnahme eine schwache Positiv-Empfehlung.

11.5.5 Lagerung

Bei der Oberkörperhochlagerung von 30–45° zur Horizontalen handelt es sich um eine sehr einfach durchzuführende Maßnahme für ein VAP-Präventionsbündel. Auch hier gibt es lediglich Nachweise von positiven Effekten auf die VAP-Rate ohne bisher gezeigte Effekte auf kritische Outcome-Variablen wie Sterblichkeit, gleichzeitig gibt es jedoch auch keine klinisch relevanten Risiken. Zudem trägt Oberkörperhochlagerung durch eine bessere Orientierungsmöglichkeit für wache Patienten wahrscheinlich auch zur Reduktion von Delir bei. Daher sollte diese einfache Maßnahme in ein entsprechendes Präventionsbündel integriert werden. Bei hämodynamisch instabilen Patienten ist darauf zu achten, dass die Oberkörperhochlagerung keine weitere Beeinträchtigung induziert.

11.5.6 Bündelung von Maßnahmen zur VAP-Prophylaxe

Durch die Bündelung von mehreren Präventionsmaßnahmen, individuell angepasst an die Situation einer bestimmten Intensivstation, erhofft man sich die Verstärkung der präventiven Effekte der einzelnen Interventionen. Zur Anwendung unterschiedlichster Maßnahmenbündel zur VAP-Prävention wurde eine Vielzahl von Studien mit wiederum unterschiedlichen Outcome-Parametern durchgeführt, die erhebliche Heterogenität der Studienabläufe macht eine Meta-Analyse dieser Studiendaten unmöglich (Chahoud et al. 2015). Grundsätzlich zeigten sich jedoch in der Mehrzahl der Einzelstudien positive Effekte im Sinne einer Reduktion der VAP-Rate und in einigen Studien war eine verkürzte Beatmungsdauer zu beobachten. Aufgrund der Heterogenität der Evidenz folgen in Bezug auf Präventionsmaßnahmenbündel auch divergente Empfehlungen unterschiedlicher Gremien – es finden sich schwach positive Empfehlungen für die Anwendung von Maßnahmenbündeln (KRINKO 2013), die S3-Leitlinie zur invasiven Beatmung verzichtet dagegen aufgrund fehlender sicherer Nachweise von Effekten auf Sterblichkeit und Beatmungsdauer bewusst auf eine konkrete Empfehlung (Fichtner et al. 2018).

11.6 Medikamentöse Therapien

11.6.1 Neuromuskuläre Blockade

Der Einsatz von Muskelrelaxantien bei ARDS-Patienten wird anhaltend kontrovers diskutiert und die Anwendung im klinischen Alltag unterliegt hinsichtlich der Indikationsstellung einer ausgeprägten Heterogenität. Prospektiv erhobene Studiendaten liegen nur für Patienten in der frühen Phase (< 48 h) mit schwerem ARDS (PaO_2/FiO_2 < 150 mmHg) vor. Die dabei nachgewiesenen positiven Effekte dieser Anwendung von Cis-Atracurium bei invasiv beatmeten ARDS-Patienten werden jedoch aufgrund erheblicher methodischer Mängel der Studien angezweifelt. Einem fraglichen Nutzen der neuromuskulären Blockade stehen aber nachgewiesene Risiken der dafür notwendigen tiefen Sedierung von kritisch kranken Patienten (verlängerte Beatmungsdauer, erhöhte Sterblichkeit) gegenüber. In einer neuen prospektiv-randomisierten Studie (ROSE-Trial, National Heart, Lung, and Blood Institute 2019) wurde kein Überlebensvorteil für ARDS-Patienten gefunden, welche in der Frühphase Neuromuskulär-blockierende Substanzen erhielten. Eine Vielzahl von nachfolgenden Meta-Analysen bleibt aufgrund der unveränderten Primärstudienlage mit teilweise geringer Studienqualität und eingeschränkter Vergleichbarkeit ohne zusätzlichen Erkenntnisgewinn. Die aktuelle ESICM-Konsensus-Leitlinie zum ARDS (Graselli et al. 2023) spricht auf Grundlage der aktuellen Daten in Risiko-Nutzen-Abwägung spezifisch auf den klinischen Endpunkt der Sterblichkeit eine starke Empfehlung gegen die routinemäßige Verwendung einer kontinuierlichen neuromuskulären Blockade bei Patienten mit moderat bis schwerem ARDS aus.

Die additive routinemäßige Anwendung einer kontinuierlichen neuromuskulären Blockade bei Patienten mit moderat – schwerem ARDS wird aktuell nicht mehr empfohlen.

11.6.2 Beta-2-Mimetika

Die Gabe von Beta-2-Mimetika im ARDS war in einer Vielzahl von präklinischen Studien mit positiven Effekten (Clearance alveolärer Flüssigkeit, Verminderung proinflammatorischer Zytokine etc.) verknüpft. Diese positiven Effekte ließen sich jedoch in prospektiven RCTs nicht bestätigen, teilweise wurden dagegen negative Effekte (Übersterblichkeit bei intravenöser Gabe von Beta-2-Rezeptoragonisten) beobachtet (Lewis et al. 2019).

CAVE Patientensicherheit

Aufgrund von Hinweisen für eine erhöhte Sterblichkeit durch intravenöse Gabe von Beta-2-Mimetika wird empfohlen, diese Substanzklasse nicht zur Prophylaxe bzw. zur supportiven Therapie bei ARDS-Patienten einzusetzen (Fichtner et al. 2018).

Von dieser Empfehlung nicht betroffen sind invasiv beatmete Patienten mit einem akuten Bronchospasmus bzw. bei vorbestehender, chronisch obstruktiver Erkrankung. Hier erfolgt die Therapie mit Beta-2-Mimetika primär inhalativ.

11.6.3 Kortikosteroide

Die Studien zur Gabe von intravenösen Kortikosteroiden bei Patienten mit ARDS vor Beginn der COVID-19-Pandemie wurden in mehreren Meta-Analysen (Hashimoto et al. 2017, Meduri et al. 2018) zusammengefasst, welche in Abhängigkeit von den eingeschlossenen Studien bzw. vom Zeitpunkt des Therapiebeginns im Verlauf des ARDS im Hinblick auf die kritischen Outcome-Parameter Überleben zu unterschiedlichen Ergebnissen kommen. Eine Verbesserung der Überlebensrate ließ sich hier nur bei Patienten nachweisen, bei denen die Kortikosteroid-Therapie früher als 14 Tage nach Beginn des ARDS eingeleitet wurde und die Qualität der Evidenz war aufgrund der geringen Fallzahlen und unterschiedlichen Studiendesigns gering. Relevante negative Effekte der niedrig-dosierten Steroidgabe sind Hyperglykämien, neuromuskuläre Schwäche und eine erhöhte Infektionsanfälligkeit. Der letzte großangelegte RCT zum Effekt von Dexamethason bei invasiv beatmeten non-COVID-ARDS-Patienten (Villar et al. 2020) wies mögliche positive Effekte der Therapie (Verkürzung Beatmungsdauer, Verbesserung 60-Tage-Überleben) nach, zeigt jedoch gleichzeitig methodische Einschränkungen (unverblindetes Design, vorzeitiger Abbruch wegen langsamer Rekrutierung). Im Verlauf der COVID-19-Pandemie wurde eine Vielzahl von Studien mit unterschiedlichen Kortikosteroid-Therapien durchgeführt und wiederum resultieren heterogene Studienergebnisse aufgrund der Vielfalt im Studiendesign und der betrachteten Patientenpopulationen (Zeitpunkt in der Pandemie [Virusvariante, Impfstatus], Ausmaß der respiratorischen Insuffizienz etc.) (Wagner et al. 2022). Eine umfassende Meta-Analyse (Chaudhuri et al. 2021) weist auf positive Effekte lediglich bei non-COVID-ARDS-Patienten und nur bei einer Therapiedauer von >7d hin. Für Patienten mit ARDS, bei welchen die Steroidgabe erst später als 14 Tage nach Beginn des ARDS begonnen wurde, belegte die ARDS-Network-RCT dagegen sogar eine erhöhte Sterblichkeit (Steinberg et al. 2006).

Zum aktuellen Zeitpunkt weisen die Studiendaten zur systemischen Kortikosteroid-Therapie für unterschiedliche Therapieregime und Patientenpopulationen sowohl auf potentiellen Nutzen als auch möglichen Schaden hin. Eine routinemäßige Kortikosteroidgabe für ARDS-Patienten ist daher aktuell nicht ableitbar.

11.6.4 Surfactant

Die beim ARDS beobachte alveoläre Flüssigkeitsansammlung sowie das Kollabieren des Alveolarraums wird pathophysiologisch mit einem im Rahmen der Inflammation auftretenden Surfactantmangel assoziiert. Beim schweren ARDS wurde exogen zugeführter Surfactant daher als potentielle supportive Therapie untersucht.

In der aktuellsten Meta-Analyse zur Fragestellung (Meng et al. 2019) ließ sich keine Sterblichkeitsreduktion gegenüber konventioneller Beatmung ohne Surfactant nachweisen, ebenso fehlten positive Effekte auf die Beatmungsdauer und eine Verbesserung der Oxygenierung war nur teilweise bzw. kurzzeitig nachweisbar. Demgegenüber wurden relevante Komplikationen (respiratorischer Verschlechterung und Bradykardie während der Applikation) beobachtet.

CAVE Patientensicherheit

Auf Grundlage teilweise schwerwiegender Nebenwirkungen durch die Instillation der Substanz in die Atemwege, wird die Anwendung von Surfactant als supportive Maßnahme im ARDS bei erwachsenen Patienten nicht empfohlen.

11.6.5 Flüssigkeits- und Transfusionstherapie

ARDS-Patienten weisen häufig Komorbiditäten (z.B. Sepsis) auf, welche durch die ggf. notwendigen Therapien (z.B. initiale Volumensubstitution) zu einer positiven Flüssigkeitsbilanz führen. Die konsekutive Flüssigkeitseinlagerung im Lungenparenchym führt dann zu einer weiteren Verschlechterung des Gasaustauschs.

Seit der Veröffentlichung der letzten umfassenden Meta-Analyse im Jahr 2017, in der im Vergleich einer restriktiven mit einer liberalen Flüssigkeitstherapie in der Subgruppe der Studien mit ARDS-Patienten kein Sterblichkeitsunterschied, jedoch positive Effekte wie eine Verminderung der Beatmungsdauer sowie der ITS-Verweildauer durch die restriktive Flüssigkeitstherapie beobachtet worden waren, wurden keine neuen hochwertigen prospektiven RCTs zu dieser Fragestellung publiziert. Risiken einer restriktiven Flüssigkeitstherapie sind andererseits die Ausbildung eines prärenalen Nierenversagens und möglicherweise auch kognitive Funktionseinschränkungen.

Unter Beachtung wichtiger Kontraindikationen (initiale Phase der Sepsis bzw. des septischen Schocks mit Hypovolämie bzw. Hypovolämie anderer Ursachen) wird daher die Anwendung eines restriktiven Flüssigkeitstherapieregimes bei ARDS-Patienten vorgeschlagen.

Im Hinblick auf die Transfusionstrigger sollte bei Patienten mit ARDS nicht von den geltenden Richtlinien der Bundesärztekammer mit dem Ziel einer kritischen Indikationsstellung für die Transfusion von Blutprodukten abgewichen werden. Für Patienten mit schwerster Oxygenierungsstörung unter vvECMO-Therapie zeigen aktuelle Oberservationsstudiendaten die Assoziation einer Transfusiontherapie mit einer verbesserten Überlebensrate erst ab einem Hb-Wert von < 7 g/dl (Martucci et al. 2023).

11.7 Tracheotomie

Ziele der Durchführung einer Tracheotomie bei invasiv beatmeten Patienten sind die durch Langzeitanwendung eines oro- oder nasotrachealen Tubus bedingten Komplikationen zu vermeiden und durch eine Erleichterung der Spontanatmungsversuche die Beatmungszeit zu verkürzen. Durch technische Weiterentwicklung der verwendeten Materialien und des Designs (Low-Pressure-Cuffs, subglottische Absaugung etc.) rücken die tubusbedingten Komplikationen (direkten Schädigungen des Atemwegs und Mikroaspirationsrisiko) in den Hintergrund, als wesentlicher Nachteil bleibt jedoch die dafür notwendige tiefere Sedierung.

11.7.1 Indikationsstellung

Im Falle einer dauerhaften Notwendigkeit einer invasiven Beatmung und gleichzeitig fehlender NIV-Option soll eine Tracheotomie durchgeführt werden. Hierzu fehlen jedoch jegliche Studiendaten, sodass es sich hier um einen reinen Expertenkonsens handelt.

> *Bei allen anderen intubierten, invasiv beatmeten Patienten sollte eine Tracheotomie erst beim klinisch beobachteten prolongierten Weaning (Weaning-Gruppe 3: erfolgreiches Weaning erst nach mindestens 3 erfolglosen Spontanatmungsversuchen [SBT] oder bei Beatmung länger als 7 Tage nach dem ersten erfolglosen SBT) in Erwägung gezogen werden. Bei den Entwöhnungsversuchen vor einer Entscheidung zur Tracheotomie sollte stets die Möglichkeit des Einsatzes von NIV nach Extubation geprüft werden (Schönhofer et al. 2020).*

Da es auch erfahrenen Intensivmedizinern nachweislich nicht sicher möglich ist, ein prolongiertes Weaning für einen individuellen Patienten zu prognostizieren (Young et al. 2013), soll damit eine Übertherapie vermieden werden.

11.7.2 Zeitpunkt

Eine Vielzahl klinischer Studien wurde mit der Frage des bestmöglichen Zeitpunktes einer Tracheotomie (Früh- vs. Spättracheotomie) durchgeführt, jedoch ohne eine einheitliche Festlegung zum jeweiligen Zeitraum. So liefern dann auch Meta-Analysen der Studiendaten zum Teil widersprüchliche Ergebnisse. Letztendlich gibt es aktuell keine konsistent reproduzierbaren Nachweise einer verminderten VAP-Rate, verminderter Beatmungsdauer oder eines verbesserten Überlebens nach Frühtracheotomie, andererseits bestehen relevante Risiken durch mögliche schwerwiegende Komplikationen (Trachealverletzungen, Infektionen etc.) und das Risiko signifikanter Übertherapie bei fehlendem Extubationsversuch (Fichtner et al. 2018, Schönhofer et al. 2020).

Aktuell wird daher empfohlen, keine routinemäßige Frühtracheotomie vorzunehmen und die Entscheidung zum Tracheotomiezeitpunkt für jeden Patienten individuell durch das Behandlungsteam festzulegen (Schönhofer et al. 2020).

Literatur

Bein T, Bischoff M, Brückner U, Gebhardt K, Henzler D, Hermes C, Lewandoski K, Max M, Nothacker M, Staudinger S, Tryba M, Weber-Carstens S, Wrigge H (2015) S2e-Leitlinie „Lagerungstherapie und Frühmobilisation zur Prophylaxe oder Therapie pulmonaler Funktionsstörungen“ Revision 2015, AWMF Reg. Nr. 001/015

Chahoud J, Semaan A, Almoosa KF (2015) Ventilator-associated events prevention, learning lessons from the past: A systematic review. Heart Lung. 2015 May-Jun; 44(3):251–9

Compher C, Bingham AL, McCall M, Patel J, Rice TW, Braunschweig C, McKeever L (2022) Guidelines for the provision of nutrition support therapy in the adult critically ill patient: The American Society for Parenteral and Enteral Nutrition. JPEN J Parenter Enteral Nutr. 46(1): 12–41. DOI: 10.1002/jpen.2267. Erratum in: JPEN J Parenter Enteral Nutr. 46(6): 1458–1459

Dale CM, Rose L, Carbone S, Pinto R, Smith OM, Burry L, Fan E, Amaral ACK, McCredie VA, Scales DC, Cuthbertson BH (2021) Effect of oral chlorhexidine de-adoption and implementation of an oral care bundle on mortality for mechanically ventilated patients in the intensive care unit (CHORAL): a multi-center stepped wedge cluster-randomized controlled trial. Intensive Care Med. 47(11): 1295–1302. DOI: 10.1007/s00134-021-06475-2

DAS-Leitlinie (2020) S3-Leitlinie Analgesie, Sedierung und Delirmanagement in der Intensivmedizin, AWMF Reg. Nr. 001/012

DAS-Leitlinie, Addendum Dexmedetomidine vom 11.10.2022, AWMF Reg. Nr. 001/012

Elke G, Hartl WH, Kreymann KG, Adolph M, Felbinger TW, Graf T, de Heer G, Heller AR, Kampa U, Mayer K, Muhl E, Niemann B, Rümelin A, Steiner S, Stoppe C, Weimann A, Bischoff SC (2018) DGEM-Leitlinie: „Klinische Ernährung in der Intensivmedizin“. Aktuel Ernahrungsmed; 43: 341–408

Fichtner F, Moerer O, Laudi S, Weber-Carstens S, Nothacker M, Kaisers U (2018) Mechanical Ventilation and Extracorporeal Membrane Oxygenation in Acute Respiratory Insufficiency. Dtsch Arztebl Int. 2018 Dec 14; 115(50):840–847

Grasselli G, Calfee CS, Camporota L, Poole D, Amato MBP, Antonelli M, Arabi YM, Baroncelli F, Beitler JR, Bellani G, Bellingan G, Blackwood B, Bos LDJ, Brochard L, Brodie D, Burns KEA, Combes A, D'Arrigo S, De Backer D, Demoule A, Einav S, Fan E, Ferguson ND, Frat JP, Gattinoni L, Guérin C, Herridge MS, Hodgson C, Hough CL, Jaber S, Juffermans NP, Karagiannidis C, Kesecioglu J, Kwizera A, Laffey JG, Mancebo J, Matthay MA, McAuley DF, Mercat A, Meyer NJ, Moss M, Munshi L, Myatra SN, Ng Gong M, Papazian L, Patel BK, Pellegrini M, Perner A, Pesenti A, Piquilloud L, Qiu H, Ranieri MV, Riviello E, Slutsky AS, Stapleton RD, Summers C, Thompson TB, Valente Barbas CS, Villar J, Ware LB, Weiss B, Zampieri FG, Azoulay E, Cecconi M (2023) European Society of Intensive Care Medicine Taskforce on ARDS. ESICM guidelines on acute respiratory distress syndrome: definition, phenotyping and respiratory support strategies. Intensive Care Med. 2023 Jul;49(7):727–759. DOI: 10.1007/s00134-023-07050-7. Epub 2023 Jun 16. PMID: 37326646; PMCID: PMC10354163

Hashimoto S, Sanui M, Egi M, Ohshimo S, Shiotsuka J, Seo R, Tanaka R, Tanaka Y, Norisue Y, Hayashi Y, Nafichngo E (2017) The clinical practice guideline for the management of ARDS in Japan. J Intensive Care. 2017 Jul 25;5: 50

Heyland DK, Patel J, Compher C, Rice TW, Bear DE, Lee ZY, González VC, O'Reilly K, Regala R, Wedemire C, Ibarra-Estrada M, Stoppe C, Ortiz-Reyes L, Jiang X, Day AG; EFFORT Protein Trial team (2023) The effect of higher protein dosing in critically ill patients with high nutritional risk (EFFORT Protein): an international, multicentre, pragmatic, registry-based randomised trial. Lancet. 401(10376): 568–576. DOI: 10.1016/S0140-6736(22)02469-2. Erratum in: Lancet. 2023 Mar 25;401(10381):1000.

Klompas M, Branson R, Cawcutt K, Crist M, Eichenwald EC, Greene LR, Lee G, Maragakis LL, Powell K, Priebe GP, Speck K, Yokoe DS, Berenholtz SM (2022) Strategies to prevent ventilator-associated pneumonia, ventilator-associated events, and nonventilator hospital-acquired pneumonia in acute-care hospitals: 2022 Update. Infect Control Hosp Epidemiol. 43(6): 687–713. DOI: 10.1017/ice.2022.88

KRINKO (2013) Prävention der nosokomialen beatmungsassoziierten Pneumonie. Empfehlung der Kommission fur Krankenhaushygiene und Infektionspravention (KRINKO) beim Robert Koch-Institut.Bundesgesundheitsblatt, Gesundheitsforschung, Gesundheitsschutz 56(11): 1578–1590

Lang JK, Paykel MS, Haines KJ, Hodgson CL (2020) Clinical Practice Guidelines for Early Mobilization in the ICU: A Systematic Review. Critical Care Medicine 48(11): e1121–e1128. DOI: 10.1097/CCM.0000000000004574

Lewis SR, Pritchard MW, Thomas CM, Smith AF (2019) Pharmacological agents for adults with acute respiratory distress syndrome. Cochrane Database Syst Rev. 7(7):CD004477. DOI: 10.1002/14651858.CD004477.pub3

Magill SS, Klompas M, Balk R, Burns SM, Deutschman CS, Diekema D, Fridkin S, Greene L, Guh A, Gutterman D, Hammer B, Henderson D, Hess D, Hill N, Horan T, Kollef M, Levy M, Septimus E, Vanantwerpen C, Wright D, Lipsett P (2013) Developing a new, national approach to surveillance for ventilator-associated events: executive summary. Clin Infect Dis. 2013 Dec; 57(12):1742–6

Martucci G, Schmidt M, Agerstrand C, Tabatabai A, Tuzzolino F, Giani M, Ramanan R, Grasselli G, Schellongowski P, Riera J, Hssain AA, Duburcq T, Gorjup V, De Pascale G, Buabbas S, Gannon WD, Jeon K, Trethowan B, Fanelli V, Chico JI, Balik M, Broman LM, Pesenti A, Combes A, Ranieri MV, Foti G, Buscher H, Tanaka K, Lorusso R, Arcadipane A, Brodie D; International ECMO Network (ECMONet) (2022)Transfusion practice in patients receiving VV ECMO (PROTECMO): a prospective, multicentre, observational study. Lancet Respir Med. 11(3): 245–255. DOI: 10.1016/S2213-2600(22)00353-8

Meduri GU, Siemieniuk RAC, Ness RA, Seyler SJ (2018) Prolonged low-dose methylprednisolone treatment is highly effective in reducing duration of mechanical ventilation and mortality in patients with ARDS. J Intensive Care. 2018 Aug 24; 6:53

Meng SS, Chang W, Lu ZH, Xie JF, Qiu HB, Yang Y, Guo FM (2019) Effect of surfactant administration on outcomes of adult patients in acute respiratory distress syndrome: a meta-analysis of randomized controlled trials. BMC Pulm Med. 19(1): 9. DOI: 10.1186/s12890-018-0761-y

National Heart, Lung, and Blood Institute PETAL Clinical Trials Network, Moss M, Huang DT, Brower RG, Ferguson ND, Ginde AA, Gong MN, Grissom CK, Gundel S, Hayden D, Hite RD, Hou PC, Hough CL, Iwashyna TJ, Khan A, Liu KD, Talmor D, Thompson BT, Ulysse CA, Yealy DM, Angus DC (2019) Early neuromuscular Blockade in the Acute Respiratory Distress Syndrome. N Engl J Med. 2019 May 23; 380(21):1997–2008

Reignier J, Boisramé-Helms J, Brisard L, Lascarrou JB, Ait Hssain A, Le Gouge A et al. (2018) Enteral versus parenteral early nutrition in ventilated adults with shock: a randomised, controlled, multicentre, open-label, parallel-group study (NUTRIREA-2). Lancet. 2018 Jan 13; 391(10116):133–143

Schönhofer B, Geiseler J, Dellweg D, Fuchs H, Moerer O, Weber-Carstens S, Westhoff M, Windisch W (2020) Prolonged Weaning: S2k Guideline Published by the German Respiratory Society. Respiration. 10: 1–102. DOI: 10.1159/000510085

Steinberg KP, Hudson LD, Goodman RB, Hough CL, Lanken PN, Hyzy R, Thompson BT, Ancukiewicz M (2006) Efficacy and safety of corticosteroids for persistent acute respiratory distress syndrome. N Engl J Med. 2006 Apr 20; 354(16):1671–84

Silversides JA, Major E, Ferguson AJ, Mann EE, McAuley DF, Marshall JC, Blackwood B, Fan E (2017) Conservative fluid management or deresuscitation for patients with sepsis or acute respiratory distress syndrome following the resuscitation phase of critical illness: a systematic review and meta-analysis. Intensive Care Med. 2017 Feb; 43(2):155–170.

S3-Leitlinie Lagerungstherapie und Mobilisation bei kritisch Erkrankten auf Intensivstationen, Version 3.0, AWMF Reg.Nr. 001-015 (2023) URL: https://register.awmf.org/de/leitlinien/detail/001-015 (abgerufen am 19.10.2023)

TEAM Study Investigators and the ANZICS Clinical Trials Group; Hodgson CL, Bailey M, Bellomo R, Brickell K, Broadley T, Buhr H, Gabbe BJ, Gould DW, Harrold M, Higgins AM, Hurford S, Iwashyna TJ, Serpa Neto A, Nichol AD, Presneill JJ, Schaller SJ, Sivasuthan J, Tipping CJ, Webb S, Young PJ (2022) Early Active Mobilization during Mechanical Ventilation in the ICU. N Engl J Med. 387(19): 1747–1758. DOI: 10.1056/NEJMoa2209083

Villar J, Ferrando C, Martínez D, Ambrós A, Muñoz T, Soler JA, Aguilar G, Alba F, González-Higueras E, Conesa LA, Martín-Rodríguez C, Díaz-Domínguez FJ, Serna-Grande P, Rivas R, Ferreres J, Belda J, Capilla L, Tallet A, Añón JM, Fernández RL, González-Martín JM; dexamethasone in ARDS network (2020) Dexamethasone treatment for the acute respiratory distress syndrome: a multicentre, randomised controlled trial. Lancet Respir Med. 8(3): 267–276. DOI: 10.1016/S2213-2600(19)30417-5

Wang YT, Lang JK, Haines KJ, Skinner EH, Haines TP (2022) Physical Rehabilitation in the ICU: A Systematic Review and Meta-Analysis. Crit Care Med. 50(3): 375–388. DOI: 10.1097/CCM.0000000000005285

Young D, Harrison DA, Cuthbertson BH, Rowan K (2013) Effect of early vs late tracheostomy placement on survival in patients receiving mechanical ventilation: the TracMan randomized trial. JAMA. 2013 May 22; 309(20):2121–9

Zhao T, Wu X, Zhang Q, Li C, Worthington HV, Hua F (2020) Oral hygiene care for critically ill patients to prevent ventilator-associated pneumonia. Cochrane Database Syst Rev. 12(12): CD008367. DOI: 10.1002/14651858.CD008367.pub4

12 Das COVID-19-assoziierte Lungenversagen: Besonderheiten

Hermann Wrigge und Bettina Niemann

12.1 Einführung

Ende 2019 wurde bei mehreren Patienten in Wuhan in der Provinz Hubei, China, eine schwer verlaufende Lungenentzündung unklarer Ätiologie diagnostiziert, für die das neuartige *Severe Acute Respiratory Syndrome Coronavirus-2* (SARS-CoV-2) im Januar 2020 als Erreger identifiziert werden konnte. Das Virus hat in den folgenden Monaten zu einer über Jahre andauernden weltweiten Pandemie geführt. Die resultierende Erkrankung *Coronavirus Disease-19* (CoViD-19) führte zu einer Belastung der Gesundheitssysteme in einer in der Neuzeit bisher nicht bekannten Weise mit einer immensen Inanspruchnahme personeller und finanzieller Ressourcen der Klinken und insbesondere der Intensivstationen. Erst die Verfügbarkeit von Impfstoffen Ende 2020, die zunehmende Immunkompetenz der Bevölkerung sowie die Verbreitung inzwischen weniger pathogener Virusvarianten führten zu einem Abklingen der Pandemie und einem Rückgang der Letalität.

Zu Beginn der Pandemie mussten bis zu 15% der Infizierten wegen der Entwicklung eines schweren Verlaufes stationär betreut werden, weitere 5% benötigten eine Intensivtherapie. Das Risiko eines schweren Verlaufes von CoViD-19 steigt mit höherem Lebensalter. Deswegen ist es gerade bei dieser Erkrankung erforderlich, sofern ein entsprechender Behandlungswunsch mit invasiver Beatmung besteht, eventuelle Einschränkungen und Limitierungen der intensivmedizinischen Behandlung im Vorfeld mit Patienten und Angehörigen zu besprechen.

Durch die spezielle Pathophysiologie der Erkrankung und das hohe Maß an erforderlichem Infektionsschutz für das Personal ergeben sich einige Besonderheiten, speziell auch für die Beatmungstherapie in der Intensivmedizin, auf die im Folgenden eingegangen wird.

12.2 Pathophysiologie

Unter dem Begriff *Acute Respiratory Distress Syndrome* (ARDS) werden verschiedene pathologische Störungen der Lunge zusammengefasst, die durch eine resultierende schwere Oxygenierungsstörung, verminderte Lungencompliance und bildmorphologisch bilaterale Infiltrate auffallen, welche nicht durch eine kardiale Erkrankung, Überwässerung oder pulmonale Rundherde erklärbar sind. Pathophysiologisch führt die Schädigung des Alveolarepithels oder des pulmokapillären Endothels zu einem eiweißreichen Alveolarödem und zur Schädigung der Pneumozyten Typ II mit verminderter Surfactantbildung. Die zytokininduzierte Einwanderung neutrophiler Granulozyten in den Alveolarraum und das Interstitium unterhält proinflammatorische Prozesse, welche eine weitere Alveolarschädigung bedingen. Lokale Entzündungsprozesse können über minderbelüftete Lungenareale und Bildung von Mikrothromben in den pulmonalen Kapillaren zu einer Erhöhung von Totraumventilation und Shuntvolumen führen [Umbrello et al. 2016].

Das Besondere bei CoViD-19 ist der Nachweis einer Endothelitis mit strukturellen Gefäßveränderungen und thrombotischer Mikroangiopathie in mittleren und kleinen pulmonalen Blutgefäßen. In vitro Studien belegen, dass sowohl eine direkte Gefäßinvasion durch SARS-CoV-2 als auch perivaskuläre Entzündungsinfiltrate mit einem hohen Anteil an CD4+ T-Zellen zu einer Entzündung des Gefäßendothels und nachfolgender Thrombosierung führen [Varga et al. 2020].

Grundsätzlich kann CoViD-19 höchst unterschiedlich verlaufen; dies ist abhängig von der Virusvariante und der individuellen Disposition. SARS-CoV-2 bindet über das Spike-Protein an die *Angiotensin-Converting-Enzyme-2*-Rezeptoren von Lunge und Gefäßendothel, ebenso einer Reihe weiterer Organe wie Herz, Niere und Darm. Die Mehrzahl der Patienten zeigt einen milden bis moderaten Verlauf mit Symptombeginn etwa 2–5 Tage nach Infektion und einem Abklingen der Symptomatik nach ca. 8 Tagen. Diese frühe Infektionsphase ist überwiegend durch die Virusabwehr geprägt, die Symptome betreffen in der Regel den oberen Respirationstrakt. Bei einigen Patienten geht die Infektion in die zweite Phase der pulmonalen Manifestation über, welche nach ca. 15 Tagen ausheilen oder wiederum bei einem kleinen Teil der Patienten in die hyperinflammatorische Erkrankung mit zunehmendem Multiorganversagen übergehen kann. Die spätere Infektionsphase ist durch eine überschießende Immunantwort mit Zytokinsturm bedingt. Kompliziert wird der Verlauf durch auftretende bakterielle oder Pilzinfektionen.

Prognosefaktoren für schwere Verläufe

- *prolongierte Lymphozytopenie*
- *erhöhte D-Dimere*
- *steigende Konzentrationen von Interleukin-6 und Ferritin*
- *erhöhtes Troponin*

Die initiale hypoxische Störung bei der CoViD-19 Pneumonie entsteht zunächst einmal durch die Minderung der Lungenperfusion und weniger durch eine Änderung der Belüftung der Lunge, wobei die Mehrzahl der Patienten lediglich Husten als Einschränkung der Atemfunktion zeigt. Insbesondere Infizierte mit bestehenden Risikofaktoren wie BMI > 30 kg/m^2, Alter > 60 Jahre, arterieller Hypertonie, Diabetes mellitus und chronischer Herz- , Nieren- Leber- oder Lungenerkrankung sowie Immunsuppression haben ein erhöhtes Risiko für einen schweren Verlauf mit stärkerer Einschränkung der respiratorischen Funktion [Li et al. 2021].

Die Frühphase der schweren pulmonalen Erkrankung des COVID-19 assoziierten ARDS (CARDS) hat in der Vergangenheit Diskussionen ausgelöst, da die Compliance des respiratorischen Systems zu Beginn der Erkrankung noch annährend normal ist (L-Typ) [Gattinoni et al. 2020a] und nicht zum Ausmaß der Hypoxämie passt. Eine Erklärung hierfür liefern radiologisch nachweisbare Einschränkungen der pulmonalen Perfusion durch Lungenarterienthrombosen [Patel et al. 2020], die zur funktionellen Totraumventilation führen und somit die Gasaustauschstörung bei noch normaler Atemmechanik erklären. Schreitet die Erkrankung weiter fort, ähnelt das klinische Bild zunehmend dem klassischen ARDS mit Hyperinflammation, steigendem Lungengewicht, Abnahme der Compliance und progredienten Konsolidierungen in der thorakalen Computertomographie (TCT) mit Zunahme des pulmonalen rechts-links Shunts als führende Ursache der Oxygenierungsstörung (H-Typ) [Gattinoni et al. 2020a]. Abhängig vom Stadium der Erkrankung lassen sich damit unterschiedliche Befunde im Hinblick auf das Ausmaß der Einschränkung der Compliance des respiratorischen Systems, der in der thorakalen CT nachweisbaren Konsolidierungen mit Zunahme des Lungengewichtes und der Art der Gasaustauschstörung erklären [Gattinoni et al. 2020a, Patel et al. 2020, Gattinoni et al 2020b, Chiumello et al. 2020, Goligher et al. 2021].

12.3 Nichtinvasive Beatmung und Nasale High-Flow-O_2-Therapie

Der Schweregrad der respiratorischen Insuffizienz bei CoViD-19 ist abhängig vom Schweregrad der Infektion, den bestehenden Komorbiditäten, der Immunantwort und der ventilatorischen Antwort auf die Hyoxämie [Pfeifer et al. 2020]. Das Ausmaß wird bestimmt über eine kapilläre oder arterielle Blutgasanalyse (BGA). Zusätzlich kann bei Messung des Herzzeitvolumens das Sauerstoffangebot als globales Maß für die Sauerstoffversorgung aller Organe berechnet werden. Das Herzzeitvolumen weist bei Fehlen entsprechender Vorerkrankungen auf eine eingeschränkte kardiale Funktion unter CoViD-19 hin.

Sauerstoffpartialdruck paO_2

Normwert 60–100 mmHg (8–13,3 kPa)

Altersadjustiert: Soll = 100,1–(0,323 x Lebensalter) mmHg

Sauerstoffangebot DO_2

$DO_2 = C_aO_2$ x CO (arterieller Sauerstoffgehalt x Herzzeitvolumen)

NB 640–1.400 ml O_2/min

$C_aO_2 = pO_2$ [mmHg] x 0,0031 + S_aO_2 x Hb [g/dl] x 1,34

NB: Männer: 20,4 ml/dl; Frauen: 18,6 ml/dl; kritisch < 12,2 ml/dl

In der Behandlung der akuten respiratorischen Insuffizienz bei CoViD-19 ist bei nicht ausreichender Oxygenierung unter Sauerstoffapplikation über Nasensonde oder Venturi-Maske die nasale *High-Flow-O_2-Therapie* (HFO) sowie die *nichtinvasive Beatmung* (NIV) durchführbar. Während die normale Sauerstoffapplikation auf der Normalstation möglich ist, stehen die notwendigen Geräte für HFO und NIV oftmals nur auf einer Überwachungs- oder Intensivstation zur Verfügung. Die Durchführung von HFO und NIV benötigt ebenso wie die invasive Ventilation entsprechend qualifiziertes ärztliches und pflegerisches Personal [Nava et al. 1997]. Da sich die respiratorische Situation von Erkrankten mit CoViD-Pneumonie und Notwendigkeit der Applikation von HFO und NIV relativ schnell verschlechtern kann, sollte aus den genannten Gründen und der Möglichkeit der schnellen Einleitung einer invasiven Beatmung bei NIV-Versagen eine Überwachung dieser Patienten bereits auf einer Intensivstation erfolgen.

Indikation zur Aufnahme auf die Intensivstation [Pfeifer et al. 2020]

Majorkriterien:

- *notwendige Intubation und Beatmung*
- *septischer Schock*

Minorkriterien:

- *$pO_2 \leq 55$ mmHg (≤ 7 kPa) bei Raumluft oder $sO_2 \leq 90\%$ unter 2–4 l O_2/min*
- *Atemfrequenz von ≥ 30/min*
- *multilobuläre Infiltrate*
- *neu aufgetretene Bewusstseinsstörung*

Die Effektivität der Behandlung orientiert sich vor allem an physiologischen Parametern, um eine suffiziente Sauerstoffversorgung abzuschätzen.

Physiologische Zielparameter [Pfeifer et al. 2020]

- *Rekapillarisierungszeit < 2 s*
- *Laktat < 2 mml/l*
- *Diurese ≥ 0,5 ml/kgKG*
- *Normalisierung Atemfrequenz*
- *ggf. Bestimmung zentral bzw. gemischtvenöse Sättigung bei liegendem Katheter (≥ 65%)*

12.3.1 High-Flow-O_2-Therapie (HFO)

Mit der High-Flow-O_2-Therapie wird bis zu 100% Sauerstoff über spezielle Nasenkanülen mit einem Flow von bis zu 60 l/min appliziert. Notwendig dazu ist die nahezu vollständige Anfeuchtung und ausreichendes Anwärmen des Luftstromes. Die HFO bewirkt eine geringe Anhebung des Atemmitteldruckes und zeigt damit einen positiven Effekt auf das Atemmuster mit Senkung der Atemfrequenz, Anstieg des Atemzugvolumens und Abfall des Atemminutenvolumens. Dies führt zur Entlastung der Atemmuskulatur, Reduktion der Totraumventilation und Elimination von CO_2 [Sakuraya et al. 2021, Bräunlich et al. 2016]. Da bei CoViD-19 zunächst eine Perfusionsstörung der Lunge im Vordergrund steht, stellt die HFO in der Initialphase eine Möglichkeit zur Behandlung der resultierenden Hypoxämie dar.

12.3.2 Nichtinvasive Beatmung (NIV)

Während es für die hyperkapnische ventilatorische Insuffizienz bei exazerbierter COPD (*Chronic Obstructive Pulmonary Disease*) und kardialem Lungenödem eine klare Indikationsstellung für die nichtinvasive Beatmung gibt, wird die Anwendung bei der akuten hypoxämischen Insuffizienz einschließlich dem ARDS kontrovers diskutiert, da bei bis zu 50% der Patienten mit mittelschwerem bis schwerem ARDS ein NIV-Versagen festgestellt wird [Chiumello et al. 2020].

Wesentliches Ziel der Behandlung der hypoxämen respiratorischen Insuffizienz ist die Normalisierung der pathologisch verminderten funktionellen Residualkapazität (FRC) und der pulmonalen Compliance über die Vermeidung eines endexspiratorischen Alveolarkollaps und die Wiedereröffnung kollabierter Lungenareale durch die Applikation entsprechender in- und exspiratorischer Drücke. Schon kurz andauernde Abfälle des Beatmungsdruckes können erneut zum Kollaps alveolärer Areale und damit zur neuerlichen schweren Hypoxämie führen. Eine andauernde Anwendung der NIV via Maske in einer solchen Situation bedingt Probleme hinsichtlich Toleranz, Pflege, Nahrungsaufnahme und Kommunikation. Die Nutzung eines CPAP-Helmes zur Vermeidung von Hautulzerationen birgt eine größere Gefahr der CO_2-Rückatmung.

Ein Therapieversuch mit nichtinvasiver Beatmung bei hypoxämer respiratorischer Insuffizienz ist gerechtfertigt, wenn mittels High Flow-Therapie keine ausreichende Oxygenierung erreicht werden kann, bei im Vordergrund stehender hyperkapnischer respiratorischer Insuffizienz und bei leichtem ARDS. Sie stellt in intermittierender Anwendung auch eine sinnvolle Ergänzung zur HFO dar, um Belüftungsstörungen zu vermeiden und die Atemmuskulatur zu entlasten. Im Vorfeld besprochen werden kann und sollte mit Patienten und Angehörigen, ob im Falle einer Entscheidung gegen eine Intubation die nichtinvasive Beatmung eine Option der Therapie darstellt [DGP 2024].

Auch bei der nichtinvasiven Beatmung zur Behandlung der hypoxämen Insuffizienz führt die Applikation hoher Tidalvolumina zu einer erhöhten Mortalität. Bei erhaltenem Atemantrieb unter NIV kann unter den mitunter exzessiven Atembemühungen der Patienten eine zu hoch eingestellte Druckunterstützung zu einem deutlich überhöhten Atemzugvolumen führen und deutliche negative thorakale Druckschwankungen bedingen [Brochard et al. 2017]. Eine Verbesserung des *Outcomes* kann nur dann erreicht werden, wenn die nichtinvasive Beatmung wie beim klassischen ARDS „lungenprotektiv" mit Applikation eines entsprechenden PEEP und unter Anpassung der inspiratorischen Druckunterstützung erfolgt [Pfeifer et al. 2020, Carteaux et al. 2016].

Initialeinstellung NIV

- *CPAP: 10 cmH_2O*
- *(a)PCV oder PSV: P 6–10 cmH_2O; EPAP 5–10 cmH_2O; AF 12–15/min; Ti 1,0 s;*
- *Ziel: AF < 25/min, V_T < 9 ml/kg*

Bei klinischer Verschlechterung, steigender Atemarbeit sowie progredienter Hypoxämie sollte die Intubation und mechanische Beatmung nicht unnötig verzögert werden, um Notfallintubationen und damit eine Verschlechterung der Prognose der Patienten zu vermeiden.

Als Therapieziel bei hypoxämer respiratorischer Insuffizienz bei CoViD-19 Pneumonie empfiehlt die Leitlinie zur stationären Therapie von CoViD-19 einen Zielbereich für die periphere Sauerstoffsättigung (SpO_2) von 92–96% [DGIIN 2024].

SARS-CoV-2 wird durch Tröpfcheninfektion übertragen. In der Anwendung verschiedener Systeme zur Sauerstoffapplikation ist eine Aerosolbildung möglich, welche abhängig von den Raumbedingungen und dem verwendeten System unterschiedliche Partikelkonzentration und Reichweite aufweisen kann. Besonders gefährdet ist medizinisches Personal in der Betreuung von nichtinvasiv und invasiv beatmeten Patienten und da besonders bei Absaugung, Bronchoskopie und Intubation. Das Tragen einer geeigneten persönlichen Schutzausrüstung ist zwingend erforderlich. Daneben gibt es weitere Möglichkeiten, die Sicherheit im Umgang mit SARS-CoV-2 Infizierten zu erhöhen. Dazu gehören u.a. die konsequente Schulung des Personals, keine Nutzung von offenen oder Leckage-Systemen, Verwendung geschlossener Absaugungen, virendichte Filter vor dem Exspirationsschenkel und das Abschalten des Beatmungssystems vor Dekonnektion bzw. Abnahme der Maske bei NIV [Hui et al. 2019, Fowler et al. 2004].

Mit persönlicher Schutzausrüstung (Augenschutz, FFP2- [FFP3-] Maske, Kittel) kann die Inhalationstherapie, NHF, CPAP oder NIV ohne erhöhtes Infektionsrisiko durchgeführt werden. Die Inhalation von isotoner Kochsalzlösung reduziert die Abgabe von Viren aus der Lunge deutlich.

Zusammenfassend kann NIV/CPAP anstelle von oder begleitend zur HFO bei der respiratorischen Unterstützung von Patienten mit hypoxämischem Lungenversagen und CoViD-19 zur Vermeidung der Intubation eingesetzt werden und ist der konventionellen Sauerstoffgabe hierbei überlegen [Grasselli et al. 2023]. Allerdings ist es unwahrscheinlich, dass NIV/CPAP im Vergleich zu HFO einen Überlebensvorteil ausmachen kann.

12.4 Invasive Beatmungstherapie

Reichen die HFO- und NIV-Therapie zur Unterstützung der respiratorischen Funktion nicht mehr aus, ist eine Intubation und invasive Beatmung indiziert, sofern keine entsprechende Therapielimitierung durch den erklärten Patientenwillen vorliegen. Die S3-Leitlinie zur Therapie von Patienten mit CoViD-19 [DGIIN 2024] sieht folgende Intubationskriterien vor:

- $PaO_2/FiO_2 < 150$ mmHg und Atemfrequenz > 30/min: Intubation erwägen
- $PaO_2/FiO_2 < 100$ mmHg: Im Regelfall Intubation und invasive Beatmung

Diese Kriterien sind auch in Übereinstimmung mit der S3-Leitlinie zur invasiven Beatmung und Extrakorporalen Lungenersatz [DGAI 2017] und aktuellen internationalen Empfehlungen der European Society of Intensive Care Medicine [Grasselli et al. 2023].

In der Frühphase der pulmonalen Erkrankung, charakterisiert durch Überwiegen der Perfusionsstörungen der Lunge, fehlenden Konsolidierungen in der thorakalen Computertomographie, hoher Compliance des respiratorischen Systems und geringe Rekrutierungspotenzial (L-Typ) [Gattinoni et al. 2020a], (s. Abb. 1) tolerieren viele Patienten erstaunlich lange eine HFO-Therapie mit intermittierenden NIV-Intervallen.

Nach unseren Erfahrungen mit Patienten, die hinsichtlich Intubation und invasiver Beatmung eine Therapielimitierung ausgesprochen hatten, können die oben genannten Kriterien zur Intubation in Einzelfällen auch über Tage unterschritten werden. Allerdings ist dies bei Patienten ohne Therapielimitierung nicht zu empfehlen, da bei einer Verschlechterung eine Intubation wegen der nahezu fehlenden Zeit einer ausreichenden apnoeischen Oxygenierung kaum sicher durchzuführen ist. Nachfolgend gelingt eine Stabilisierung des Gasaustauschs oft nur mittels unmittelbarer Bauchlagerung.

Grundsätzlich gelten bei der Beatmung von CoViD-19 Erkrankten in der Regel dieselben Kriterien, wie bei der Beatmung von Patientenmit ARDS anderer Genese [Grasselli et al. 2023].

Protektive Beatmung bei ARDS

- *Begrenzung des V_T auf ≤ 6 ml/kg Standardkörpergewicht*
- *Begrenzung des Atemwegsplateaudrucks auf ≤ 30 cmH_2O*

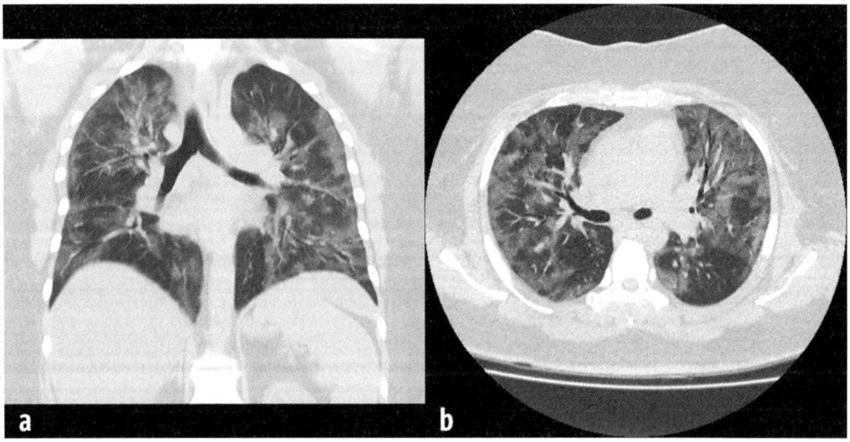

Abb. 1 Native CT der Lunge, koronale (a) und transversale (b) Schicht, CoViD-Pneumonie L-Typ: multiple Milchglasinfiltrate peripher betont

Aus Sicht der Autoren gilt der Absolutwert des Plateaudrucks ≤ 30 cmH_2O nicht notwendigerweise bei morbid Adipösen, da hier häufig ein sehr hoher PEEP zur Kompensation des erhöhten Pleuradrucks erforderlich ist. Das Ziel ist dabei, den transpulmonalen Druck als Differenz zwischen dem Beatmungsdruck und diesem Pleuradruck so zu adjustieren, dass ein alveolärer Kollaps reduziert und gleichzeitig eine alveoläre Überdehnung vermieden wird.

Ähnlich wie bei Patienten mit klassischem ARDS ist die Betrachtung und Limitierung des *driving pressures* (ΔΠ) < 15 cmH_2O aussagekräftiger als die Limitierung des VT [Amato et al. 2015]. ΔP berechnet sich folgendermaßen.

$$\Delta P = \text{Pplateau} - \text{PEEP} = \frac{\text{VT}}{\text{Compliance}}$$

Damit wird deutlich, dass hier sowohl die Information des V_T als auch zur Compliance des respiratorischen Systems (C) enthalten ist.

Hinsichtlich der Einstellung des PEEP ist die Expertenempfehlung der Leitliniengruppe, in der Krankheitsphase mit noch hoher Compliance und wenig rekrutierbarem Lungengewebe den PEEP nach low-PEEP Tabelle des ARDS-Netzwerks einzustellen (s. Tab. 1).

Tab. 1 Low PEEP Titration nach ARDS Network

Low PEEP(cmH_2O)/FiO_2														
FiO_2	0,3	0,4	0,4	0,5	0,5	0,6	0,7	0,7	0,7	0,8	0,9	0,9	0,9	1,0
PEEP	5	5	8	8	10	10	10	12	14	14	14	16	18	18–24

Bei abnehmender Compliance, progredienten Rechts-Links-Shunt, hohem Lungengewicht sowie höherem Rekrutierungspotential im Krankheitsverlauf (H-Typ) (s. Abb. 2) wird dann die Titration des PEEP nach der high-PEEP Tabelle empfohlen (s. Tab. 2) [DGIIN 2024].

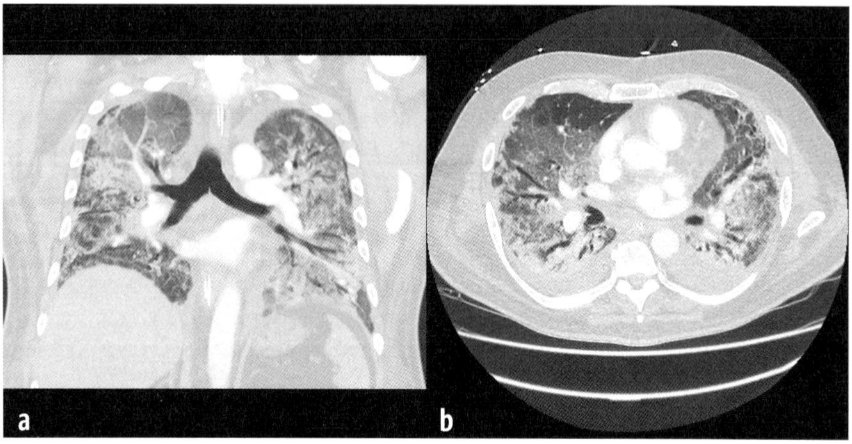

Abb. 2 Kontrastmittel-CT der Lunge, koronale (a) und transversale (b) Schicht, CoViD-Pneumonie H-Typ: dorsal betonte Konsolidierungen, Milchglastrübungen, Crazy Paving und positives Bronchopneumogramm

Tab. 2 High PEEP Titration nach ARDS Network

High PEEP(cmH_2O)/FiO_2													
FiO_2	0,3	0,3	0,4	0,4	0,5	0,5	0,5	0,6	0,7	0,8	0,8	0,9	1,0
PEEP	12	14	14	16	16	18	20	20	20	20	22	22	22–24

Eine aktuelle Metanalyse zum Einfluss verschiedener PEEP-Strategien mit oder ohne Rekrutierungsmanöver konnte zeigen, dass bei Patienten mit konventionellem ARDS die Verwendung höherer PEEP-Werte die Sterblichkeit senken kann [Dianti et al. 2022]. Die Durchführung insbesondere länger anhaltender Rekrutierungsmanöver war dagegen mit einer schlechteren Überlebensrate assoziiert.

Grundsätzlich erscheint es auch beim CARDS sinnvoll, das PEEP-Niveau zu titrieren und damit eine individualisierte PEEP-Einstellung zu wählen. Dafür eignen sich Verfahren nach Oxygenierung (PEEP-Tabellen), Atemmechanik (beste Compliance, minimaler ΔP) und Verfahren zur bettseitigen pulmonalen Bildgebung (Sonografie, Elektrische Impedanz Tomografie [EIT]). Entgegen der Annahme, dass Patienten mit CARDS aufgrund der initial eingeschränkten Perfusion und im Verlauf zunehmender Konsolidierungen ein eher geringes Rekrutierungspotenzial hätten, zeigt eine große EIT Studie in CARDS Patienten ein sehr heterogenes Bild. Jonkman und Mitarbeitende führten in einer physiologischen Multicenterstudie eine individuelle PEEP-Titration bei 108 Patienten mit CARDS (PaO_2/FIO_2 < 200 mmHg) durch und bestimmten mittels EIT den PEEP mit dem optimalen Kompromiss aus regionaler Überdehnung und Rekrutierung [Jonkman et al. 2023]. Überraschenderweise zeigte sich eine hohe Spannbreite an Rekrutierbarkeit zwischen 0,3% bis 66,9%

unabhängig vom Schweregrad des ARDS, es fanden sich PEEP-Werte zwischen 10–15,5 cmH_2O [Jonkman et al. 2023]. Insbesondere aufgrund dessen, dass die Rekrutierbarkeit nicht mit dem Ausmaß der Oxygenierungsstörung korrelierte, erscheint die alleinige Verwendung der Oxygenierung zur PEEP-Einstellung mittels PEEP-Tabellen problematisch. Auch wenn verschiedene Methoden und EIT-Auswertungsstrategien unterschiedliche Aspekte betonen und zu verschiedenen PEEP-Werten kommen können [Wrigge et al. 2023], zeigt die Durchführung einer EIT Multicenterstudie mit verschiedenen, kommerziell erhältlichen Geräten eine zunehmende Praktikabilität der Methode und die Möglichkeit, eine bessere Individualisierung der Beatmung durchzuführen. Diese physiologischen Erwägungen sind „Expertenmeinungen" der Autoren – die internationale Autorengruppe hat mangels hinreichender Evidenz keine Empfehlung zur Nutzung von PEEP-Tabellen *versus* einer individuellen PEEP-Titration nach Atemmechanik zur Reduzierung der Sterblichkeit abgeben können [Grasselli et al. 2023].

Der Erhalt eines Anteils von Spontanatmung im Rahmen einer augmentierten Beatmung im ARDS zeigt in physiologischer Hinsicht im Vergleich zu kontrollierter Beatmung ohne Spontanatmung viele Vorteile [Putensen et al. 2006]. Hierzu gehören die Reduktion von Analgosedierung, eine Verringerung der Muskelatrophie des Zwerchfells und die Umverteilung der Ventilation in abhängige Lungenareale mit besserer Belüftung und/oder Rekrutierung dieser Regionen. Konsekutiv wird dadurch eine Reduktion des pulmonalen Rechts-Links-Shunts mit verbesserter Oxygenierung, ein Anstieg des Herzzeitvolumens mit verbesserter Organperfusion und eine Verkürzung der Beatmungsdauer erreicht [Putensen et al. 2001, Zhou et al. 2017]. Speziell für beatmete Patienten mit COVID-19 gibt es hier keine vergleichenden Studien, allerdings wurden die Konzepte der frühen oder erhaltenen Spontanatmung und der Vermeidung von Übersedierung vom konventionellen ARDS klinisch häufig auf CARDS übertragen. Dabei zeigte sich, zumindest in der klinischen Wahrnehmung, eine Häufung von schweren Barotraumen mit Pneumothoraces, Hautemphysem und Pneumomediastinum (s. Abb. 3a, b).

Erklärbar ist dies durch die Kombination von hohem Atemantrieb der Patienten und zusätzlicher synchronisierter maschineller Druckunterstützung auf dem Boden des schwer geschädigten Lungengewebes. Die Senkung des Pleuradrucks durch Spontanatmung und die gleichzeitige Erhöhung des Alveolardrucks durch synchrone Druckunterstützung addiert sich zu hohen transpulmonalen oder transalveolären Drucken mit entsprechendem Potenzial für Schädigungen. Lösungen hierfür sind eine physiologische Reduktion des Atemantriebs durch Erhöhung der Vordehnung der Lunge, also des end-exspiratorischen Lungenvolumens durch Verwendung von höherem PEEP/CPAP, die pharmakologische Dämpfung des Atemantriebs mit Opiaten, die Verwendung von nicht-synchronisierten Formen der augmentierten Spontanatmung wie *Airway Pressure Release Ventilation* (APRV) oder nicht-synchronisierte *Biphasic Positive Airway Pressure Ventilation* (BIPAP). Ein Routineeinsatz von Muskelrela-

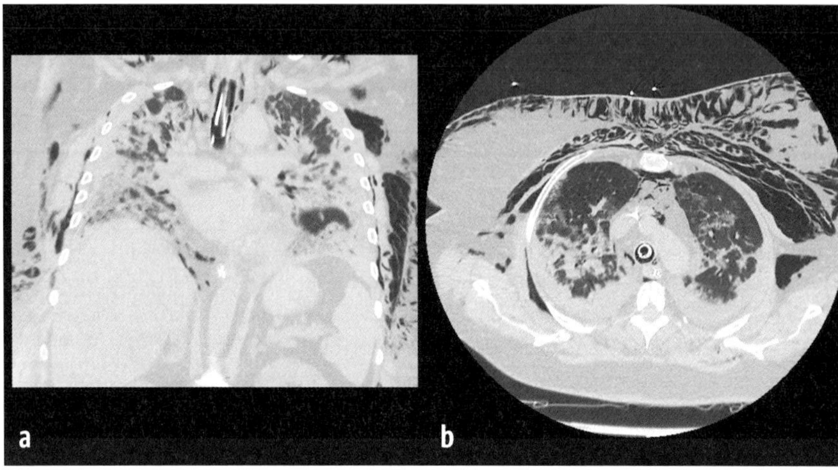

Abb. 3 Native CT der Lunge, koronale (a) und transversale (b) Schicht: Mediastinal- und Weichteilemphysem bei fortgeschrittener CoViD-Pneumonie

xanzien wird, wie auch im klassischen ARDS, nicht empfohlen [Grasselli et al. 2023; DGAI 2017], kann aber in Einzelfällen kurzfristig erwogen werden.

Die Entwöhnung von der Beatmung unterscheidet sich nicht von anderen Patienten nach längerfristiger Beatmung. Bei längeren Verläufen zeigten auch Patienten mit CARDS relativ häufig ausgeprägte Formen einer *Criticial Illness* Polyneuropathie und Myopathie, was die Entwöhnung von der maschinellen Ventilation erheblich erschweren kann. Die Autoren haben in Einzelfällen bei besonders stark ausgeprägtem rapid *shallow breathing* („Hecheln") erfolgreich *Neurally Adjusted Ventilatory Assist* (NAVA) eingesetzt, bei der eine dynamische Druckunterstützung über das abgeleitete Elektromyogramm des Zwerchfells getriggert wird.

Zusammenfassend unterscheiden sich die Beatmungskonzepte bei CARDS nicht wesentlich von denen des klassischen ARDS. Allerdings besteht die Besonderheit in der Frühphase des hypoxämischen Versagens bei COVID-19, sofern hier die Perfusionsstörung und nicht die Belüftungsstörung dominiert (L-Typ).

12.5 Lagerung und Frühmobilisation

12.5.1 Lagerung

Die intermittierende Bauchlagerung für mindestens 16 Stunden gehört zu den empfohlenen adjuvanten Maßnahmen bei der Therapie des klassischen ARDS mit einem PaO_2/F_IO_2 < 150 mmHg [DGAI 2017; Grasselli et al. 2023]. Die Empfehlung zur Bauchlage bei Patienten mit schwerem ARDS gilt analog auch für CARDS.

Die Empfehlungen für Patienten mit CARDS zur Bauchlagerung aufgrund der vorliegenden Evidenz sind allerdings noch weitreichender. So wird, anders als beim klassischen ARDS, die Bauchlage bei Patienten mit CARDS und einer PaO_2/FiO_2 100–300 mmHg bereits vor der Intubation unter HFO und oder NIV empfohlen [DGAI 2023; DGIIN 2024; Grasselli et al. 2023], wobei „wache" Patienten oft nur deutlich kürzere Intervalle für die Bauchlage tolerieren.

12.5.2 Frühmobilisation

Trainingskonzepte für die Akutphase sind speziell für Patienten mit CoViD-19 nicht publiziert [DGNR 2023], insofern wird auch bei Patienten mit CARDS analog zu anderen intensivmedizinischen Krankheitsbildern eine Frühmobilisation mit Beginn innerhalb von 48–72 h empfohlen [DGAI 2023].

Diese ist aufwendig, da besonderes Augenmerk auf den körperlichen Zustand der Patienten, einliegende Katheter und fortlaufende Behandlungen, wie bspw. Beatmung, CRRT und ECMO, gelegt werden muss [DGAI 2023] (s. Abb. 4).

Gleichzeitig ist aufgrund der eingeschränkten kardiorespiratorischen Situation mit Oxygenierungsstörung und häufiger kardiovaskulärer Beteiligung

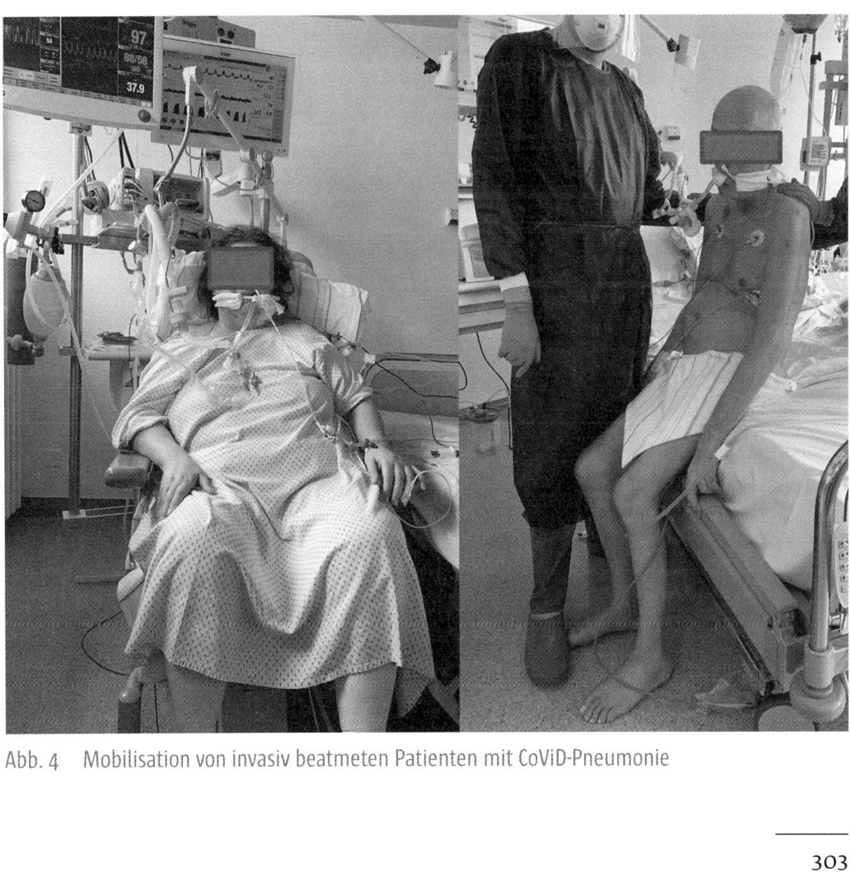

Abb. 4 Mobilisation von invasiv beatmeten Patienten mit CoViD-Pneumonie

eine Überwachung bezüglich Herzrhythmusstörungen, kardialer Ischämie, Entsättigungen und Embolien erforderlich [Li et al. 2020] (s. Abb. 5).

Die Frühmobilisation sollte auch bei Patienten mit CoViD-19 durch das gesamte betreuende Team einschließlich den Physiotherapeuten in einem abgestimmten, protokollbasiertem Trainings- und Mobilisationsplan unter Beachtung eventueller Kontraindikationen umgesetzt werden, dies unabhängig davon, ob die Patienten zuvor funktionell unabhängig oder funktionell durch Alter, geringe Muskelmasse oder Gebrechlichkeit eingeschränkt waren [DGAI 2023].

Zurzeit gibt es keine Evidenz in Bezug auf Grenzwerte für oder gegen eine Mobilisation, in der Regel ist diese eine individuelle Risiko-Nutzen-Entscheidung unter Einbeziehung des klinischen Gesamtbildes. Das vorgesehene Mobilisationsprotokoll sollte neben den Kriterien für eine Mobilisation auch Sicherheitskriterien für den Abbruch enthalten. Empfohlen wird eine Behandlungsdauer von mindestens 2 x 20 Minuten, welche ebenfalls individuell angepasst werden kann. Inzwischen zeichnet sich ab, dass die Integration der Frühmobilisation in weitere Konzepte zur Behandlung von Angst, Agitation, Delir und Schmerz einschließlich der Ernährung und des frühzeitigen Weanings von der Beatmung auch bei CoViD-19 einen positiven Effekt auf das gesamte Behandlungsergebnis hat [DGAI 2023].

12.6 Extrakorporaler Lungenersatz

Für Patienten mit ARDS und schwerster Oxygenierungsstörung (PaO_2/FiO_2 < 80 mmHg) kann eine Therapie mit extrakorporaler Membranoxygenierung (ECMO) erwogen werden. Vorrausetzung sind die Einwilligung des Pa-

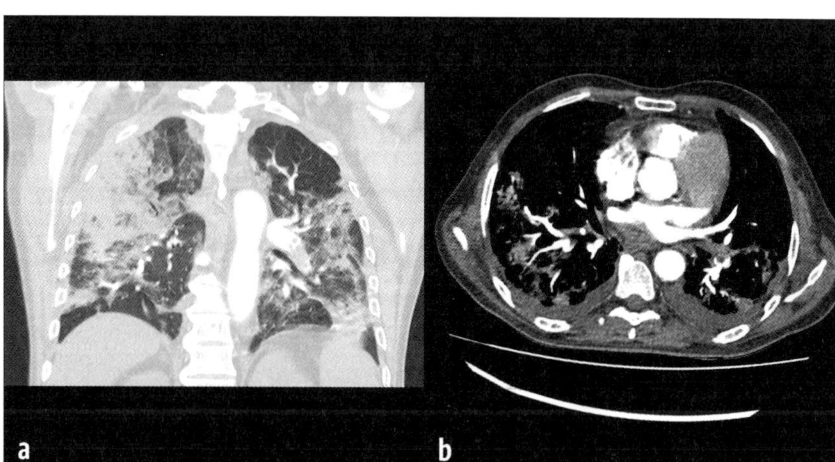

Abb. 5 Kontrastmittel-CT der Lunge, koronal (a) Lungenfenster, transversal (b) Weichteilfenster: Lungenarterienembolie linker Unterklappen bei fortgeschrittener CoViD-Pneumonie

tienten, die Berücksichtigung von prognostisch relevanten Faktoren wie Alter und Vorerkrankungen und ausreichender Erfahrung des ECMO-Zentrums mit mehr als 20 ECMO-Behandlungen pro Jahr [DGAI 2017]. Für Patienten mit COVID-19 sind keine randomisiert-kontrollierten Studien zur ECMO-Therapie zu erwarten, die Empfehlungen für ECMO als Rescue Therapie in Zentren mit entsprechenden Voraussetzungen lauten analog dem klassischen ARDS [DGIIN 2024, Grasselli et al. 2023]. Eine französische Kohortenstudie bei CARDS zeigte eine Letalität nach 90 Tagen von 54% bei Patienten mit veno-venöser ECMO-Therapie [Lebreton et al. 2021].

12.7 Medikamentöse Therapie

Es sind verschiedene Medikamente aufgrund nachgewiesener antiviraler und immun-modulatorischer Wirkung in der Behandlung von COVID-19 zugelassen worden [DGIIN 2024]. Inzwischen reduziert sich die Gabe von *Nirmatrelvir/Ritonavir* (Paxlovid®) und *Remdesivir* (Veklury®) auf die Behandlung von immunsupprimierten Hochrisikopatienten bzw. nach individueller Nutzen-Risiko-Abwägung in der Frühphase der Erkrankung innerhalb 5 bzw. 7 Tage nach Symptombeginn. Bei Paxlovid ist vor Therapiebeginn eine Prüfung auf relevante Interaktionen mit bereits bestehender Medikation erforderlich. Bei persistierender SARS-CoV-2-Infektion (anhaltend positive PCR länger als 28 Tage) wird inzwischen laut Leitlinie zur Behandlung eine Kombinationstherapie empfohlen. In Deutschland sind aktuell nur Kombinationen aus Remdesivir oder Nirmatrelvir/Ritonavir mit polyklonalen Plasma- oder Immunglobulinderivaten möglich, empfohlene neutralisierende monoklonale Antikörper (nMAK's) sind derzeit nicht verfügbar.

Sipavipart ist ein rekombinanter IgG-1-AK, der zur Postexpositionsprophylaxe bei schwer immunsupprimierten Patienten eingesetzt werden kann. Das Medikament bindet an die Rezeptorbindungsdomäne (RBD) des Spike-Proteins von SARS-CoV-2. Dadurch wird eine Bindung an den humanen ACE2-Rezeptor und in der Folge der Virus-Entry in die Zellen verhindert. Über eine Zulassung des Medikaments wird derzeit durch die regulatorischen Behörden beraten.

Für die Behandlung der CoViD-19-Pneumonie konnte für Dexamethason und Tocilizumab ein klinischer Nutzen in der Behandlung der schweren Erkrankung nachgewiesen werden. Nach Aktualisierung der Leitlinie kann auch Remdesivir zur Behandlung der CoViD-Pneumonie mit low-Flow-O_2-Therapie eingesetzt werden.

Eine Empfehlung zur off-Label-Behandlung der CoViD-Pneumonie mit Baricitinib wird aufgrund der geänderten Gesamtsituation und einer neuen Risiko-Nutzen-Bewertung inzwischen nicht mehr empfohlen; der pharmazeutische Unternehmer hat den Zulassungsantrag zurückgezogen.

12.7.1 Dexamethason und Methylprednisolon

Dexamethason ist ein synthetisches, halogeniertes Glukokortikoid mit lang wirkender entzündungshemmender und immunsuppressiver Wirkung. Die Effekte beruhen auf der Bindung an intrazelluläre Glucocortikoid-Rezeptoren. Die mineralokortikoide Wirkung ist gering.

Methylprednisolon ist ein synthetisches nicht-halogeniertes Glukokortikoid. Es wirkt antiinflammatorisch und antiproliferativ, indem es in die Proteinbiosynthese eingreift. Auch Methylprednisolon zeigt keine relevante mineralokortikoide Wirkung.

Kortikosteroide führen in der Behandlung von COVID-19 bei hospitalisierten Patienten zu einer deutlichen Reduktion der Sterblichkeit über alle Krankheitsstadien (WHO Progression Scale 5–9), die Wirkung nimmt bei höherer Krankheitsschwere eher noch zu. Patienten, welche keinen Sauerstoff benötigten, profitierten nicht von der Behandlung mit Glucocortikoiden, hier lag die 28-Tage Mortalität nummerisch sogar höher. Die höchste Evidenz liegt für Dexamethason bei einer Dosierung mit 6 mg tgl. vor, höhere Dosen zeigten keine Überlegenheit bezüglich der Mortalität. Unerwünschte Nebenwirkungen traten sehr selten auf [RECOVERY Collaborative Group et al. 2021, Edalatifard et al. 2020].

Inhalative Steroide sollten zur Behandlung der CoViD-19-Pneumonie nicht eingesetzt werden.

Glucocortikoide bei CoViD-Pneumonie

Dexamethason 1 x 6 mg für 10 Tage p.o./i.v.

- *alternativ in begründeten Fällen*
- *Methylprednisolon 3 x 50 mg für 10 Tage i.v.*

12.7.2 Remdesivir

Remdesivir (Veklury®) ist ein Analogon des Adenosins. Es verhindert in Konkurrenz zum ATP über die Hemmung der viralen RNA-Polymerase durch Kettenabbruch bei der Replikation die weitere Vermehrung des Virus in den infizierten Zellen. In der Zusammenschau der Evidenz, basierend auf individuellen Patientendaten, ergab sich ein geringer Mortalitätsvorteil für Patienten mit CoViD-Pneumonie und low-Flow-Sauerstofftherapie [Gottlieb et al. 2021, G-BA 2021].

Remdesivir

200 mg i.v. am ersten und 100 mg ab Tag 2 für insgesamt 3 Tage in der Frühphase und 5–10 Tage bei Pneumonie mit low-Flow-O_2-Therapie

12.7.3 Tocilizumab

Tocilizumab (RoActemra®) ist ein *humanisierter Interleukin-6-Rezeptor-Antikörper* (IgG1) und hemmt den IL-6-Signalweg über eine kompetitive Blockade der IL-6-Bindung auf der Zellmembran und den löslichen Rezeptor im Blut [Mihara et al. 2005]. Die RECOVERY-Studie hatte an 2022 mit Tocilizumab behandelnden Patienten mit schwerer Pneumonie, Hypoxämie und hoher entzündlicher Aktivität (CRP > 75 mg/l) gezeigt, dass diese eher aus dem Krankenhaus entlassen werden konnten und ein geringeres Risiko für eine invasive Beatmung oder Tod innerhalb von 28 Tagen hatten [Abani et al. 2021]. Die Indikation besteht nur für sauerstoffpflichtige Patienten mit rasch progredienter Erkrankung (WHO Progression Scale 5–6), welche nicht länger als 24 h invasiv beatmet sind. Die Verträglichkeit war in den Studien gut, die Nebenwirkungsrate niedrig. Nicht gegeben werden sollte Tocilizumab bei aktiver bakterieller oder fungaler Infektion.

Tocilizumab Dosierung gewichtsabhängig, einmalige Gabe

- *> 90 kg: 800 mg*
- *≤ 90 kg: 600 mg*
- *≤ 65 kg: 400 mg*
- *≤ 40 kg; 8 mg/kg KG*

12.7.4 Antikoagulation bei CoViD-19

Hospitalisierte Patienten mit COVID-19 erhalten eine medikamentöse Thrombembolieprophylaxe mit niedermolekularem Heparin oder alternativ Fondaparinux, eine vorbestehende orale Antikoagulation aus anderer Indikation kann unverändert weitergeführt werden. Eine nach Entlassung fortgesetzte VTE-Prophylaxe bleibt eine individuelle Entscheidung, nur ausgewählte Patienten mit hohem Thrombembolierisiko erhalten nach der Entlassung eine prolongierte Antikoagulation mit DOAC über 4–5 Wochen.

Aufgrund der Besonderheit des COVID-assoziierten ARDS mit Nachweis von Mikrothromben in der pulmonalen Endstrombahn wurden Untersuchungen zur Effektivität einer therapeutischen Antikoagulation durchgeführt. Auffällig war dabei, dass sowohl Nichtintensiv- als auch Intensivpatienten innerhalb von 30 Tagen zu einer erhöhten Blutungsneigung tendierten. Eine therapeutische Antikoagulation erwies sich als effektiv im Hinblick auf Steigerung des Krankenhausüberlebens ohne Organunterstützung, Senkung der Mortalität und Reduktion thrombembolischer Ereignisse bei den Nichtintensivpatienten. Trotzdem wird bei fehlender gesicherter Indikation in der aktuellen deutschen Leitlinie [DGIIN 2024] eine routinemäßige therapeutische Antikoagulation nicht empfohlen. Sie sollte jedoch erwogen werden, wenn ein erhöhtes thrombembolisches Risiko bei niedrigem Blutungsrisiko besteht (D-Dimer ≥ 2 mg/l) oder ein zeitnaher Ausschluss einer TVT oder LAE nicht möglich ist [ATTACC Investigators et al. 2021, Lopes et al. 2021, Sholzberg et al. 2021, Spyropoulos et al. 2021]. Für die Intensivpatienten konnte kein Effekt einer therapeutischen Antikoagulation auf klinisch relevante Outcomes nachgewiesen werden, dagegen war das Blutungsrisiko teilweise signifikant erhöht. Insofern wird eine therapeutische Antikoagulation im intensivmedizinischen Setting nur bei vorliegender Indikation empfohlen [DGIIN 2024].

12.8 Zusammenfassung

COVID-19 hat als Erkrankung verschiedene Verlaufsformen und kann unterschiedliche phänotypische Manifestationen in verschiedenen Organsystemen zeigen. Hierbei spielen auch genetische Veränderungen des Virus eine wichtige Rolle. Je nach Schwere und Verlauf der Erkrankung gibt es inzwischen medikamentöse Therapien, für die eine Verbesserung relevanter Outcomes gezeigt werden konnte. Hierzu gehören – je nach Erkrankungsstadium – die Therapie mit *low-dose* Heparin, Dexamethason (6 mg/Tag) und bei vorliegender leichter bis moderater Oxygenierungsstörung die Therapie mit Remdesivir und dem Antikörper Tocilizumab, die jeweils unterschiedlich in die Virusreplikation und Entzündungskaskaden eingreifen.

Bezogen auf die Lunge können die schweren Verläufe in ein COVID-19 assoziiertes ARDS (CARDS) münden. Formal handelt es sich dabei aufgrund der einheitlichen Pathogenese nicht um ein Syndrom, sondern um eine Erkrankung mit Schädigung der Lunge über den Weg des Gefäßendothels. Initial dominiert als Ursache des Lungenversagens daher eine Perfusionsstörung durch pulmonale Thrombosen bei oft wenig eingeschränkter Atemmechanik. Daraus ergibt sich die klinisch relevante Besonderheit der Frühphase des milden bis moderaten Oxygenierungsversagens, welches bei vielen Patienten durch nicht-invasive Therapien wie HFO und CPAP/NIV zunächst erfolgreich beeinflusst werden kann. In dieser Phase wird, auch hier abweichend vom klassischen ARDS, bereits eine intermittierende „wache" Bauchlage empfohlen. Kommt es zum weiteren Progress des Lungenversagens und der Notwendigkeit zur Intubation und invasiven Beatmung, unterscheiden sich die aktuellen Empfehlungen zur Beatmungstherapie, Lagerung und Frühmobilisation sowie dem Einsatz von Rescue-Verfahren wie die veno-venöse ECMO nicht von den aktuellen Empfehlungen zur Therapie des klassischen ARDS. Auffällig sind bei schwerem CARDS oft lange Verläufe mit prolongiertem Weaning und nachfolgender lang andauernder Rehabilitation.

Literatur

Abani O, Abbas A, Abbas F, Abbas M, Abbasi S, Abbass H, et al.: Tocilizumab in patients admitted to hospital with COVID-19 (RECOVERY): a randomised, controlled, open-label, platform trial. Lancet. 2021;397(10285):1637–45.

Amato MBP, Meade MO, Slutsky AS, Brochard L, Costa ELV, Schoenfeld DA, et al.: Driving Pressure and Survival in the Acute Respiratory Distress Syndrome. New Engl J Medicine. 2015;372(8):747–55.

ATTACC Investigators, ACTIV-4a Investigators, REMAP-CAP Investigators, Lawler PR, Goligher EC, Berger JS, et al.: Therapeutic Anticoagulation with Heparin in Noncritically Ill Patients with Covid-19. N Engl J Med. 2021;385(9):790–802.

Bräunlich J, Köhler M, Wirtz H: Nasal highflow improves ventilation in patients with COPD. Int J Chronic Obstr Pulm Dis. 2016;11:1077–85.

Brochard L, Slutsky A, Pesenti A: Mechanical Ventilation to Minimize Progression of Lung Injury in Acute Respiratory Failure. Am J Respir Crit Care Med. 2017;195(4):438–42.

Carteaux G, Millán-Guilarte T, Prost ND, Razazi K, Abid S, Thille AW, et al.: Failure of Noninvasive Ventilation for De Novo Acute Hypoxemic Respiratory Failure. Crit Care Med. 2016;44(2):282–90.

Chiumello D, Busana M, Coppola S, Romitti F, Formenti P, Bonifazi M, et al.: Physiological and quantitative CT-scan characterization of COVID-19 and typical ARDS: a matched cohort study. Intensive Care Med. 2020;46(12):2187–96.

Deutsche Gesellschaft für Anästhesiologie und Intensivmedizin e.V. (DGAI): S3-Leitlinie Invasive Beatmung und Einsatz extrakorporaler Verfahren bei acuter respiratorischer Insuffizienz. Version 1.0, 20.11.2017. URL: https://register.awmf.org/assets/guidelines/001-021l_S3_Invasive_Beatmung_2017-12.pdf.

Deutsche Gesellschaft für Anästhesiologie und Intensivmedizin e.V. (DGAI): S3-Leitlinie Lagerungstherapie und Mobilisation von kritisch Erkrankten auf Intensivstationen. Version 3.0, 25.07.2023. URL: https://register.awmf.org/assets/guidelines/001-015l_S3_Lagerungstherapie-Mobilisation-von-kritisch-Erkrankten-auf-Intensivstationen_2023-07.pdf

Deutsche Gesellschaft für Internistische Intensivmedizin und Notfallmedizin (DGIIN): S3-Leitlinie – Empfehlung zur Therapie von Patienten mit COVID-19 – Living Guideline. Version 9.1, 30.01.2024. URL: https://register.awmf.org/assets/guidelines/113-001l_S3_Empfehlungen-zur-Therapie-von-Patienten-mit-COVID-19_2024-01.pdf

Deutsche Gesellschaft für Neurorehabilitation e.V. (DGNR): S2k-Leitlinie COVID-19 und (Früh-)Rehabilitation. Version 4.0, 01.12.2023. URL: https://register.awmf.org/assets/guidelines/080-008l_S2k_SARS-CoV-2_COVID-19_und_Frueh-_Rehabilitation_2022-11.pdf

Deutsche Gesellschaft für Pneumologie und Beatmungsmedizin e.V. (DGP): S2k-Leitlinie Nichtinvasive Beatmung als Therapie der akuten respiratorischen Insuffizienz, Version 3.3, 30.12.2022. URL: https://register.awmf.org/assets/guidelines/020-004l_Nichtinvasive-Beatmung-Therapie-akute-respiratorische-Insuffizienz_2023-07.pdf

Dianti J, Tisminetzky M, Ferreyro BL, Englesakis M, Sorbo LD, Sud S, et al.: Association of Positive End-Expiratory Pressure and Lung Recruitment Selection Strategies with Mortality in Acute Respiratory Distress Syndrome: A Systematic Review and Network Meta-analysis. Am J Resp Crit Care. 2022;205(11):1300–10.

Edalatifard M, Akhtari M, Salehi M, Naderi Z, Jamshidi A, Mostafaei S, et al.: Intravenous methylprednisolone pulse as a treatment for hospitalised severe COVID-19 patients: results from a randomised controlled clinical trial. Eur Respir J. 2020;56(6):2002808.

Fowler RA, Guest CB, Lapinsky SE, Sibbald WJ, Louie M, Tang P, et al.: Transmission of Severe Acute Respiratory Syndrome during Intubation and Mechanical Ventilation. Am J Respir Crit Care Med. 2004;169(11):1198–202.

Gattinoni L, Chiumello D, Caironi P, Busana M, Romitti F, Brazzi L, et al.: COVID-19 pneumonia: different respiratory treatments for different phenotypes? Intens Care Med. 2020a;46(6):1099–102.

Gattinoni L, Coppola S, Cressoni M, Busana M, Rossi S, Chiumello D: Covid-19 Does Not Lead to a "Typical" Acute Respiratory Distress Syndrome. Am J Resp Crit Care. 2020b;201(10):1299–300.

Gemeinsamer Bundesausschuss (G-BA): Nutzenbewertungsverfahren zum Wirkstoff Remdesivir (COVID-19, ≥ 12 Jahre, Erfordernis zusätzlicher Sauerstoffzufuhr). 16.09.2021. URL: https://www.g-ba.de/bewertungsverfahren/nutzenbewertung/671/#dossier.

Goligher EC, Ranieri VM, Slutsky AS: Is severe COVID-19 pneumonia a typical or atypical form of ARDS? And does it matter? Intensive Care Med. 2021;47(1):83–5.

Gottlieb RL, Vaca CE, Paredes R, et al: Early Remdesivir to Prevent Progression to Severe Covid-19 in Outpatients. New England Journal of Medicine. 2021;386(4):305–15. DOI:10.1056/NEJMoa2116846.

Grasselli G, Calfee CS, Camporota L, Poole D, Amato MBP, Antonelli M, et al.: ESICM guidelines on acute respiratory distress syndrome: definition, phenotyping and respiratory support strategies. Intensiv Care Med. 2023;49(7):727–59.

RECOVERY Collaborative Group, Horby P, Lim WS, Emberson JR, Mafham M, Bell JL, et al.: Dexamethasone in Hospitalized Patients with Covid-19 – Preliminary Report. New Engl J Medicine. 2021;384(8):693–704.

Hui DS, Chow BK, Lo T, Tsang OTY, Ko FW, Ng SS, et al.: Exhaled air dispersion during high-flow nasal cannula therapy versus CPAP via different masks. Eur Respir J. 2019;53(4):1802339.

Jonkman AH, Alcala GC, Pavlovsky B, Roca O, Spadaro S, Scaramuzzo G, et al.: Lung RecruitmEnt Assessed by Eletrical Impedance Tomography (RECRUIT): A Multicenter Study of COVID-19 ARDS. Am J Resp Crit Care. 2023;208(1):25–38.

Lebreton G, Schmidt M, Ponnaiah M, Folliguet T, Para M, Guihaire J, et al.: Extracorporeal membrane oxygenation network organisation and clinical outcomes during the COVID-19 pandemic in Greater Paris, France: a multicentre cohort study. Lancet Respir Med. 2021;9(8):851–62.

Li J, Huang DQ, Zou B, Yang H, Hui WZ, Rui F, et al.: Epidemiology of COVID-19: A systematic review and meta-analysis of clinical characteristics, risk factors, and outcomes. J Méd Virol. 2021;93(3):1449–58.

Li X, Pan X, Li Y, An N, Xing Y, Yang F, et al.: Cardiac injury associated with severe disease or ICU admission and death in hospitalized patients with COVID-19: a meta-analysis and systematic review. Crit Care. 2020;24(1):468.

Lopes RD, Silva PGM de B e, Furtado RHM, Macedo AVS, Bronhara B, Damiani LP, et al.: Therapeutic versus prophylactic anticoagulation for patients admitted to hospital with COVID-19 and elevated D-dimer concentration (ACTION): an open-label, multicentre, randomised, controlled trial. Lancet. 2021;397(10291):2253–63.

Mihara M, Kasutani K, Okazaki M, Nakamura A, Kawai S, Sugimoto M, et al.: Tocilizumab inhibits signal transduction mediated by both mIL-6R and sIL-6R, but not by the receptors of other members of IL-6 cytokine family. Int Immunopharmacol. 2005;5(12):1731–40.

Nava S, Evangelisti I, Rampulla C, Compagnoni ML, Fracchia C, Rubini F: Human and Financial Costs of Non-invasive Mechanical Ventilation in Patients Affected by COPD and Acute Respiratory Failure. Chest. 1997;111(6):1631–8.

Patel BV, Arachchillage DJ, Ridge CA, Bianchi P, Doyle JF, Garfield B, et al.: Pulmonary Angiopathy in Severe COVID-19: Physiologic, Imaging, and Hematologic Observations. Am J Resp Crit Care. 2020;202(5):690–9.

Pfeifer M, Ewig S, Voshaar T, Randerath W, Bauer T, Geiseler J, et al.: Positionspapier zur praktischen Umsetzung der apparativen Differenzialtherapie der akuten respiratorischen Insuffizienz bei COVID-19. Pneumologie. 2020;74(06):337–57.

Putensen C, Muders T, Varelmann D, Wrigge H: The impact of spontaneous breathing during mechanical ventilation. Curr Opin Crit Care. 2006;12(1):13–8.

Putensen C, Zech S, Wrigge H, Zinserling J, Stüber F, SPIEGEL TV, et al.: Long-Term Effects of Spontaneous Breathing During Ventilatory Support in Patients with Acute Lung Injury. 2001;164(1):43–9.

Sakuraya M, Okano H, Masuyama T, Kimata S, Hokari S: Efficacy of non-invasive and invasive respiratory management strategies in adult patients with acute hypoxaemic respiratory failure: a systematic review and network meta-analysis. Crit Care. 2021;25(1):414.

Sholzberg M, Tang GH, Rahhal H, AlHamzah M, Kreuziger LB, Áinle FN, et al.: Effectiveness of therapeutic heparin versus prophylactic heparin on death, mechanical ventilation, or intensive care unit admission in moderately ill patients with covid-19 admitted to hospital: RAPID randomised clinical trial. BMJ. 2021;375:n2400.

Spyropoulos AC, Goldin M, Giannis D, Diab W, Wang J, Khanijo S, et al.: Efficacy and Safety of Therapeutic-Dose Heparin vs Standard Prophylactic or Intermediate-Dose Heparins for Thromboprophylaxis in High-risk Hospitalized Patients With COVID-19. JAMA Intern Med. 2021;181(12):1612–20.

Umbrello M, Formenti P, Bolgiaghi L, Chiumello D: Current Concepts of ARDS: A Narrative Review. Int J Mol Sci. 2016;18(1):64.

Varga Z, Flammer AJ, Steiger P, Haberecker M, Andermatt R, Zinkernagel AS, et al.: Endothelial cell infection and endotheliitis in COVID-19. Lancet. 2020;395(10234):1417–8.

Wrigge H, Muders T, Petroff D: Electrical Impedance Tomography: The Electrocardiogram for the Lungs? Am J Respir Crit Care Med. 2023;208(1):3–5.

Zhou Y, Jin X, Lv Y, Wang P, Yang Y, Liang G, et al.: Early application of airway pressure release ventilation may reduce the duration of mechanical ventilation in acute respiratory distress syndrome. Intens Care Med. 2017;43(11):1648–59.

13 Atemwegsobstruktion und dynamische Überblähung

Alexander Kersten

13.1 Einleitung

Eine dynamische Überblähung der Lunge, insbesondere hervorgerufen durch eine akute Atemwegsobstruktion, ist ein potenziell häufiges Problem bei Patienten mit „schwieriger" invasiver Beatmung. Akute obstruktive Pathologien wie eine Akut Exazerbierte COPD (AECOP), das schwere akute Asthma, sind häufig ursächlich, jedoch kann der Prozess, der zu einer dynamischen Überblähung führt, auch bei ARDS oder anderen, oft primär hypoxämischen Pathologien des Atemversagens mit auftreten.

In der Behandlung der akuten obstruktiven Ventilationsstörung ist es wichtig, die ursächliche Pathophysiologie und die unterschiedlichen Verläufe und Schweregrade der entsprechenden Erkrankungen zu verstehen. Obwohl sowohl bei einer COPD als auch bei Asthma eine Einengung der Atemwege die primäre Ursache für eine obstruktive Ventilationsstörung ist und durch entzündliche und mechanische Prozesse verursacht wird, unterscheiden sich diese beiden Haupterkrankungen Asthma und COPD als verschiedene klinische Entitäten in ihren Ursachen, Verläufen, klinischen Symptomen, zellulären Komponenten, Komorbiditäten und Prognosen. Daher muss die Therapie an den individuellen pathophysiologischen Veränderungen jedes Patienten ausgerichtet sein. Die dynamische Überblähung bei Patienten mit ARDS ist nochmals anders zu erfassen. In diesem Kapitel werden die Zusammenhänge zwischen den pathologischen Veränderungen und den pathophysiologischen Folgen diskutiert.

Die Behandlung von Patienten mit obstruktiven Atemwegserkrankungen und respiratorischem Versagen ist komplex. Die häufigsten Ursachen für eine Obstruktion der Atemwege sind eine chronisch obstruktive Lungenerkrankung (COPD) oder das Asthma bronchiale. Seltener sind es Krankheitsbilder wie Bronchiolitis, zystische Fibrose oder Bronchiektasen, die mit einer Verengung der Atemwege einhergehen können. Patienten mit obstruktiven Lungenerkrankungen machen insgesamt einen erheblichen Anteil aller Intensivpatienten aus. In einer internationalen Umfrage waren etwa 12% der beatmeten Patienten aufgrund von COPD beatmungspflichtig geworden. Asthma bronchiale und COPD sind dabei durch unterschiedlich schwere Atemwegsobstruktionen gekennzeichnet und führen in den schwersten Formen in unterschiedlicher Akuität und Ausprägung zum ventilatorischen Versagen. Die Anzahl der Hospitalisierungen aufgrund on AECOPD ist hoch. In den USA sind es ca. 750.000 stationäre Behandlungen pro Jahr wobei 8% der Patienten invasive oder nicht-invasive mechanische Beatmung benötigen. Die Mortalität liegt bei ca. 5% und ist deutlich höher zwischen 20% und 30%, wenn eine invasive Beatmung initial notwendig ist oder der Versuch der nicht-invasiven Beatmung scheitert.

Merke

Eine AECOPD ist häufig und mit einer relevanten Krankenhausmortalität assoziiert, vor allem, wenn eine invasive Beatmung notwendig wird.

Asthma zeigt eine große Variation in der Verengung der Atemwege, Asthmapatienten können Zeiten ohne Symptome und normale Lungenfunktion haben, aber während eines Asthmaanfalls kommt es zu einer starken Verengung der Atemwege. Im Gegensatz dazu ist COPD durch eine fortschreitende Verengung der kleineren Atemwege gekennzeichnet, die nicht reversibel ist. Ein wesentlicher Unterschied zwischen den beiden Erkrankungen ist, dass bei einer COPD eine zunehmende Destruktion der Alveolenstruktur und die Entwicklung eines Emphysems auftreten. Der Verlust an Lungenparenchym führt zu einer Instabilität der kleinen Atemwege, was zu funktionellen Konsequenzen wie eben dann dynamischer Überblähung führt und was für den spontan atmenden oder beatmeten Patienten klinisch relevant ist.

Die Verengung der Atemwege wird verursacht durch eine Kombination aus glatter Muskulatur, Schleimproduktion, Entzündung und Instabilität der Bronchien. Diese Verengung erhöht den Widerstand der Atemwege, was den Atemprozess erschwert und zu einer erhöhten Belastung der Atemmuskulatur führt. Dies führt zu einer Abflachung des Zwerchfells und zur Überblähung der Lunge. Die Atmung wird für den Patienten zunehmend schwieriger und kann zu Atemnot führen. Bei Patienten, die künstlich beatmet werden müssen, kann die Desynchronisation zwischen Atmung und Geräterhythmus, i.e. die Ventilatorasynchronie, die Atemarbeit weiter erhöhen. Die Ventilation insgesamt nimmt ab, obwohl die Atemfrequenz steigt. Der Gasaustausch wird schlechter, das CO_2 im Blut steigt an.

Diese pathophysiologischen Veränderungen haben wesentliche Auswirkungen auf das Krankheitsgeschehen und können insbesondere bei der invasiven Beatmung zu Problemen führen. Zu den wichtigsten Veränderungen gehören die Obstruktion der Atemwege mit die dynamischer Überblähung und hieraus resultierend Folgen für den Gasaustausch und die Hämodynamik.

Merke

Pathophysiologischer Ablauf, vor allem bei AECOPD und akutem Asthma:

- *Obstruktion der Atemwege mit Erhöhung des bronchialen Widerstandes*
- *hieraus resultierende Dynamische Überblähung der Lunge*
- *dadurch hervorgerufene hämodynamische Folgen und resultierende Störungen des Gasaustausches*

13.2 Pathophysiologische Unterschiede Asthma und COPD

Asthma bronchiale ist durch intermittierende Atemwegsobstruktion gekennzeichnet, die nach einer geeigneten Behandlung vollständig rückgängig gemacht werden kann. Im Gegensatz dazu ist COPD durch eine fortschreitende Atemwegsobstruktion gekennzeichnet, die nicht vollständig durch Medikamente umkehrbar ist.

Asthma bronchiale ist durch drei charakteristische Merkmale gekennzeichnet:

- Kontraktion der glatten Muskulatur der Atemwege,
- erhöhte Produktion von zähem Bronchialsekret
- und Schwellung der Schleimhaut in den Bronchien.

Die zugrundeliegende Ursache für Asthma ist eine chronische Entzündungsreaktion in den Atemwegen, die von Mastzellen, eosinophilen Granulozyten und CD4-positiven Lymphozyten verursacht wird. Während eines Asthmaanfalls setzen die Mastzellen Histamin und andere Substanzen frei, die eine akute Obstruktion der Atemwege verursachen und auf eosinophile Granulozyten, neutrophile Granulozyten und Lymphozyten wirken. Nach dieser sofortigen Reaktion folgt eine verzögerte Spätreaktion, bei der eosinophile Granulozyten durch die Freisetzung von Entzündungsmediatoren den Entzündungsprozess weiter verschlimmern.

Beim exogen-allergischen Asthma bronchiale kann der Kontakt mit einem bekannten Allergen einen akuten Asthmaanfall auslösen. Dies kann auch durch Infektionen oder physikalische Reize wie Kälte und Belastung verstärkt werden. Bei Patienten mit einer Analgetika-Intoleranz kann die Einnahme von Azetylsalizylsäure oder anderen nichtsteroidalen Antirheumatika schwerwiegende Asthmaanfälle auslösen, was besonders bei Intensivpatienten mit Asthma beachtet werden sollte. Diese Patienten leiden oft auch unter Unverträglichkeiten gegenüber anderen Substanzen wie Konservierungsstoffen, Farbstoffen, Schwebstoffen in Wein oder Gewürzen. Für das nicht-allergische Asthma bronchiale ist die Ursache unbekannt.

Die COPD ist eine langsam voranschreitende Krankheit, die durch eine zunehmende Verengung der Atemwege und eine Zerstörung des Lungenparenchyms und Entwicklung eines Emphysems gekennzeichnet ist. Diese Verengung der Atemwege ist nicht vollständig umkehrbar. Rauchen ist der Hauptfaktor für die Entwicklung von COPD. Etwa 20% der Raucher bekommen im Laufe ihres Lebens eine COPD. In westlichen Ländern leiden etwa 5–10% der erwachsenen Bevölkerung über 40 Jahre an COPD. Patienten mit COPD erleben wiederkehrende akute Exazerbationen, die mit einer Zunahme von Atemnot, Husten und vermehrtem Auswurf einhergehen und zu einer Verschlechterung der Lebensqualität führen können. Exazerbationen führen häufig zu Krankenhauseinweisungen und sind mit einer höheren Morbidität und Mortalität verbunden, insbesondere in fortgeschrittenen Stadien der Erkrankung. Exazerbationen werden oft durch Infektionen ausgelöst und führen zu akuter Verschlechterung der Lungenfunktion. Es gibt eine deutliche Zunahme von Atemnot und gegebenenfalls einer hyperkapnischen respiratorischen Insuffizienz. COPD-Patienten zögern oft, ärztliche Hilfe in Anspruch zu nehmen, was eine notfallmäßige Einweisung ins Krankenhaus erforderlich machen kann. Im Vergleich zu Asthma entwickelt sich eine akute Exazerbation bei COPD oft subakut über mehrere Tage.

13.3 Akute Obstruktion der Atemwege

Das Korrelat einer obstruktiven Ventilationsstörung ist die Kontraktion der glatten Bronchialmuskulatur, das Schleimhautödem aggraviert durch exsudative Reaktionen von Entzündungszellen mit verstärkter Mukusbildung mit letztlich dann zusätzlich Kollaps der vor allem kleinen Atemwege bei der COPD auf dem Boden der chronischen Umbauvorgänge im Rahmen der Exspiration. Demgegenüber ist es beim Asthma derart, dass die überschießende akute Kontraktion der Bronchialmuskulatur mit entzündlichem Ödem und Produktion von hochgradig viskäsem Schleim im Vordergrund stehen.

Beide Pathologien münden in einer ähnlichen Limitation der Ventilation: der Atemwegswiderstand steigt, die Atemarbeit ist erhöht, da die mehr muskuläre Arbeit benötigt wird, um das benötigte Atemvolumen und den benötigen Fluss der Atemluft zu erzeugen. Dies geschieht sowohl während der Exspiration als auch während der Inspiration: Der gesteigerte Widerstand in den Atemwegen bedeutet, dass mehr Kraft aufgebracht werden muss, um den erforderlichen negativen Druck zur Überwindung dieses Widerstands zu erzeugen. Darüber hinaus erfordert die Obstruktion eine verstärkte Anstrengung während der Ausatmung, was zu einer erheblichen Zunahme der Atemarbeit führt.

Merke

Physik: Berechnung des Widerstands in starren Röhren nach Poiseuille

Der Druckabfall in einem Röhrensystem ist linear Abhängig von Fluss und Widerstand dieses Systems. Der Fluss (V) durch eine Röhre steigt dabei linear an in Bezug auf den Gradienten (G) zwischen den Drücken am Einlass (Pi) und am Auslass (Po) der Röhre:

$V = G\,(Pi - Po)$

Die Steigung dieser linearen Beziehung wird als Conductance des Systems bezeichnet. Genauso kann der Druckgradient als Funktion des Flusses aufgetragen werden:

$Pi - Po = \Delta P = R \times V$

Hierbei ist die Resistance „R“ die Steigung der Beziehung und stellt den Kehrwert der Conductance dar:

$R = 1/G.$

Der Widerstand ist bestimmt durch die Geometrie der Röhre, ihren Radius (r) und die Länge (l), sowie durch die Viskosität des Gases (η).

$R = (8 \times \eta \times l) / (\pi \times r^4)$

Nach dieser Beziehung steigt der Widerstand um das 16-fache an, wenn der Radius der Röhre (also der Atemwege) um 50% vermindert ist. Da die Druckdifferenz gleich dem Produkt des Widerstandes und des Flusses ist, kann der Fluss bei einer Erhöhung des Widerstandes auf Grund der mathematischen Beziehung nur konstant bleiben, wenn gleichzeitig die Druckdifferenz steigt.

$\Delta P = R \times V$ *und somit* $\Delta P = V \times (8 \times \eta \times l) / (\pi\, r^4)$

Merke

In den großen Atemwegen herrschen nicht-lineare (turbulente) Flussmuster. Die Erhöhung von inspiratorischem Gasfluss und Atemfrequenz kann unter diesen Bedingungen eine deutliche Widerstandserhöhung hervorrufen.

Welche Relevanz haben diese physikalischen Gesetzte in der klinischen Anwendung von Atemunterstützung wie nicht-invasive oder invasive Beatmungsverfahren bei akuter Obstruktion der Atemwege? Die beschriebenen linearen Beziehungen gelten für das Flussverhalten in den kleinen Atemwegen, da dort laminare Flussverhältnisse herrschen. In den größeren Atemwegsabschnitten ist der Fluss jedoch turbulent, daher ist dort der Atemwegswiderstand abhängiger vom Fluss selbst. Dies bedeutet, dass in den großen Atemwegen bei hohen Flüssen vor allem bei hohen Atemfrequenzen der Atemwegswiderstand zusätzlich steigt, die Atemarbeit zunimmt und die alveoläre Ventilation paradoxerweise abnimmt, da lediglich mehr Totraum ventiliert wird, vor allem dann, wenn die Zeit der Exspiration zur Vermeidung hoher Beatmungsdrücke oder bei notwendigen hohen Atemfrequenzen stark verkürzt ist. Dies kann die bereits vorliegende alveoläre Überblähung nochmals aggravieren.

13.4 Messung der Atemwegswiderstände

Die direkte Messung des Atemwegswiderstands ist methodisch schwierig, vor allem auf der Intensivstation bei Patienten mit invasiver oder nicht-invasiver mechanischer Beatmung. Die üblichen Methoden der Lungenfunktionsmessung wie in einer Bodyplethysmographie sind bei beatmeten Patienten und auch bei Patienten mit akuter Luftnot technisch nicht umsetzbar.

Bei Patienten, die sediert, relaxiert und kontrolliert beatmet werden, kann der Gesamtwiderstand des Atmungssystems sowie der bronchiale Widerstand nach dem raschen Schließen des Ausatemventils aus der Analyse der Druck-Zeitkurve am Ende der Einatmung abgeschätzt werden. Dabei werden der Spitzenwert des Drucks (Ppeak), der „initiale“ Druck (Pinit) nach dem raschen Druckabfall und der Plateaudruck (Pplat) nach Flussangleich nach etwa 3–5 Sekunden gemessen. Daraus lassen sich der Gesamtwiderstand des Atmungssystems (Rtot) und der bronchiale Widerstand (RBro) wie folgt berechnen (s. Abb. 1):

- Rtot = (Ppeak–Pplat)/Fluss
- RBro = (Ppeak–Pinit)/Fluss

Dieses Verfahren zur Messung des Gesamtwiderstands erfordert eine tiefe Sedierung und oft eine neuromuskuläre Blockade, da ansonsten durch Gegenarbeit der Atemmuskulatur die Messung verfälscht werden kann. Gerade die tiefe Sedierung und eine prolongierte neuromuskuläre Blockade stehen im Widerspruch zu modernen intensivmedizinischen Konzepten, die auch unter invasiver Beatmung leichte bis moderate Sedierung und spontane Atemaktivität betonen.

Alternativ ist daher die Verwendung von Fluss-Volumenkurven zur Beurteilung des Atemwegswiderstands und der Schwere der Obstruktion möglich und ubiquitär an modernen Beatmungsgeräten verfügbar, wenn auch rechnerisch

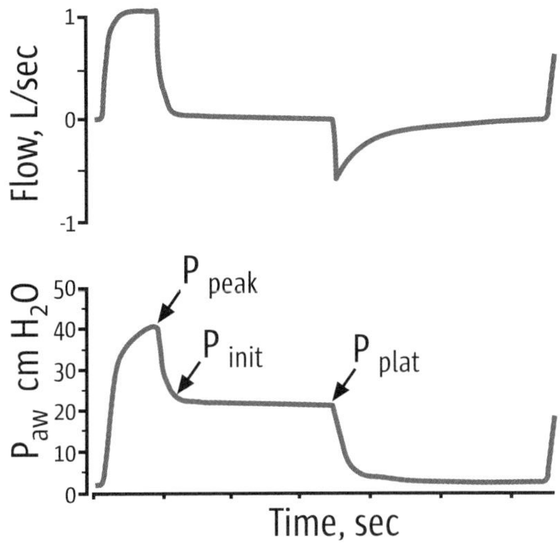

Abb. 1 Darstellung von Fluss (Flow)- und Paw-Kurven anhand derer Atemwegswiderstände berechnet werden können

weniger akkurat. Durch die Analyse dieser Fluss-Volumenkurve können schnell Anzeichen für eine verminderte Flussrate aufgrund einer Obstruktion festgestellt werden. Zudem lassen sich bereits durch ihren visuellen Aspekt Veränderungen, beispielsweise nach der Verabreichung von Bronchodilatatoren, oder das Vorhandensein von Sekretansammlungen erkennen (s. Abb. 2 u. 3).

Merke

Zur Beurteilung des Atemwegswiderstands und der akuten Obstruktion sind die Fluss-Zeit-Volumenkurven und Druck-Volumenkurven gut geeignet. Die genaue Messung des Widerstands ist bei beatmeten Patienten schwierig.

13.5 Dynamische Überblähung führt zu intrinsischem PEEP

13.5.1 Intrinsische, patientenbezogene Faktoren

In einer nicht pathologisch veränderten Lunge entspricht das Volumen während der Ausatmung dem Relaxationsvolumen des respiratorischen Systems. Dies ist bei Patienten mit einer Obstruktion der Atemwege anders: das endexspiratorische Volumen ist größer als der „Sollwert" der funktionellen Residualkapazität. Die Ausatmungsphase wird unterbrochen, bevor der Patient das statische Äquilibrium-Volumen erreicht, da der nächste inspiratorische Atemzug einsetzt. Dadurch kommt es zu einer fortschreitenden Zunahme des endexspiratorischen Lungenvolumens: eine dynamisch Überblähung, anhängig

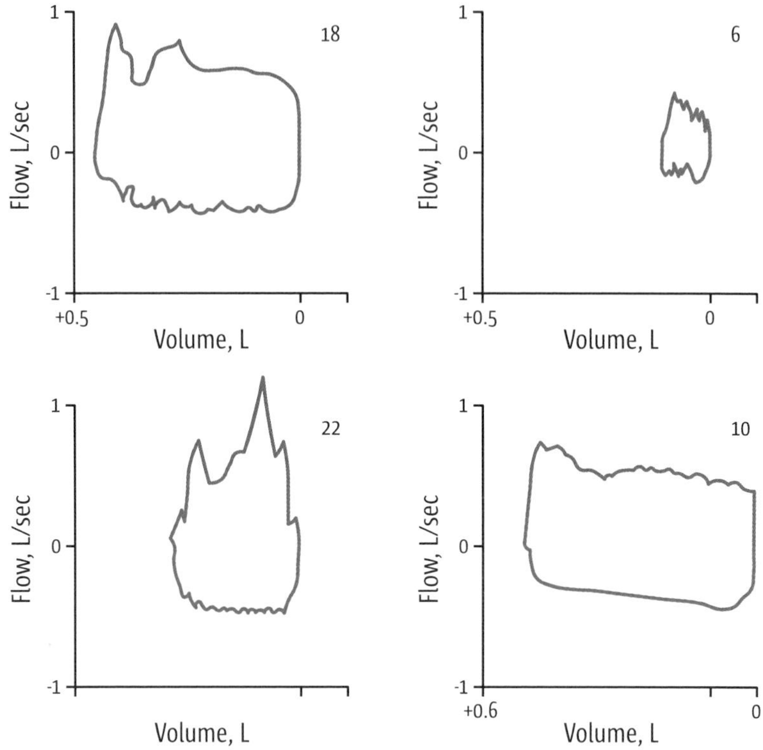

Abb. 2 Fluss-Zeit-Volumenkurven mit typischen pathologischen Veränderungen bei Erhöhung des Atemwegswiderstands und Sekretverlegungen

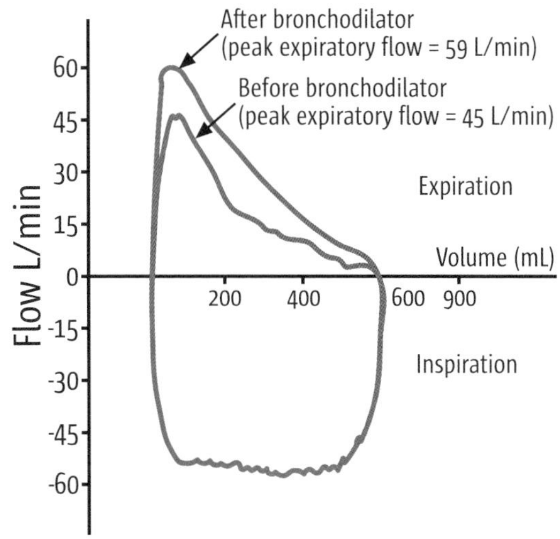

Abb. 3 Fluss-Zeit-Volumenkurve mit Effekt einer bronchodilatorischen Therapie

von der Schwere der zugrundeliegenden Pathologie und der Reaktion des Patienten, insbesondere dem Grad der reaktiven Tachypnoe.

Die Atemarbeit wird im Wesentlichen durch elastische und resistive Belastungen bestimmt. Die Atemarbeit, die erforderlich ist, um die elastischen Widerstände zu überwinden, nimmt zu, wenn die Compliance der Lunge und/oder der Thoraxwand abnimmt. Dies tritt beispielsweise bei ARDS oder schwerer Pneumonie, Thoraxwanddeformitäten oder Pleuraprozessen auf.

Im Gegensatz zum ARDS dazu ist bei Patienten mit Emphysem die Lungencompliance aufgrund des Strukturverlusts initial eher erhöht. Jedoch führt eine akute oder schwere chronische Obstruktion, insbesondere bei Verlust der Alveolarstruktur mit Entwicklung von alveolärer Überblähung und auto-PEEP, zu einer deutlichen Zunahme der elastischen Widerstände: es entsteht eine durch Hyperinflation verminderte Compliance. In diesem stark überblähten Zustand führt eine Erhöhung des inspiratorischen Drucks nur zu geringfügigen Volumenänderungen.

Bei Asthma resultiert die Überblähung hauptsächlich aus einer funktionellen und potenziell reversiblen Obstruktion der zentralen Bronchialwege. Bei der AECOPD kommen vor allem die strukturellen Veränderungen des emphysematösen Umbauprozesses hinzu. Diese anatomischen Veränderungen variieren regional, was zu wechselnden Atemwegskalibern, unterschiedlicher regionaler Dehnbarkeit der Lunge und unterschiedlicher Alveolargeometrie führt. Kompression und Verschluss treten in den kleinen, nicht mehr von Knorpel getragenen Bronchiolen auf und führen zur Einengung des Atemwegs und zu einer Überblähung distal der Enge.

In dieser Situation führt eine Steigerung der exspiratorischen Atemanstrengung, des WOB (Work of Breathing), zu einem Anstieg des pleuralen und alveolären Drucks, ohne dass sich der exspiratorische Fluss verbessert, da er anatomisch fixiert sein kann. In Regionen mit deformierten, nicht vollständig kollabierten Bronchiolen entsteht ein anhaltendes Druckgefälle zwischen Alveolen und Bronchien, das sich während der Ausatmung nicht ausgleicht und die Lungenanteile überbläht. Diese Druckdifferenz nimmt zu, je höher das WOB ist. Diese dynamische Überblähung stellt die hauptsächliche pathophysiologische Folge der Atemwegsobstruktion dar. Es besteht am Ende der Ausatmung, also bei einem Atemfluss von „null" eine positive Druckdifferenz zwischen dem Alveolarraum und dem zentralen Bronchialsystem: der intrinsische/auto-PEEP.

13.5.2 Extrinsische, maschinelle Faktoren

Die dynamische Überblähung ist sowohl bei spontaner Atmung als auch unter mechanischer Beatmung die Hauptursache für eine kritische Abnahme des Atemzugvolumens und der alveolären Ventilation mit der konsekutiven Entwicklung einer Hyperkapnie. Der Grad der Überblähung ist dabei abhängig von Atemzugvolumen, Exspirationszeit, Atemwegswiderstand und Lungenelastizität.

Während der Beatmung entwickelt sich bei den meisten Patienten mit Asthma und COPD aufgrund der Obstruktion eine dynamische Überblähung mit auto-PEEP. Allerdings kann auch unabhängig von einer exspiratorischen Flussbegrenzung durch Obstruktion der Atemwege eine dynamische Überblähung mit auto-PEEP auftreten. Eine Beatmung mit Applikation von sehr hohen Atemminutenvolumina unter kontrollierten oder spontanen Beatmungsformen ist ein möglicher Faktor. Eine Widerstandserhöhung im exspiratorischen Schenkel der Beatmungsschläuche durch Sekret oder Flüssigkeiten ist ebenso möglich. Eine Verkürzung der Exspirationszeit, z.B. bei einem kombinierten hypoxämischen und hyperpakischen Atemversagen mit niedriger Lungencompliance und resultierenden gesteigerten inspiratorischen Drücken und erhöhtem Plateaudruck, ist ein häufiger Aspekt, der einen auto-PEEP begünstigt. Obwohl die Atemwege selbst frei sind und einen normalen Widerstand aufweisen, reicht in diesen Fällen die Exspirationszeit nicht aus, um eine normale funktionelle Residualkapazität zu erreichen. Der exspiratorische Gasfluss wird vorzeitig unterbrochen, und zu Beginn der nächsten Inspirationsphase besteht noch eine Druckdifferenz (auto-PEEP) zwischen Alveolen und Bronchien. In der Folge entwickelt sich eine Hyperinflation des Alveolarvolumens mit Anstieg des „gefangenen Volumens“ (trapped volumen – Vtrap). Ein ähnlicher Effekt tritt bei einer zu hohen Atemfrequenz auf, die zu einer relativen und absoluten Verkürzung der Exspirationszeit führt. Aggravierend kann bei invasiver Beatmung Asynchronie zwischen dem Patienten und dem Beatmungsgerät hinzukommen, wenn ein zweiter maschineller Atemzug ohne komplette Exspiration auf eine vorherige Inspiration erfolgt und sich das dadurch applizierte Tidalvolumen deutlich erhöht oder wenn die Exspirationsbemühungen des Patienten (Pressen, Husten) während der maschinellen Inspiration auftreten (Breath-Stacking) (s. Abb. 4).

Insbesondere bei führender Hyperkapnie wird bei beatmeten Patienten manchmal unkritisch die Atemfrequenz erhöht, was jedoch nicht die beabsichtigte Erhöhung der alveolären Ventilation, sondern eine Zunahme des Totraums bewirkt. Der spontan atmende Patient erlebt dies als schwere Dyspnoe, während der intubierte und flacher sedierte sedierte Patient (RASS -1 bis -2) den visuellen Aspekt des „kämpfen mit dem Respirator“ zeigen kann. Patienten mit tiefer Analgosedierung (RASS -3 bis -4) zeigen trotz erhöhten inspiratorischen Drucks fallende Atemzugvolumina mit progredienter respiratorischer Azidose durch zunehmende Hyperkapnie.

13.6 Messung iPEEP/auto-PEEP

Durch die Analyse der Druck-Flusskurven lässt sich der auto-PEEP und damit eine dynamische Überblähung leicht erkennen. Die Exspiration bricht steil ab. Der Fluss am Ende der Exspirationszeit ist noch hoch, als Hinweis auf die

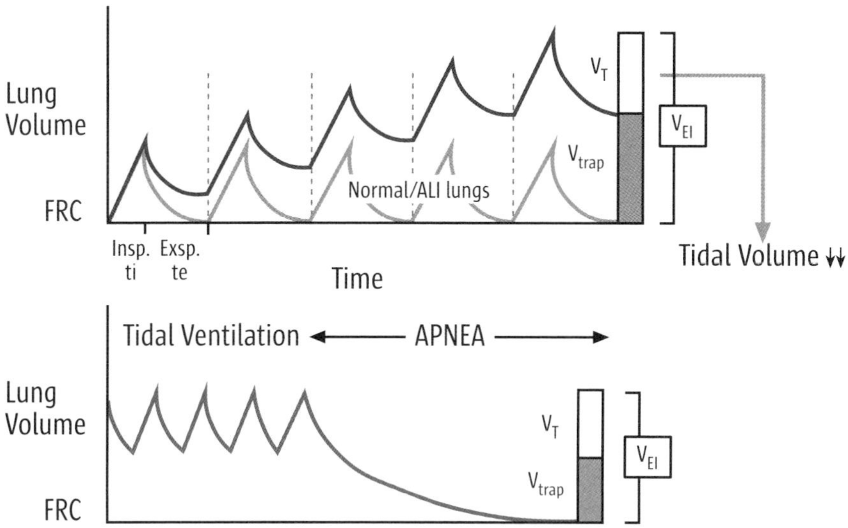

Abb. 4 Interaktion von auto-PEEP und Atemfrequenz: Breath-Stacking mit Zunahme des Vtrap, Zunahme der Totraumventilation und Abnahme der effektiven Ventilation

bestehende Druckdifferenz zwischen den Bronchien und den Alveolen (s. Abb. 5).

Der iPEEP/auto-PEEP kann bei vielen Beatmungsgeräten einfach durch einen Knopfdruck bestimmt werden. Durch einen end-exspiratorischen Ventilschluss wird ein „exspiratorischer Hold" erzeugt. Dies ist jedoch nur bei sedierten und kontrolliert beatmeten Patienten mit inaktiver Atemmuskeltätigkeit möglich. Ein wacher Patient würde die willkürliche Unterdrückung der Inspiration mit einem Einsatz der Atemmuskulatur erwidern und die Messung wäre nicht machbar. Durch die Verlängerung der Exspirationszeit und den gleichzeitigen Verschluss des Ex- und Inspirationsventils gleicht sich der Druck in den Alveolen und im Bronchialsystem langsam aus. Somit lässt sich der zum Ende der Exspiration noch vorhandene Druck abschätzen, der näherungsweise dem auto-PEEP entspricht (s. Abb. 6). Dieser Wert repräsentiert den mittleren end-exspiratorischen intraalveolären Druck, da – wie bei allen Lungenprozessen – nicht von einer homogenen Verteilung der pathologischen Veränderungen ausgegangen werden kann. Dieser Wert wird auch als statischer intrinsischer PEEP bezeichnet.

Im Gegensatz dazu wird als dynamischer intrinsischer PEEP der positive Druckwert bezeichnet, der sich mit Beginn des Inspirationsflusses unter Beatmung erfassen lässt. Dieser Wert umfasst den endexspiratorischen Druck in den schnellen Alveolen, die nur geringfügig überbläht sind und nur einen geringen auto-PEEP aufweisen. Die Unterscheidung der beiden Werte ist dahingehend relevant, als dass bei unterstützter spontaner Beatmung zur inspiratorischen Triggerung der tieferem dynamische iPEEP „überwunden" werden muss.

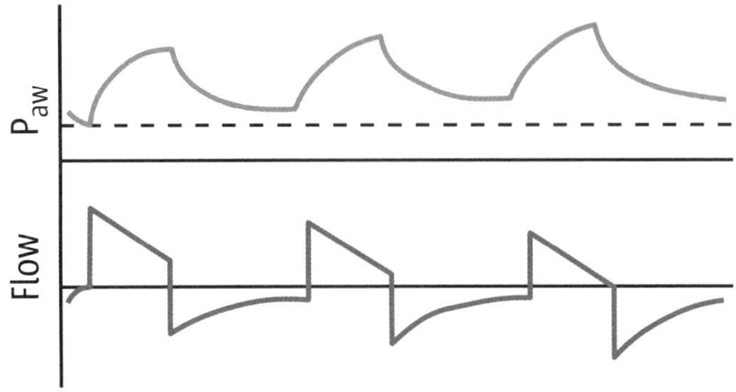

Abb. 5 Flow Kurve zeigt auto-PEEP, da der Fluss abbricht, bevor die Null-Linie erreicht wird.

Merke

Die Therapie der akuten Obstruktion bei Asthma und AECOP ist medikamentös. Maschinelle Unterstützung sollte vor allem nicht-invasiv erfolgen. Die Beatmung muss derart eingestellt werden, dass die akute Pathologie nicht aggraviert wird. Alveoläre Überblähung und auto-PEEP reduzieren die Dehnbarkeit der Lunge. Eine erhöhte Atemanstrengung mit Steigerung der Atemfrequenz kann diesen Effekt noch verstärken.

13.7 Therapieansätze der akuten Obstruktion

Die funktionelle Obstruktion bei akutem Asthma oder einer AECOPD wird durch eine übersteuerte Aktivierung der glatten Bronchialmuskulatur in Kom-

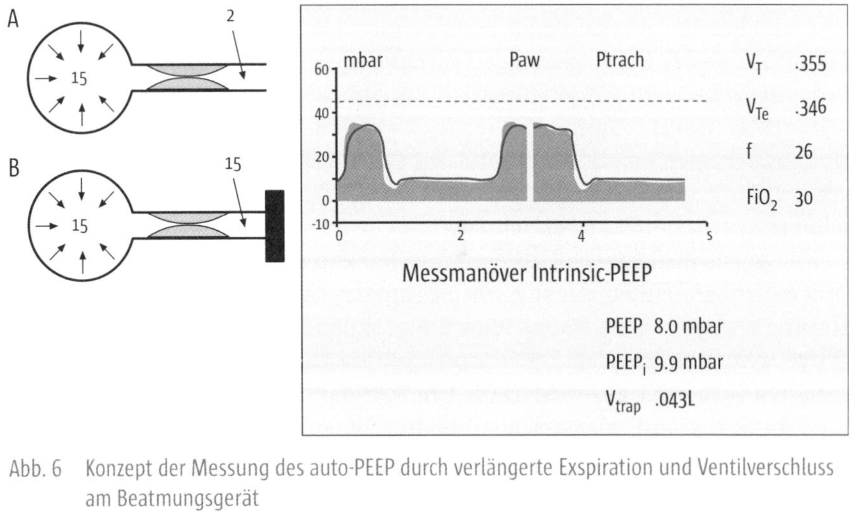

Abb. 6 Konzept der Messung des auto-PEEP durch verlängerte Exspiration und Ventilverschluss am Beatmungsgerät

bination mit einer Entzündung der Atemwege verursacht. Die Therapie der akuten Obstruktion ist konsekutiv medikamentös: Glucokortikoide, Bronchodilatatoren.

Es gibt eine gut belegte Evidenz dafür, dass Kortikosteroide sowohl bei Asthma bronchiale als auch bei der Therapie akuter Exazerbationen der COPD wirksam und effektiv sind und daher grundsätzlich verabreicht werden sollten. Nach den aktuellen Empfehlungen wird die akute Exazerbation der COPD für fünf Tage mit einer täglichen Äquivalentdosis von 40 mg Prednisolon behandelt. Bei akutem Asthma ist eine längere Behandlungsdauer erforderlich, wobei die Dosis zunächst über den Tag verteilt werden sollte (z.B. 4-mal täglich 20 mg).

Als Bronchodilatatoren stehen auch inhalative kurz- und schnellwirkende β2-Agonisten (wie Fenoterol, Reproterol) und Anticholinergika (wie Ipratropiumbromid) zur Verfügung, die entweder über Vernebler oder Dosieraerosole verabreicht werden können, auch bei beatmeten Patienten mittels Konnektoren, die in das Beatmungssystem integriert sind.

Für die Behandlung der stabilen COPD und des Asthmas stehen heute eine Vielzahl von langwirksamen Bronchodilatatoren (mit einer Wirkdauer von 12–24 Stunden) zur Verfügung, sowohl aus der Gruppe der Anticholinergika (wie Tiotropium, Glycopyrronium, Aclidinium, Umeclidinium) als auch der β2-Agonisten (wie Formoterol, Indacaterol, Vilanterol, Olodaterol), entweder als Einzelsubstanzen oder in fixen Kombinationspräparaten. Die Applikation bei invasive beatmeten Patienten ist häufig technisch jedoch nicht gut möglich. Weiterhin sind die Studien, die die Wirksamkeit der aktuellen Bronchodilatatoren belegen, nicht an kritisch kranken Patienten auf Intensivstationen mit nicht-invasiver oder invasiver Beatmung erfolgt. Daher ist der wirkliche Effekt auf eine solche Population unklar. Gegebenenfalls ist es auch bettseitig schwierig, den wirklichen Grad der Obstruktion im Verlauf der Erkrankung adäquat einzuschätzen. Eine unkritische Gabe von Bronchodilatatoren und oder Kortikosteroiden sollte daher natürlich vermieden werden, insbesondere unter dem Aspekt, das die mechanische Komponente der dynamischen Überblähung mit kollabierenden kleinen Atemwegen akut die Symptomatik mitbestimmt und im Verlauf eine zunehmende Rolle der Pathophysiologie darstellen kann.

In Bezug auf das Management der Beatmung ist der initiale therapeutische Ansatz die Vermeidung einer Aggravierung der Situation: keine weitere Steigerung der durch die akute Obstruktion erhöhten Atemarbeit (WOB). Die Überblähung der Lungenperipherie ist dabei der entscheidende Faktor der Obstruktion der kleinen Atemwege. Der Kollaps der kleinen Atemwege führt zu einer peripheren Obstruktion und einer Erhöhung des Atemwegswiderstands. Dieser Effekt ist nicht direkt messbar ist, kann aber er anhand von Flussvolumenkurven abgeleitet werden. Der intrinsische positive endexspiratorische Druck (PEEPi oder auto-PEEP), der sich infolge der peripheren Überblähung entwickelt und mit dem Ausmaß der Überblähung korreliert, kann beim invasiv beatmeten Patienten am Beatmungsgerät mit einem automatisierten und standardisierten Messmanöver bestimmt werden. Moderne Beatmungsgeräte geben hierbei auch einen Wert des dynamisch retinierten zusätzlichen Atemvolumens (trapped volume) an. Der PEEPi stellt einen zusätzlichen inspiratorischen Widerstand dar, steigert damit das WOB des Patienten und erhöht die inspiratorische Triggerarbeit am Beatmungsgerät.

Im Falle einer PEEPi Erhöhung ist daher eine Anpassung der Beatmungsparameter notwendig, um den negativen Effekten dieser Pathologie entgegenzuwirken: Applikation eines externen PEEP durch die Beatmungsmaschine von 75% bis 85% des gesamten PEEP, in der Regel zwischen 6 und 8 cmH_2O, und Verlängerung der Exspirationszeit bei kontrollierter Beatmung.

Merke

Initiales Therapiekonzept bei schwerer Obstruktion:

- *Wahl des PEEP an der Beatmungsmaschine von 75%–85% des gesamten PEEP*
- *Verlängerung der Exspirationszeit bei kontrollierter Beatmung*
- *Die reflektorische Erhöhung der Atemfrequenz bei kontrollierter Beatmung kann den Gasaustausch verschlechtern und die Überblähung verstärken.*

13.8 Pathologische Effekte der Überblähung

13.8.1 Ventilatorische Effekte – Totraumerhöhung

Trotz der erheblichen Atemanstrengung kann es klinisch zu einer fortschreitenden ventilatorischen Insuffizienz kommen, die sich durch eine Abnahme des effektiven Atemzugvolumens bei gleichzeitiger Zunahme der Atemfrequenz äußert. Es ist bekannt, dass allein eine Erhöhung der Atemfrequenz zu einer Verringerung der effektiven alveolären Ventilation und somit zu einer verstärkten Totraumventilation führt. Die Hauptursache für die Zunahme der Totraumventilation und die Verringerung der alveolären Ventilation liegt jedoch in der Zunahme der peripheren Obstruktion und der Überblähung, was zu einer steigenden Anzahl von Alveolareinheiten führt, die nicht mehr an der Ventilation teilnehmen können. Darüber hinaus führen Überblähung und ein erhöhter intraalveolärer Druck zu einer Verringerung der alveolären Perfusion, was den alveolären Totraum weiter verstärkt. Totraumventilation führt zu einer Verringerung der effektiven CO_2-Elimination, was zu einem Anstieg des CO_2-Partialdrucks im Blut führt.

Es besteht eine deutliche und positive Verbindung zwischen dem Verlauf des exspiratorischen CO_2 und der Resistance des respiratorischen Systems sowie dem auto-PEEP: Eine steilere exspiratorische CO_2-Auswaschkurve deutet auf eine höhere Resistance des respiratorischen Systems hin und zeigt eine stärkere dynamische Überblähung an. Durch die Nutzung der Kapnographie kann daher eine Einschätzung des Effekts einer Intervention auf die Überblähung und den Atemwegswiderstand vorgenommen werden.

Die Konsequenz der Überblähung, des auto-PEEP, der „Pendelluft" – Atemzugvolumen, dass nach Inspiration zwischen offenen und initial verschlossenen Bereichen hin- und herpendelt – und des erhöhten Atemwegswiderstands ist eine erhebliche Steigerung der WOB mit letztlich zunehmender respiratorischer Insuffizienz. Während bei Patienten mit akutem Asthma bronchiale eine Erschöpfung der Atemmuskulatur seltener vorkommt, selbst bei schwerster Obstruktion, tritt bei COPD-Patienten aufgrund der chronischen Überlastung eine respiratorische Dekompensation schneller ein, sogar bei geringfügiger Verschlechterung der obstruktiven Ventilationsstörung (s. Abb. 7).

Bei COPD-Patienten zeigt sich, abhängig von der Krankheitsschwere, ein Verlust von Myosin-Schwerketten und eine Zunahme ubiquitin-konjugierter Proteine im Diaphragma, was auf einen erhöhten intrazellulären Proteinabbau hinweist. Darüber hinaus weisen die verbleibenden kontraktilen Proteine in den Muskelfasern eine Dysfunktion und eine reduzierte Calciumsensitivität auf. Während einer akuten Exazerbation erhöht sich die Belastung der Atempumpe aufgrund der Atemwegsobstruktion, die überwunden werden muss, um ausreichende alveoläre Ventilation sicherzustellen. Überblähung und auto-PEEP verstärken diese Belastung zusätzlich.

Diese Konsequenzen der Überblähung sind nicht nur für spontan atmende Patienten relevant, sondern können auch bei maschineller Beatmung zu Instabilität führen. Bei starkem auto-PEEP ist der Patient möglicherweise nicht in der Lage, trotz sensitiver flow-gesteuerter Triggersysteme ausreichende Inspirations- oder Exspirationskraft aufzubringen, um den Beatmungszyklus korrekt auszulösen. Dies führt zu Asynchronität zwischen dem Atemrhythmus des Patienten und dem Beatmungsgerät (s. Abb. 8).

Die Identifizierung solcher frustrierenden Triggerversuche kann effektiv durch die Messung der elektrischen Aktivität des Zwerchfells erfolgen. Dies wird durch einen Ösophaguskatheter erreicht, der Elektroden enthält, um das elektrische Potenzial oder dessen Veränderungen auf Höhe des Zwerchfells zu erfassen. Diese Methode, bekannt als „Neurally Adjusted Ventilatory Assist (NAVA)", hat sich aber flächendeckend bisher nicht durchgesetzt. Eine alternative Methode ist die Ösophagusdruckmessung (Pes Messung), mit der ebenfalls frustrierende Triggerversuche erkannt werden können. Dieses Verfahren ist allerdings deutlicher besser untersucht bei Patienten mit schwerem ARDS, hat sich aber aufgrund letztlich nicht sicher konklusiver Evidenz in Bezug auf harte, patientenbezogene Endpunkte (EPI-Vent1, EPI-Vent2) ebenso nicht ubiquitär durchgesetzt und bleibt aktuell Einzelindikationen oder Studienuntersuchungen vorbehalten.

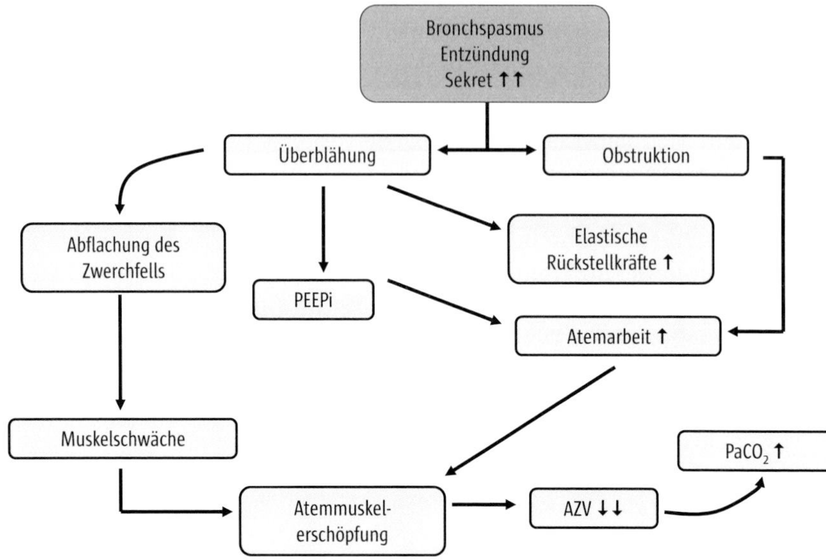

Abb. 7 Pathophysiologie der akuten Obstruktion mit Atemwegswiderstandserhöhung

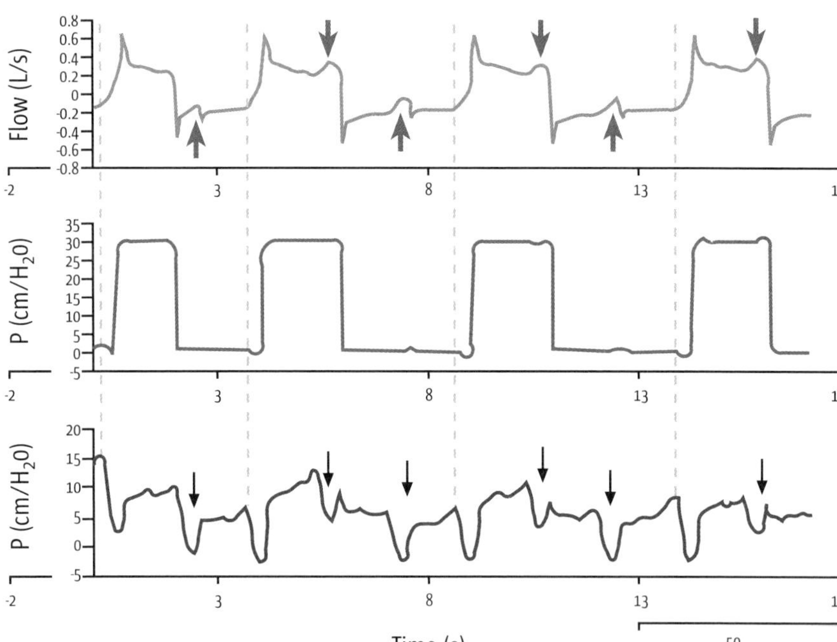

Abb. 8 Messung des ösophagealen Drucks als Korrelat des pleuralen Drucks mit Zeichen der respiratorischen Anstrengung und Asynchronie mit dem Respirator

13.8.2 Hämodynamische Effekte – Heart Failure, Vorlast und Nachlast Änderungen

Die hämodynamischen Auswirkungen des auto-PEEP bei Patienten mit obstruktiver Atemwegserkrankung ähneln den Effekten eines extern applizierten PEEP mit den gleichen Vor- und Nachteilen. Ein erhöhter intrathorakaler Druck reduziert den venösen Rückstrom und verringert die Vorlast des rechten und konsekutiv des linken Ventrikels. Potenziell wird die Nachlast des linken Ventrikels reduziert.

Durch eine Erhöhung des rechtsatrialen Rückdrucks können kleine Veränderungen des intrapleuralen Drucks relativ große Auswirkungen auf das Herzzeitvolumen haben. Wenn ein positiver endexspiratorischer Druck (PEEP) vorhanden ist, wird der Gradient für den venösen Rückfluss während des Beatmungszyklus verringert. Mehr „Volumen" im Sinne einer reflektorischen Abnahme der vaskulären Kapazität oder die Infusion von Flüssigkeit ist dann erforderlich, um den venösen Druckgradienten und das Herzzeitvolumen aufrechtzuerhalten. Etwa 50% der Änderung des alveolären Drucks werden auf den intrapleuralen Druck übertragen. Erkrankte Lungen sind oft steifer, sodass weniger übertragen wird. Da der normale rechte Ventrikel sehr nachgiebig ist, aber über eine begrenzte Myokarddicke und kontraktile Kraft verfügt, reagiert er relativ empfindlicher auf Änderungen der Nachlast als auf Variationen der Vorlast. Unabhängig von der Ursache, z.B. externer Druck oder beeinträchtigte RV-Kontraktilität, ist der rechtsatriale Druck ein starker Determinant für den venösen Rückfluss. Der Unterschied zwischen alveolärem Druck und intrapleuralem Druck bestimmt in Verbindung mit der Lungencompliance das Lungenvolumen. Wenn der intrapleurale Druck den pulmonalvenösen Druck übersteigt, führt der mikrovaskuläre Kollaps zu West-Zone-2-Bedingungen (s. Abb. 9): Der alveoläre Druck übersteigt den pulmonalen venösen Druck und der Blutfluss bleibt hauptsächlich durch das Gleichgewicht zwischen dem Druck in den pulmonalen Arterien und dem Druck in den Alveolen bestimmt. Dies allein kann zu einem Ventilation-Perfusion-Mismatch und einer beeinträchtigten Sauerstoffaufnahme führen. Wenn regionale pleurale und interstitielle Drücke den pulmonalarteriellen Druck überschreiten, wird der pulmonale Blutfluss in dieser Lungenregion weitgehend blockiert (West-Zone-1). Unter beiden Bedingungen wird der alveoläre Druck zum Ausflussdruck für den RV und kann die Nachlast des RV erheblich erhöhen. Dies ist wichtig bei Patienten mit Sepsis, nach Herz-Chirurgie, bei ARDS aber auch bei Patienten mit per se reduzierter RV Funktion und verminderter Lungencompliance, wie z.B. Patienten mit COPD und Cor Pulmonale. Eine ausgeprägte Hyperkapnie, die durch vasokonstriktive Effekte ebenfalls eine Rechtsherzbelastung durch Erhöhung der rechtsventrikulären Nachlast erzeugt, ebenso wie hypoxämische vasokonstriktorische Reflexe der Pulmonalgefäße können aggravierend wirken.

Die Auswirkungen des PEEP auf die Hämodynamik sind in der Patientenpopulation mit COPD oder Asthma deutlich weniger systematisch untersucht als in Patienten mit ARDS. Jedoch lassen sie die Beobachtungen bei ARDS und die Empfehlungen zum Monitoring der Hämodynamik und zur Therapie grundlegend auf diese Krankheitsbilder extrapolieren. Sobald die rechtsventrikuläre Vorlast durch eine hinreichende Menge an intravaskulärem Volumens sichergestellt ist, ist der zweite Schritt, nach einer akuten ggf. akut auf chronischen Rechtsherzbelastung zu suchen. Bei Patienten mit ARDS tritt dies in ca. 20–25% der Fälle auf. Bei Patienten mit AECOPD oder akutem schweren Asthma ist die Prävalenz nicht letztlich klar, wahrscheinlich aber deutlich niedriger. Im Falle einer akuten RV Dysfunktion besteht die wichtigste hämodynamische Priorität in einer Unterstützung der rechtsventrikulären systolischen Funktion mit Erhöhung der Kontraktilität und Optimierung der rechtsventrikulären Nachlast. Hierzu werden die Vasopressoren Norepinephrin und ggf. Vasopressin, sowie positive inotrope Medikamente wie Milrinon oder Levosimendan und Vasodilatatoren als Senker des pulmonalen vaskulären Widerstands wie inhalatives NO verwendet.

In Bezug auf das linke Herz führt eine Erhöhung des intrathorakalen Drucks zu einer Senkung der linksventrikulären Nachlast und kann gleichzeitig die linksventrikuläre Vorlast erhöhen. Die resultierenden klinischen Effekte sind abhängig vom Vorhandensein einer Linksherzinsuffizienz und können bei gesundem linken Herzen vernachlässigbar sein, beim diastolisch oder systolisch insuffizienten Herzen potenziell vorteilhaft sein, ähnlich wie positive Effekte der CPAP-Therapie beim akuten Lungenödem. Bei einem spontan atmenden COPD-Patienten, der aufgrund seiner Grunderkrankung und der Überblähung einen erhöhten intrathorakalen Druck aufweist, führen die negativen Drücke während der Inspiration zu einer selektiven Erhöhung der Nachlast des linken Ventrikels, während die Vorlast abnimmt und somit der venöse Rückstrom nicht wie unter normalen Umständen erhöht wird. Dies kann zu einem Rückgang des Herzzeitvolumens und einer Zunahme des ventrikulären Sauerstoffverbrauchs führen mit möglichen Zeichen einer Linksherzinsuffizienz. Häufig sind Symptome der diastolischen Dysfunktion im Sinne von Kongestion und supraventrikuläre Herzrhythmusstörungen wie Vorhofflimmern erste Zeichen. Aufgrund der interventrikulären Interdependenz hat auch eine isolierte primäre Funktionsstörung des rechten Ventrikels immer Auswirkungen auf die Funktion des linken Ventrikels.

Merke

- *Zunahme von Überblähung und alveolärem Druck führen zur Kompression der Kapillaren und zur Einschränkung der pulmonalen Perfusion.*
- *Akute Rechtsherzbelastungszeichen müssen beachtet werden.*

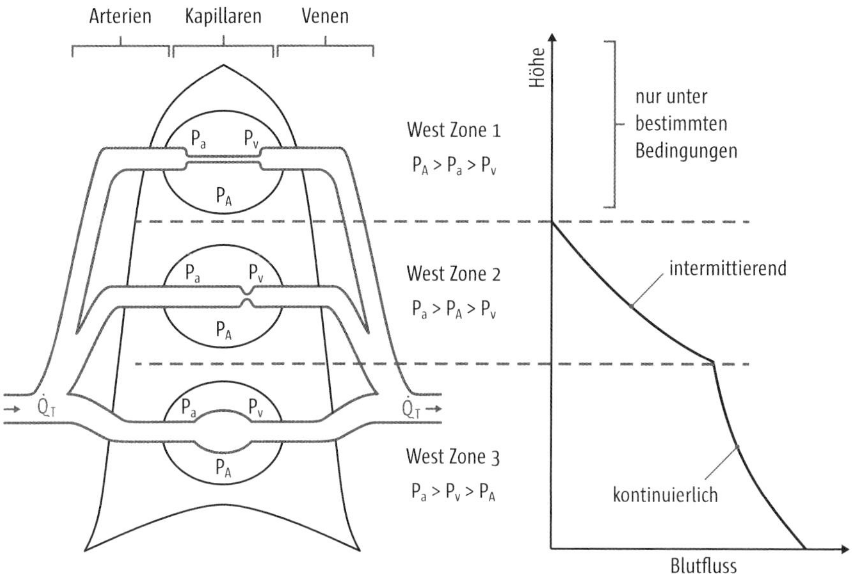

Abb. 9 Zusammenspiel von pleuralem Druck, alveolarem Druck und vaskulärem Druck – West-Zonen

- *Systolische und diastolische Zeichen der Linksherzinsuffizienz müssen beachtet werden.*

13.8.3 Alveoläre Effekte – Gasaustausch wird schlechter

Eine schwere obstruktive Ventilationsstörung geht typischerweise mit gestörtem Gasaustausch einher, wobei es jedoch Unterschiede zwischen Asthma bronchiale und COPD gibt, obwohl beide Erkrankungen durch erhöhte Totraumventilation gekennzeichnet sind. Die Hauptfolge der erhöhten Totraumventilation und damit der verringerten alveolären Ventilation ist Hyperkapnie:

- $P_aCO_2 = VCO_2 \times 0{,}863 / VA$
- $VA = Ve - (Ve \times Vd / Vt)$

Dabei entspricht VCO_2 der CO_2-Produktion, VA der alveolären Ventilation, Ve dem exspiratorischen Atemminutenvolumen und Vd/Vt dem Verhältnis von Totraumventilation zum Atemzugvolumen.

Trotz des erhöhten funktionellen Totraums entwickeln die meisten Patienten mit einem milden akuten Asthmaanfall eine respiratorische Alkalose aufgrund von Hyperventilation mit rascher metabolischer Kompensation durch einen negativen Basenüberschuss. Erst bei schwerer akuter Obstruktion kann es infolge der erhöhten Totraumventilation zu einer Hyperkapnie kommen. In der Akutphase tritt Azidose auf, die bei stabiler Nierenfunktion durch die Niere kompensiert wird und zu einem positiven Basenüberschuss führt. Bei

COPD-Patienten entsteht eine Hyperkapnie aufgrund struktureller Umbauprozesse in den Lungen und einer gestörten alveolären Ventilation. Die Schwere der Hyperkapnie korreliert bei spontan atmenden Patienten mit der Abnahme der alveolären Ventilation durch erschöpfte Atemmuskulatur und das gestörte Ausmaß der absoluten Totraumventilation. Bei beatmeten Patienten hängt die Höhe der Hyperkapnie von der absoluten und relativen Totraumventilation ab, wobei alveoläre Überblähung und Minderung der alveolären Perfusion den intraalveolären Druck erhöhen.

Interventionen zur Reduktion des Totraums müssen daher die Überblähung mindern und den intraalveolären Druck senken. Zusätzlich zu den Atemflusskurven kann die Kapnographie kann zusätzliche Informationen liefern. Die Steilheit der CO_2-Auswaschkurve in der Kapnographie korreliert mit dem Atemwegswiderstand, während eine Abflachung des Kurvenverlaufs auf eine Minderung der bronchialen Resistance und eine Verbesserung der alveolären Ventilation hinweist.

Die Hypoxämie während einer Exazerbation einer obstruktiven Atemwegserkrankung ist hauptsächlich Ausdruck eines gestörten Ventilations/Perfusions-Verhältnisses, ggf. aggraviert durch vorbestehende Diffusionsstörungen, z.B. bei einem schweren Emphysem mit großem Verlust an Diffusionsfläche. In der Akutphase des Asthmas ist die Hypoxämie normalerweise nicht so gravierend und kann oft durch eine moderate Erhöhung der Sauerstoffkonzentration im Atemgas behandelt werden. Bei der COPD ist die Hypoxämie oft ausgeprägter bedingt durch alveoläre Hypoventilation, erhöhtes Shunting bei Sekretverlegungen und durch zusätzliche Komorbiditäten wie Herzinsuffizienz oder Begleiterkrankungen wie Pneumonien oder Lungenembolien

Merke

Eine schwere AECOPD zeigt oft Hypoxämie und Hyperkapnie. Meist kann die Hypoxämie durch eine moderate Sauerstoffzufuhr ausgeglichen werden, die Hyperkapnie erfordert maschinelle Unterstützung. Eine NIV Therapie ist das erste Mittel der Wahl.

Literatur

AWMF S3-Leitlinie Invasive Beatmung und Einsatz extrakorporaler Verfahren bei akuter respiratorischer Insuffizienz, 1. Auflage, Langversion, Stand 04.12.2017.

Cecconi M, Backer DD, Antonelli M, et al.: Consensus on circulatory shock and hemodynamic monitoring. Task force of the European Society of Intensive Care Medicine. Intensive Care Medicine 2014;40(12):1795–815.

Dhand R: Ventilator graphics and respiratory mechanics in the patient with obstructive lung disease. Respir Care 2005;50:246–261; discussion 259–261.

Gendreau S, Geri G, Pham T, Vieillard-Baron A, Dessap AM: The role of acute hypercapnia on mortality and short-term physiology in patients mechanically ventilated for ARDS: a systematic review and meta-analysis. Intensive Care Med 2022;48(5):517–34.

Guerin C, Milic-Emili J, Fournier G: Effect of PEEP on work of breathing in mechanically ventilated COPD patients. Intensive Care Medicine 2000,26(9):1207–14.

Jaber S, Fodil R, Carlucci A, Boussarsar M, Pigeot J, Lemaire F, Harf A, Lofaso F, Isabey D, Brochard L: Noninvasive ventilation with helium-oxygen in acute exacerbations of chronic obstructive pulmonary disease. Am J Respir Crit Care Med 2000;161:1191–1200.

Martin-Loeches I, Torres A, Nagavci B, et al.: ERS/ESICM/ESCMID/ALAT guidelines for the management of severe community-acquired pneumonia. Intensive Care Med 2023;1–18.

O'Donnell DE, Laveneziana P: The clinical importance of dynamic lung hyperinflation in COPD. COPD 2006; 3(4): 219–232.

Reddy RM, Guntupalli KK: Review of ventilatory techniques to optimize mechanical ventilation in acute exacerbation of chronic obstructive pulmonary disease. Int J Chron Obstruct Pulmon Dis 2007; 2(4): 441–452.

Singh D: New combination bronchodilators for chronic obstructive pulmonary disease: current evidence and future perspectives. Br J Clin Pharmacol 2015; 79(5): 695–708.

Spieth PM, Güldner A, de Abreu MG: Chronic obstructive pulmonary disease. Curr Opin Anaesthesiol 2012; 25(1): 24–29.

Ucgun I, Metintas M, Moral H, Alatas F, Yildirim H, Erginel S: Predictors of hospital outcome and intubation in COPD patients admitted to the respiratory ICU for acute hypercapnic respiratory failure. Respiratory medicine 2006;100(1):66–74.

Vicent JL, Moreno R, Takala J (Eds.): Textbook of Critical Care. Springer, 2017.

Vieillard-Baron A, Matthay M, Teboul JL, et al.: Experts' opinion on management of hemodynamics in ARDS patients: focus on the effects of mechanical ventilation. Intensive Care Medicine 2016;42(5):739–49.

Wedzicha JA, Singh R, Mackay AJ: Acute COPD exacerbations. Clin Chest Med 2014; 35(1): 157–163.

14 Entwöhnung von der Beatmung – Strategien und Konzepte

Rolf Dembinski und Johannes Bickenbach

14.1 Einführung

Patienten, die im Rahmen schwerer Erkrankungen oder Verletzungen längerfristig maschinell beatmet werden, lassen sich auch nach zunächst erfolgreicher Behandlung häufig nicht sofort von der Beatmung trennen, sie müssen von der Beatmung *entwöhnt* werden. Dieser vielschichtige und komplexe Prozess der Entwöhnung von der Beatmung nimmt etwa 40% der gesamten Beatmungsdauer ein und stellt damit eine bedeutende Behandlungsphase dar. **Eine optimale Strukturierung des Entwöhnungsprozesses verkürzt die Beatmungsdauer und erhöht die Wahrscheinlichkeit einer erfolgreichen Entwöhnung.**

Der folgende Beitrag bietet eine Übersicht der hierfür maßgeblichen Faktoren und stellt Strategien und Konzepte für die klinische Tätigkeit dar. Wesentliche wissenschaftliche Grundlage sind die Definitionen und Stellungnahmen der europäischen und US-amerikanischen Fachgesellschaften aus dem Jahr 2007 [Boles et al. 2007] und deren Weiterentwicklung [Béduneau et al. 2017], sowie die aktualisierte S2-Leitlinie *Prolongiertes Weaning* der deutschen Fachgesellschaften aus dem Jahr 2019 [Schönhofer et al. 2019], deren Lektüre zur weiterführenden Vertiefung der Thematik dringend empfohlen wird.

14.2 Begriffsbestimmung und Definition

14.2.1 Weaning, Entwöhnung und Entwöhnbarkeit

Die *Entwöhnung* von der Beatmung wird in Anlehnung an den englischen Begriff für die Entwöhnung des Säuglings von der Mutterbrust häufig auch als *Weaning* bezeichnet. Sie umfasst genau genommen alle diesbezüglichen Maßnahmen innerhalb des Zeitraums von der Identifizierung der *Entwöhnbarkeit* bis zur erfolgreichen Entwöhnung, die meist als suffiziente Spontanatmung ohne maschinelle Unterstützung über mindestens 48 Stunden definiert wird. Lässt sich dieses Ziel nicht erreichen, muss das Therapieziel entsprechend angepasst werden, zum Beispiel um Patienten mit einer nicht-invasiven Heimbeatmung nach Hause entlassen zu können.

In diversen klinischen Studien hat sich gezeigt, dass die Beatmungsdauer häufig nicht durch den Entwöhnungsprozess selbst, sondern durch die verzögerte Identifizierung der Entwöhnbarkeit unnötig verlängert wird. Aus diesem Grund werden im Rahmen von modernen Entwöhnungskonzepten die dafür notwendigen Voraussetzungen bereits frühzeitig nach Einleitung der Maschinellen Beatmung regelmäßig überprüft. Damit bestimmen Entwöhnungskonzepte nahezu den gesamten Zeitraum der maschinellen Beatmung, was sich in dem heute gebräuchlichen Leitspruch „Weaning beginnt mit der Intubation" widerspiegelt.

Aus traditioneller Sicht durchläuft ein Patient mit akuter respiratorischer Insuffizienz bis zu 6 klassische Behandlungsschritte: Nach der Intubation folgt als erster Schritt die Behandlung der zu Grunde liegenden Erkrankung, als zweites die *Vermutung der Entwöhnbarkeit*, als drittes die klinische *Testung der Atemkapazität* im Rahmen kurzzeitiger Spontanatmungsversuche, der vierte Behandlungsschritt ist die Durchführung von längerdauernden *Spontanatmungsversuchen* bis zum fünften Schritt, der erfolgreichen *Extubation*, möglicherweise gefolgt durch eine *Re-Intubation* bei erneut auftretender respiratorischer Insuffizienz als sechsten Behandlungsschritt.

In modernen Entwöhnungskonzepten wird modifizierend die *regelmäßige Kontrolle* der Entwöhnbarkeit möglichst früh nach Intubation empfohlen, um auf den wahrscheinlich wenig effektiven klinischen Eindruck der *vermuteten* Entwöhnbarkeit verzichten zu können. Zudem ist die erfolgreiche Extubation genau genommen nicht automatisch gleichzusetzen mit einer erfolgreichen Entwöhnung von der Beatmung, da heute immer häufiger nach Extubation nicht-invasive Beatmungsverfahren zur Unterstützung der Atmung eingesetzt werden. Der heute angestrebte Behandlungsverlauf eines respiratorisch insuffizienten Patienten unterscheidet sich daher etwas von der traditionellen Sichtweise (s. Abb. 1).

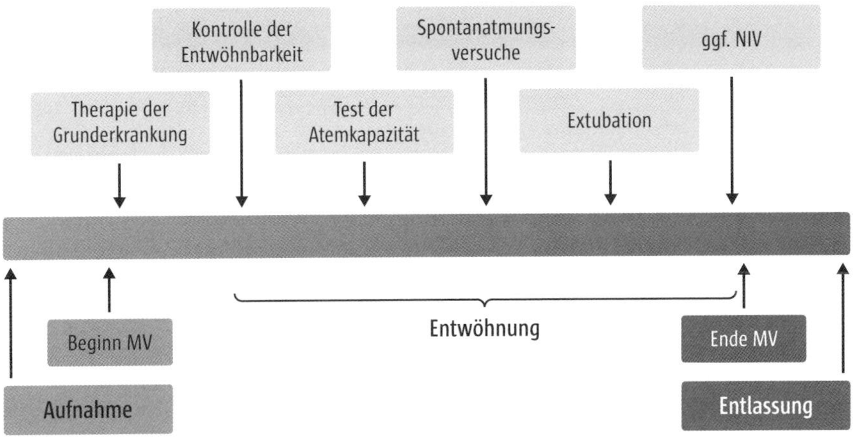

MV: Maschinelle Beatmung; NIV: Nicht-Invasive Beatmung

Abb. 1 Entwöhnungskonzept (modifiziert nach Boles et al. 2007)

14.2.2 Einfache, schwierige und prolongierte Entwöhnung

Im Mittelpunkt des eigentlichen Entwöhnungsprozesses stehen Spontanatmungsversuche, die einerseits dem Training der Atemmuskulatur, andererseits der Vorhersage einer erfolgreichen Entwöhnung dienen. Vor Extubation entscheidet ein letzter Spontanatmungsversuch mit minimaler Unterstützung durch das Beatmungsgerät über die Wahrscheinlichkeit einer erfolgreichen Extubation. Entsprechend der in diesem Sinne notwendigen Spontanatmungsversuche und der Dauer des Entwöhnungsprozesses wird die Entwöhnung als einfach, schwierig oder prolongiert bezeichnet. Inzwischen berücksichtigen aktuelle Einteilungen daneben auch die unterschiedlichen Endpunkte des Entwöhnungsprozesses [Béduneau et al. 2017]. So steht am Ende trotz aller Bemühungen nicht immer eine vollständige Entwöhnung von maschineller Beatmung, sondern möglicherweise auch eine intermittierende nicht-invasive Beatmungspflichtigkeit, eine Tracheotomie oder eben auch eine invasive Beatmungspflicht oder der Tod der Patienten (s. Tab. 1).

Tab. 1 Weaning-Klassifikation [Schönhofer et al. 2019]

Weaning-Gruppe	Entwöhnungversuche
0 kein Weaning	kein Entwöhnungsversuch (Verlegung oder Tod vor erstem Entwöhnungsversuch)
1 kurzes Weaning	erster Separations-Versuch mündet in eine Beendigung der Beatmung (Weaning-Erfolg oder früher Tod)

Weaning-Gruppe	Entwöhnungversuche	
2 schwieriges Weaning	Weaning beendet mehr als 1 Tag, aber weniger als 1 Woche nach dem ersten Separations-Versuch (Weaning-Erfolg oder Tod)	
3 prolongiertes Weaning	Weaning 1 Woche nach dem ersten Separations-Versuch noch nicht beendet	
3a erfolgreiches prolongiertes Weaning von der invasiven Beatmung ohne Fortsetzung einer Langzeit-NIV	3a I	erfolgreiches Weaning von der invasiven Beatmung mit Extubation/Dekanülierung erst nach mindestens 3 erfolglosen SBT oder Beatmung länger als 7 Tage nach der ersten erfolglosen SBT
	3a II	erfolgreiches Weaning von der invasiven Beatmung ohne Dekanülierung erst nach mindestens 3 erfolglosen
3b erfolgreiches prolongiertes Weaning von der invasiven Beatmung mit Fortsetzung einer NIV	3b I	erfolgreiches Weaning von der invasiven Beatmung mit Extubation/Dekanülierung erst nach mindestens 3 erfolglosen SBT oder Beatmung länger als 7 Tage nach dem ersten erfolglosen SBT und nur mittels Einsatz der NIV, welche nach Abschluss des Weaning-Prozesses selbstständig im Sinne einer außerklinischen Beatmung fortgesetzt wird
	3b II	erfolgreiches Weaning von der invasiven Beatmung mit Extubation/Dekanülierung erst nach mindestens 3 erfolglosen SBT oder Beatmung länger als 7 Tage nach dem ersten erfolglosen SBT und nur mittels Einsatz der NIV, welche nach Abschluss des Weianing-Prozesses im Sinne einer außerklinischen Beatmung fortgesetzt wird, wobei ein weiterer Behandlungsbedarf besteht
3c erfolgloses Weaning von der invasiven Beatmung	3c I	erfolgloses Weaning mit Fortsetzung einer invasiven Beatmung via Tracheostoma nach Abschluss des Weaning-Prozesses im Sinne einer invasiven außerklinischen Beatmung
	3c II	erfolgloses Weaning mit Tod des Patienten in der Klinik

SBT: Spontaneous Breathing Trial (Spontanatmungsversuch)
NIV: Nicht-Invasive Beatmung

14.2.3 Atemarbeit

Die Atemarbeit ist der wesentliche, pathophysiologische Faktor während der Entwöhnung. Die Atemarbeit (work of breathing, WOB) ist das Produkt aus transpulmonalem Druck und Atemzugvolumen. Der transpulmonale Druck während assistierter Beatmung ergibt sich aus der Differenz zwischen applizierten Atemwegsdrucks und Pleuradruck, der mit einer Druckmesssonde im Ösophagus abgeschätzt werden kann. Da diese Technik allerdings aufwendig und mit vielen Fehlerquellen behaftet ist, hat sich diese Messung klinisch nicht etabliert.

Da die direkte Messung der Atemarbeit in der klinischen Routine also nicht zur Verfügung steht, ist es wichtig, die verschiedenen Determinanten der Atemarbeit aufzuzeigen, um das Konzept einer balancierten Atemlast während der Entwöhnung umzusetzen.

14.3 Pathophysiologie der schwierigen und prolongierten Entwöhnung

Die Pathophysiologie der schwierigen und prolongierten Entwöhnung ist durch ein Missverhältnis zwischen der erforderlichen und der dem Patienten möglichen Atemarbeit gekennzeichnet. Ein solches Missverhältnis führt wie bei jeder Überlastung quergestreifter Muskulatur zu einer muskulären Erschöpfung, die mit einer strukturellen Schädigung der Muskelzellen der Atemmuskultur, also vor allem des Zwerchfells, einhergeht [Reid et al. 1994]. Prinzipiell ist diese Situation mit der von Hochleistungssportlern zu vergleichen, deren Muskulatur regelhaft Narben im Sinne einer solchen stattgehabten muskulären Erschöpfung aufweist. Im Prinzip liegt damit letztlich ein klassisches Ventilationsversagen vor. Dieses wird verstärkt durch die regelhaft auftretende allgemeine Muskelschwäche von Intensivpatienten im Rahmen der Critical-Illnes Polyneuro- bzw. Polymyopathie.

Die Ursachen eines solchen Missverhältnisses können unterschiedlich sein, meist liegen verschiedene Ursachen zu Grunde, von denen jedoch häufig eine führend ist. Grundsätzlich lassen sich Ursachen einer *erhöhten erforderlichen Atemarbeit* von solchen einer *reduzierten möglichen Atemarbeit* differenzieren. Weiterhin werden *Patienten-abhängigen Faktoren* von *Patienten-unabhängigen Faktoren* unterschieden. Die *Patienten-abhängigen Faktoren* lassen sich schließlich noch in *pulmonale Ursachen* und *nicht-pulmonale Ursachen* differenzieren.

Zu den klassischen *Patienten-abhängigen, pulmonalen Faktoren*, die eine *Erhöhung der erforderlichen Atemarbeit* verursachen, gehört zum Beispiel das Vorliegen einer chronisch obstruktiven Lungenerkrankung mit pathologisch erhöhter Resistance. Entsprechend zeigen klinische Studien für COPD-Patienten eine signifikant verlängerte Entwöhnungsdauer selbst dann, wenn die COPD nur als Co-Morbidität vorliegt und nicht der Grund für den Beginn der Beatmung ist [Funk et al. 2013].

Zu den typischen *Patienten-abhängigen nicht-pulmonalen Faktoren*, die eine *Erhöhung der erforderlichen Atemarbeit* verursachen, gehören zum Beispiel Schmerzen und Fieber mit entsprechend erhöhtem Ventilationsbedarf.

Zu den *Patienten-unabhängigen Faktoren*, die zu einer *Erhöhung der erforderlichen Atemarbeit* führen, zählen der Endotrachealtubus, aber auch das gesamte Beatmungssystem, das in Abhängigkeit von der Ventilsteuerung und der Beatmungseinstellung zu einer erheblichen Erhöhung des Atemwegswiderstandes und damit der erforderlichen Atemarbeit führen kann. Nicht zuletzt beeinflusst hierbei der Grad der Synchronisation zwischen Beatmungsgerät und

Tab. 2 Determinanten der Atemarbeit

Zunahme der erforderlichen Atemarbeit			Abnahme der möglichen Atemarbeit	
patientenabhängig		patienten-unabhängig	pulmonal	extrapulmonal
pulmonal	extrapulmonal			
Compliance $\downarrow\uparrow$ Resistance $\uparrow$	$VO_2\uparrow$ $VCO_2\uparrow$	Trachealtubus Triggerschwelle Inspiratorischer Gasfluss Synchronisation	Zwerchfell-Dysfunktion	Critical-Illness Polyneuro- / Polymyopathie Herzinsuffizienz Anämie Mangelernährung Elektrolytstörung (Kalzium-, Phosphat-, Magnesiummangel) Azidose Schmerzen, Stress Delir, Angst, Depression

Spontanatmungsaktivität des Patienten das Ausmaß dieser dem Patienten zusätzlich aufgebürdeten Atemarbeit.

Dieser auf der einen Seite erhöhten erforderlichen Atemarbeit steht häufig eine *reduzierte mögliche Atemarbeit* gegenüber. Insbesondere unter kontrollierter maschineller Beatmung entwickelt sich zum Beispiel rasch eine Atrophie der Zwerchfellmuskulatur als typische Ursache einer reduzierten möglichen Atemarbeit [Levine et al. 2008]. Inzwischen zeigen viele Studien, dass auch eine Herzinsuffizienz die mögliche Atemarbeit entscheidend herabsetzen kann [Dres et al. 2014].

» *Nicht selten wird eine bestehende Herzinsuffizienz erst im Rahmen der Entwöhnung von der Beatmung klinisch relevant, wenn mit der Reduktion des positiven Atemwegsdrucks die linksventrikuläre Nachlast ansteigt.*

Die Tabelle 2 gibt einen Überblick über Determinanten einer erhöhten erforderlichen und einer reduzierten möglichen Atemarbeit als Ursache der schwierigen bzw. prolongierten Entwöhnung.

14.4 Konzepte der Entwöhnung

14.4.1 Behandlung der Grunderkrankung

Wesentliche Voraussetzung zur erfolgreichen Entwöhnung ist die erfolgreiche Behandlung der Erkrankung, die zur Beatmungspflichtigkeit geführt hat. Betroffen sind heute allerdings in der Regel multimorbide langzeitbeatmete Patienten, die neben einer akuten Erkrankung verschiedene Co-Morbiditäten aufweisen, die durch Erhöhung der erforderlichen oder Reduktion der möglichen Atemarbeit ebenfalls Einfluss auf die Entwöhnbarkeit haben. **Die Optimierung der Behandlung dieser Co-Morbiditäten nimmt dann häufig eine Schlüsselstellung im Behandlungsregime dar.** Hierzu gehört zum Beispiel die Herzinsuffizienz, die nicht selten erst während des Entwöhnungsprozesses apparent wird.

14.4.2 Reduktion der erforderlichen Atemarbeit

Optimierung von Compliance und Resistance

> *Die von der Atemmuskulatur zu leistende Atemarbeit hängt maßgeblich von der Mechanik des respiratorischen Systems ab.*

Ist die *Compliance* erniedrigt, muss für ein suffizientes Atemzugvolumen ein erhöhter Druck aufgebaut werden. Eine Verbesserung der Compliance führt daher zu einer Senkung der Atemarbeit. Zur Entwöhnung von der Beatmung müssen entsprechend mögliche Ursachen einer erniedrigten Compliance identifiziert und wenn möglich behoben werden. So ist zum Beispiel die Drainage von Pleuraergüssen oder die Entlastung eines massiven Aszites, der die Auslenkung des Zwerchfells hemmt, wichtig. Ebenso ist die Flüssigkeitsbilanz in diesem Zusammenhang zu beachten, da auch eine vermehrte Wasserretention durch die Begünstigung eines interstitiellen Lungenödems zu einer Abnahme der Compliance führen kann.

Auch zur Überwindung einer erhöhten *Resistance* muss eine höhere Atemarbeit geleistet werden. Dies ist der entscheidende Grund für die überdurchschnittlich lang dauernde und schwierige Entwöhnung von der Beatmung bei Patienten mit chronisch obstruktiver Lungenerkrankung (COPD). Daher sollten Atemwegsobstruktionen wie bei COPD oder Asthma medikamentös mittels Bronchospasmolytika therapiert werden, soweit dies möglich ist, aber auch Sekretverlegungen der Atemwege müssen zur Entwöhnung bronchoskopisch behoben werden.

14.4.3 Kompensation der zusätzlichen Atemarbeit

Der *Endotrachealtubus* führt zu einer Querschnittsverengung der oberen Atemwege und zu einem Anstieg des Strömungswiderstandes. Die Widerstandserhöhung ist vom Innendurchmesser des Tubus und der Gasströmung abhängig und steigt mit der Zunahme des Gasflusses bzw. der Abnahme des Durchmessers exponentiell an.

> *Bei der schwierigen Entwöhnung sollten daher möglichst großlumige Tuben oder Trachealkanülen gewählt werden, da hierdurch die zusätzliche Atemarbeit minimiert wird.*

Auch das Beatmungsgerät selbst stellt in Anhängigkeit von der Güte der Ventilregelung einen Widerstand für die Spontanatmungsbemühung des Patienten dar. Um die Atembemühung bei assistierter Spontanatmung adäquat zu unterstützen sollte geräteseitig ein ausreichend hoher inspiratorischer Fluss sichergestellt werden, um eine Druckkonstanz während der Inspiration zu gewährleisten.

Die zusätzliche *iatrogene* Atemarbeit durch Tubus und Beatmungsgerät kann im Rahmen von Spontanatmungsversuchen zu einer respiratorischen Erschöpfung führen und so eine erfolgreiche Extubation verhindern. **Aus diesem Grund sollten Spontanatmungsversuche bei intubierten Patienten nicht wie früher üblich an der „feuchten Nase", sondern immer mit einer Druckunterstützung durch das Beatmungsgerät durchgeführt werden [Ezingeard et al. 2006]. Zur Kompensation wird in der Regel eine Druckunterstützung von 6–8 cmH_2O empfohlen.**

Besondere Beatmungsmodi wie die automische Tubuskompensation, bei der die Druckunterstützung automatisch an die Höhe des Gasflusses angepasst wird, sind zwar theoretisch von Vorteil, jedoch liegen keine Ergebnisse randomisierter kontrollierter Studien vor, die eine signifikante Verbesserung des Krankheitsverlaufes oder eine Reduktion der Sterblichkeit belegen.

Tracheotomie

Lange wurde zur rascheren Entwöhnung in vielen Kliniken eine frühzeitige Tracheotomie innerhalb einer Woche in perkutaner Dilatationstechnik favorisiert. Auch wenn dieses Verfahren heute weite klinische Verbreitung besitzt, ist selbst die mit mehr als 900 eingeschlossenen Patienten bislang größte Multicenterstudie, der sogenannte TracMan Trial, den Beweis schuldig geblieben, dass damit die Dauer oder der Verlauf der Beatmungstherapie positiv beeinflusst werden können [Young et al. 2013]. Zudem lässt sich in klinischen Studien zwar eine Reduktion des Totraums im Vergleich zum intubierten Patienten messen, dies geht allerdings nicht mit einer relevanten Reduktion der Atemarbeit einher [Mohr et al. 2001]. Für die klinische Arbeit scheint vielmehr die durch den Wegfall des laryngealen Tubusreizes in der Regel problemlose Reduktion der Sedierung bei gleichzeitig effektiverem Sekretmanagement auf Grund des erhaltenen Hustenreizes des Patienten und der Möglichkeit der Absaugung den entscheidenden Vorteil darzustellen.

Eine generelle Empfehlung zur frühzeitigen Tracheotomie kann aufgrund der vorliegenden Studienergebnisse nicht gegeben werden.

Synchronisation

Für eine effektive Unterstützung der Atembemühung des Patienten ist eine optimale Synchronisation an die Bedürfnisse des Patienten notwendig. Diese ist abhängig von der sofortigen Erkennung der Inspirations- und Exspirationsbemühung und deren umgehender maschineller Unterstützung bzw. dem Abbruch der Unterstützung.

Zu Erkennung einer Inspirationsbemühung ist ein Triggermechanismus notwendig, dessen Sensitivität für das Ausmaß der zusätzlichen Atemarbeit entscheidend ist. In der Regel werden heute Flusstrigger mit einer Triggerschwelle von 1–5 l/min eingestellt, mit denen festgelegt werden kann, ab welchem Fluss im Beatmungssystem eine maschinelle Unterstützung appliziert wird. Je höher die Triggerschwelle eingestellt ist, desto mehr Atemarbeit muss der Patient leisten. Die Triggerschwelle wird dabei so sensibel wie möglich eingestellt, ohne dass es zum Phänomen der Selbsttriggerung („auto-triggern") kommt. Das Auto-triggern darf allerdings nicht automatisch zur Erhöhung der Triggerschwelle führen, sondern es müssen zunächst mögliche Gründe hierfür wie etwa Wasser im Schlauchsystem ausgeschlossen werden. Ebenso darf eine Tachypnoe nicht durch Verstellen des Triggers maskiert werden, sondern es muss die Ursache hierfür gesucht und wenn möglich behandelt werden.

Auch das Ende der Atembemühung muss durch das Beatmungsgerät erkannt werden. So führt zum Beispiel bei druckunterstützter Spontanatmung der Abfall des inspiratorischen Spitzenflusses auf einen vordefinierten Wert (häufig 75% des maximalen Flusses), aber auch ein plötzlicher Druckanstieg durch ein Gegenatmen des Patienten führt zum Abbruch der Druckunterstützung, womit die Exspirationsphase eingeleitet wird. Alternativ kann die Einleitung der Exspiration auch zeitgesteuert erfolgen.

Trotz der technischen Fortschritte bei der computergesteuerten Detektion von In- und Exspirationsbemühungen finden sich bei konventioneller Druckunterstützung im Rahmen der Entwöhnung von der Beatmung immer wieder sogenannte „missed breaths" bei Nicht-Erkennen einer Inspirationsbemühung, aber auch persistierende Unterstützungsversuche des Gerätes trotz Exspirationsbemühung des Patienten. Ein möglicher Grund hierfür ist das manuell auf einen Wert festgelegte Unterstützungsniveau, das den variablen Bedürfnissen des Patienten nicht gerecht wird und daher häufig eine Unter- oder

Überkompensation hervorruft. Ein weiterer möglicher Grund ist der Zeitverzug zwischen Atembemühung und Detektion durch das Gerät.

Mit der Proportional Assist Ventilation (PAV) ist ein Beatmungsmodus entwickelt worden, der entsprechend der aktuellen Compliance und Resistance des Patienten eine variable Druckunterstützung liefert und damit nachgewiesenermaßen zu einer Reduktion von Synchronisationsstörungen beitragen kann [Bosma et al. 2007]. In modernen Geräten werden Compliance und Resistance heute automatisch gemessen, so dass dieser Modus inzwischen sehr komfortabel in der klinischen Praxis genutzt werden kann. Allerdings liegen immer noch nicht ausreichende Ergebnisse randomisierter kontrollierter Studien vor, um eine allgemeingültige Empfehlung zum Einsatz dieses Modus im Rahmen der Entwöhnung zu geben.

Ein neueres Verfahren zur Verkürzung der Triggerzeit ist der Modus NAVA (Neurally Adjusted Ventilatory Assist), bei dem die Inspirationsbemühung durch die Messung von elektrischen Impulsen des Zwerchfells mittels einer speziellen Ösophagussonde detektiert wird [Bosma et al. 2007]. Auch für diesen Modus konnte in einer Reihe kleinerer Studien eine signifikante Verbesserung der Synchronisation nachgewiesen werden. Auch für diesen Modus fehlt allerdings bis heute die Evidenz großer kontrollierter Studien, um eine generelle Empfehlung zur Nutzung von NAVA bei der Entwöhnung auszusprechen.

14.4.4 Steigerung der möglichen Atemarbeit

Atemmuskeltraining und Physiotherapie

! **Maßgeblich für die Optimierung der möglichen Atemarbeit ist die Funktionsfähigkeit der Atemmuskulatur, die durch Überlastung auf der einen und/oder Atrophie auf der anderen Seite bei langzeitbeatmeten Patienten regelhaft schwer eingeschränkt ist. Diese auch als Ventilator-Induced Diaphragmatic Dysfunction (VIDD) bezeichnete Schädigung des Zwerchfells wird begünstigt durch viele weitere Faktoren wie die Sepsis, Malnutrition oder die Gabe von Medikamenten wie den Kortikoiden [Spiesshoefer et al. 2023].**

Therapeutisch muss diese Muskulatur wie andere quergestreifte Muskulatur auch durch balanciertes Training aufgebaut werden. Bei der eigentlichen Entwöhnung von der Beatmung geschieht dies durch eine schrittweise kontrollierte Reduktion der maschinellen Unterstützung der Spontanatmung oder intermittierenden Spontanatmungsphasen mit minimaler Unterstützung zur alleinigen Kompensation der zusätzlichen Atemarbeit im Wechsel mit einem hohen Unterstützungslevel. Ein möglicher Vorteil der schrittweisen Reduktion ergibt sich hinsichtlich der höheren Sicherheit, eine Überlastung zu vermeiden, wohingegen die intermittierende Spontanatmung mit minimaler Unterstützung eine höhere Effektivität von Muskeltraining und Muskelentlastung erlaubt. Auch wenn beide Verfahren häufig noch als komplett voneinander getrennte Strategien angesehen werden, ist heute aus Sicht der meisten Experten eine Kombination beider Verfahren möglich und sinnvoll [Schönhofer et al. 2019].

Neben dem gezielten Training der Atemmuskulatur ist die möglichst frühzeitige Physiotherapie und Mobilisation von entscheidender Bedeutung für eine möglichst rasche Entwöhnung. Eingebettet in ein Entwöhnungskonzept kann hiermit die Beatmungsdauer nachweislich reduziert werden [Schweickert et al. 2009].

Sowohl für die Skelettmuskulatur als auch für die Zwerchfellmuskulatur ist eine zusätzlich zu konventionellen Maßnahmen vorgenommene elektrische Stimulation zur Reduktion der Immobilitäts-bedingten Muskelatropie untersucht worden. Erste Ergebnisse kontrollierter klinischer Studien konnten jedoch bislang weder für die Skelettmuskelkraft nach intensivmedizinischer Therapie [Fossat et al. 2009] als auch hinsichtlich einer früheren Entwöhnung von der Beatmung [Dres et al. 2022] Vorteile für diese Technik belegen.

Hämodynamik

Der Sauerstoffverbrauch der Atemmuskulatur kann sich während der Entwöhnung verdoppeln. Daher ist die kardiale Leistungsfähigkeit während der Entwöhnung von großer Bedeutung. Ein weiterer Grund für die engmaschige Kontrolle der kardialen Funktion im Rahmen der Entwöhnung ist die Reduktion des intrathorakalen Drucks. Hiermit wird der venöse Rückstrom zum rechten Herzen und die Nachlast des linken Ventrikels gesteigert, was v.a. bei vorbestehender Herzinsuffizienz zum Versagen des linken Ventrikels führen kann. Nicht selten ist daher eine schwierige Entwöhnung auf eine Herzinsuffizienz zurückzuführen.

Eine Echokardiografie zur Abklärung der kardialen Funktion ist daher im Rahmen einer schwierigen Entwöhnung von der Beatmung obligat. Als weitere Hilfe zur Diagnostik einer Herzinsuffizienz, aber auch zur Steuerung der Volumentherapie im Rahmen der Entwöhnung, kann das Brain Natriuretic Peptide (BNP) bzw. das NT-proBNP im Blut bestimmt werden [Weil et al. 2023]. ProBNP wird vornehmlich im Myokard synthetisiert und bei Überdehnung der Ventrikel durch Abspaltung von NT-proBNP als BNP ins Blut sezerniert, wo es durch Relaxation glatter Gefäßmuskulatur zu einer Reduktion der kardialen Vor- und Nachlast führt.

In jedem Fall sollte ein Patient im Schock oder unbehandelter Herzinsuffizienz nicht entwöhnt werden.

Im Zusammenhang mit einem adäquaten globalen Sauerstoffangebot ist die Frage der optimalen Hämoglobinkonzentration und der entsprechenden Transfusion von Erythrozytenkonzentraten immer wieder in der Diskussion. Grundsätzlich lässt sich zwar aus klinischen Daten keine Evidenz für eine solche optimale Hämoglobinkonzentration ableiten, allerdings muss nach Optimierung aller anderen entscheidenden Parameter und einem weiterhin klinisch relevant niedrigen Sauerstoffangebot eine Transfusion erwogen werden.

In der Praxis wird bei schwieriger Entwöhnung häufig ein Hämoglobinwert von 10 g/dl angestrebt. Zur Entscheidungshilfe kann hierbei die zentralvenöse Sauerstoffsättigung bestimmt werden, die bei niedrigen Werten unter 70% auf ein erniedrigtes Sauerstoffangebot schließen lässt.

Metabolik

Die Sauerstoff-Aufnahme und die Kohlendioxid-Abgabe sind wesentliche Determinanten des respiratorischen Bedarfs und der Atemarbeit. Aus diesem Grund ist die Entwöhnung bei allen Zuständen mit relevanter Erhöhung des Sauerstoffbedarfs oder der Kohlendioxidproduktion wie zum Beispiel bei der Sepsis schwierig. In diesen Situationen sollte zunächst die Grunderkrankung Therapiert werden, so dass eine Erhöhung des metabolischen und respiratorischen Umsatzes vermieden wird.

Ernährung

Während der Entwöhnung soll eine normokalorische Ernährung angestrebt werden.

Es liegen keine überzeugenden Befunde für ein spezifisches Ernährungsregime vor.

Um das Verhältnis von Kohlendioxidproduktion und Sauerstoffverbrauch, den respiratorischen Quotienten (RQ), bei respiratorisch eingeschränkten Patienten günstig zu beeinflussen, wird meist eine kohlenhydratarme und lipidreiche Ernährung empfohlen. Da der RQ für Fett (0,7) geringer als der für Kohlenhydrate (1,0) ist, führt dies im Vergleich zu isoenergetischer kohlenhydratreicher und lipidarmer Ernährung zu einer Reduktion der Kohlendioxid-Produktion. Ob diese Strategie durch eine Entlastung der zu leistenden Atemarbeit auch das Outcome dieser Patienten verbessert, konnte allerdings bis heute nicht belegt werden. Das Gleichgewicht der Elektrolyte und Mineralien spielt eine wesentliche Rolle für die Leistungsfähigkeit der Atemmuskulatur. Ein Mangel an Phosphat, Kalzium oder Magnesium kann ebenso wie die Ausbildung einer Azidose zu einer klinisch relevanten Abnahme der muskulären Kraft führen. Die Korrektur etwaiger Elektrolytstörungen verbessert die muskuläre Kapazität, so dass bei der schwierigen Entwöhnung Elektrolytstörungen aktiv gesucht, diagnostiziert und korrigiert werden müssen.

Sonstige Faktoren

Schmerzen oder physischer und psychischer Stress können den Verlauf der Entwöhnung erschweren, Neben einer suffizienten medikamentösen Analgosedierung ist dementsprechend die psychologische Betreuung des Patienten während der Entwöhnung besonders wichtig. Hierzu kann die Bildung eines Teams der betreuenden Personen unter Einschluss der Familienangehörigen hilfreich sein. Mit normalen Umweltreizen aus dem gewohnten Umfeld (Musik, Bücher, Erzählungen etc.) kann der Patient stimuliert werden.

Das Einhalten eines Schlaf-wach-Rhythmus ist wichtig, da bei Schlafmangel neben der generellen Beeinträchtigung des Wohlbefindens auch eine Fehlregulation der Atemsteuerung resultiert. Bei länger dauernden, schwierigen Verläufen der Entwöhnung bietet der Nachtschlaf eine Gelegenheit zur Erholung der Atemmuskulatur, und die Bedeutung der Erholungsphasen wird dadurch unterstrichen, dass nach der Entwicklung einer inspiratorischen Muskelermüdung die Gewährung längerer Erholungsphasen die einzige Möglichkeit zur Wiederherstellung der ursprünglichen Muskelkraft ist.

14.4.5 Screening der Entwöhnbarkeit

In vielen Studien konnte eindrucksvoll nachgewiesen werden, dass die Entwöhnung von der Beatmung allein schon durch tägliche Kontrolle der Entwöhnbarkeit signifikant verkürzt werden kann [Haas u. Loik 2012].

Neben der eigentlichen Entwöhnung im Sinne des Trainings der Atemmuskulatur ist also auch das frühzeitige Erkennen der Patienten, die möglicherweise nicht mehr beatmungspflichtig sind, von entscheidender Bedeutung für die Optimierung des gesamten Entwöhnungsprozesses. Für eine entsprechende Einschätzung sollten daher die Rückläufigkeit der Grunderkrankung sowie die pulmonale Funktion nach Optimierung der Determinanten der erforderlichen möglichen Atemarbeit täglich kontrolliert werden. Erfüllt der Patient die Voraussetzungen zur Entwöhnung, muss die Spontanatmungskapazität beurteilt werden, um zu entscheiden, ob die Beatmung beendet und eine Extubation durchgeführt werden kann.

Analgosedierung

Eine adäquate Beurteilung der Spontanatmungsaktivität lässt sich nur unter entsprechender Reduktion der Analgosedierung durchführen. Daher ist ein Sedierungskonzept, das täglich eine entsprechende Beurteilung ermöglicht, integraler Bestandteil eines jeden Entwöhnungskonzeptes [DGAI 2021]. Hierzu gehört ein verbindliches Scoresystem zur objektiven Beurteilung des Sedierungsgrades, wünschenswert sind weiterhin die regelhafte Nutzung von Schmerz- und Delir-Scores um Sedativa, Analgetika und Antipsychotika als mögliche Komponenten der Analgosedierung zielgerichtet einsetzen zu können.

Eine mögliche Vorgehensweise, die in klinischen Studien sehr erfolgreich war, ist das tägliche Pausieren der Sedierung, bis zum Wachwerden des Patienten [Girard et al. 2008, Kress et al. 2000]. Unter engmaschiger Kontrolle ist jedoch oft auch ein kontinuierlich niedriger Sedierungslevel möglich, der solche Aufwachversuche de facto unnötig macht.

> *In jedem Fall ist eine symptomorientierte Auswahl von Sedativa, Analgetika und Antipsychotika zur Abschirmung des Patienten anzustreben, um die Analgosedierung so effizient wie möglich zu gestalten [Strøm et al. 2010].*

14.4.6 Atemmuskeltraining

> **Bei Langzeitbeatmeten Patienten ist die Spontanatmungskapazität nach Feststellung der Entwöhnbarkeit und Reduktion der Analgosedierung häufig noch nicht suffizient. Nun beginnt der eigentliche Entwöhnungsprozess mit einem kontrollierten Training der Atemmuskulatur mit stufenweiser Reduktion der maschinellen Unterstützung und intermittierenden Spontanatmungsphase bei nur noch minimaler Unterstützung.**

Hierbei muss der Patient engmaschig überwacht werden, um eine Muskelerschöpfung frühzeitig erkennen und damit eine erneute Schädigung der Muskulatur vermeiden zu können. In diesem Sinne ist auf die typischen Zeichen einer respiratorischen Erschöpfung wie eine schnelle flache Atmung (rapid shallow breathing) mit Dyspnoe, inspiratorische Einziehungen und Nutzung der Atemhilfsmuskulatur aber auch eine hämydynamische Instabilität zu achten. Letztere kann sich mit Tachykardie und Hypertonie als Ausdruck des Stresses zeigen oder im Rahmen einer Herzinsuffizienz als kardiogenes Lungenödem imponieren. Als messbarer Parameter der respiratorischen Erschöpfung ist der Rapid Shallow Breathing Index (RSBI) etabliert.

Liegt der RSBI, der Quotien aus Atemfrequenz und Tidalvolumen (gemessen in Liter) über 105, ist eine beginnende Erschöpfung wahrscheinlich und die maschinelle Unterstützung sollte wieder erhöht werden. Ein RSBI < 105 im Rahmen von Spontanatmungsversuchen mit minimaler Unterstützung hingegen korreliert in klinischen Studien signifikant mit einer erfolgreichen Extubation und Entwöhnung [Tobin u. Jubran 2006].

Wichtig sind in dieser Phase ausreichende Erholungszeiträume, zum Beispiel durch entsprechend hohe maschinelle Unterstützung im Rahmen von Spontanatmungsverfahren oder durch kontrollierte Beatmungsverfahren, sicherzustellen. Hierfür bietet sich die Nacht an, damit das Atemtraining tagsüber weitergeführt werden kann (s.o.).

Bei schwieriger oder prolongierter Entwöhnung muss regelmäßig kontrolliert werden, ob die Voraussetzungen zur Entwöhnung, also zum Beispiel eine suffiziente Herzfunktion bzw. eine suffiziente Herzinsuffizienztherapie, eine adäquate Kalorienzufuhr und physiologische Elektrolytkonzentrationen (s.o.) weiterhin gegeben sind.

Moderne Beatmungsgeräte bieten inzwischen Beatmungsalgorithmen an, die eine automatische Reduktion der maschinellen Unterstützung unter Kontrolle relevanter atemmechanischer Parameter gewährleisten. Auch wenn die Datenlage noch keine endgültige Bewertung dieser Closed-Loop Verfahren hinsichtlich relevanter Outcome-Parameter erlaubt, muss angenommen werden, dass deren Nutzung zumindest eine Reduktion der in die Beatmungseinstellung investierten Arbeitszeit bei wahrscheinlich vergleichbarem Behandlungserfolg gewährleistet.

14.4.7 Beendigung der Beatmung

Patienten, die unter einer minimalen maschinellen Unterstützung, welche nur mehr der Kompensation der zusätzlichen Atemarbeit dient, über einen Zeitraum von mindestens 30 Minuten keine Zeichen einer respiratorischen Insuffizienz zeigen, können extubiert werden, wenn eine suffizienter Schluckakt und Hustenreiz angenommen werden kann.

Bei tracheotomierten Patienten ist eine entsprechende Dekanülierung ebenfalls im Wesentlichen von der Schluck- und Hustenfunktion abhängig. Diese muss ggf. mittels Laryngoskopie evaluiert werden. Zur Vorbereitung auf eine Dekanülierung sollte Schluck- und Sprechfähigkeit bei entblockter Trachealkanüle und einem Sprechaufsatz kontrolliert werden.

14.4.8 Nicht-Invasive Beatmung

Bei wachen Patienten mit erhaltenen Schluckreflexen kann Nicht-Invasive Beatmung (NIV) zur Unterstützung der Spontanatmung eingesetzt werden. Besonders effektiv kann NIV beim eigentlichen Atemversagen eingesetzt werden, während der Einsatz zur Rekrutierung von Atelektasen, zum Beispiel beim akuten Lungenversagen, meist nicht so erfolgreich ist.

NIV bietet den Vorteil der maschinellen Unterstützung bei gleichzeitiger Vermeidung der Risiken der invasiven Beatmung, also insbesondere der Beatmungs-assoziierten Pneumonie. Grundsätzlich sollte NIV daher nicht nur zur Vermeidung einer Intubation, sondern auch zur Entwöhnung von der Beatmung eingesetzt werden. Während eine intermittierende Unterstützung mittels NIV nach Extubation langzeitbeatmeter Patienten daher inzwischen in den meisten Kliniken zur Standardbehandlung gehört, ist der strategische Einsatz nach Extubation von Patienten, welche die Standard-Extubationskriterien noch nicht erfüllen, bislang noch wenig verbreitet. Erfahrenen Zentren gelingt es zwar mit dieser Strategie, die Beatmungsdauer von Patienten mit prolongierter Entwöhnung signifikant zu verkürzen [Tobin u. Jubran 2006], ob sich dies auch in Kliniken mit weniger Expertise darstellen lässt, muss allerdings individuell kritisch geprüft werden [Perkins et al. 2018]. In jedem Fall müssen zuvor bei jedem Patienten die Voraussetzungen zur NIV Therapie, also eine adäquate Vigilanz, erhaltene Schutzreflexe und ein suffizientes Sekret-Management kontrolliert werden, um Aspirationen zu vermeiden. Schließlich müssen die Patienten, die sich innerhalb einer Stunde mittels NIV nicht sicher führen lassen, umgehend wieder reintubiert werden.

14.4.9 Extracorporale Gasaustauschverfahren

Extracorporale Gasaustauschverfahren bieten die Möglichkeit der gezielten Unterstützung der körpereigenen Oxygenierung und Decarboxylierung. Im Rahmen der technischen Entwicklungen der letzten Jahrzehnte ist deren Einsatz inzwischen mit deutlich weniger Risiken und Komplikationen verbunden. Sie bieten damit konzeptionell wie die Nicht-Invasive Beatmung auch die Möglichkeit, die notwendige Atemarbeit des Patienten zu reduzieren ohne die Risiken einer invasiven Beatmung in Kauf nehmen zu müssen. Mit diesem Ziel werden extracorporale Verfahren in einigen Kliniken inzwischen auch bei prolongierter Entwöhnung eingesetzt. Das Ziel ist dabei der frühzeitige Verzicht der invasiven Beatmung bei Kompensation der noch nicht ausreichenden

Atemarbeit durch Sicherstellung eines suffizienten Gasaustausches. Da beim Atemversagen in erster Linie mit einer Hyperkapnie durch Hypoventilation zu rechnen ist, sind es vor allem die pumpenlosen arterio-venösen oder veno-venösen pumpengetriebenen Verfahren mit niedrigem Blutfluss, die aufgrund ihrer Effektivität der Decarboxylierung eingesetzt werden. Häufig werden diese Patienten gleichzeitig nicht-invasiv beatmet, um die Effekte beider Verfahren zu kombinieren.

Ergebnisse größerer randomisierter Studien liegen allerdings bislang nicht vor, weshalb ein solches Vorgehen spezialisierten Zentren vorbehalten bleiben sollte.

14.4.10 Protokolle

Etliche klinische Studien haben gezeigt, dass durch regelmäßige Kontrolle klinischer Befunde und a priori festgelegter Maßnahmen wie der Durchführung von Spontanatmungsversuchen eine Optimierung des Entwöhnungsprozesses erzielt werden kann [Haas u. Loik 2012].

Mit diesem Ziel wurden Entwöhnungsprotokolle konzipiert, die der individuellen Therapieführung in vielen Studien überlegen waren. Im Prinzip werden bei derartigen Protokollen täglich die Voraussetzungen zur Entwöhnung geprüft und bei deren Vorliegen die maschinelle Unterstützung reduziert und regelhaft kurzzeitige Spontanatmungsversuche durchgeführt, um die Atemkapazität zu testen. Die Protokolle sehen eine Weiterführung dieser Spontanatmungsversuche vor, solange keine Anzeichen einer kardiorespiratorischen Insuffizienz vorliegen, eine entscheidende Rolle bei dieser Beurteilung spielt der Rapid Shallow Breathing Index mit einem Grenzwert, der meist bei 105 liegt.

Wie andere Protokolle auch liegen die Vorteile eines Weaning-Protokolls in der regelmäßigen und verlässlichen Überprüfung der Klinischen Situation und der klaren damit verbundenen Handlungsanweisung. Dies scheint insbesondere bei Personalengpässen und unerfahrenem Personal ein großer Vorteil zu sein. Eine vergleichbare regelhafte Kontrolle lässt sich allerdings grundsätzlich auch ebenso effektiv durch entsprechende interprofessionelle Visiten mit vordefinierten Visiteninhalten erzielen [Krishnan et al. 2004].

Trotzdem haben sich individuell auf die jeweiligen Kliniken abgestimmte Weaning-Protokolle heute durchgesetzt. Das im Klinikum Bremen Mitte genutzte Protokoll zum Beispiel basiert auf frühzeitigem Zulassen von Spontanatmungsaktivität während BiPAP-Beatmung und sieht die Umstellung auf druckunterstützte Spontanatmung ab einer Inspiratorischen Sauerstofffraktion von 0,5 vor, um forcierte Inspirationsbmühungen mit konsektutiver Lungenschädigung durch hohe transpulmonale Drücke zu vermeiden (s. Tab. 3 und Abb. 2). Um die Kommunikation im Team zu vereinfachen ist es in 5 Weaningstufen eingeteilt und unterschiedlich konzipiert für intubierte und tracheotomierte (hier nicht gezeigt) Patienten.

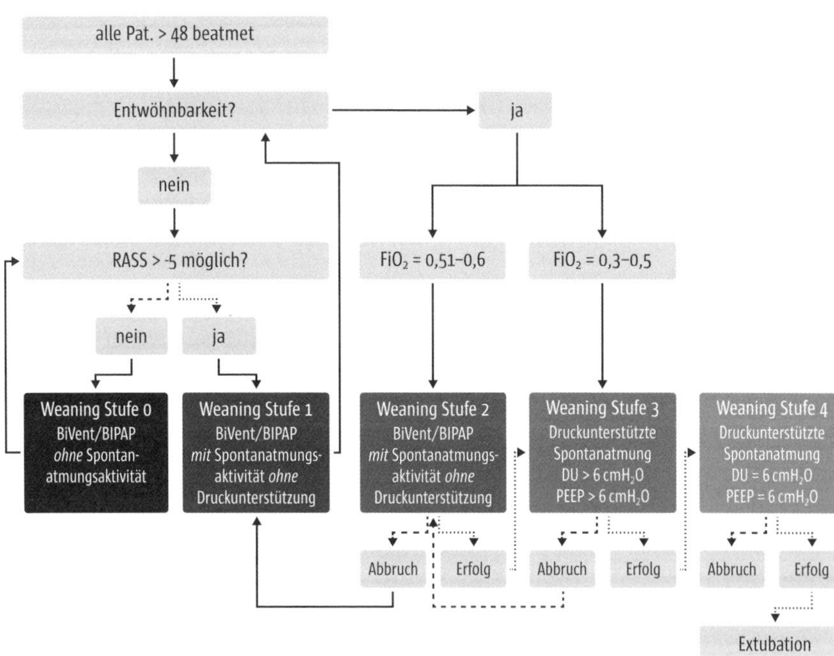

Abb. 2 Weaning-Protokoll im Klinikum Bremen Mitte

Tab. 3 Weaning-Protokoll im Klinikum Bremen Mitte

Stufe	RASS-Ziel	Entwöhnbarkeit	FiO_2 (entsprechend PEEP-Tabelle)	Beatmung	Abbruchkriterien (zurück zur letzten Stufe)	Erfolgskriterien (weiter zur nächsten Stufe)	Behandlungsziele
0	**–5** z.B. ICP ↑ Frühphase MKG-OP …	**nein**	0,3–1,0	BiVENT/PIPAP *ohne* Spontan-atmungsaktivität		▪ Reduktion der Sedierung möglich	▪ Behandlung der Grunderkrankung
1	**–2 bis –4** z.B. ARDS Frühphase Bauchlage …	**nein**	0,61–1,0	BiVENT/PIPAP *mit* Spontan-atmungsaktivität	▪ Vertiefung der Sedierung notwendig ▪ Synchronisa-tionsstörungen mit ▫ Stress ↑/ Gasaus-tausch ↓ ▪ hämodynami-sche Instabilität	▪ *Entwöhnbarkeit* (s. Abb. 2) gegeben	▪ Behandlung der Grunderkrankung ▪ *Entwöhnbarkeit* (s. Abb. 2) initiieren
2	**–1**	**ja**	0,51–0,6	BiVENT/PIPAP *mit* Spontan-atmungsaktivität	▪ Synchronisa-tionsstörungen mit ▫ Stress ↑/ Gasaus-tausch ↓ ▪ hämodynami-sche Instabilität	▪ $F_iO_2 \leq 0{,}5$ ▪ keine relevanten Synchronisa-tionsstörungen	▪ Behandlugn der Grunderkrankung ▪ *Entwöhnungs-maßnahmen* (s. Abb. 2)

Stufe	RASS-Ziel	Entwöhnbarkeit	FiO_2 (entsprechend PEEP-Tabelle)	Beatmung	Abbruchkriterien (zurück zur letzten Stufe)	Erfolgskriterien (weiter zur nächsten Stufe)	Behandlungsziele
3	–1	ja	0,3–0,5	DU/CPAP mit ■ DU > 6–12 cmH_2O und ■ PEEP entspr. PEEP-Tabelle	■ Respiratorische Erschöpfung mit ▪ RSBI > 104/ Gasaustausch ↓ ■ hämodynamische Instabilität ■ Stress/Delir (neu oder zunehmend)	■ $F_iO_2 = 0,3$ ■ DU 6 cmH_2O ■ keine relevanten Synchronisationsstörungen	■ Behandlugn der Grunderkrankung ■ *Entwöhnungsmaßnahmen* (s. Abb. 2)
4	0	ja	0,3	Spontanatmungsversuch: DU/CPAP mit ■ DU 6 cmH_2O und ■ PEEP: 6 cmH_2O	■ Respiratorische Erschöpfung mit ▪ RSBI > 104 ▪ Gasaustausch ↓ ■ hämodynamische Instabilität ■ Stress/Delir (neu oder zunehmend)	■ *Extubationskriterien* (s. Abb. 2) erfüllt	
				Extubation			

14.5 Weaningversagen

Johannes Bickenbach

Von einem *Weaningversagen* spricht man, wenn trotz anhaltender Versuche der Entwöhnung nur eine insuffiziente Spontanatemfähigkeit erreicht wird und deswegen die Indikation für eine fortgesetzte Langzeitbeatmung vorliegt.

Das Weaningversagen ist also gekennzeichnet durch ein persistierendes Missverhältnis zwischen ventilatorischem Bedarf und dem Eigenvermögen des Patienten. Selten ist der zentrale Atemantrieb als Ursache für ein Weaningversagen anzusehen. Zumeist liegt eine chronische, hyperkapnisch bedingte ventilatorische Insuffizienz vor, aber auch Patienten, die unter bestehender Beatmung normokapnisch sind, können aufgrund ihrer progredienten, chronischen Lungenerkrankung (wie z.B. bei der Lungenfibrose) eine schwere pulmonale Gasaustauschstörung aufweisen, die aufgrund einer reduzierten Gasaustauschfläche eine dauerhafte maschinelle Beatmung erforderlich macht.

Eine rein hypoxisch bedingte respiratorische Insuffizienz mit einer eher akuten und vor allem reversiblen Ursache (wie z.B. bei einer Pneumonie oder beim akuten Lungenversagen, acute respiratory distress syndrome, ARDS) hat in aller Regel ein gutes Weaningpotential, weil sich die Lungenfunktion gut erholen kann.

Je nach Komplexität und Dauer der Intensivbehandlung tritt nicht selten eine allgemeine Muskelschwäche auf. Der Begriff „ICU-acquired weakness“ subsummiert das Syndrom einer Critical-Illness-Polyneuropathie (CIP) und einer Critical-Illness-Myopathie (CIM). Letztlich stellt die ICU-acquired weakness bei künftig zunehmender Inzidenz der Sepsis [Vincent et al. 2014] nicht nur in Bezug auf das Versagen oder die Verlängerung der Beatmungsentwöhnung sowie der Krankenhausaufenthaltsdauer ein nachhaltiges Problem dar, sondern auch im Langzeitverlauf mit Bezug auf die Beatmungsentwöhnung und auf Rehabilitationsmaßnahmen sowie lebensqualitativen Einschränkungen solcher Patienten. Infolge inflammatorischer Mechanismen kann diese schwerwiegende muskuläre Dekonditionierung erheblichen Einfluss haben und neben weiteren Sekundärkomplikationen nach einer ICU-Langzeitbehandlung wie metabolischen und endokrinologischen Dysregulationen oder Störungen im Flüssigkeitshaushalt den Weaningprozess aufhalten oder gar unmöglich machen.

Mögliche Gründe für eine eingeschränkte Atemkapazität sind in Tabelle 4 zusammengefasst.

Darüber hinaus haben zunehmende, komplexe Co-Morbiditäten Einfluss auf den Weaningprozess und können ebenfalls als ein weiterer Baustein zum Weaningversagen gelten [Dres et al. 2014].

Tab. 4 Häufige, mögliche Dysregulationen mit Einfluss auf die Atemkapazität im prolongierten Weaning

Einschränkung der Atemkapazität	Funktionsstörung
Zentraler Atemantrieb	■ sedierende Medikamente ■ Opiatüberhang ■ toxische Metabolite (Harnstoff, Azidose etc.) ■ Hirnödem, Hirninsult o.ä.
Neuromuskuläre Signalweiterleitung	■ Tetraplegie nach Trauma ■ Läsion N. phrenicus ■ Neuromuskuläre Erkrankungen ■ Critical illness Polyneuropathie
Muskelkraft	■ Critical illness Myopathie ■ Ventilator-induzierte diaphragmale Dystrophie ■ Mangelernährung ■ Überwässerung ■ Hypophosphatämie ■ Hypocalziämie ■ Hypothyreoidismus

CAVE: Bei einem Weaningversagen sollten frühzeitig alle Maßnahmen zur Verbesserung der Atemkapazität ausgeschöpft sein.

14.5.1 Indikationen zur außerklinischen Beatmung und Überleitmanagement

Patienten, die nach erfolgreichem Weaning (Kategorie 3B) von der invasiven Langzeitbeatmung eine fortbestehende ventilatorische Insuffizienz aufweisen, können von einer Nicht-Invasiven Beatmung *(non invasive ventilation, NIV)* profitieren. Die NIV kann in einem breiten und heterogenen Patientengut zum Einsatz kommen und ist fester, etablierter Bestandteil in Behandlungspfaden des prolongierten Weanings. Folglich sind auch langfristige Konzepte zur Behandlung der chronisch ventilatorischen Insuffizienz als Maßnahme einer außerklinischen Behandlung stets zu überprüfen. Die NIV erfordert – neben der klinischen Indikationsstellung – ein hohes Maß an Patientencompliance; sollte die Indikation zur außerklinischen NIV gestellt worden sein, bezieht sich die Überleitung vor allem auf die Geräteanpassung sowie die Bedienung des Gerätes und der Anbringung der NIV-Maske, in aller Regel durch den Patienten selbst.

Bei Patienten mit Weaningversagen (Kategorie 3C, erfolgloses Weaning) hat die Überleitung solcher Patienten in eine außerklinische Versorgung eine große Bedeutung für die Lebensqualität und das outcome. Entscheidend ist daher, dass vor Einleitung, bzw. Überleitung in eine außerklinische Beatmung zunächst alle Optionen für ein erfolgreiches Weaning gänzlich ausgeschöpft wurden, und dass der Patient sowie seine Angehörigen frühzeitig in diesen

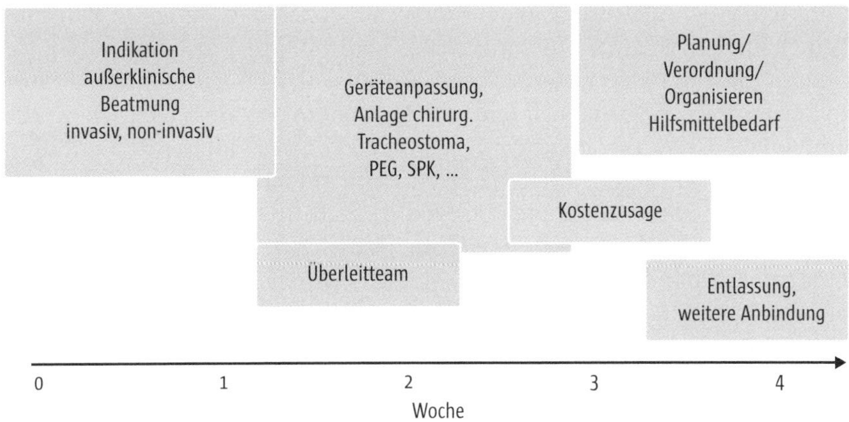

Abb. 3 Zeitliche Darstellung des Überleitprozesses von der Indikation bis zur Entlassung eines Patienten mit außerklinischer Beatmung. PEG: perkutane endoskopische Gastrostomie; SPK: suprapubischer Katheter

Entscheidungsprozess integriert werden. Patienten und Angehörige müssen darüber aufgeklärt werden, dass nach Indikationsstellung einer außerklinischen Beatmung oftmals weitere Wochen der Behandlung im Rahmen der Überleitung erforderlich sind, weil der ohnehin sehr zeitintensive Organisations-Prozess von Kostenträgern, Behandlungsteam und der Bereitstellung einer außerklinischen Versorgungseinrichtung abhängt (s. Abb. 3). Möglicherweise sind zudem noch operative Eingriffe erforderlich, um den Patienten für eine außerklinische Versorgung vorzubereiten.

Der Prozess erfordert Expertise ganz unterschiedlicher Berufsgruppen von Arzt, Fachpflege, Logopäde, Atemtherapeut und Psychologen. Deswegen sollte bei Patienten mit Weaningversagen und der Notwendigkeit zur invasiven außerklinischen Beatmung ein darauf spezialisiertes Weaningzentrum involviert und die außerklinische Beatmung dort initiiert werden.

CAVE: Bei außerklinisch invasiv beatmeten Patienten sollte in aller Regel ein chirurgisches Tracheostoma als dauerhafter, stabiler Atemwegszugang angelegt werden [Schönhofer et al. 2015].

14.5.2 Entlassung von Patienten mit außerklinischer Beatmung

Wann können Patienten in eine außerklinische Umgebung entlassen werden? Aus medizinischer Sicht muss vor allem eine stabile Situation der maschinellen Beatmung vorliegen. Der Patient muss ausreichend an die eingestellten Beatmungsmodi adaptiert sein und stabile Parameter des funktionellen pulmonalen Gasaustauschs haben. Je nach Erfordernis müssen gegebenenfalls unterschiedliche Beatmungsmodi vom Patienten toleriert werden (z.B. nächtliche höhere Druckunterstützungen oder kontrollierte Beatmungsmodi). Patienten müssen hämodynamisch stabilisiert sein, und alle Co-Morbiditäten sollten ausreichend behandelt sein (z.B. Behandlung der Herzinsuffizienz oder pulmonaler Grunderkrankungen). Die Nierenfunktion muss suffizient sein; bei bestehender Dialysepflichtigkeit muss die Anbindung an ein Dialysezentrum sichergestellt sein. Zudem muss die Ernährung – oral oder, je nach Indikation, enteral über perkutane endoskopische Gastrostomie – möglich sein. Eine Infektbehandlung sollte abgeschlossen, Wunden und potentielle Dekubiti versorgt sein.

Alle technischen Aspekte müssen vor Entlassung des Patienten mit außerklinischer Beatmung vorliegen. Die erforderlichen Hilfsmittel und Materialien müssen nicht nur von Seiten des Kostenträgers genehmigt sein, sondern, je nach Versorgungsort des Patienten, dort bereitgestellt und beteiligtes Personal entsprechend in die Handhabung eingewiesen sein. Der Bedarf an technischen Hilfsmitteln ist je nach Form und Dauer der außerklinischen Beatmung (non-invasiv, invasiv) unterschiedlich (s. Tab. 5).

Die vom Patienten benötigten Pflege- und Hilfsmittel sowie die Behandlungspflege und die notwendigen medizinischen Maßnahmen müssen für die außerklinische Versorgung genau definiert und dokumentiert werden.

Wenngleich die technische Ausstattung bei der Fortführung einer außerklinischen NIV weniger aufwendig ist, sind hierbei Patient bzw. deren Angehörige einerseits sehr viel unabhängiger, andererseits aber auch mehr für die eigene Versorgung verantwortlich, oftmals auch ohne Beteiligung eines Pflegedienstes, so dass die eigene, sicherere Anwendung betont werden muss. Die

Tab. 5 Benötigte Hilfsmittel bei außerklinisch Nicht-Invasiver (NIV) oder Invasiver Beatmung (IV) [modifiziert nach Windisch et al. 2017]

Hilfsmittel außerklinische NIV	Hilfsmittel außerklinische IV
■ Beatmungsgerät ■ Beatmungszugang (Maske, Reservemaske) ■ Inhalation ■ ggf. Pulsoxymetrie	■ Beatmungsgerät ■ zweites Beatmungsgerät bei Beatmungszeit ≥ 16 h/Tag ■ Beatmungszugang (Trachealkanüle, Reservekanüle) ■ Cuffdruckmessung (bei geblockten Trachealkanülen) ■ Sprechkanülen ■ Absaugung ■ Befeuchtung/Erwärmung der Inspirationsluft ■ Inhalation ■ Pulsoxymetrie ■ Ambubeutel mit Sauerstoffanschluss ■ ggf. Kapnometrie ■ ggf. Hilfsmittel bei Husteninsuffizienz

außerklinische invasive Beatmung mündet oftmals in einem hohen Abhängigkeitsverhältnis solcher Patienten von unterschiedlichen beteiligten Mitarbeitern, was gleichzeitig dazu führt, dass umfangreiche organisatorische Voraussetzungen geschaffen werden müssen. Unter anderem muss gemeinsam mit Patienten, Angehörigen und Überleit-Team besprochen werden, inwiefern eine außerklinische Versorgung im eigenen häuslichen Umfeld oder in einer Pflegeeinrichtung möglich bzw. nötig ist. Bei Patienten im prolongierten Weaning, bei denen die Indikation zur außerklinischen Beatmung überprüft wird, sind grundsätzlich ganz unterschiedliche Versorgungen außerklinisch möglich, teilweise ergibt sich möglicherweise sogar für Teilbereiche ein Rehabilitationspotential. Insgesamt gibt es inzwischen äußerst umfangreiche Versorgungsmöglichkeiten, die eine außerklinische Weiterbehandlung möglich machen, die aber sehr präzise in Hinblick auf die Anforderung jedes Einzelnen überprüft werden müssen (s. Abb. 4).

Darüber hinaus müssen ein ausführlicher Arztbericht und Überleitbogen erstellt werden, aus denen die weiterbetreuenden Ärzte und Pflegeinstitutionen im ambulanten Bereich über den medizinischen Verlauf und den Bedarf an Hilfsmitteln und außerklinischer Pflege genau informiert werden. Um den Patienten sicher in die außerklinische Versorgung zu verlegen, muss außerdem ein geeigneter Transfer (ggf. ein Intensivtransport mit Arztbegleitung bei invasiv beatmeten Patienten) organisiert werden.

CAVE

- **Die weitere Anbindung der übernehmenden Institution an das entlassende Krankenhaus (bestenfalls das Weaning-Zentrum) ist von zentraler Bedeutung, um die medizinische Nachsorge sicherzustellen und Ansprechpartner bei Problemen oder klinischer Verschlechterung des Patienten zu sein.**
- **Bei invasiv beatmeten Patienten ist in der außerklinischen Versorgung unbedingt darauf zu achten, dass das zu versorgende Pflegepersonal nach Medizinproduktegesetz auf alle einzusetzenden Hilfsmittel geschult ist.**
- **Medizinisch notwendige, stationäre Nachsorgeuntersuchungen müssen unbedingt bereits bei Entlassung des Patienten festgelegt sein. So sollte bei invasiv beatmeten Patienten nach einem Intervall von 3 Monaten überprüft werden, ob nach Indikation eines Weaningversagens dieses fortbesteht, oder ob ein neues Weaningpotential vorliegt. Sollte sich eine weiter notwendige Langzeitbeatmung bestätigen und erneutes Weaningpotential fehlen, können im Verlauf bei klinisch stabiler Situation des Patienten die Nachsorgeintervalle einer Nachsorgeuntersuchung auf 6 oder 12 Monate erweitert werden.**

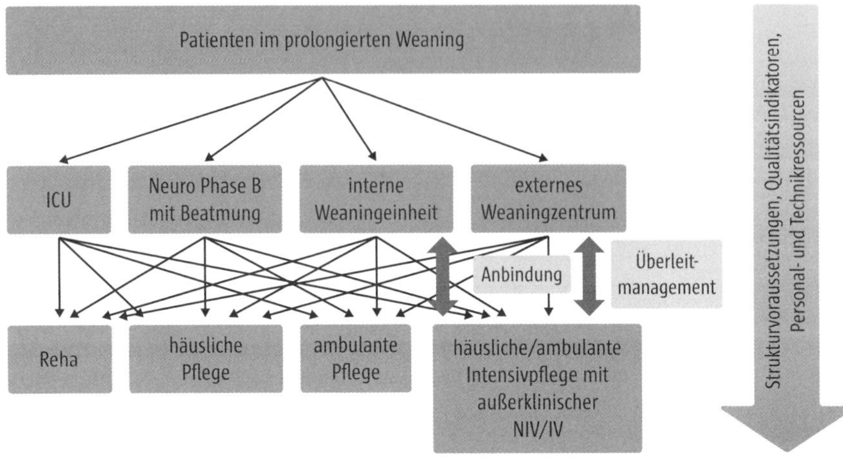

Abb. 4 Schematische Übersicht über Patientenwege und über die Möglichkeiten einer außerklinischen Versorgung

Literatur

Béduneau G, Pham T, Schortgen F, Piquilloud L, Zogheib E, Jonas M, Grelon F, Runge I, Nicolas T, Grangé S et al.: Epidemiology of Weaning Outcome according to a New Definition. The WIND Study. American journal of respiratory and critical care medicine 2017, 195(6):772–783.

Boles JM, Bion J, Connors A, Herridge M, Marsh B, Melot C, Pearl R, Silverman H, Stanchina M, Vieillard-Baron A et al.: Weaning from mechanical ventilation. Eur Respir J 2007, 29(5):1033–1056.

Bosma K, Ferreyra G, Ambrogio C, Pasero D, Mirabella L, Braghiroli A, Appendini L, Mascia L, Ranieri VM: Patient-ventilator interaction and sleep in mechanically ventilated patients: pressure support versus proportional assist ventilation. Crit Care Med 2007, 35(4):1048–1054.

Deutsche Gesellschaft für Anästhesiologie und Intensivmedizin e.V. (DGAI): S3-Leitlinie Analgesie, Sedierung und Delirmanagement in der Intensivmedizin (DAS-Leitlinie 2020). Version 5.0, 31.03.2021. URL: https://register.awmf.org/assets/guidelines/001-012l_S3_Analgesie-Sedierung-Delirmanagement-in-der-Intensivmedizin-DAS_2021-08.pdf

Dres M, de Abreu MG, Merdji H, Müller-Redetzky H, Dellweg D, Randerath WJ, Mortaza S, Jung B, Bruells C, Moerer O et al.: Randomized Clinical Study of Temporary Transvenous Phrenic Nerve Stimulation in Difficult-to-Wean Patients. American journal of respiratory and critical care medicine 2022, 205(10):1169–1178.

Dres M, Teboul JL, Monnet X: Weaning the cardiac patient from mechanical ventilation. Curr Opin Crit Care 2014, 20(5):493–498.

Ezingeard E, Diconne E, Guyomarc'h S, Venet C, Page D, Gery P, Vermesch R, Bertrand M, Pingat J, Tardy B et al.: Weaning from mechanical ventilation with pressure support in patients failing a T-tube trial of spontaneous breathing. Intensive Care Med 2006, 32(1):165–169.

Fossat G, Baudin F, Courtes L, Bobet S, Dupont A, Bretagnol A, Benzekri-Lefèvre D, Kamel T, Muller G, Bercault N et al.: Effect of In-Bed Leg Cycling and Electrical Stimulation of the Quadriceps on Global Muscle Strength in Critically Ill Adults: A Randomized Clinical Trial. Jama 2018, 320(4):368–378.

Funk GC, Bauer P, Burghuber OC, Fazekas A, Hartl S, Hochrieser H, Schmutz R, Metnitz P: Prevalence and prognosis of COPD in critically ill patients between 1998 and 2008. Eur Respir J 2013, 41(4):792–799.

Girard TD, Kress JP, Fuchs BD, Thomason JW, Schweickert WD, Pun BT, Taichman DB, Dunn JG, Pohlman AS, Kinniry PA et al.: Efficacy and safety of a paired sedation and ventilator weaning protocol for mechanically ventilated patients in intensive care (Awakening and Breathing Controlled trial): a randomised controlled trial. Lancet (London, England) 2008, 371(9607):126–134.

Haas CF, Loik PS: Ventilator discontinuation protocols. Respiratory care 2012, 57(10):1649–1662.

Kress JP, Pohlman AS, O'Connor MF, Hall JB: Daily interruption of sedative infusions in critically ill patients undergoing mechanical ventilation. The New England journal of medicine 2000, 342(20):1471–1477.

Krishnan JA, Moore D, Robeson C, Rand CS, Fessler HE: A prospective, controlled trial of a protocol-based strategy to discontinue mechanical ventilation. American journal of respiratory and critical care medicine 2004, 169(6):673–678.

Levine S, Nguyen T, Taylor N, Friscia ME, Budak MT, Rothenberg P, Zhu J, Sachdeva R, Sonnad S, Kaiser LR et al.: Rapid disuse atrophy of diaphragm fibers in mechanically ventilated humans. The New England journal of medicine 2008, 358(13):1327–1335.

Mohr AM, Rutherford EJ, Cairns BA, Boysen PG: The role of dead space ventilation in predicting outcome of successful weaning from mechanical ventilation. The Journal of trauma 2001, 51(5):843–848.

Perkins GD, Mistry D, Gates S, Gao F, Snelson C, Hart N, Camporota L, Varley J, Carle C, Paramasivam E et al.: Effect of Protocolized Weaning With Early Extubation to Noninvasive Ventilation vs Invasive Weaning on Time to Liberation From Mechanical Ventilation Among Patients With Respiratory Failure: The Breathe Randomized Clinical Trial. Jama 2018, 320(18):1881–1888.

Reid WD, Huang J, Bryson S, Walker DC, Belcastro AN: Diaphragm injury and myofibrillar structure induced by resistive loading. J Appl Physiol 1994, 76(1):176–184.

Schönhofer B, Geiseler J, Dellweg D, Fuchs H, Moerer O, Weber-Carstens S, Westhoff M, Windisch W, Hirschfeld-Araujo J, Janssens U et al.: [Prolonged Weaning – S2k-Guideline Published by the German Respiratory Society]. Pneumologie 2019, 73(12):723–814.

Schönhofer B, Geiseler J, Dellweg D, Moerer O, Barchfeld T, Fuchs H, Karg O, Rosseau S, Sitter H, Weber-Carstens S, Westhoff M, Windisch W: S2k-Guideline “Prolonged Weaning”. Pneumologie 2015;69(10):595–607.

Schweickert WD, Pohlman MC, Pohlman AS, Nigos C, Pawlik AJ, Esbrook CL, Spears L, Miller M, Franczyk M, Deprizio D et al.: Early physical and occupational therapy in mechanically ventilated, critically ill patients: a randomised controlled trial. Lancet (London, England) 2009, 373(9678):1874–1882.

Spiesshoefer J, Kersten A, Enriquez Geppert J, Regmi B, Senol M, Kabitz HJ, Dreher M: State-of-the-Art Opinion Article on Ventilator-Induced Diaphragm Dysfunction: Update on Diagnosis, Clinical Course, and Future Treatment Options. Respiration; international review of thoracic diseases 2023, 102(1):74–82.

Strøm T, Martinussen T, Toft P: A protocol of no sedation for critically ill patients receiving mechanical ventilation: a randomised trial. Lancet (London, England) 2010, 375(9713):475–480.

Tobin MJ, Jubran A: Variable performance of weaning-predictor tests: role of Bayes' theorem and spectrum and test-referral bias. Intensive Care Med 2006, 32(12):2002–2012.

Vincent JL, Marshall JC, Namendys-Silva SA, François B, Martin-Loeches I, Lipman J, Reinhart K, Antonelli M, Pickkers P, Njimi H, Jimenez E, Sakr Y: ICON investigators. Assessment of the worldwide burden of critical illness: the intensive care over nations (ICON) audit. Lancet Respir Med 2014;2(5):380–6.

Weil KA, Baumann V, Brown B, Nadeau R, Gerstenhaber B, Manning EP: The association between beta-natriuretic peptide (BNP) serum levels and liberation from mechanical ventilation. HSOA journal of pulmonary medicine & respiratory research 2023, 9(1).

Windisch W, et al. S2k-Leitlinie: Nichtinvasive und invasive Beatmung als Therapie der chronischen respiratorischen Insuffizienz – Revision 2017. Pneumologie 2017; 71(11): 722–795.

Young D, Harrison DA, Cuthbertson BH, Rowan K: Effect of early vs late tracheostomy placement on survival in patients receiving mechanical ventilation: the TracMan randomized trial. Jama 2013, 309(20):2121–2129.

15 Außerklinische Beatmung

Jens Geiseler

Die außerklinische Beatmung (früher Heimbeatmung genannt) hat sich in den letzten 35 Jahren zu einem bedeutenden Teilgebiet, insbesondere der Pneumologie, entwickelt. Weitere Teilgebiete stellen die Neurologie und die Pädiatrie dar.

Warum sind Kenntnisse über Diagnostik und Therapie der Atempumpenschwäche für Intensivmediziner wichtig? Einerseits, weil viele der außerklinisch beatmeten Patienten akut Intensivpatienten werden können – beispielhaft seien hier Exazerbationen der Grunderkrankung im Rahmen einer Infektion oder postoperative komplikative Verläufe nach operativen Eingriffen z.B. bei Obesitas-Hypoventilationssyndrom oder der COPD genannt. Auf der anderen Seite handelt es sich bei einem großen Anteil der außerklinisch invasiv über Trachealkanüle beatmeten Patienten, z.B. nach Weaning-Versagen, um eine Patientengruppe mit einem hohen Komplikationspotential, so dass häufige Einweisungen auf Intensivstationen die Folge sind. Der dritte Aspekt besteht für die Intensivmedizin darin, bei invasiv beatmeten Patienten mit primär erfolgreichem Weaning, auch wenn es schwierig oder prolongiert verläuft, an die Möglichkeit einer sich entwickelnden chronischen ventilatorischen Insuffizienz zu denken und eine entsprechende Diagnostik zu veranlassen, um die Prognose der Patienten zu verbessern und einen sogenannten Drehtüreffekt mit rascher neuerlicher Dekompensation der Atempumpe zu verhindern. Aus diesem Grunde wurde in die aktuell gültige Version der Leitlinie „Prolongiertes Weaning“ die Empfehlung einer Kontrolle auf die

Entwicklung einer ventilatorischen Insuffizienz nach primär erfolgreichem Weaning mit aufgenommen [Schönhofer et al. 2019]. Der vorliegende Artikel gibt einen Überblick über wichtige Aspekte der außerklinischen Beatmung.

15.1 Indikation für außerklinische Beatmung

Die Indikation zur außerklinischen Beatmung ergibt sich elektiv bei Patienten mit chronischer Atempumpenschwäche immer bei Vorliegen einer Hyperkapnie in der Blutgasanalyse in Kombination mit einer entsprechenden Hypoventilationssymptomatik.

Die Basisdiagnostik für die Indikationsstellung soll nach der aktuellen Leitlinie [modifiziert nach Windisch et al. 2017, Stanzel et al. 2025] folgende Untersuchungen beinhalten:

- Elektrokardiografie
- Blutgasanalysen am Tag und in der Nacht, ohne und ggf. mit Sauerstoff-Gabe zur Festlegung der benötigten Sauerstoffflussraten und/oder die nächtliche kontinuierliche transkutane CO_2-Messung ($TcCO_2$-Messung)
- Lungenfunktion (Spirometrie, ggf. Bodyplethysmografie, ggf. atemmuskuläre Funktionsmessungen)
- Röntgenaufnahme des Thorax
- Polygrafie, ggf. Polysomnografie (v.a. bei Verdacht auf zentrale Hypoventilation und OHS)

Fakultativ (in Abhängigkeit von der Klinik und der Grunderkrankung) können folgende zusätzliche Untersuchungen notwendig sein:

Echokardiografie, Messung der Hustenkapazität (s. Kap. 15.3), Zwerchfellsonografie, endoskopische Verfahren (Laryngoskopie, Bronchoskopie) und endoskopische Schluckdiagnostik.

Praxis-Tipps

- *Die Indikation zur außerklinischen Beatmung wird immer durch den Nachweis einer Hypoventilation (Hyperkapnie) in Kombination mit Symptomen gestellt.*
- *Blutgasanalysen und ggf. nächtliche transkutane Kohlendioxidpartialdruckmessungen stellen Eckpfeiler der Diagnostik dar.*

Bezüglich der einzelnen Indikationen und Algorithmen wird auf die erwähnte S3-Leitlinie [Stanzel et al. 2025] verwiesen. Zusätzlich sind der Nachweis einer Effektivität der Beatmung (Besserung der Hyperkapnie bzw. Normalisierung des Kohlendioxidpartialdrucks (pCO_2) auch am Tage) und das Einverständnis des Patienten zu dieser Therapie Voraussetzung. Letzteres gilt insbesondere bei einer invasiven außerklinischen Beatmung nach schwerer Erkrankung mit Weaning-Versagen, aber auch für progrediente neuromuskuläre Erkrankungen. Hier ist eine Einwilligung des oft älteren, komorbiden Patienten bzw. des Betreuers unabdingbare Voraussetzung für die außerklinische Beatmung [Schönhofer et al. 2019].

15.2 Effekte der außerklinischen Beatmung

Durch eine außerklinische Beatmung bei chronischer Hypoventilation können folgende Effekte für die Patienten erzielt werden:

- Besserung der Hypoventilationssymptomatik
- Abnahme der Dyspnoe
- Verbesserung der Lebensqualität
- Reduktion von neuerlichen Exazerbationen und Hospitalisationen
- Ermöglichung eines selbstbestimmten Lebens
- Verlängerung des Überlebens [Gustafson et al. 2006; Jaeger et al. 2004; Köhnlein et al. 2014]

Bezüglich der Verbesserung der Lebensqualität muss allerdings kritisch angemerkt werden, dass dies nicht für alle Patientengruppen uneingeschränkt gilt. Der Nachweis ist z.B. mit dem Severe Respiratory Questionnaire (SRI), einem Krankheitsspezifischen Fragebogen speziell für Patienten mit chronisch respiratorischer Insuffizienz entwickelt, für verschiedenste Krankheitsentitäten (thorakal-restriktive Erkrankungen, neuromuskuläre Erkrankungen und COPD mittels nichtinvasiver Beatmung erfolgt [u.a. Windisch et al. 2008]. Die Datenlage bei invasiver außerklinischer Beatmung zeigt dagegen keine so positiven Ergebnisse: so untersuchten Huttmann et al. [2015, 2018] die Lebensqualität von invasiv außerklinisch in Beatmungspflegeheimen beatmeten Patienten nach Weaning-Versagen: viele Patienten beschrieben ihre Lebensqualität als eingeschränkt bzw. schlecht, v.a. wegen Einschränkungen der Mobilität, Kommunikation und sozialen Kontakten sowie der Abhängigkeit von Pflege. Besonders wichtig erscheint in der zweiten Studie [Huttmann et al. 2018] der Aspekt, dass immerhin 32% der befragten Patienten äußerten, dass sie in Kenntnis der außerklinischen Beatmung lieber in der Intensivstation verstorben wären. Hieraus ergibt sich für die Ärzte, die Patienten aus Intensivstationen in die außerklinische invasive Beatmung verlegen, klar der Auftrag, im Vorhinein mit den Patienten die Optionen, aber auch Vor- und Nachteile dieser Beatmungsform zu besprechen (advanced care planning) und das Einverständnis des Patienten bzw. ggf. des Betreuers für die Beatmungsversorgung vor der Verlegung aus der Intensivstation einzuholen.

15.3 Praktische Durchführung der außerklinischen Beatmung

Grundsätzlich kann eine maschinelle Beatmung nichtinvasiv über Nasenmaske, Nasen-Mund-Masken, Vollgesichts-Maske, gelegentlich auch im Wechsel mit den vorig erwähnten Interfaces über Mundstücke, aber auch invasiv über Trachealkanüle durchgeführt werden. Heutzutage ist die Positivdruckbeatmung die fast ausschließlich genutzte Beatmungsform, meist in Form einer druckkontrollierten/- assistierten Beatmung, abgesehen von wenigen Patienten mit hoher Querschnittlähmung oberhalb Level C3, deren Atmung zumindest passager mittels Stimulation des Diaphragmas über einen Zwerchfellschrittmacher sichergestellt wird.

Die Einleitung einer nichtinvasiven Beatmung, die aktuell in den allermeisten Fällen in Deutschland stationär durchgeführt wird, erfordert vom Behandlungsteam eine hohe Expertise in der Auswahl der passenden Interfaces (große Variabilität der Physiognomie der Patienten) und in einer korrekten Einstellung der Geräteparameter (Inspirationsdruck zur Verbesserung der alveolären Ventilation, positiver end-exspiratorischer Druck (PEEP) zur Therapie einer Obstruktion der oberen Atemwege und bei assistierter Beatmung bei COPD zur Erleichterung der Triggerarbeit, Druckanstiegszeit, Atemfrequenz bei kontrollierter Beatmung). Dieses ist wichtig, um über eine effektive Beatmung mit dem Ziel einer deutlichen Absenkung des pCO_2 bis hin zur Normalisierung auch im Spontanatmungsintervall mit Beseitigung oder Besserung der Symptome der Hypoventilation die Therapieadhärenz zu steigern. Bei der Maskenauswahl sind die Passform, die Vermeidung von Druckstellen v.a. am Nasenrücken, und von Maskenleckagen, welche die Beatmungsqualität erheblich vermindern können, wichtig. Bei Verwendung von Mund-Nasen-Masken ist zu beachten, dass durch den Zug der Haltebänder ein Nach-hinten-Schieben des Unterkiefers mit dem Risiko der Induktion bzw. der Verstärkung einer Obstruktion der oberen Atemwege auftreten kann [Westhoff u. Litterst 2015]. Auch sollte ein hoher Grad an Patienten-Ventilator-Asynchronie vermieden werden. Die Effektivität der Beatmung und das Fehlen von Leckagen und Obstruktionen der oberen Atemwege können über Polygrafie, u.a. mit Einbau eines Pneumotachografen in das Schlauchsystem des Beatmungsgerätes, und eine transkutane Kohlendioxidpartialdruckmessung im Blut überprüft werden – hierzu ist eine entsprechende Geräteausstattung der Stationen notwendig.

15.3.1 Mögliche Nebenwirkungen der außerklinischen nichtinvasiven Beatmung

Die Leitlinie für außerklinische Beatmung nennt folgende mögliche Nebenwirkungen einer langzeitigen außerklinischen nichtinvasiven Beatmung [Windisch et al. 2017]:

- trockener Rachen

- Gesichtsschmerzen
- fraktionierter Schlaf
- behinderte Nasenatmung
- geblähtes Abdomen
- Blähungen
- Einschlafstörungen
- Augenirritationen
- Nasenbluten
- Übelkeit
- Gesichtsdekubitus
- Erbrechen

Bei der Einleitung und den Verlaufskontrollen der nichtinvasiven Beatmung sind die Patienten regelmäßig auf das Vorliegen dieser Nebenwirkungen zu befragen/zu untersuchen. Im Falle von Nebenwirkungen ist Abhilfe zu schaffen, um die Therapieadhärenz zu erhöhen.

Mögliche Maßnahmen können sein:

- zusätzliche aktive Befeuchtung bei Problemen mit den Schleimhäuten der oberen Atemwege
- Wechsel des Interfaces bei beginnenden Druckstellen zur Vermeidung eines Gesichtsdekubitus
- Wechsel des Interfaces bei Augenirritationen (meist Folge von Luftleckagen in Richtung der Augen)
- entblähende Medikamente bei geblähtem Abdomen, ggf. vorsichtiges Absenken des Inspirationsdrucks

15.3.2 Besonderheiten beim Obesitas-Hypoventilations-Syndrom

Das OHS ist definiert durch einen BMI > 30 kg/m^2 in Verbindung mit einer Tages-Hyperkapnie (pCO_2 > 45 mmHg) nach Ausschluss anderer Ursachen der Hypoventilation – in über 90% der Patienten liegt ein begleitendes obstruktives Schlaf-Apnoe-Syndrom (OSAS) vor. Hier ist eine Titrierung des exspiratorischen Druckniveaus zur pneumatischen Schienung der oberen Atemwege essentiell – dies kann über eine automatische Bestimmung des PEEP-Niveaus (auto-CPAP bzw. APAP-Funktion bestimmter Beatmungsgeräte) oder im Schlaflabor erfolgen. Insbesondere bei nur mäßig erhöhtem pCO_2 und schwerer obstruktiver Schlafapnoe ist diese Methode allein ausreichend zur Behandlung. Bei Ineffektivität einer ausschließlichen CPAP-Therapie (Anstieg des transkutan gemessenen pCO_2 um ≥ 10 mmHg im REM-Schlaf bzw. Anstieg des pCO_2 um > 10 mmHg über die Nacht in der Blutgasanalyse) oder bei schweren Komorbiditäten, insbesondere kardialer Genese, ist die nichtinvasive Beatmung indiziert (Stanzel et al. 2025). Zusätzlich müssen auch ausreichende inspiratorische Drücke gewählt werden, um die niedrige Compliance vor allem der

Lunge, aber auch des Thorax, zu überwinden [Gifford 2010] und eine effektive Ventilation mit koinsekutiver CO_2-Senkung zu erzielen.

Bei Betrachtung der Langzeitauswirkungen (Anwendung > 3–6 Monate) haben sich CPAP und NIV als gleichwertig erwiesen (Masa JF et al. 2019). Für CPAP sprechen die leichtere Durchführbarkeit und die niedrigeren Kosten, für die NIV eine schnellere Besserung der Blutgase und Symptome. Insofern wird in der Leitlinie von 2017 auch der Versuch eines Wechsels von NIV auf CPAP bei Besserung der Symptomatik und einer Gewichtsreduktion empfohlen (Windisch et al. 2017).

15.3.3 Besonderheiten bei neuromuskulären Erkrankungen

Die nichtinvasive Beatmung bei NME ist in der Regel von der Geräteeinstellung her einfach: lediglich eine ausreichend hoher PEEP bei begleitendem obstruktiven Schlaf-Apnoe-Syndrom aufgrund einer möglichen oropharyngealen Muskelschwäche ist bei manchen Patienten notwendig. Wichtig ist, an die Möglichkeit eines abgeschwächten Hustenstoßes bei diesen Patienten zu denken und bei jedem Patienten mit NME die Hustenkapazität zu messen.

Die Abhustschwäche kann durch isolierte oder kombinierte Schwäche folgender Muskelgruppen auftreten:

- Schwäche der Inspirationsmuskulatur mit Folge einer fehlenden ausreichenden Inspirationstiefe vor dem Hustenstoß
- Schwäche der Ausatemmuskulatur (v.a. der Bauchmuskulatur) mit Verminderung des maximal aufbaubaren intrathorakalen Drucks vor und während des Hustens
- Schwäche der Schlund-Rachen-Muskulatur, insbesondere fehlender Glottisschluss vor dem Husten, in Kombination mit dem Risiko einer schweren Schluckstörung mit Aspirationsneigung.

Die Diagnose kann klinisch durch die Beurteilung der Lautstärke des Hustenstoßes, besser durch Messung des peak cough flows (PCF) – Husten in ein Peak-Flow-Meter mit Messung des maximalen Hustenflusses – gestellt werden.

Bei einer manifesten Hustenschwäche (PCF < 270 l/min – Normwert bei Erwachsenen > 360 l/min) müssen für eine erfolgreiche Durchführung der außerklinischen Beatmung neben der Einstellung derselben auch Maßnahmen zur Verbesserung der Sekretentfernung aus den tiefen Atemwegen eingeleitet werden. Diese Maßnahmen umfassen:

- air stacking (Vermehrung des intrathorakalen Volumens durch „Luftstapeln“ mit Hilfe eines Beatmungsbeutels, durch Froschatmung – glossopharyngeal breathing)
- manuell assistiertes Husten (physiotherapeutische Technik, die durch raschen Druckaufbau zu Beginn des Hustenstoß in Richtung des Epigastriums oder den Rippenbogen zu einer Kranialverschiebung des

Zwerchfells und damit zu einer Beschleunigung des maximalen exspiratorischen Drucks führt)
- Einsatz von mechanischen Hustenhilfen (mechanische Insufflatoren-Exsufflatoren)
- endotracheales Absaugen bei Vorhandensein einer Trachealkanüle, z.B. nach Anwendung einer mechanischen Hustenhilfe

Merke

Bei neuromuskulären Erkrankungen ist neben der Behandlung der Atempumpenschwäche auch die Diagnostik und ggf. Therapie einer begleitenden Abhustschwäche essentiell.

Mit Ausnahme der außerklinischen invasiven Beatmung nach Weaning-Versagen stellen fortgeschrittene NME die häufigste Indikation für die vom Patienten gewünschte invasive Beatmung dar, oft nach langfristiger, bis zu 24 Stunden täglich durchgeführter NIV. Gründe für die Tracheotomie in dieser Patientengruppe liegen vor allem dann vor, wenn die NIV nicht mehr effektiv durchgeführt werden kann, wenn ein nichtinvasives Sekretmanagement nicht erfolgreich durchgeführt werden kann, bzw. wenn eine ausgeprägte Schluckstörung mit rezidivierenden Aspirationen vorliegt.

15.3.4 Besonderheiten bei COPD

Bei der COPD besteht als Besonderheit, dass neben den üblichen Indikationen wie symptomatischer Tages-Hyperkapnie mit pCO_2-Werten > 50 mmHg oder auch nächtlichem Anstieg auf pCO_2 > 55 mmHg auch die Indikation für eine außerklinische nichtinvasive Beatmung vorliegt, wenn 2–4 Wochen nach einer beatmungspflichtigen akuten Exazerbation bei der Blutgasanalyse noch pCO_2-Werte > 53 mmHg nachgewiesen werden [Murphy et al. 2017]. Diese Empfehlung inkl. Kontrolle der pCO_2-Werte sollte von der verlegenden Intensivstation routinemäßig im Verlegungsbrief ausgesprochen werden. Dagegen besteht aktuell keine Evidenz für eine außerklinische NIV unmittelbar im Anschluss an eine akute stationär durchgeführte Beatmung bei hyperkapnischer Exazerbation [Struit et al. 2014; Windisch et al. 2017]. Ebenso wird beim Vorliegen einer persistierenden ventilatorischen Insuffizienz nach prolongiertem Weaning über Trachealkanüle mit Umstellung auf die nichtinvasive Beatmung zur Prognoseverbesserung eine Indikation für die nachfolgende außerklinische NIV gesehen [Quinell et al. 2006].

Für die Praxis wichtig sind die Erkenntnisse, dass nur durch eine NIV mit ausreichend hohen inspiratorischen Beatmungsdrücken, um eine maximale CO_2-Reduktion bis hin zur Normokapnie bei subjektiver Verträglichkeit zu erreichen [Windisch et al. 2009], eine Prognoseverbesserung für diese Patientengruppe erzielt werden kann [Köhnlein et al. 2014]. Bei Verwendung von niedrigeren Beatmungsdrücken mit fehlender signifikanter CO_2-Reduktion konnten diese Effekte nicht erreicht werden [McEvoy et al. 2009].

Merke

Bei COPD ist eine NIV mit dem Ziel der maximalen Reduktion des erhöhten pCO_2 bis hin zur Normalisierung mit einer Prognoseverbesserung assoziiert.

15.4 Organisation der außerklinischen Beatmung

Für Betroffene mit außerklinischer Beatmung stehen entsprechend der S2k-Leitlinie [Windisch et al. 2017] folgende Versorgungsformen zur Verfügung:

- zu Hause, entweder vollständig autonom oder mit Unterstützung durch einen spezialisierten ambulanten Pflegedienst (außerklinische Intensivpflege) bzw. durch eine persönliche Assistenz
- ambulant betreute Wohngemeinschaften für Menschen mit Beatmung bzw. Intensivpflege-Wohngemeinschaften
- stationäre Pflegeeinrichtungen mit einem Schwerpunkt in außerklinischer Beatmungspflege

Bei der Betreuung der außerklinischen Beatmungspflege wird dabei eine assistive von einer fachpflegerischen Versorgung unterschieden.

Assistiv bedeutet, dass vom beatmeten Patienten Hilfe durch ungelernte Hilfskräfte, Laienhelfer, Assistenten oder Angehörige ohne Beteiligung examinierter Pflegekräfte in Anspruch genommen wird. Der Schwerpunkt liegt in der Unterstützung einer selbstbestimmten Lebensführung. Die assistive Versorgung kann in Form des Arbeitgebermodells/des persönlichen Budgets in Anspruch genommen werden.

Bei der fachpflegerischen Versorgung erfolgt diese durch einen ambulanten Intensivpflegedienst oder eine stationäre Pflegeeinrichtung unter Einsatz eines qualifizierten und examinierten Pflegepersonals.

15.4.1 Organisation der außerklinischen nichtinvasiven Beatmung

Die Organisation der außerklinischen nichtinvasiven Beatmung durch die entlassende Klinik/das entlassende Beatmungszentrum ist bei den meisten Patienten unproblematisch: bei geringer Abhängigkeit von der Beatmung und ebenfalls geringer bzw. fehlender Abhängigkeit von Pflege umfasst das Entlassmanagement die Verordnung des Beatmungsgerätes und der entsprechenden Beatmungsmaske, die Vergabe eines Kontrolltermins für eine stationäre/ambulante Beatmungskontrolle und eine erste Schulung des Patienten in Bedienung, hygienischen Aspekten. Zusätzlich sollte diese Schulung auch allgemeine Informationen über die Grunderkrankung, die Notwendigkeit einer hohen Therapie-Adhärenz und das Verhalten bei Notfallsituationen mit umfassen. Diese Schulungen werden üblicherweise während der einige Tage dauernden Implementierungsphase der NIV durch Ärzte, Pflegekräfte oder Atmungstherapeuten durchgeführt.

Wesentlich aufwendiger ist das Überleit- und Entlassmanagement bei der kleinen Patientengruppe, die mit NIV lebenserhaltend (> 16 Stunden Beatmung täglich) versorgt wird, oder die aufgrund eines hohen Querschnitts oder einer anderen neuromuskulären Erkrankung in der Verwendung der Beatmung, aber auch für andere Aspekte des täglichen Lebens, auf eine pflegerische Versorgung (Assistenzmodell oder fachpflegerische Versorgung, s. Kap. 15.4) angewiesen sind. Neben der Verordnung eines zweiten Beatmungsgerätes ab 16 Stunden täglicher Beatmungspflicht (auch bei kürzeren Zeiten bei hohem Querschnitt) sind u.a. die unten folgenden Aspekte für die Entlassung essentiell. Die Aufgaben des Beatmungszentrums vor Entlassung von nichtinvasiv lebenserhaltend beatmeten und/oder pflegebedürftigen Patienten [modifiziert nach Windisch et al. 2017] umfassen:

- Kontaktaufnahme mit einer ambulanten ärztlichen Betreuung zur Organisation derselben
- Bestätigung der Stabilität von Grund- , aber auch Begleiterkrankungen
- stabile und komplikationsfreie Beatmungssituation an dem für die außerklinische Beatmung vorgesehenen Beatmungsgerät
- Organisation der außerklinischen Beatmungspflege
- Einholung der Kostenübernahme für die Pflege und Hilfsmittelversorgung
- Versorgung mit allen notwendigen Geräten, Hilfsmitteln und Materialien sowie Vorhandensein dieser Hilfsmittel zum Zeitpunkt der Entlassung
- Terminvereinbarung zur ersten Nachuntersuchung in einem Beatmungszentrum

Um diese früher wenig beachtete Patientengruppe mehr in den Fokus der Betreuung durch Ärzte und der für die notwendigen Verordnungen der Behandlungspflege zuständigen Krankenkassen zu rücken, ist die Gruppe 3b der alten Leitlinie „Prolongiertes Weaning" [Schönhofer et al. 2014] im Update in zwei Untergruppen unterteilt worden, die in Tabelle 1 dargestellt sind.

Diese Ausführungen gelten selbstverständlich nicht nur für Patienten mit NIV nach prolongiertem Weaning, sondern auch für alle elektive auf lebenserhaltende NIV eingestellten Patienten mit weiter bestehendem Behandlungsbedarf.

Tab. 1 Unterteilung der Gruppe 3b des prolongierten Weanings [Schönhofer et al. 2019]

3b – Erfolgreiches prolongiertes Weaning von der invasiven Beatmung mit Fortsetzung einer NIV		
3bI	Patienten mit Langzeit-NIV ohne zusätzlichen Pflegebedarf	Erfolgreiches Weaning von der invasiven Beatmung mit Extubation/Dekanüllierung erst nach mindestens 3 erfolgslosen SBT oder Beatmung > 7 Tage nach dem ersten erfolgslosen SBT und nur mittels Einsatz der NIV, welche nach Abschluss des Weaning-Prozesses selbstständig im Sinne einer außerklinischen Beatmung fortgesetzt wird.
3bII	Patienten mit Langzeit-NIV und zusätzlichem Pflegebedarf	Erfolgreiches Weaning von der invasiven Beatmung mit Extubation/Dekanülierung erst nach mindestens 3 erfolglosen SBT oder Beatmung > 7 Tage nach dem ersten erfolgslosen SBT und nur mittels Einsatz der NIV, welche nach Abschluss des Weaning-Prozesses im Sinne einer außerklinischen Beatmung fortgesetzt wird. Wobei ein weiterer Behandlungsbedarf entsteht.

15.4.2 Organisation der außerklinischen Invasiven Beatmung

Für die Organisation der außerklinischen Beatmung ist insbesondere bei invasiver Beatmung primär für die erste Zeit das entlassende Krankenhaus verantwortlich.

Folgende Aspekte sind dabei wichtig:

- Beurteilung der (vorübergehenden) Nicht-Entwöhnbarkeit, vorgeschrieben vom Intensivpflege- und Rehabilitationsstärkungsgesetz 2022 (IPREG)
- Einholung des Einverständnisses zu einer invasiven außerklinischen Beatmung durch den Patienten/durch den Vorsorgebevollmächtigten bzw. den Betreuer nach umfassender Aufklärung des Patienten
- Sicherstellung einer umfassenden Hilfsmittelversorgung
- Klärung der Kostenübernahme für die außerklinische Intensivpflege mit Krankenkassen, u.U. auch regionalen Sozialhilfeträgern
- Organisation einer ausreichenden ärztlichen, pflegerischen und therapeutischen Versorgung
- Vergabe eines stationären Kontrolltermins für die Kontrolle der außerklinischen Beatmung., Überprüfung eines potentiellen Weaning-Erfolgs, und der erneute Abgleich, ob die Fortführung der außerklinischen Beatmung mit dem Patientenwillen übereinstimmt.

Merke

Die Verantwortung für die Organisation einer außerklinischen invasiven Beatmung liegt primär beim verlegenden Krankenhaus.

Beurteilung der (vorübergehenden) Nicht-Entwöhnbarkeit

Etwa 85% der Patienten, die invasiv außerklinisch beatmet werden, werden aktuell von nicht auf prolongiertes Weaning spezialisierten Intensiveinheiten entlassen. Aus diesem Grunde wurde bereits 2008 das Netzwerk von auf prolongiertes Weaning spezialisierten deutschen pneumologischen Weaning-Zentren gegründet (WeanNet), sowie eine hochwertiges Zertifizierungsverfahren aufgebaut und weiterentwickelt [Schönhofer 2014]. Mittlerweile existieren in Deutschland 62 zertifizierte pneumologische Weaningzentren. Die Registerdaten von WeanNet zeigen, dass in diesen spezialisierten Zentren ca. 65% der Patienten, die von anderen Intensivstationen in diese Einheiten verlegt wurden, erfolgreich von der invasiven Beatmung entwöhnt werden können [Windisch et al. 2020]. Gleiche Erfolgszahlen gelten für die Zentren im Falle einer Übernahme aus der außerklinischen Intensivpflege zum erneuten Weaning-Versuch [Bornitz et al. 2020]. Die dramatische Zunahme der Zahl der Patienten mit außerklinischer invasiver Beatmung hat 2020 zur Verabschiedung des IPREG (Intensivpflege- und Rehabilitations-Stärkungs-Gesetz) sowie zur Entwicklung eines OPS-Codes für Weaning (OPS 1.717) geführt, in denen vor Verlegung in die außerklinische Intensivpflege eine Überprüfung des Weaning-Potentials und Bestätigung der aktuellen Nicht-Entwöhnbarkeit gefordert wird [Geiseler et al. 2022]. Dieses Gesetz wurde 2021 durch die Richtlinie Außerklinische Intensivpflege ergänzt, in dem die Umsetzung des Gesetzes näher beschrieben wurde. Das In-Kraft-Treten zum 01.01.2023 wurde mehrfach verschoben, aktuell bis Mitte 2025, da wichtige Aspekte (z.B. welche Ärzte für die regelmäßig geforderte erneute Beurteilung des Weaning-Potentials verantwortlich sind, und wie die Finanzierung dieser Tätigkeiten/Begutachtungen aussieht) bisher noch nicht abschließend geklärt sind.

Einholung des Einverständnisses zu einer invasiven außerklinischen Beatmung

Insbesondere mit Blick auf die teilweise schlechte subjektiv empfundene Lebensqualität in der außerklinischen invasiven Beatmung ist die Einholung der Zustimmung des Patienten, seines Vorsorgebevollmächtigten oder Betreuers vor Verlegung in die außerklinische Intensivpflege unabdingbar. Im Kapitel 7.1.2 (Frage nach dem Sinn der Behandlung) der Leitlinie „Prolongiertes Weaning" [Schönhofer et al. 2019] wird hierzu folgendes ausgeführt:

> *„In diesem Zusammenhang wird ausdrücklich darauf hingewiesen, dass Patienten nach erfolgloser Respiratorentwöhnung, d.h. weiterhin in hoher Abhängigkeit von der Beatmung befindlich, soweit es möglich ist, ausdrücklich einer Überleitung in die außerklinische Beatmung zustimmen müssen. Daher ist es in jedem Fall erforderlich, den Patientenwillen zu ermitteln. Eine Bewertung des Patientenwillens auf Grundlage der eigenen Wertmaßstäbe des Behandlungsteams darf hingegen nicht handlungsleitend sein. Bei einwilligungsunfähigen Patienten ist es i.d.R. die Aufgabe des Bevollmächtigten oder des Betreuers, den Patientenwillen zu ermitteln und zur Geltung*

zu bringen. Entspricht dieses Vorgehen nicht dem Willen des Patienten, sind im Sinne des Willens des Patienten Überlegungen zur Beendigung der Beatmung anzustellen."

Merke

Eine informierte Einwilligung des Patienten und/oder seines Vorsorgebevollmächtigten/Betreuers in eine außerklinische invasive Beatmung ist nach umfangreicher Aufklärung über Vor- und Nachteile eine unverzichtbare Voraussetzung für die Einleitung einer außerklinischen Intensivversorgung.

Sicherstellung einer umfassenden Hilfsmittelverordnung

Bei der Verordnung von Hilfsmittel sollten Checklisten für Beatmungsgerät, Zubehör, Trachealkanülen, Absauggeräten, Befeuchtung der Atemwege etc. verwendet werden. Eine Hilfestellung können in diesem Zusammenhang die von der Deutschen Gesellschaft für Pneumologie und Beatmungsmedizin e.V. (DGP) veröffentlichten Empfehlungen für die außerklinische invasive Beatmung bieten [Randerath et al. 2011].

Klärung der Kostenübernahme

Eine Verlegung vor einer Kostenzusage der zuständigen Krankenkasse zur Übernahme der Kosten für die außerklinische Intensivpflege verbietet sich. Da erfahrungsgemäß mit einer Zeitdauer von 2–3 Wochen bis zur schriftlichen Zusage der Krankenkasse zu rechnen ist, sollte das Entlassmanagement frühzeitig, d.h. bei absehbarer Nicht-Entwöhnbarkeit, in den Behandlungsprozess eingebunden werden.

Organisation einer ausreichenden ärztlichen, pflegerischen und therapeutischen Versorgung

Die Abbildung 1 zeigt ein mögliches Netzwerkt für eine außerklinische invasive Beatmung.

Wichtig ist insbesondere die frühzeitige Kontaktaufnahme mit den weiterbetreuenden niedergelassenen Ärzten, zumal eine Weiterbetreuung durch Ärzte des entlassenden Krankenhauses ohne persönliche Ermächtigung nicht möglich ist. Grund hierfür ist die Trennung zwischen stationärem und niedergelassenem Sektor der Behandlung. Allerdings ist eine flächendeckende ärztliche Betreuung in Deutschland zum gegenwärtigen Zeitpunkt durch in Beatmung erfahrende niedergelassene Ärzte nicht garantiert.

Der zeitliche Ablauf des Überleit- /Entlassmanagements kann der folgenden Revision der Leitlinie „Prolongiertes Weaning" [Schönhofer et al. 2019] entnommen werden (s. Abb. 2).

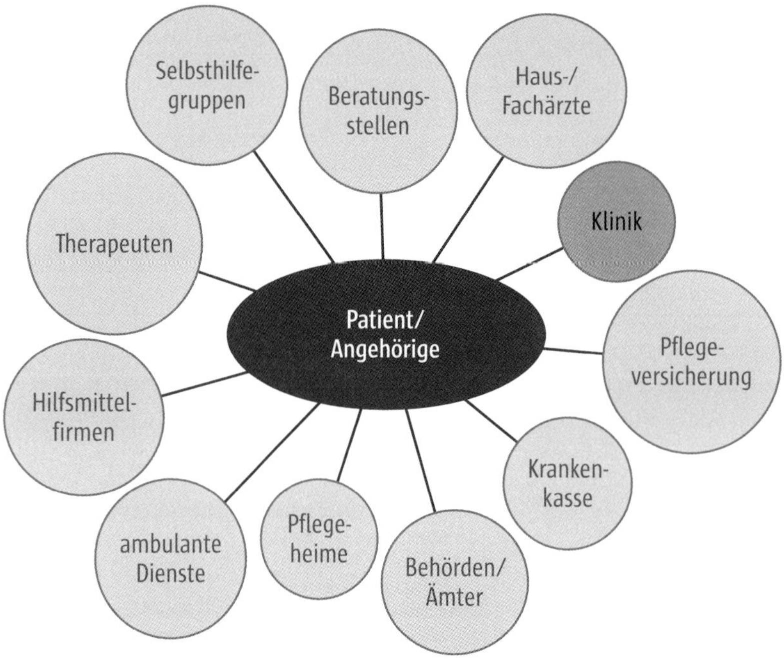

Abb. 1 Mögliche Partner des Netzwerkes für einen Patienten mit invasiver außerklinischer Beatmung

Wiederholte Überprüfung eines sich entwickelnden Weaning-Potentials

Im Verlauf der außerklinischen Beatmung können etliche Patienten sekundär nach Weaning-Versagen ein Weaning-Potenzial entwickeln. Folgende klinische Verbesserungen können hierfür verantwortlich sein:

- Besserung eines Delirs mit der Option einer nichtinvasiven anstelle einer invasiven Beatmung bei weiterbestehender Atempumpenschwäche
- Besserung von Critical-Illness-assoziierter Polyneuro- und/oder -myopathie
- Besserung einer Schluckstörung durch Logopädie mit Option einer Dekanülierung bzw. Umstellung auf NIV

Die außerklinische ärztliche Betreuung ist leider aktuell immer noch nicht flächendeckend durch Ärzte mit Erfahrung in außerklinischer Beatmung und Weaning-Potenzial vorhanden. Durch die Verabschiedung des IPREG (s.o.) ist allerdings eine wiederholte Überprüfung des Weaning-Potenzials vorgeschrieben – die Richtlinie Außerklinische Intensivpflege ermöglicht in diesem speziellen Punkt auch die Mitwirkung von Spezialisten aus Beatmungs- und Weaningzentren über die Sektorengrenzen hinweg. Allerdings sind die Einzelheiten der Beauftragung, der Zulassung und Entlohnung zum gegenwärtigen Zeitpunkt (Juni 2025) noch nicht abschließend geklärt.

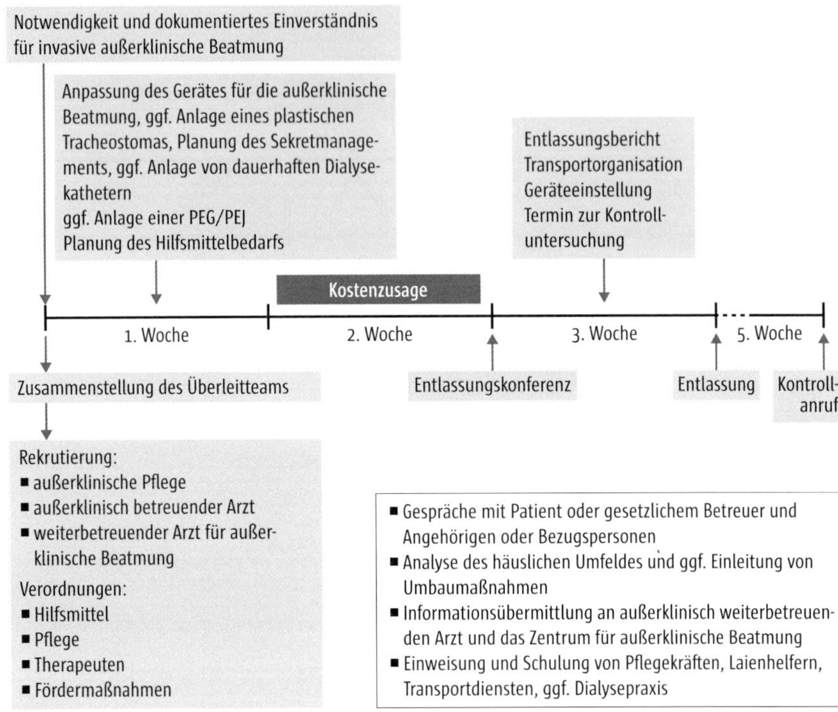

Abb. 2 Überleit- und Entlassmanagement bei außerklinischer invasiver Beatmung [nach Schönhofer et al. 2019]

Grundsätzlich sind auch technische Neuerungen wie videogestützte Visiten oder nach Aufhebung der strikten Trennung zwischen ambulanter und stationärer Versorgung eine Mitbetreuung durch Ärzte bzw. Atmungstherapeuten der Weaning-Zentren alternativ vorstellbar.

Praxis-Tipps

- *Jeder in die außerklinische invasive Beatmung verlegte Patient ohne infauste Prognose soll regelmäßig auf die Entwicklung eines Weaningpotenzials untersucht werden. Stationäre Kontrolltermine der invasiven Beatmung sind zu empfehlen.*
- *Bei jeder stationären Kontrolle/Behandlung sollte eine sorgfältige Untersuchung mit dem Augenmerk darauf erfolgen, ob sich in der Zwischenzeit ein Weaningpotenzial entwickelt hat.*

15.5 Wichtige Aspekte für Intensivmediziner

Folgende Aspekte der außerklinischen Beatmung erscheinen besonders wichtig für Intensivmediziner, die sonst mit der Therapie der außerklinischen invasiven oder nichtinvasiven Beatmung nicht so vertraut sind.

15.5.1 Vorbestehende NIV

Bei vorbestehender NIV ist insbesondere in der postoperativen Phase eine Fortsetzung der NIV dringend erforderlich, da die Effekte der Atempumpenschwäche durch Operationstraumata insbesondere nach abdominellen und thorakalen Eingriffen verstärkt werden können. Schmerzmittel können eine zentrale Atemdepression auslösen oder verstärken, und durch die postoperativ manchmal notwendige längere Rückenlage kann eine zusätzliche Last für das Zwerchfell induziert werden. Das Beatmungsgerät inkl. Beatmungsmaske sollte bereits bei Übernahme des Patienten aus dem Operationssaal im Aufwachraum bzw. auf der Station vorhanden sein, und das Personal sollte in der korrekten Bedienung des Gerätes und dem Handling der Maskenbeatmung Erfahrung aufweisen. Bei Verlegung auf die periphere Station ist im Arztbrief die Beatmungssituation explizit zu erwähnen.

15.5.2 Primär erfolgreiches (prolongiertes) Weaning bei ventilatorischer Insuffizienz

Nach primär erfolgreichem (prolongierten) Weaning bei hyperkapnischer Dekompensation liegt häufig in den Blutgasen bei Verlegung von der Intensivstation eine Normo- oder nur milde Hyperkapnie vor. Bei längeren Zeiten ohne intermittierende Beatmungstherapie kann sich im Verlauf von Tagen bis Wochen eine erneute ventilatorische Insuffizienz entwickeln, die Ursache für eine erneute akute respiratorische Dekompensation mit konsekutiver Aufnahme auf eine Intensivstation sein kann.

Aus diesem Grund ist in das Update der Leitlinie „Prolongiertes Weaning" [Schönhofer et al. 2019] eine neue Empfehlung (E46) aufgenommen worden:

> *„Nach abgeschlossenem Weaning soll bei entsprechenden Grund- oder Begleiterkrankungen (z.B. COPD, Critical-illness-assoziierte Polyneuro- und/oder -myopathie) eine Diagnostik auf das Vorliegen einer chronisch ventilatorischen Insuffizienz während des intensivstationären Aufenthaltes erfolgen. Folgemessungen werden bei entsprechender Indikation empfohlen."*

Ziel ist hierbei, diejenigen Patienten rechtzeitig zu detektieren, die erneut eine ventilatorische Insuffizienz in den Tagen und Wochen nach primär erfolgreichem Weaning entwickeln, um hier durch rechtzeitige Einleitung einer außerklinischen NIV eine Prognoseverbesserung zu erreichen und den sogenannten „Drehtüreffekt“ durch rasche neuerliche Dekompensation mit neuerlicher Aufnahme auf die Intensivstation zu vermeiden.

Sollte aus technischen Gründen dies nicht auf der Intensivstation möglich sein, soll die Empfehlung für diese Diagnostik im Verlegungsbrief auf die periphere Station enthalten sein.

Merke

Nach primär erfolgreichem (prolongiertem) Weaning bei hyperkapnischer respiratorischer Insuffizienz ist bei Vorliegen von entsprechenden Grunderkrankungen auch bei Tages-Normokapnie eine Überprüfung auf eine sekundär sich entwickelnde Atempumpenschwäche indiziert, um ggf. durch Einleitung einer außerklinischen NIV eine erneute akute Dekompensation der Atempumpe zu verhindern.

15.5.3 Invasive Beatmung nach Weaning-Versagen

In Deutschland ist in den letzten 20 Jahren eine dramatische Zunahme der invasiv außerklinisch beatmeten bzw. nur mit Tracheostoma versorgten Patienten zu verzeichnen: nach einer Umfrage der European Respiratory Society [Lloyd-Owens et al. 2005] stieg die Zahl von ca. 700–1.000 Patienten im Jahr 2001 auf ca. 15.000–18.000 im Jahr 2015. Genaue Zahlen existieren für Deutschland nicht, jedoch konnten Schwarz und Mitarbeiter [Schwarz et al. 2021] sowie Karagiannidis und Mitarbeiter (Karagiannidis et al. 2019] eine deutliche Zunahme der Einleitung und Kontrollen bei Patienten mit außerklinischer Beatmung zeigen.

Dies hat enorme Auswirkungen auf Patienten, Angehörige, Pflegebedarf und die Gesundheitsökonomie. Zusätzlich kommt bei zunehmendem Mangel an qualifizierten Pflegekräften eine Konkurrenzsituation zwischen Intensivstationen und Intensivpflegediensten dazu, die u.a. für die Schließung eines Teils der Intensivbetten in deutschen Krankenhäusern ist.

Folgende Faktoren haben zu diesem Anstieg im Bereich der außerklinischen Intensivpflege beigetragen:

- demografische Entwicklung mit zunehmend älterer Bevölkerung
- Operationen auch in höherem Lebensalter
- Überleben einer Intensivbehandlung durch Fortschritte in der Intensivmedizin
- Zunahme der Komorbiditäten bei Patienten mit prolongiertem Weaning [Barchfeld et al. 2014]
- Fehlanreize des deutschen DRG-Systems (Erlöse richten sich überwiegend nach der Anzahl der erbrachten Beatmungsstunden)
- außerklinische Intensivpflege als Geschäftsmodell aufgrund der hohen Erlöse

- Entlassung einer sehr großen Anzahl invasiv außerklinisch beatmeter Patienten nicht durch auf prolongiertes Weaning spezialisierte Intensivstationen/Zentren
- Fehlen einer ausreichenden Anzahl von auf Weaning spezialisierten Zentren
- hohe Anzahl von mit Trachealkanülen entlassenen Patienten, überwiegend aus der neurologischen (Früh-)Rehabilitation

Neben den oben genannten Ursachen spielt auch die fehlende Attestierung der Nicht-Entwöhnbarkeit vor Verlegung in die außerklinische Intensivpflege durch Experten eine entscheidende Rolle.

Mittelfristige Abnahmen der Zahlen der Patienten in der außerklinischen Intensivpflege sind durch die von IPREG und Richtlinie Außerklinische Intensivpflege sowie dem OPS 1.717 geforderte Beurteilbarkeit der primären Entwöhnbarkeit und der Verpflichtung zu regelmäßigen Überprüfungen des Fortbestehens derselben zu erwarten. Insbesondere die Androhung, bei Verlegung ohne vorherige Bestätigung der Nicht-Entwöhnbarkeit finanzielle Abschläge bei den Erlösen hinnehmen zu müssen, dürfte zumindest in diesem Punkt eine Qualitätsverbesserung erzielen.

Von etlichen Intensivpflegediensten wird die Möglichkeit der Fortführung des Weanings im außerklinischen Setting auf den Firmeneigenen Websites angeboten. Eine Beatmungsentwöhnung im außerklinischen Bereich ist mangels wissenschaftlicher Evidenz und aus Gründen der Patientensicherheit aktuell jedoch obsolet [Schönhofer 2019].

Literatur

Barchfeld T, Dellweg D, Böckling S, Conze S, Kloske K, Schürholz G, Figge M, Köhler D (2014) Weaning from long-term mechanical ventilation: data of a single weaning center from 2007 to 2011. Dtsch Med Wochenschr 139: 527–533

Bornitz F, Ewert R, Knaak C et al. (2020) Beatmungsentwöhnung in Weaning-Zentren nach primärem Weaning-Versagen. Dtsch Arztebl Int 117: 205–10; DOI: 10.3238/arztebl.2020.0205

Geiseler J, Westhoff M, Windisch W (2022) Qualifizierte Konzepte für Weaning und Beatmung. Dtsch Ärzteblatt Int 2022

Gifford AH, Leiter JC, Manning HL (2010) Respiratory function in an obese patient with sleep disordered breathing. Chest 138: 704–715

Gustafson T, Franklin KA, Midgren B et al. (2006) Survival of patients with kyphoscoliosis receiving mechanical ventilation or oxygen at home. Chest 130: 1828–1833. DOI: 10.1378/chest.130.6.1828

Huttmann SE, Windisch W, Storre JH (2015) Invasive Home Mechanical Ventilation: Living Conditions and Health-Related Quality of Life. Respiration 89: 312–21. DOI: 10.1159/000375169

Huttmann SE, Magnet FS, Karagiannidis C, et al. (2018) Quality of life and life satisfaction are severely impaired in patients with long- term invasive ventilation following ICU treatment and unsuccessful weaning. Ann Intensive Care 16: 38. DOI: 10.1186/s13613-018-0384-8

Jaeger L, Franklin KA, Midgren B et al. (2008) Increased survival with mechanical ventilation in posttuberculosis patients with the combination of respiratory failure and chest wall deformity. Chest 133: 156–160. DOI: 10.1378/chest.07-1522

Karagiannidis C, Strassmann S, Callegari J, et al. (2019) Epidemiologische Entwicklung der außerklinischen Beatmung: Eine rasant zunehmende Herausforderung für die ambulante und stationäre Patientenversorgung. Dtsch Med Wochenschr 144: e58–63. DOI: 10.1055/a-0758-4512

Köhnlein T, Windisch W, Köhler D et al. (2014) Non-invasive positive pressure ventilation for the treatment of severe stable chronic obstructive pulmonary disease: a prospective, multicentre, randomised, controlled clinical trial. Lancet Respir Med 2(9): 698–705. DOI: 10.1016/S2213-2600(14)70153-5

Lloyd-Owen SJ, Donaldson GC, Ambrosino N, Escarabill J, Farre R, Fauroux B, Robert D, Schoenhofer B, Simonds AK, Wedzicha JA (2005) Patterns of home mechanical ventilation use in Europe: results from the Eurovent survey. Eur Respir J 25: 1025–1031

Masa JF, Mokhlesi B, Benitez I et al. (2019) Long-term clinical effectiveness of continuous positive airway pressure therapy versus non-invasive ventilation therapy in patients with obesity hypoventilation syndrome: a multicentre, open-label, randomised controlled trial. Lancet 393: 1721–1732. DOI: 10.1016/S0140-6736(18)32978-7

McEvoy RD, Pierce RJ, Hillman D, Esterman A, Ellis EE, Catcheside PG, O'Donoghue FJ, Barnes DJ, Grunstein RR (2009) Nocturnal non-invasive nasal ventilation in stable hypercapnic COPD: a randomised controlled trial. Thorax 64: 561–566

Quinell TG, Pilsworth S, Shneerson JM, Smith IE (2006) Prolonged invasive ventilation following acute ventilatory failure in COPD: weaning results, survival, and the role of noninvasive ventilation. Thorax 129: 133–139

Randerath WJ, Kamps N, Brambring J Gerhard F, Lorenz J, Rudolf F, Rosseau S, Scheumann A, Vollmer V, Windisch W (2011) Recommendations for invasive home mechanical ventilation. Pneumologie 65: 72–88

Schönhofer B, Geiseler J, Braune S, Dellweg D, Fuchs H, Hirschfeld-Araujo S, Janssens U, Moerer O, Rollnik J, Ross- eau S, Schreiter D, Weber-Carstens S, Windisch W, Westhoff M (2019) Prolongiertes Weaning. S2k-Leitlinie herausgegeben von der Deutschen Gesellschaft für Pneumologie und Beatmungsmedizin e.V. Pneumologie 2019, 73: 723–814. DOI: 10.1055/a-1010-8764

Schönhofer B, Geiseler J, Pfeifer M, Jany B, Herth F (2014) WeanNet: a network of weaning units headed by pneumologists. Pneumologie 2014; 68: 737–742

Schwarz SB, Wollsching-Strobel M, Majorski DS, et al. (2021) Invasive und nicht-invasive außerklinische Beatmung in Deutschland. Pneumologie 75: 1–8. DOI: 10.1055/a-1509-7014

Stanzel SB, Spiesshoefer J, Trudziniski F et al. (2025) S3-Leitlinie Nichtinvasive Beatmung als Therapie der chronischen respiratorischen Insuffizienz. Pneumologie 79: 25–79

Westhoff M, Litterst P (2015) Obstructive sleep apnea and non-restorative sleep induced by interface. Sleep Breath 19: 1317–1325

Windisch W, on behalf of the Quality of life in home mechanical ventilation study group (2008) Impact of home mechanical ventilation on health-related quality of life. Eur Respir J 32: 1328–1336. DOI: 10.1183/09031936.00066407

Windisch W, Haenel M, Storre JH, Dreher M (2009) High-intensity non-invasive positive pressure ventilation for stable hypercapnic COPD. Int J Med Sci 6:72–76

Windisch W, Dellweg D, Geiseler J, et al. (2020) Prolonged Weaning from Mechanical Ventilation. Dtsch Arztebl Int 117: 197–204. DOI: 10.3238/arztebl.2020.0197

Windisch W, Dreher M, Geiseler J, Siemon K, Brambring J, Dellweg D, Grolle B, Hirschfeld S, Köhnlein T, Mellies U, Rosseau S, Schönhofer B, Schucher B, Schütz A, Sitter H, Stieglitz S, Storre J, Winterholler M, Young P, Walterspacher S (2017) S2k-Leitlinie: Nichtinvasive und invasive Beatmung als Therapie der chronischen respiratorischen Insuffizienz – Revision 2017. Pneumologie 71: 722–795

16 Extrakorporale Lungenunterstützung

Mario Menk und Steffen Weber-Carstens

In diesem Kapitel wird ein kurzer geschichtlicher Abriss über die Entwicklung extrakorporaler Lungenersatzverfahren gegeben. Die grundlegenden Techniken werden ebenso dargestellt, wie der wissenschaftlich-klinische Stand der Forschung zu verschiedenen Anwendungsgebieten von extrakorporalen Lungenunterstützungsverfahren. Wesentliche Komplikationen und Kontraindikationen werden abgehandelt, sowie ein kurzer Ausblick über mögliche erweiterte Indikationen gegeben.

16.1 Ein kurzer Rückblick

Das Prinzip der extrakorporalen Membranoxygenierung (extracorporeal membrane oxygenation, [ECMO]) geht zurück auf die Erfindung des amerikanischen Arztes John Gibbon, der 1953 bei einer Herzoperation zum ersten Mal eine extrakorporale Zirkulation erfolgreich am Menschen angewendet hatte. (1). In den 1970er-Jahren wurde dieses Verfahren schließlich unter hohem technischem Aufwand bei einzelnen Patienten mit schwerem, hypoxämischen Lungenversagen benutzt. Durch die Etablierung eines künstlichen Kreislaufs mit Einschaltung einer Pumpe sowie einer künstlichen Membran wurde eine effiziente extrakorporale Oxygenierung und Kohlendioxid (CO_2)-Elimination erzeugt. Ziel war dabei, das Überleben von erwachsenen Patienten mit lebensbedrohlichem Lungenversagen (acute respiratory distress syndrome, ARDS) zu verbessern. Allerdings waren erste klinische Berichte und zwei durchgeführte randomisierte Studien wenig ermutigend: die Anwendung dieses Verfahrens ging nicht nur mit schwerwiegenden Komplikationen einher, sondern auch die Mortalitätsrate war in der Gruppe der mit ECMO behandelten Patienten höher als in der Kontrollgruppe (2;3).

Erst profunde technische Weiterentwicklungen der Pumpensysteme, die Verbesserung der Leistungsfähigkeit der Oxygenatoren sowie die Einführung des Heparin-Coatings für Kanülen und Schlauchsysteme führte zu einer Reduktion der Komplikationen und zu einer deutlichen Steigerung der Sicherheit und Anwenderfreundlichkeit.

In den vergangenen 15 Jahren hat die Häufigkeit der ECMO-Anwendungen in Deutschland, Europa und der Welt deutlich zugenommen. Die Ergebnisse des CESAR-Trials, die unter Einsatz moderner Technik erstmals in einem prospektiv-randomisierten Design einen möglichen Überlebensvorteil für ECMO-Patienten aufzeigten, sofern diese in einem spezialisierten Zentrum behandelt wurden, haben zu dieser Entwicklung erheblich beigetragen (4). Erst seit 2018 liegen die Ergebnisse der bislang einzigen Studie vor, welche die Anwendung der ECMO in einem randomisierten multizentrischen Design untersucht hat (5). Die Ergebnisse der EOLIA-Studie lassen trotz aller Komplexität der Analyse den Rückschluss zu, dass der Einsatz der ECMO bei Patienten mit therapierefraktärer Hypoxämie einen Überlebensvorteil im Vergleich zur konventionellen Behandlung ohne ECMO darstellt. Auch eine Metaanalyse sowie eine Post-hoc-Bayesian-Analyse der EOLIA- und CESAR-Daten zeigte einen Überlebensvorteil der VV-ECMO-Therapie im schweren Lungenversagen. Für erweiterte Indikationen zum Einsatz von ECMO als Lungenersatzverfahren, wie z.B. bei exazerbierter chronisch-obstruktiver Lungenerkrankung (COPD), beim status asthmaticus, oder beim Weaning-Versagen liegen allenfalls kleinere Beobachtungsstudien oder Fallserien vor. Der Einsatz von ECMO für solche erweiterten Indikationen ist damit umstritten und wird in der Literatur derzeit kontrovers diskutiert.

16.2 Grundlagen und technische Prinzipien

Das Grundprinzip des maschinellen Lungenersatzes mittels ECMO besteht in der Oxygenierung von sauerstoffarmem Blut und der Elimination von Kohlendioxid in einem extrakorporalen Oxygenator. Hierfür wird venöses Blut über großlumige, meist in die V. femoralis implantierte Kanülen aus der V. cava inferior entnommen (sog. „Hergabekanülen“, Durchmesser 21–25 Fr) und über ein Schlauchsystem und eine Zentrifugalpumpe an einen von Sauerstoff durchflossenen Membranoxygenator geleitet. An der Oberfläche einer semipermeablen, meist aus Polymethylpenthen bestehenden Membran, findet der Austausch von Sauerstoff und Kohlendioxid statt. Im Gegenstromprinzip wird dabei das Sauerstoff-Luft-Gemisch in einer Hohlfaser an der Blutphase vorbeigeführt. Der eigentliche Gasaustausch erfolgt durch Diffusion entlang des Diffusionsgradienten über die Membran. Über ein Schlauchsystem und eine

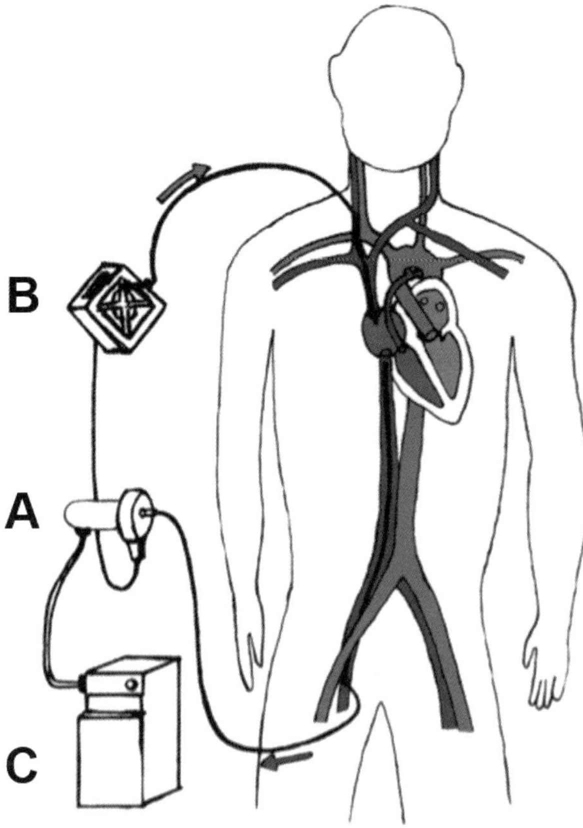

Abb. 1 Schematischer Aufbau einer extrakorporalen Membranoxygenierung (ECMO): sauerstoffarmes, venöses Blut wird über großlumige Kanülen aus der Vena cava inferior entnommen und über eine Zentrifugalpumpe (**A**) an einen von Sauerstoff durchflossenen Membranoxygenator geleitet (**B**). Das dann oxygenierte Blut wird über Kanülen (meist über die Vena jugularis interna rechts) zurückgegeben. Über eine Bedieneinheit (**C**) werden Gas- und Blutflüsse gesteuert und die Funktion der ECMO überwacht (Abbildung: © Philipp Krettek).

kürzere Kanüle, die in der Regel über die rechte V. jugularis interna implantiert wird und deren Ende in der V. cava vor dem rechten Herzen positioniert ist, wird das oxygenierte und decarboxylierte Blut in den Patientenkreislauf zurückgegeben (sog. „Rückgabekanüle“, 15–19 Fr). So gelangt Blut in den rechten Kreislauf, das bereits vor der Lungenpassage oxygeniert und decarboxyliert wurde. Auch die Anlage einer Doppellumenkanüle über die V. jugularis interna rechts ist unter bestimmten Bedingungen möglich (6).

Die technische Ausstattung dieser sogenannten veno-venösen ECMO („vv-ECMO“) umfasst neben den Kanülen, dem Schlauchsystem und der Zentrifugalpumpe außerdem eine technische Steuerungseinheit, verschiedene Instrumente zur Überwachung von Fluss- und Druckverhältnissen, sowie ein Hei-

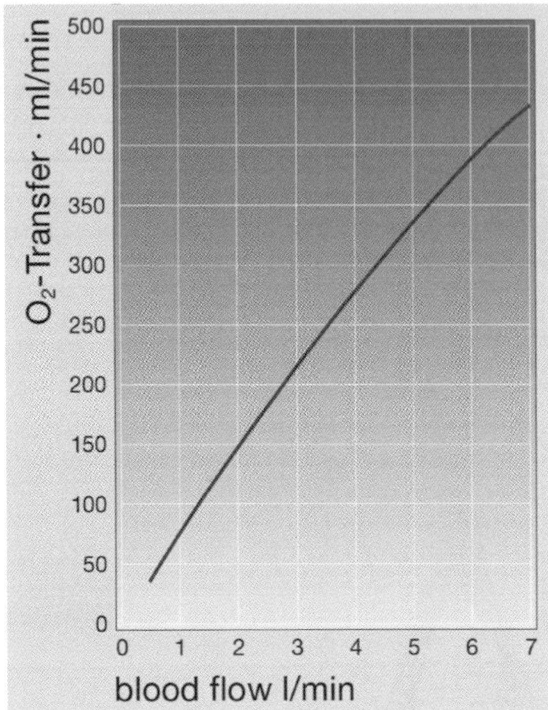

Abb. 2 Sauerstofftransfer (ml/min) über die semipermeable ECMO-Membran in Abhängigkeit vom Blutfluss (l/min). Je höher der extrakorporale Blutfluss über die ECMO ist, desto höher ist der Sauerstofftransfer und damit die Menge an Sauerstoff, die dem Patienten zusätzlich pro Minute zur Verfügung gestellt werden kann. Für eine ausreichende Oxygenierung sind hohe Blutflussraten notwendig.

zungssystem. Alle mit dem Patientenblut in Berührung kommenden Oberflächen sind in der Regel mit einer antithrombotischen Beschichtung, meist auf Heparin-Basis, versehen. Die systemische Antikoagulation der Patienten erfolgt zumeist mit unfraktioniertem Heparin. Der Zielparameter für die Antikoagulation, die aktivierte partielle Thromboplastinzeit (aPTT), soll etwa um das1,5-Fache der Norm verlängert werden. Im Falle einer Heparin-induzierten Thrombozytopenie (HIT) ist die Anwendung von Nicht-Heparin-Substanzen, z.B. Argatroban möglich (7).

Um eine suffiziente Oxygenierung des Patienten zu ermöglichen, sind hohe Blutflussraten von bis zu 6 Liter pro Minute über dieses System erforderlich (Abb. 2). Der relative Sauerstoff-Transfer über die extrakorporale Membran ist dabei umso größer, je höher der Anteil des ECMO-Blutflusses im Vergleich zum Herzzeitvolumen des Patienten ist. Adaptiert an die physiologische Konstitution des Patienten müssen zur Etablierung ausreichend hoher Blutflüsse entsprechend großlumige Hergabekanülen gewählt werden (bei Erwachsenen 21–25 Fr).

16.3 Indikationen und Evidenz der ECMO-Therapie im akuten Lungenversagen

Für Patienten, die im schweren ARDS nicht auf konventionelle Therapieoptionen ansprechen und unmittelbar von akuter Hypoxie bedroht sind, kann die veno-venöse ECMO mit hohen Blutflussraten die lebensbedrohliche Hypoxämie abwenden.

Die Indikation für den Einsatz einer vv-ECMO ist gegeben, wenn trotz optimiertem Behandlungsmanagement mit lungenprotektiver Beatmung und Anwendung der Bauchlagerung eine therapierefraktäre Hypoxämie nicht abgewendet werden kann. Zur Behandlung einer schweren progredienten hyperkapnischen Azidose kann im akuten Lungenversagen der Einsatz einer extrakorporalen CO_2-Elimination erwogen werden (8;9).

Beim hypoxämischen Lungenversagen ist der Einsatz einer vv-ECMO indiziert, wenn trotz optimierter Beatmungsstrategie (adäquat hoher PEEP, lungenprotektives Tidalvolumen, begrenzter Spitzendruck) sowie trotz optimierter supportiver Behandlung (Bauchlagerung, balanciertes Volumen) eine therapierefraktäre Hypoxämie (Anhaltswert: $PaO_2/FiO_2 < 80$) besteht.

Zur Behandlung einer nicht beherrschbaren hyperkapnischen Azidose kann der Einsatz einer ECMO im akuten Lungenversagen erwogen werden.

In der Behandlungsstrategie des akuten hypoxämischen Lungenversagens ist für einzelne Therapiekonzepte in prospektiv-randomisierten Studien ein eindeutiger Überlebensvorteil nachgewiesen worden: So zeigten Guerin und Kollegen, dass die Bauchlagerung von Patienten mit einem PaO_2/FiO_2 von < 150 mmHg in der Akutphase des ARDS zu einer verbesserten Überlebensrate dieser Patienten führt (10). Auch die Etablierung einer lungenprotektiven Beatmungsstrategie mit Begrenzung der Spitzendrücke, der Druckdifferenzen und Tidalvolumina führt zu einer signifikanten Verminderung der Mortalität bei Patienten mit ARDS (11).

Während die wissenschaftliche Evidenz für die Umsetzung dieser Therapieansätze in der klinischen Routine eindeutig gegeben ist, gibt es bislang keine prospektiv-randomisierte Studie, die unumstritten einen Überlebensvorteil für den Einsatz der ECMO bei Patienten im hypoxämischen Lungenversagen belegt. In der 2009 von Peek et al. (4) publizierten CESAR-Studie war der primäre Endpunkt als Überleben oder schwere funktionelle Einschränkung (Bettlägerigkeit oder Unfähigkeit sich selbst zu waschen oder anzuziehen) 6 Monate nach Entlassung von der Intensivstation definiert. In Bezug auf diesen kombinierten Endpunkt wiesen die mit ECMO behandelten Patienten einen Behandlungsvorteil auf. Die Interpretation der Ergebnisse ist methodisch dadurch limitiert, dass hinsichtlich der ECMO-Therapie die Studie monozentrisch angelegt war. ECMO-Therapie war nur in einem Zentrum möglich, alle Patienten, die in die ECMO-Gruppe randomisiert wurden, mussten in dieses Zentrum verlegt werden. Erwähnt werden muss weiter, dass etwa 25% der in die ECMO-Gruppe randomisierten Patienten nach Verlegung in das ECMO-Zentrum keine ECMO-Therapie benötigten. So ist als Schlussfolgerung dieser Studie folgerichtig die Empfehlung zu sehen, Patienten mit schwerem hypoxämischen Lungenversagen in ein Zentrum zu verlegen, in dem ein Management dieser Patienten mit ECMO-Therapie vorgehalten wird.

In der einzigen aktuellen, methodisch gut durchgeführten multizentrisch prospektiv-randomisierten Untersuchung zu diesem Thema, in der 2018 publizierten EOLIA-Studie („ECMO to rescue lung injury in severe ARDS") (5), lag die 60-Tage-Mortalität (primärer Endpunkt) bei den mit ECMO behandelten ARDS-Patienten bei 35% und den konventionell behandelten ARDS-Patienten bei 46%. Statistisch war dieser beobachtete Unterschied aber nicht signifikant. Dies lässt sich einerseits aus einer zu geringen, in der Planung der Studie zugrunde gelegten Fallzahl erklären. In der statistischen Fallzahlplanung war der erwartete Unterschied zwischen den beiden Untersuchungsgruppen im Hinblick auf die 60-Tage-Mortalität überschätzt worden.

Zum anderen war im Design der Studie ein ethisch begründeter Einsatz der ECMO bei Patienten in der Kontrollgruppe immer dann möglich und vorgesehen, wenn trotz der Anwendung aller möglichen konservativen Maßnahmen im ARDS (wie Bauchlagerung, restriktives Volumenmanagement und eine differenzierte Beatmungsstrategie) eine lebensbedrohliche Hypoxämie nicht abgewendet werden konnte. Der Einsatz der ECMO in der Kontrollgruppe wurde dann in einer weiteren Analyse zusammen mit dem Outcomeparameter Tod als sekundärer Outcomeparameter *Therapieversagen* der primär angesetzten konservativen Therapiestrategie definiert. In der sich daraus ergebenden Analyse war die Wahrscheinlichkeit des Überlebens *ohne Therapieversagen* nach 60 Tagen in der Kontrollgruppe signifikant niedriger als in der Interventionsgruppe.

In der Bewertung der Daten dieser beiden Studien (CESAR und EOLIA) in einer aktuellen Metaanalyse ergibt sich eine statistisch signifikante Prognoseverbesserung durch ECMO bei Patienten im hypoxämischen Lungenversagen (12).

Die teils positiven Ergebnisse der CESAR-Studie haben nach 2010, insbesondere unter dem Eindruck der epidemischen Zunahme lebensbedrohlicher Influenza-Pneumonien weltweit zu einer deutlichen Steigerung der Anwendungshäufigkeit von ECMO bei Patienten mit ARDS geführt (13;14). Im weiteren Verlauf haben die Erfahrungen während der H1N1 Pandemie 2009/10 weltweit in Kohortenbeobachtungen gezeigt, dass die Prognose von jungen, zuvor gesunden Patienten, die im Kontext einer H1N1 Virusinfektion an einem ARDS erkrankten, durch ECMO-Therapie verbessert werden kann (15;16;17). Auch die Pandemie mit dem Coronavirus SARS-CoV2 hat ab 2020 weltweit zu einer deutlichen Zunahme der Fälle mit schwerem, akutem Lungenversagen und damit der Anwendung von ECMO geführt. Untersuchungen zu einem möglichen Überlebensvorteil von ECMO bei diesen Patienten haben teils unterschiedliche Ergebnisse gezeigt. Während frühe Daten Mortalitätsraten ergaben, die denen anderer ARDS-Subtypen vergleichbar waren, deuteten spätere Untersuchungen auf eher höhere Sterblichkeitsraten hin. Insgesamt scheint die erforderliche Behandlungsdauer von Patienten mit COVID-19-induziertem ARDS mit ECMO allerdings deutlich verlängert zu sein. Die Kriterien für die Indikation einer ECMO Therapie bei Patienten mit COVID-19-induziertem, schwerem ARDS unterscheiden sich bisher nicht von denen anderer ARDS-Ursachen und folgen den Empfehlungen der aktuellen S3 Leitlinie.

Die Beobachtungen aus den aufgeführten Studien rechtfertigen die routinemäßig auf jeder Intensivstation angebotene und durchgeführte Therapie mit ECMO zur Behandlung des ARDS allerdings nicht. Vielmehr unterstreichen aktuelle Zahlen aus Deutschland (18) die in der CESAR-Studie (4) getroffene Schlussfolgerung, dass Patienten mit schwerem hypoxämischen Lungenversagen in ein Zentrum zu verlegen sind, in dem ein adäquates Management incl. ECMO-Therapie vorgehalten wird. Während die Mortalität der mit ECMO behandelten ARDS-Patienten unter den Bedingungen der beiden randomisiert kontrollierten Studien mit definierten Einschluss- und Ausschluss(!)-Kriterien (4;5) bei 35–37% lag, beträgt die Mortalität in Deutschland entsprechend den Daten des Statistischen Bundesamtes, die den breiten Einsatz des Verfahrens in der klinischen Routine widerspiegeln, etwa 60% (18).

Die aktuelle S3-Leitlinie „Invasive Beatmung und Einsatz extrakorporaler Verfahren bei akuter respiratorischer Insuffizienz" gibt dementsprechend die Empfehlung ab, die veno-venöse ECMO „nur als Rescue-Therapie bei Patienten mit schwerem ARDS und therapierefraktärer Hypoxämie" und in Zentren mit der Möglichkeit der ECMO-Therapie einzusetzen (8;9).

16.4 Extrakorporale CO_2 Elimination zur Etablierung einer lungenprotektiven Beatmung: Rationale, Konzept und Anwendungen

Aufgrund der im Vergleich zu Sauerstoff deutlich höheren Diffusionsrate von Kohlendioxid kann eine effektive extrakorporale CO_2-Elimination schon bei niedrigeren extrakorporalen Blutflussraten und einem gleichzeitig ausreichend hohen Gasfluss über die Oxygenatormembran erreicht werden. Im Gegensatz zur ECMO, die zur Steigerung der Oxygenierung des Patienten angewendet wird und hierfür hohe Blutflussraten bis zu 6 Liter/min benötigt, sind Systeme zur partiellen extrakorporalen Elimination von CO_2 bereits bei Blutflussraten um 1 Liter/min effizient (19).

Prinzipiell unterscheidet sich der Aufbau von Systemen zur Elimination von Kohlendioxid (extracorporeal CO_2 removal [ECCO2R]) kaum vom technischen Prinzip einer ECMO. Pumpenlose Systeme, die über eine in die A. femoralis implantierte Hergabekanüle den Blutstrom über die Gasaustauschmembran allein über den Blutdruck des Patienten aufrechterhalten, sind praktisch verlassen. Mögliche Komplikationen durch Blutungen und Gefäßverletzungen, eingeschränkte Steuerungsmöglichkeiten und die mangelnde Mobilisierbarkeit der Patienten sind hier als entscheidende Faktoren zu nennen. Daher sind in den letzten Jahren überwiegend pumpengetriebene ‚low-flow'-ECCO2R-Systeme entwickelt worden (20).

Die Einhaltung einer lungenprotektiven Beatmung mit Begrenzung der Spitzendrücke, Druckdifferenzen und Tidalvolumina kann bei kritisch kranken Patienten mit akut respiratorischer Insuffizienz die Entwicklung einer dekompensierten hyperkapnischen Azidose begünstigen. Zwar existiert in der Beatmungsmedizin das Konzept der „permissiven Hyperkapnie", um zu Gunsten einer Reduktion der Invasivität der Beatmung eine moderate Hyperkapnie zuzulassen (21). Über Nutzen oder Schaden dieses Konzepts bestehen jedoch kontroverse wissenschaftliche Vorstellungen. In klinischen und experimentellen Studien konnten Hinweise gefunden werden, dass eine unkompensierte hyperkapnische Azidose zur Einschränkung der kardialen Pumpfunktion führen kann, die Nierenfunktion schädigt und die vaskuläre Reagibilität reduziert. Unklar sind derzeit Studienergebnisse zu protektiven oder schädigenden Einflüssen der hyperkapnischen Azidose auf die Lunge selbst, da es für diesen Forschungsbereich bisher ausschließlich tierexperimentelle oder nur in-vitro-Studien gibt mit ebenso vielen Untersuchungen für einen schädigenden wie für einen protektiven Effekt der Hyperkapnie/Azidose (22).

Eine aktuelle retrospektive Analyse einer großen intensivmedizinischen Kohorte mit eingeschränkter zerebraler Funktion, sowie eine aktuelle prospektive Kohortenbeobachtung an Patienten mit akutem Lungenversagen haben darüber hinaus eine hyperkapnische Azidose als unabhängigen Risikofaktor für eine erhöhte Mortalität identifiziert (23;24).

Im Rahmen lungenprotektiver Beatmung werden Hyperkapnie und/oder Azidose in „moderatem" Ausmaß toleriert. Eine eindeutige Grenze für pathologische Abweichungen existiert jedoch nicht. Etliche Studien legen nahe, dass die akute, unkompensierte, schwere Hyperkapnie verschiedene Organschäden und Funktionseinschränkungen am kardiovaskulären, renalen und zerebralen System verursachen kann. Die Auswirkungen von Hyperkapnie und Azidose auf das pulmonale System selbst sind derzeit unklar und möglicherweise abhängig von Art, Anamnese und Schweregrad der Lungenschädigung.

Vor diesem Hintergrund einer begründbaren pathophysiologischen Rationale wird das Konzept einer extrakorporalen CO_2-Eliminierung propagiert, um unter Einhaltung von moderater Hyperkapnie die Beatmungsinvasivität bei Patienten mit ARDS zu reduzieren und so ein strikt lungenprotektives Konzept mit der Vermeidung einer schädlichen Hyperkapnie/Azidose zu verbinden. Betrachtet man die oben zitierten Studien von Peek et al. (4) und Combes et al. (5), dann ist die beobachtete Verbesserung der lungenprotektiven Beatmung in den mit ECMO behandelten Patienten möglicherweise eine Erklärung für den positiven Outcome-Effekt bei diesen Patienten.

Ergebnisse der bislang einzigen prospektiv randomisierten Studie, die unter Zuhilfenahme der extrakorporalen CO_2-Elimination eine ‚ultraprotektive' Beatmung mit Tidalvolumina von 3 ml/kg Idealgewicht bei ARDS Patienten untersucht hat, legen nahe, dass insbesondere Patienten im moderaten und schwerem ARDS von einer solchen Therapie profitieren könnten (25). Aktuell fehlen allerdings prospektiv-randomisierte Studien mit ausreichender Patientenzahl zur Untersuchung des Einsatzes der ECMO mit der Indikation einer lungenprotektiven oder ultraprotektiven Beatmung bei Erhaltung von moderater Hyperkapnie.

Vor dem Hintergrund der fehlenden wissenschaftlichen Evidenz kann der Einsatz der ECMO mit der Indikation zur Etablierung einer lungenprotektiven Beatmung derzeit nicht empfohlen werden (8;9).

16.5 Komplikationen und Kontraindikationen extrakorporaler Lungenunterstützungsverfahren

Das Management von Patienten mit ECMO erfordert eine gezielte Indikationsstellung, ausreichende Routine bei der Anlage des Systems, sowie die Kenntnis möglicher Komplikationen. Trotz einer deutlichen Zunahme der Anwendungssicherheit und der technischen Zuverlässigkeit der Systeme bleiben Techniken zum extrakorporalen Gasaustausch hochinvasive Verfahren. Die Inzidenz schwerwiegender Komplikationen ist zwar deutlich zurückgegangen. Treten sie jedoch ein, bedeuten sie nicht selten eine erhebliche Gefahr für den Patienten. Kritische Komplikationen durch ECMO sind in der Literatur bislang nur wenig systematisch aufgebarbeitet worden. Als wesentliche Komplikationen gelten zum einen Ereignisse, die direkt mit dem technischen System assoziiert sind. Hierzu zählen vor allem technische Defekte des Oxygenators, der Kanülen, sowie ein Versagen der Pumpe oder der Steuerungseinheit. Das Clotting der Oxygenatormembran mit einer daraus resultierenden raschen Abnahme der Leistungsfähigkeit ist die häufigste technische Komplikation. Pumpenfehlfunktionen oder eine Ruptur des Schlauchsystems sind hingegen selten (13;14).

Komplikationen, die indirekt mit der ECMO assoziiert sind, betreffen den Patienten selbst. Hierzu zählen vor allem Blutungen oder Gefäßverletzungen bei der Kanülen-Anlage oder -Entfernung, Thrombosen oder Komplikationen anderer Organsysteme. Die Inzidenz von intrazerebralen Blutungen bei Patienten mit ARDS und ECMO wird in der Literatur mit etwa 2–5% angegeben. Diese Blutungsereignisse sind häufig schwer und zumeist mit einer schlechten Prognose für den Patienten assoziiert (13;14).

Die Versorgung von ECMO-Patienten und das adäquate Management von möglichen Komplikationen dieses Verfahrens stellen hohe Anforderungen an

Personal, Struktur, Ausstattung und Risikomanagement der Institutionen, die diese – meist kritisch kranken – Patienten versorgen. Die Durchführung von mindestens zwanzig ECMO-Anwendungen pro Jahr wird hierbei als Richtzahl zur Qualitätsbestimmung angesehen (8;9).

Als wesentliche Kontraindikationen für die Anwendung von extrakorporalen Gasaustauschverfahren gelten eine nicht-therapierbare Grunderkrankung, eine chronische, schwere Lungenschädigung, sowie die Kombination eines hohen Alters mit ausgeprägter Komorbidität oder mehrfacher Organdysfunktion (z.B. eingeschränkter Nierenfunktion). In solchen Situationen ist mit Sorgfalt in einer Expertenrunde über den Einsatz einer ECMO individuell zu entscheiden.

! Die Behandlung von Patienten mittels ECMO ist mit hohem technischem Aufwand und einem bestimmten Risikoprofil verknüpft, sodass eine ausreichende fachliche Expertise, Routine und fundierte Kenntnisse möglicher Komplikationen und Kontraindikationen zu fordern sind. ECMO sollte daher nur in Zentren angeboten werden, die bestimmte strukturelle, fachliche und organisatorische Voraussetzungen erfüllen und mindestens zwanzig ECMO-Behandlungen im Jahr durchführen.

16.6 Erweiterte Indikationen zum Einsatz von extrakorporaler Lungenersatzverfahren

Pathophysiologisch sind neben der Indikation zur Etablierung einer lungenprotektiven Beatmung auch noch weitere Indikation zum Einsatz der ECMO – in der Regel mit der Indikation zur extrakorporalen CO_2-Elimination – beschrieben. Dies sind zum Beispiel Indikationen wie die Vermeidung von Beatmung bei chronisch vorbestehenden Lungenerkrankungen insbesondere der COPD, Entwöhnung von der invasiven Beatmung oder ECMO als „bridging to lung transplant".

Für diese erweiterten Indikationen fehlen bisher allerdings große randomisierte Studien mit Anwendung des Konzeptes der ECCO2R, die klar einen evidenzbasierten Einsatz nahelegen. Viele Untersuchungen beziehen sich auf Fallberichte oder kleinere Kohortenstudien. Im Rahmen der Exazerbation von Patienten mit chronisch-obstruktiver Lungenerkrankung (COPD) und der Notwendigkeit der Intubation konnten Kluge und Mitarbeiter (26) in einer Fallserie an 21 Patienten zeigen, dass der Einsatz einer pumpenfreien arteriovenösen ECCO2R die Notwendigkeit der Intubation und Beatmung um 90% reduzieren konnte, während in der Kontrollgruppe ohne die Möglichkeit der ECCO2R alle Patienten nach Versagen der nicht-invasiven Beatmung intubiert werden mussten. In ähnlicher Weise wurde eine Fallserie bei Patienten mit schwerem, therapierefraktärem status asthmaticus publiziert (27): In solchen Situationen mit lebensbedrohlicher Hyperkapnie und Azidose ließ sich zwar die mechanische Beatmung nicht umgehen. Allerdings wurden die Patienten nach Anlage einer pumpenfreien av-ECCO2R rasch zur unterstützten Spontanatmung gebracht und nach wenigen Tagen extubiert. Andere Indikationen und Anwendungen der extrakorporalen CO_2-Elimination ergeben sich zum Beispiel bei Patienten mit Weaning-Versagen. So konnten Hommel und Kollegen zeigen, dass unter der Anwendung einer extrakorporalen CO_2-Elimination bronchopleurale Fisteln rascher abheilten. Hierfür war eine Verringerung der Atemarbeit und der mechanischen Belastung der Fistelstelle ausschlaggebend (28). Bei Patienten mit iatrogenen trachealen Rupturen konnte ECMO ebenfalls erfolgreich eingesetzt werden. Durch das Verfahren wurde eine Reduktion der Beatmungsinvasivität mit Senkung der Spitzendrücke erreicht, was letztlich zur Verringerung des über die tracheale Läsion nach mediastinal oder subkutan austretenden Fistelvolumens führte (29). Bei komplexen thoraxchirurgischen Eingriffen mit prolongierten Apnoephasen konnte ECMO ebenfalls angewendet werden. Hierzu zählen zum Beispiel operative Eingriffe mit komplexen trachealen Rekonstruktionen oder ausgedehnten Resektionen des Lungenparenchyms (29;30).

Bei Patienten mit weit fortgeschrittenen, terminalen Lungenerkrankungen, die für eine Lungentransplantation vorgesehen sind, kann ECMO in einem „bridging-to-transplant" Konzept angewendet werden. Ius und Mitarbeiter konnten in einer aktuellen retrospektiven Analyse zeigen, dass die Überlebensraten von Patienten, die vor der Lungentransplantation mit einer ECMO versorgt worden waren, nicht signifikant geringer waren, als bei Transplantationspatienten ohne ECMO (31;32). Angemerkt werden muss jedoch, dass es sich hierbei um streng selektierte Patienten handelte, die in der überwiegenden Zahl der Fälle wach und ohne zusätzliches Organversagen für nur wenige Tage auf die Transplantation warteten. Insgesamt ist das Verfahren als „bridging-to-transplant" Ansatz nicht unumstritten.

Für weitere denkbare Anwendungsgebiete der ECMO, zum Beispiel zur Kontrolle des intrakraniellen Drucks bei Patienten mit schwerem Schädel-Hirn-Trauma und gleichzeitiger, dekompensierter Hyperkapnie, liegen derzeit nur wenige Daten vor (33).

Es bleibt abzuwarten, ob in Zukunft größere, randomisierte Studien die notwendige wissenschaftliche Evidenz für den Einsatz von extrakorporalen Lungenersatzverfahren für die genannten erweiterten Indikationen liefern werden.

16.7 Zusammenfassung

Für Patienten, die im schweren ARDS nicht auf konventionelle Therapien ansprechen und unmittelbar von akuter Hypoxie und/oder Hyperkapnie bedroht sind, kann die veno-venöse ECMO mit hohen Blutflussraten lebensrettend sein.

Die extrakorporale Lungenunterstützung stellt keine kausale Behandlung dar, sondern ist ein Überbrückungsverfahren. In die Indikationsstellung sind Prognose und vor allem Komorbidität einzubeziehen. Die Anwendung erfordert fundierte Kenntnisse, Routine und ein sicheres Management von Komplikationen.

Das Konzept der extrakorporalen CO_2-Elimination (ECCO2R) stellt eine spezifische Anwendungsform dar und nutzt niedrige Blutflussraten (ca. 1 l/min). Dieses Verfahren wurde in Fallserien erfolgreich bei exazerbierter COPD, beim status asthmaticus, bei Patienten mit Weaning-Versagen und chronischen Parenchymläsionen, bei komplexer Thoraxchirurgie oder zur Vorbereitung auf die Lungentransplantation angewendet, allerdings bestand auch bei ECCO2R eine beträchtliche Komplikationsrate.

Für die generelle Anwendung von extrakorporaler CO_2-Elimination bei Patienten mit ARDS zur Realisierung einer lungenprotektiven Beatmung fehlt bislang die wissenschaftliche Evidenz.

Der Einsatz von ECMO im ARDS wird in der Literatur derzeit kontrovers diskutiert. Die aktuelle Leitlinie zur Behandlung der respiratorischen Insuffizienz betrachtet dieses invasive Verfahren weiterhin als Rescue-Maßnahme, die bei Patienten mit schwerem ARDS und therapierefraktärer Hypoxämie angewendet werden kann.

Literatur

1. Miller BJ, Gibbon JH, Greco VF, Smith BA, Cohn CH, Allbritten FF. The production and repair of interatrial septal defects under direct vision with the assistance of an extracorporeal pump-oxygenator circuit. J Thorac Surg. 1953; 26(6):598–616.
2. Zapol WM, Snider MT, Hill JD, Fallat RJ, Bartlett RH, Edmunds LH, et al. Extracorporeal membrane oxygenation in severe acute respiratory failure. A randomized prospective study. JAMA. 1979;242(20):2193–6.
3. Morris AH, Wallace CJ, Menlove RL, Clemmer TP, Orme JF, Weaver LK, et al. Randomized clinical trial of pressure-controlled inverse ratio ventilation and extracorporeal CO2 removal for adult respiratory distress syndrome. Am J Respir Crit Care Med. 1994;149(2 Pt 1):295–305.
4. Peek GJ, Mugford M, Tiruvoipati R, Wilson A, Allen E, Thalanany MM, et al. Effi cacy and economic assessment of conventional ventilatory support versus extracorporeal membrane oxygenation for severe adult respiratory failure (CESAR): a multicentre randomised controlled trial. Lancet. 2009; 374:1351–63.
5. Combes A, Hajage D, Capellier G, Demoule A, Lavoué S, Guervilly C, et al. Extracorporeal Membrane Oxygenation for Severe Acute Respiratory Distress Syndrome. N Engl J Med. 2018;378(21):1965–75.
6. Brodie D, Bacchetta M. Extracorporeal Membrane Oxygenation for ARDS in Adults. N Engl J Med. 2011;365(20):1905–14.
7. Menk M, Briem P, Weiss B, Gassner M, Schwaiberger D, Goldmann A, et al. Efficacy and safety of argatroban in patients with acute respiratory distress syndrome and extracorporeal lung support. Ann Intensive Care. 2017 Dec 1;7(1).
8. Fichtner F, Mörer O, Laudi S, Weber-Carstens S, Nothacker M, Kaisers U. Clinical practice guideline: Mechanical ventilation and extracorporeal membrane oxygenation in acute respiratory insufficiency. Dtsch Aerzteblatt 2018;115:840-7.
9. S3-Leitlinie. Invasive Beatmung und Einsatz extrakorporaler Verfahren bei akuter respiratorischer Insuffizienz. AWMF. 2017.
10. Guérin C, Reignier J, Richard J-C. Prone positioning in the acute respiratory distress syndrome. N Engl J Med. 2013;369(10):980–1.

11. ARDS Network. Ventilation with lower tidal volumes as compared with traditional tidal volumes for acute lung injury and the acute respiratory distress syndrome. The New England Journal of Medicine. 2000;342(18):1301–8.
12. Munshi L, Walkey A, Goligher E, Pham T, Uleryk EM, Fan E. Venovenous extracorporeal membrane oxygenation for acute respiratory distress syndrome: a systematic review and meta-analysis. Lancet Respir Med. 2019;7(2):163–72.
13. Thiagarajan RR, Barbaro RP, Rycus PT, McMullan DM, Conrad SA, Fortenberry JD, et al. Extracorporeal Life Support Organization Registry International Report 2016. ASAIO J. 2017;63(1):60–7.
14. Paden ML, Conrad SA, Rycus PT, Thiagarajan RR. Extracorporeal life support organization registry report 2012. ASAIO J. 2013;59(3):202–10.
15. Pham T, Combes A, Roze H, Chevret S, Mercat A, Roch A, et al. Extracorporeal membrane oxygenation for pandemic influenza a(h1n1)-induced acute respiratory distress syndrome a cohort study and propensity-matched analysis. Am J Respir Crit Care Med. 2013 Feb 1;187(3):276–82.
16. Noah MA, Peek GJ, Finney SJ, Griffiths MJ, Harrison DA, Grieve R, et al. Referral to an extracorporeal membrane oxygenation center and mortality among patients with severe 2009 influenza A(H1N1). JAMA – J Am Med Assoc. 2011;306(15):1659–68.
17. Kotsimbos T, Waterer G, Jenkins C, Kelly PM, Cheng A, Hancox RJ, et al. Influenza A/H1N1_09: Australia and New Zealand's winter of discontent. Am J Respir Crit Care Med. 2010;181(4):300–6.
18. Karagiannidis C, Brodie D, Strassmann S, Stoelben E, Philipp A, Bein T, et al. Extracorporeal membrane oxygenation: evolving epidemiology and mortality. Intensive Care Med. 2016;42(5):889–96.
19. Karagiannidis C, Kampe KA, Sipmann FS, Larsson A, Hedenstierna G, Windisch W, et al. Veno-venous extracorporeal CO2 removal for the treatment of severe respiratory acidosis: Pathophysiological and technical considerations. Crit Care. 2014;18(3):R124.
20. Karagiannidis C, Hesselmann F, Fan E. Physiological and Technical Considerations of Extracorporeal CO2 Removal. Crit Care. 2019 Mar 9;23(1).
21. O'Croinin D, Ni Chonghaile M, Higgins B, Laffey JG. Bench-to-bedside review: Permissive hypercapnia. Crit Care. 2005;9(1):51–9.
22. Sahetya SK, Mancebo J, Brower RG. Fifty years of research in ARDS VT selection in acute respiratory distress syndrome. Am J Respir Crit Care Med. 2017;196(12):1519–25.
23. Nin N, Muriel A, Peñuelas O, Brochard L, Lorente JA, Ferguson ND, et al. Severe hypercapnia and outcome of mechanically ventilated patients with moderate or severe acute respiratory distress syndrome. Intensive Care Med. 2017;43(2):200–8.
24. Tiruvoipati R, Pilcher D, Botha J, Buscher H, Simister R, Bailey M. Association of hypercapnia and hypercapnic acidosis with clinical outcomes in mechanically ventilated patients with cerebral injury. JAMA Neurol. 2018 Jul 1;75(7):818–26.
25. Bein T, Weber-Carstens S, Goldmann A, Müller T, Staudinger T, Brederlau J, et al. Lower tidal volume strategy (≈ 3 ml/kg) combined with extracorporeal CO2 removal versus "conventional" protective ventilation (6 ml/kg) in severe ARDS: The prospective randomized Xtravent-study. Intensive Care Med. 2013 May;39(5):847–56.
26. Kluge S, Braune SA, Engel M, Nierhaus A, Frings D, Ebelt H, et al. Avoiding invasive mechanical ventilation by extracorporeal carbon dioxide removal in patients failing noninvasive ventilation. Intensive Care Med. 2012;
27. Jung C, Lauten A, Pfeifer R, Bahrmann P, Figulla HR, Ferrari M. Pumpless extracorporeal lung assist for the treatment of severe, refractory status asthmaticus. J Asthma. 2011;48(1):111–3.
28. Hommel M, Deja M, von Dossow V, Diemel K, Heidenhain C, Spies C, et al. Bronchial fistulae in ARDS patients: management with an extracorporeal lung assist device. Eur Respir J. 2008;32(6):1652–5.
29. Deja M, Menk M, Heidenhain C, Spies C, Heymann A, Weidemann H, et al. Strategies for diagnosis and treatment of iatrogenic tracheal ruptures. Minerva Anestesiol. 2011;
30. Wiebe K, Poeling J, Arlt M, Philipp A, Camboni D, Hofmann S, et al. Thoracic Surgical Procedures Supported by a Pumpless Interventional Lung Assist. Ann Thorac Surg [Internet]. 2010;89(6):1782–8.

31. Ius F, Natanov R, Salman J, Kuehn C, Sommer W, Avsar M, et al. Extracorporeal membrane oxygenation as a bridge to lung transplantation may not impact overall mortality risk after transplantation: results from a 7-year single-centre experience†. Eur J Cardio-Thoracic Surg. 2018;54(2):334–40.
32. Fuehner T, Kuehn C, Hadem J, Wiesner O, Gottlieb J, Tudorache I, et al. Extracorporeal membrane oxygenation in awake patients as bridge to lung transplantation. Am J Respir Crit Care Med. 2012;185(7):763–8.
33. Munoz-Bendix C, Beseoglu K, Kram R. Extracorporeal decarboxylation in patients with severe traumatic brain injury and ARDS enables effective control of intracranial pressure. Crit Care. 2015;19:381.

17 Ethische Entscheidungskonflikte in der Intensivmedizin bei pulmonalen Erkrankungen und Therapien

Bernd Schönhofer und Uwe Janssens

17.1 Hintergrund

Die Intensivtherapie stellt medizinische, pflegerische sowie medizintechnische Verfahren, fachliches Wissen und eine hohe Personaldichte zur Verfügung, um Zeit für das Wiedererlangen gestörter oder verlorener Körper- und Organfunktionen zu gewinnen. Dabei sollen die betroffenen Patienten, möglicherweise auch mit bleibenden Defekten, ein Leben unabhängig von der Intensivstation führen können. Im Erfolgsfall wird das Überleben und die Rückkehr des Patienten in ein möglichst unabhängiges und selbstbestimmtes Leben ermöglicht [Neitzke et al. 2016; Quintel 2012].

Bei einigen Patienten kommt es zu einer kompletten, teilweise irreversiblen Abhängigkeit von lebensunterstützenden Apparaturen, andere überleben die intensivmedizinische Behandlung nur mit schweren neurologischen und somatischen Defiziten und erheblicher Einschränkung der Lebensqualität. Im schlimmsten Fall verstirbt ein Patient mit schon initial sehr schlechter und nahezu infauster Prognose trotz langer, sehr aufwendiger und kostspieliger Therapie auf der Intensivstation [Janssens 2010].

17.2 Daten zur Sterblichkeit in der Intensiv- und Beatmungsmedizin

Sterben auf der Intensivstation ist häufig und kommt selten unerwartet. So treten in den USA ca. 20% aller Todesfälle auf Intensivstationen auf, das entspricht ca. 60% aller Todesfälle im Krankenhaus [Angus et al. 2004]. Bei der schweren ambulant erworbenen Pneumonie versterben zwischen 17 und 49% [Phua et al. 2016]. Krankenhaus-Sterblichkeit und 30-Tages-Sterblichkeit hospitalisierter Patienten mit CAP (ambulant erworbener Pneumonie) liegen zwischen 4% und 18%, bei intensivpflichtigen Patienten bei bis zu 50% [Prina et al. 2015]. Die Krankenhaus-Sterblichkeit von Patienten mit mittelschwerem und schwerem ARDS liegt immer noch bei über 40% [Bellani et al. 2016].

Die Coronavirus Disease 2019 (COVID-19), die durch das neuartige Coronavirus SARS-CoV-2 (Severe Acute Respiratory Syndrome – Corona Virus-2) verursacht wird, hat sich rasch im Sinne einer weltweiten Pandemie verbreitet. Bei einem schweren Verlauf wird häufig eine intensivmedizinische Behandlung notwendig, die bei einer schweren Hypoxämie oft eine invasive Beatmung erforderlich macht. Ein systematisches Review und Metaanalyse [Lim et al. 2021] analysierte 57.420 erwachsene invasiv beatmete Patienten mit COVID-19 aus 69 Studien. Dabei zeigte sich eine Todesfallrate von 45% (95% Konfidenzintervall 38% bis 52%). Bei 10.021 hospitalisierten Patienten mit COVID-19, die in 920 Krankenhäusern stationär behandelt wurden, wurde eine invasive Beatmung in 17% der Fälle erforderlich [Karagiannidis et al. 2020]. Die Wahrscheinlichkeit einer invasiven mechanischen Beatmung betrug bei Frauen 12% und bei Männern bei 22%. Die Krankenhaussterblichkeit lag bei allen Patienten bei 22% und variierte in Abhängigkeit von der Invasivität der Behandlung: bei Patienten ohne Beatmung betrug die Krankenhaussterblichkeit 16%, und mit Beatmung 53% (nichtinvasive Beatmung 45% und invasive Beatmung 53%). Die Krankensterblichkeit war wie auch in der Metaanalyse stark altersabhängig, Patienten ≥ 80 Jahre verstarben in 20% der Fälle.

In den letzten Jahren werden deutschland- und weltweit ECMO (= extrakorporale Membranoxygenierung als Lungenersatzverfahren) als Ergebnis einer Miniaturisierung der Systeme und weiterer technischer Entwicklungen zunehmend auch bei schwerstkranken und multimorbiden Patienten mit Versagen der Atempumpe und/oder Lungenversagen bzw. Kreislausinsuffizienz eingesetzt. Zwar nimmt die Krankenhaus-Sterblichkeit zwischen 2007 und 2014 dieser Patienten in Deutschland kontinuierlich ab, beträgt aber für die venovenöse (vv) ECMO im Jahr 2014 immer noch 58% und für die venoarterielle (va) ECMO 66%. Mit zunehmendem Alter der Patienten nimmt die Sterblichkeit erheblich zu und ist in den ersten 48 Stunden besonders hoch [Karagiannidis et al. 2016]. Ein eindeutiger Vorteil dieser Systeme konnte bisher nicht nachgewiesen werden, dennoch nimmt der Einsatz von ECMO-Verfahren besonders in Deutschland inflationär zu [Quintel et al. 2016].

2020 wurden die Daten des WeanNet-Registers mit 11.424 Patienten publiziert [Windisch et al. 2020]. Ungefähr 45% der Patienten ließen sich erfolgreich vom Respirator entwöhnen. Insgesamt wurden nach Entlassung aus dem Weaningzentrum ca. 40% der Patienten nicht-invasiv (21,2%) oder invasiv (19,6%) außerklinisch weiter beatmet. Ca. 15% der Patienten verstarben im Weaningzentrum. In den Regressionsanalysen der Ergebnisse hatte das fortgeschrittene Alter den höchsten negativen prädiktiven Wert bzgl. Krankenhausmortalität und Weaning-Versagen mit nachfolgender invasiver Langzeitbeatmung.

Carson und Kollegen entwickelten einen Score zur Einschätzung des Langzeitüberlebens für Patienten mit mindestens 21 Tagen invasiver Beatmung auf der Basis von nur 4 Parametern (Alter > 65 Jahre bzw. zwischen 50 und 64 Jahren; Thrombozyten < 150.000/µl, Verwendung von Vasopressoren und Hämodialyse). Der stärkste negative Prädiktor hierbei ist das Alter > 65 Jahre. Kommt ein weiterer der o. g. Faktoren hinzu, beträgt die 1-Jahres-Überlebensrate nur noch 15% [Carson et al. 2012].

Frailty ist ein eigenständiges geriatrisches Syndrom und bedeutet, dass betagte Patienten mit einem alte(rnde)n Organismus empfindlicher auf äußere Einflüsse und akute Erkrankungen reagieren. Dies kann den Verlust von Funktionalität zur Folge haben. Im Rahmen der intensivmedizinischen Behandlung geriatrischer Patienten ist die Frailty mit einem komplikativen Verlauf, einer erschwerten Rekonvaleszenz und nicht zuletzt mit einer höheren Mortalität assoziiert [Heppner et al. 2011; Schönhofer et al. 2021].

17.3 Epidemiologie zu Therapieabbruch und -verzicht

Amerikanische und europäische Daten belegen eindrucksvoll, dass dem Tod eines Intensivpatienten in mehr als 70% der Fälle ein Behandlungsverzicht oder eine Therapielimitierung vorangeht [Sprung et al. 2003]. Beatmete Intensivpatienten sind sicherlich als besonderes Risikokollektiv zu bewerten, da die Sterblichkeit für bestimmte Risikogruppen bei bis zu 60% liegt [Angus et al. 2004; Janssens u. Karg 2012].

In der europäischen ETHICUS-Studie wurden lebensverlängernde Maßnahmen bei 9,8% aller Intensivaufnahmen (3.068 von 31.417 Patienten) bzw. bei 76% aller sterbenden Patienten (n = 4.056) eingestellt [Sprung et al. 2003]. Amerikanische Daten gehen hierbei sogar von 90% der sterbenden Patienten aus [Prendergast u. Luce 1997]. Die mediane Zeitdauer von der ersten Entscheidung zur Therapielimitierung bis zum Tod des Patienten lag in der ETHICUS-Studie bei 14,7 (2,9–54,7) Stunden [Sprung et al. 2003].

Nach einer Umfrage auf europäischen Respiratory Intermediate Care Stationen wurden bei 21,5% der Patienten mit chronischen Lungenerkrankungen End-of-Life-Entscheidung gefällt [Nava et al. 2007]. Die Sterblichkeit betrug 68% während des stationären Aufenthalts. Ein Therapieabbruch fand bei 11% der Patienten statt.

17.4 Medizin-ethische Betrachtung

! Vor dem Hintergrund einer unklaren Nutzen-Risikobewertung und dem schwerstkranken Patientengut mit einer hohen Sterblichkeit ist die Indikation zur Fortführung oder Einleitung einer Therapie besonders kritisch zu stellen.

Der Patientenwille kann in diesen Situationen oft nicht erfasst werden und die notwendige Aufklärung erfolgt mit dem juristischen Stellvertreter. Eine Zustimmung basiert daher häufig auf dem ermittelten mutmaßlichen und seltener auf dem in einer Patientenverfügung vorab erklärten Patientenwillen. Auch eignen sich der physische Ort der Intensivstation sowie der Zeitpunkt der Aufnahme auf die Intensivstation nur bedingt zur adäquaten Festlegung des Therapieumfanges entsprechend dem Patientenwillen.

Während früher der Patientenwille häufig vernachlässigt wurde und Therapiemaßnahmen paternalistisch nur auf der ärztlichen Indikationsstellung beruhten, hat mittlerweile ein Umdenken stattgefunden. Die Grenzen intensivmedizinischer Behandlung werden in zunehmendem Maße erkannt und akzeptiert und damit auch eine im Einzelfall erforderliche Therapiebegrenzung. Somit haben sich Patienten, Angehörige und das medizinische Personal immer häufiger mit Fragen zur Therapieausdehnung, Therapieminimierung oder sogar Beendigung einer Therapie zu beschäftigen [Janssens u. Karg 2012]. Den hiermit verbundenen Entscheidungen gehen in der Regel komplexe Diskussionen voraus, die dem Intensivmediziner neben medizinischem Sachverstand auch juristische Kenntnisse abverlangen und eine hohe soziale Kompetenz und Kommunikationsfähigkeit erfordern. In diesem Prozess sind das Wohlergehen der Patienten, das Verbot zu schaden („Primum non nocere") und das Recht auf Selbstbestimmung (Prinzip der Autonomie) elementare Bestandteile einer medizin-ethisch ausgerichteten Entscheidungsfindung [Janssens 2010].

Beauchamp und Childress entwickeln die Grundprinzipien, die sich schon im Hippokratischen Eid finden, weiter und schlagen als Kernelemente medizin-ethischer Prinzipien folgende Bereiche vor [Beauchamp u. Childress 2009]:

- Respekt vor der Autonomie
- Fürsorge („beneficence")
- Nichtschaden („nonmaleficence")
- Gerechtigkeit

In der Vergangenheit haben sich verschiedene Artikel mit ethischen Aspekten und Grenzen der Beatmungsmedizin beschäftigt [Geiseler u. Schönhofer 2016; Janssens u. Karg 2012; Schönhofer u. Köhler 1998; Schönhofer et al. 2006].

Unter Federführung der Deutschen Gesellschaft für Pneumologie und Beatmungsmedizin (DGP) sind in den letzten Jahren 3 wichtige Leitlinien publiziert worden:

1. Nicht-invasive Beatmung als Therapie der akuten respiratorischen Insuffizienz [Westhoff et al. 2015],
2. zur außerklinischen Beatmungstherapie [Windisch et al. 2017] sowie
3. zum prolongierten Weaning [Schönhofer et al. 2019]. In diesen Leitlinien werden ethische und palliativmedizinische Aspekte am Lebensende von beatmeten Patienten ausführlich behandelt.

Zusätzlich wurde kürzlich von der Deutschen Interdisziplinären Vereinigung für Intensiv- und Notfallmedizin ein Positionspapier der Sektion Ethik zu den Aspekten Therapiezieländerung und Therapiebegrenzung in der Intensivmedizin [Janssens et al. 2012] sowie zu Grenzen der Sinnhaftigkeit in der Intensivmedizin [Neitzke et al. 2016] publiziert.

17.4.1 Wann erscheint eine Beatmung gerechtfertigt? Indikation und Patientenwille

Im Zentrum aller ärztlichen Bemühungen um eine optimale Therapie schwerkranker Patienten, in der Behandlung von Patienten mit palliativem Therapieansatz oder in der Betreuung von Patienten am Lebensende stehen 2 unumstößliche Grundsätze:

- *die medizinische Indikation*
- *der Patientenwille*

Erfüllt die jeweils geprüfte Behandlungsmaßnahme beide Voraussetzungen, muss die Behandlung eingeleitet oder fortgeführt werden. Liegt eine der beiden Voraussetzungen nicht vor, ist insoweit eine Therapiezieländerung und Begrenzung der Therapie nicht nur erlaubt, sondern sogar geboten [Janssens et al. 2012].

Die Indikationsstellung fällt in die alleinige Kompetenz des Arztes [Verrel 2012]; sie kann nur gestellt werden, wenn zuvor ein Therapieziel definiert wurde [Janssens et al. 2012].

Dazu sind 2 Fragen zu beantworten:

1. Welches Therapieziel wird mit der zur Diskussion stehenden Maßnahme angestrebt?

2. Ist das angestrebte Therapieziel durch diese Maßnahme mit einer realistischen Wahrscheinlichkeit zu erreichen?

Jede medizinische Maßnahme muss zunächst einem vernünftigen Therapieziel dienen. Beispiele für allgemein akzeptierte Therapieziele sind Heilung, Lebensverlängerung, Rehabilitation oder Erhaltung der Lebensqualität. Die ärztliche Verpflichtung zur Berücksichtigung des Selbstbestimmungsrechts des Patienten erweitert die Indikationsstellung um eine relative, individuelle Dimension [Nauck 2011].

Zur Beantwortung der Frage, wann eine Beatmung gerechtfertigt erscheint, ist es sinnvoll, die folgenden **3 Patientenkollektive** zu differenzieren:

1. Patienten mit akuten Erkrankungen der Lunge/Bronchien ohne relevante Vorerkrankungen oder strukturelle Schädigungen der oberen und unteren Atemwege und ohne relevante Komorbiditäten (neurologisch, nephrologisch, kardial)
2. Patienten mit erheblichen Vorerkrankungen der Atemwege und/oder des Lungenparenchyms (interstitielle Atemwegserkrankungen, Lungenemphysem und Bronchialkarzinom im Terminalstadien) und ggfs. weiteren Komorbiditäten, wie z. B. eine koronare Herzerkrankung
3. Patienten mit chronischen extrapulmonalen Vorerkrankungen, bei denen es zusätzlich zur Komplikation einer akuten respiratorischen Insuffizienz kommt (z. B. Patienten mit hämatologisch/onkologische Erkrankungen, terminaler Herz- oder Niereninsuffizienz, Immunsuppression, psychiatrische Erkrankungen und schwere geistige Behinderungen)

Bei Patienten der Gruppe 1 erfolgt bei gegebener Indikation eine Beatmung. Richtet sich allerdings der Wille des Patienten oder seines Stellvertreters gegen eine Beatmung, darf sie nicht durchgeführt werden. Bei Patienten der Gruppe 2 und 3 ist die medizinische Sachlage zum Teil sehr komplex. Bei diesen Patienten muss das Behandlungsteam sehr gründlich evaluieren, ob eine Indikation mit einem realistischen Therapieziel vor dem Hintergrund der Grunderkrankung und den Komorbiditäten überhaupt sinnvoll ist und gestellt werden kann.

Es empfiehlt sich für die konkrete Situation folgendes Vorgehen [Nauck 2011; Janssens et al. 2012]:

1. Der behandelnde Arzt überprüft anhand der wissenschaftlichen Evidenz, ob die geplante Maßnahme prinzipiell geeignet ist, das angestrebte Therapieziel zu erreichen. Ist also ein respiratorisches Versagen (z. B. infolge ARDS, Exazerbation der COPD oder Pneumonie) mit einer Beatmungstherapie prinzipiell vor dem Hintergrund der gesicherten wissenschaftlichen Evidenz erfolgreich zu behandeln?
2. Anschließend wird überprüft, ob die geplante Maßnahme auch geeignet ist, dem individuellen Patienten in seiner konkreten Situation zu helfen.

> Hier müssen die aktuelle Erkrankung, aber auch der Schweregrad, die Prognose sowie vorliegende Begleiterkrankungen berücksichtigt werden. So wäre z. B. zu klären, ob eine invasive Beatmung bei einem Patienten mit schwerem ARDS vor dem Hintergrund eines persistierenden Multiorganversagens oder einem Patienten im hohem Lebensalter mit COPD im Stadium IV und ausgeprägtem Parkinsonsyndrom mit beginnender Demenz weiterhin gerechtfertigt ist.

Eine Maßnahme, bei der im konkreten Fall das angestrebte Ziel nicht oder nur mit einer verschwindend kleinen Wahrscheinlichkeit erreicht werden kann, ist medizinisch nicht indiziert [Borasio et al. 2009]. Die Indikation ist nicht nur ein objektiver und wertfreier Begriff. Vielmehr kommt in ihm auch eine Werthaftigkeit zum Ausdruck, die sich besonders der behandelnde Kliniker immer wieder bewusst machen sollte [Gahl 2005].

Die ärztliche Indikationsstellung sollte in jedem Fall kritisch zwischen einerseits dem potenziellen Nutzen einer Maßnahme („beneficence") und andererseits der mit ihr verbundenen Belastung oder gar Schädigung, die es zu vermeiden bzw. zu minimieren gilt („nonmaleficence") abwägen [Beauchamp u. Childress 2009].

17.4.2 Ressourcen-basierte Limitationen im Gesundheitssystems

Insbesondere aufgrund der begrenzten Ressourcen des Gesundheitssystems, die aktuell weltweit im Rahmen der COVID-19 Pandemie in unterschiedlichem Ausmaß zu beobachten sind [Dondorp et al. 2020], wird auch in Deutschland über die Zugangsbegrenzung zur Intensivmedizin für bestimmte Patientengruppen diskutiert. Bereits zu Beginn der Pandemie haben sich mehrere notfall- und intensivmedizinische Fachgesellschaften eindeutig gegen eine Begrenzung intensivmedizinischer Behandlung für COVID-19-Patienten allein aufgrund des kalendarischen Alters, sozialer Merkmale, bestimmter Grunderkrankungen oder Behinderungen ausgesprochen [Marckmann et al. 2020].

Patienten mit fortgeschrittenen chronischen Atemwegs- und Lungenerkrankungen, die im Fokus der Palliativversorgung stehen, sind bei Infektion mit SARS-CoV-2 besonders gefährdet. Bei diesen Patienten und bei allen Patienten, die den Wunsch nach Therapiebegrenzung hinsichtlich invasiver Beatmung und Reanimation formulieren, sollte eine palliativmedizinische Expertise – soweit verfügbar – mit einbezogen werden [Münch et al. 2020; Nehls et al. 2020]. Regelhaft sollte in diesen Fällen auch für eine psychosoziale und spirituelle Mitversorgung – so erforderlich – gesorgt werden. Der Palliativversorgung mit dem Ziel der optimalen Linderung von belastenden Symptomen wie Dyspnoe, Husten, Schwäche und Fieber, Angst, Panik, Unruhe und Delir kommt in diesen Situationen eine besondere Bedeutung zu [Nehls et al. 2020]. Zukünftig sind Konzepte zu erarbeiten, wie Abschiednehmen von sterbenden COVID-Patienten durch die Angehörigen unter Einhaltung der Schutzmaßnahmen gelingen kann. Aufgrund der großen Herausforderungen der in der Pandemie tätigen Gesundheitsversorger müssen standortbezogene Strategien zur psychosozialen Unterstützung und Entlastung der Mitarbeitenden entwickelt werden [Münch et al. 2020].

17.4.3 Sinnhaftigkeit/Sinnlosigkeit

> *Bei fehlender Indikation zur Beatmungstherapie eines multimorbiden Patienten führt die Fortsetzung der Intervention zur unnötigen Verlängerung des Leidens und ist daher nicht mehr gerechtfertigt und sinnlos (im Englischen „futile“) [Becker u. Blum 2004].*

Daher muss im Rahmen von Behandlungsprozessen immer wieder die Frage nach dem Sinn der Behandlung gestellt werden. Dies bezieht sich auf den Sinn eines Therapieziels und die davon abhängenden diagnostischen, therapeutischen oder pflegerischen Maßnahmen [Neitzke et al. 2016]. Sinn erhalten Handlungen oder Zustände dadurch, dass ihnen eine Bedeutung zum Erreichen von (Lebens-)Zielen beigemessen wird. Was aus Sicht einer Person als sinnvolle Lebenserhaltung erscheint, kann von einer anderen Person als sinnlose Quälerei und Sterbeverhinderung bewertet werden. In diesem Zusammenhang ist die entscheidende Frage, ob die Belastungen während der Behandlung durch die erreichbare Lebensqualität bzw. -perspektive aus Patientensicht gerechtfertigt ist. Die Forderung nach der Sinnhaftigkeit einer Behandlung enthält zwei Komponenten: die Zweckrationalität und die Wertrationalität. Beide können getrennt voneinander betrachtet und diskutiert werden [Neitzke et al. 2016].

Zweckrationalität beschreibt die Eignung einer Maßnahme, ein bestimmtes Ziel erreichen zu können (Bsp.: „Es ist sinnvoll, diese schwere beidseitige Pneumonie mit einer invasiven Beatmung und Antibiotikatherapie zu behandeln.“). Sinnvoll in diesem Sinne ist eine ärztliche oder pflegerische Maßnahme dann, wenn ausreichend Erfahrung oder Evidenz vorliegt, dass diese Maßnahme mit einer bestimmten Wahrscheinlichkeit einen Behandlungserfolg herbeiführen kann.

Wertrational ist eine Maßnahme hingegen, wenn sie in geeigneter Weise bestimmte moralische Grundwerte ausdrückt oder zur Geltung bringt (Bsp.: „Es ist sinnvoll, einem respiratorisch insuffizienten Patienten mit schwerer Atemnot zu helfen.“) [Neitzke et al. 2016]. Der Sinn einer Maßnahme umfasst immer beide genannten Komponenten. Deshalb enthält die Behauptung, dass eine Maßnahme sinnvoll sei, sowohl eine Bewertung ihrer Zweckrationalität (es ist fachlich sinnvoll) als auch ihrer Wertrationalität (es ist menschlich angemessen).

Zur Prüfung der Sinnhaftigkeit bzw. Sinnlosigkeit von Behandlungskonzepten oder Behandlungsmaßnahmen ist zu klären [Neitzke et al. 2016]:

- Kann das angestrebte Therapieziel nach professioneller Einschätzung erreicht werden?
- Wird dieses Therapieziel vom Patienten gewünscht?
- Sind die Belastungen während der Behandlung durch die erreichbare Lebensqualität/Lebensperspektive aus Patientensicht gerechtfertigt?

Behandlungskonzepte oder Behandlungsmaßnahmen sind sinnlos, wenn

- *das angestrebte Therapieziel nicht erreicht werden kann,*
- *dieses Therapieziel vom Patientenwillen nicht gedeckt ist,*
- *die dadurch erreichbare Lebensqualität/Lebensperspektive die Belastungen während der Behandlung und im weiteren Verlauf aus Patientensicht nicht rechtfertigen.*

Die Prognosestellung besitzt einen besonderen Stellenwert [Neitzke et al. 2016]. Sie umfasst die Einschätzung der Eintrittswahrscheinlichkeit möglicher Krankheitsverläufe eines Patienten durch das Behandlungsteam. Die Einschätzung bezieht sich auf klinisch relevante Endpunkte wie zum Beispiel Überleben, Wiederherstellung bestimmter Organfunktionen, Lebensqualität, Ausmaß der Abhängigkeit von Angehörigen und Pflegekräften oder Kommunikationsfähigkeit. Prognostische Aussagen beruhen auf relevanten klinischen Befunden, statistischen Wahrscheinlichkeiten und ärztlich/pflegerischer Erfahrung und stellen keine exakte Vorhersage des individuellen Krankheitsverlaufes dar. Die Prognosestellung hilft, die Eintrittswahrscheinlichkeit von Therapiezielen einzugrenzen. Damit dient sie der adäquaten Einschätzung der Sinnhaftigkeit von Therapiezielen [Neitzke et al. 2016].

In der Prognosestellung kommt der Irreversibilität eines Krankheitszustands eine wichtige Bedeutung zu. Irreversibilität ist weniger eine objektiv feststellbare Tatsache als vielmehr eine professionelle Einschätzung und enthält auch subjektive und individuelle Bewertungen. Daher muss die Einschätzung der Irreversibilität in einem breiten, multiprofessionellen Team-Konsens erfolgen. Da eine exakte Vorhersage des Schicksals des einzelnen Patienten grundsätzlich unmöglich ist, muss in diesem Konsens auch die tolerierbare Restunsicherheit – im Sinne von „dieser Zustand ist mit an Sicherheit grenzender Wahrscheinlichkeit irreversibel" – geklärt werden. Mit der konsentierten Einschätzung des Zustands als irreversibel übernimmt also das Behandlungsteam die Verantwortung für eine minimale und vertretbare Irrtumswahrscheinlichkeit [Neitzke et al. 2016].

Fallvignette

Anfang März 2020 wird eine 83-jährige Patientin mit bestätigter SARS-CoV-2-Infektion und ausgedehnter COVID-19-Pneumonie bei ausgeprägter respiratorischer Globalinsuffizienz zur weiteren Therapie auf die Intensivstation übernommen. Die Patientin ist 162 cm groß und 55 kg schwer, es besteht eine Sinustachykardie mit 112/Minute, eine Atemfrequenz von 29/Minute, ein invasiv gemessener Blutdruck von 110/70 mmHg, eine SpO_2 von 81% unter 6 l O_2/min über Nasenbrille.
Die Patientin hat bisher zu Hause zusammen mit ihrem Ehemann gelebt, in der letzten Zeit hat sich eine zunehmende Gebrechlichkeit eingestellt, sodass neben einer unterstützenden Haushaltshilfe auch täglich ein ambulanter Pflegedienst vor Ort die Patientin und ihren Ehemann betreut.
Der 85-jährige Ehemann ist ebenfalls an COVID-19 erkrankt, kann aber in einem benachbarten Krankenhaus auf der Normalstation weiter behandelt werden.

17.5 Was tun, wenn die Beatmung nicht mehr sinnvoll ist?

Wie oben ausgeführt, sollte bei einem beatmeten Patienten, bei dem keine medizinische Indikation mehr für diese Intervention besteht und/oder der Patientenwille die Beatmung in der konkreten Situation ausschließt, die Therapiebegrenzung bzw. der Therapierückzug im Sinne der Therapiezieländerung erfolgen.

Begriffsdefinition: Therapiebegrenzung, Therapierückzug und Therapiezieländerung

Wenn die kurative Zielsetzung nicht mehr gegeben ist, müssen sämtliche diagnostische, therapeutische und pflegerische Maßnahmen kritisch überprüft werden. Eine zusätzliche Belastung Sterbender durch Verzicht auf diese Maßnahmen muss vermieden werden [Janssens et al. 2012]. Maßnahmen, die ausschließlich zu einer Verlängerung des Sterbeprozesses führen, sind unzulässig [Janssens et al. 2012].

Therapiebegrenzung bedeutet, eine grundsätzlich mögliche Therapie mit lebensverlängernder Wirkung bewusst nicht durchzuführen. Unter Therapiebegrenzung können folgende Maßnahmen fallen [Janssens et al. 2012]:

- Verzicht auf zusätzliche kurative Maßnahmen
- Verzicht auf Ausweitung bestehender kurativer Maßnahmen
- Reduktion bestehender kurativer Maßnahmen
- Absetzen (abruptes Beenden) bestehender kurativer Maßnahmen

Unter ethischer Betrachtung besteht zwischen dem Verzicht auf eine Maßnahme und Reduktion oder der Beendigung einer bereits durchgeführten Therapie („Therapierückzug“, z. B. Beendigung einer Katecholamintherapie oder einer Beatmungstherapie) kein grundsätzlicher Unterschied [Janssens et al. 2012], auch wenn beim *Therapierückzug* ein aktives Handeln der Ärzte erforderlich ist. Im interkulturellen Vergleich werden Therapieverzicht und -rückzug auf Intensivstationen zum Teil völlig unterschiedlich bewertet, wobei es einen Trend zur größeren Zurückhaltung bzgl. Therapieverzicht und -rückzug in den südeuropäischen Ländern gibt [Mark et al. 2015].

Im Gespräch mit Patient und Angehörigen ist es wichtig, die Begriffe „Therapiebegrenzung“ bzw. „Therapierückzug“ und insbesondere „Therapieabbruch“ möglichst zu vermeiden und alternativ von einer *„Therapiezieländerung“* zu sprechen:

Bei der Therapiezieländerung verschiebt sich die Behandlungsstrategie von den bisherigen Maßnahmen zum Lebenserhalt hin zu Linderung von belastenden Symptomen wie Schmerz, Atemnot, Unruhe, Mundtrockenheit etc. um dem Patienten ein weitestgehend beschwerdefreies, aber auch würdiges Sterben zu ermöglichen.

Fallvignette (Fortsetzung)

Eine der Töchter legt kurz nach der stationären Aufnahme der Patientin eine Patientenverfügung vor, sie und ihre Schwester haben eine Vorsorgevollmacht. Es besteht ein Therapiewunsch in Bezug auf Unterstützung der Atmung und Linderung von Schmerzen und Dyspnoe. Eine invasive Beatmungstherapie oder weiterführende Organsatztherapie wird explizit von der Patientin auch im Einvernehmen mit ihrer Familie abgelehnt.
Die bei Aufnahme auf die Intensivstation zunächst durchgeführte High-flow-Sauerstofftherapie (HFNC) wird von der Patientin nicht toleriert. Es wird vereinbart, dass ein zeitlich limitierter Therapieversuch mit einer nicht invasiven Beatmung (NIV) und gleichzeitig einer Therapie mit Morphium eingeleitet wird.

17.6 Aspekte zur praktischen Umsetzung der Beendigung der Beatmung

Bezüglich der beiden grundsätzlich bestehenden Optionen, die Beatmung am Lebensende zu terminieren wird unterschieden in:

1. Abrupte Beendigung der Beatmung im Sinne der terminalen Extubation. Im englischen Sprachraum wird alternativ der Begriff „Compassionate Extubation“ verwandt, um zum Ausdruck zu bringen, dass hierbei auf der Basis eines Protokolls besonderer Wert auf eine adäquate Analgosedierung bereits vor und nach Extubation gelegt wird. Dieses Vorgehen hat ein symptomfreies Sterben des Patienten zum Ziel und ist für Angehörige und Behandlungsteam weniger belastend.
2. Schrittweise Reduktion der Intensität der Beatmung und der Sauerstoffflussrate bei Belassen des Beatmungszuganges. International steht für dieses Konzept der Begriff „Terminales Weaning“. Dem Grunde nach ist er nicht präzise, denn grundsätzlich bedeutet „Weaning“ die Entwöhnung vom Respirator mit dem Ziel suffizienter Spontanatmung

und Lebensperspektive für den Patienten, die ja hierbei nicht mehr erreichbar sind. Trotzdem verwenden wir der Praktikabilität wegen im Weiteren den Begriff „Terminales Weaning".

Bei beiden Verfahren steht das subjektive Wohlbefinden des terminal Kranken im Vordergrund der Palliativmaßnahme. Dies beinhaltet insbesondere eine suffiziente Therapie der Dyspnoe und Schmerzen durch Morphine und/oder Benzodiazepine, bei denen andere Nebenwirkungen wie Atemdepression in Kauf genommen werden dürfen (sogenannter „Double effect", Doppelwirkung) [Sold u. Schmidt 2012].

Das Prinzip der Doppelwirkung besagt, dass eine Handlung mit sowohl (moralisch) schlechten wie auch (moralisch) guten bzw. neutralen Folgen dann legal ist, wenn die schlechten Folgen nur unbeabsichtigte Nebenwirkungen sind. Sowohl bei der terminalen Extubation als auch dem terminalen Weaning wird eine Analgosedierung zeitlich vorgeschaltet. Palliative Sedierung und die Analgetikatherapie geschehen mit dem Ziel einer subjektiven Symptomlinderung, hier vor allem von Atemnot. Durch die pharmakologisch induzierte Bewusstseinsminderung soll unerträgliches Leiden bei sonst therapierefraktären Symptomen gelindert werden (die gute Wirkung) [Müller-Busch 2006]. Die Maßnahme wird jedoch nach wie vor kontrovers diskutiert, da durch palliative Sedierung evtl. das Leben verkürzt wird (die schlechte Wirkung) [Billings 2012; Truog et al. 2012].

Folgende Voraussetzungen müssen erfüllt sein, damit eine Analgosedierung mit dem Prinzip der Doppelwirkung gerechtfertigt ist [Janssens u. Karg 2012; Truog et al. 2012]:

- Die Therapiemaßnahme muss moralisch gut oder neutral sein. Eine Analgosedierung wird zunächst moralisch neutral bewertet.
- Die gute Wirkung muss intendiert sein. Im Falle der Analgosedierung wird die Linderung von Schmerzen, Dyspnoe und Leid angestrebt.
- Die schlechte Wirkung ist vorhersehbar aber nicht intendiert. Im Falle der Analgosedierung ist dem behandelnden Arzt bewusst, dass diese Therapie zu einer Beschleunigung des Sterbens führen kann. Obwohl der frühzeitigere Tod vorhersehbar ist, wird er nicht intendiert.
- Die schlechte Wirkung darf nicht intendiert sein, um die gute Wirkung zu erzielen. Es darf keine Maßnahme ergriffen werden, die bewusst einen frühzeitigen Tod herbeiführt, um das Leiden des Patienten zu verkürzen.
- Die gute Wirkung muss die schlechte Wirkung überwiegen.

Nach den Grundsätzen der Bundesärztekammer kann bei Sterbenden die Pharmakotherapie zur Linderung von Leiden so im Vordergrund stehen, dass eine möglicherweise dadurch bedingte unvermeidbare Lebensverkürzung hingenommen werden darf [Bundesärztekammer 2011]. Der Einsatz von Muskelrelaxantien bei der finalen Beendigung der Beatmung ist unzulässig, denn dieser entspricht durch primäre Funktionsschädigung der in Deutschland strafrechtlich verfolgten sogenannten „aktiven Sterbehilfe".

Nichtinvasive Beatmung (NIV) wird in zunehmendem Maß als palliative Maßnahme zur Linderung von Dyspnoe eingesetzt [Azoulay et al. 2011]. Da es hierzu jedoch bisher kaum qualitative Daten gibt, hat die Society for Critical Care Medicine auch keine Empfehlung für diese Indikation ausgesprochen [Curtis et al. 2007]. In den beiden Leitlinien zu „NIV bei akut respiratorischer Insuffizienz (ARI)" und „Prolongiertem Weaning" wird in begründeten Fällen die palliative NIV empfohlen [Schönhofer et al. 2019; Westhoff et al. 2015]. Beim Einsatz sollte die Linderung von Atemnot durch NIV gegenüber dem möglicherweise eingeschränkten Patientenkomfort durch die Beatmungsmaske abgewogen werden. Es ist streng darauf zu achten, dass eine NIV bei dieser Indikation nicht zur Verlängerung des Leidensweges bzw. des Sterbevorganges führt.

17.7 Daten aus wissenschaftlichen Untersuchungen

Eine aktuelle systematische Analyse publizierter Studien aus über 30 Ländern über lebensbegrenzende Maßnahmen in der Intensivmedizin zeigte, dass Therapierückzug bei sterbenden Patienten in 0 bis 84% und Therapiebegrenzung in 5–67% stattfindet [Mark et al. 2015]. Vor allem wurden folgende regionale Unterschiede festgestellt: Die häufigsten Therapieabbrüche erfolgten in Nordamerika und Europa, gefolgt von Australien, während in Asien, Afrika, dem Mittleren Osten und Südamerika diese Maßnahmen deutlich seltener umgesetzt wurden.

Eine prospektive Beobachtungsstudie aus den Niederlanden [Epker et al. 2015] untersucht, ob Sterben ohne Distress nach Behandlungsabbruch bei 241 Patienten nach Implementierung eines Protokolls möglich ist. Insgesamt waren 90% der Patienten vor und nach Behandlungsabbruch adäquat sediert. In weniger als 6% der Patienten kam es trotz protokoll-basierter Strategie zu starker Unruhe, Todesrasseln oder Stridor. Das Protokoll beinhaltete die Option der bedarfsweisen Dosissteigerung von Opioiden und Sedativa, die bei den untersuchten Patienten zu keiner Beeinflussung des Todeszeitpunktes führte.

Die elektive Beendigung einer Beatmungstherapie wurde bei 9 Patienten mit amyotropher Lateralsklerose (ALS) dargestellt, wovon vier Patienten nichtinvasiv und fünf Patienten invasiv beatmet waren [Meyer et al. 2008]. Die Patienten erhielten eine Prämedikation bevor bei fehlender oder minimaler Spontanatmung eine tiefe Sedierung eingeleitet wurde, während der die Diskonnektion von der Trachealkanüle bzw. das Entfernen der Beatmungsmaske erfolgte. Die Sterbephase dauerte zwischen 15 und 80 Minuten, dabei wurden 50 bis 220 mg Morphinsulfat fraktioniert oder mit Perfusor appliziert.

Auch wenn die terminale Extubation im Vergleich zu terminalem Weaning der scheinbar natürlichere Sterbeprozess zu sein scheint, besteht bei beiden

Konzepten grundsätzlich die Gefahr der unzureichenden Symptomkontrolle („Dyscomfort"). Die terminale Extubation kann mit einer hohen Belastung der Angehörigen infolge Stridors, lauter Atemgeräusche (Rasseln) und Grimassieren der Patienten einhergehen.

In einer retrospektiven Studie in Intensivstation wurde von 2008–2021 bei einem Drittel von über 800 Patienten nach der terminalen Extubation ausgeprägte Dsypnoe beobachtet [Fehnel et al. 2020]. Vergleichbar wurde in einer prospektiven multizentrischen Beobachtungsstudie bei terminale Extubation im Vergleich zu terminalem Weaning signifikant Atemwegsobstruktion, häufiger Dyspnoe und Unruhe nachgewiesen [Robert et al. 2017].

Nach den Ergebnissen einer Studie zur Auswirkung der Therapiebeendigung auf den Zeitpunkt des Todes wurde gefunden, dass die Zeitspanne vom Behandlungsabbruch bis zum Eintreten des Todes mit weniger als 1 Stunde bis mehr als 2 Tage sehr variabel war [van Beinum et al. 2015]. Der Vergleich mehrerer Strategien der Therapiebeendigung (ohne und mit Analgosedierung, sequenziellem oder gleichzeitigem Abbruch mehrerer Therapieverfahren, Extubation versus keine Extubation) blieb ohne signifikante Auswirkung auf die Zeitdauer des Sterbeprozesses.

17.8 Einbeziehung von Familien/Angehörigen in die palliativmedizinischen Entscheidungen

Entscheidungsprozesse bei sterbenden Patienten betreffen nicht nur das Behandlungsteam und den Patienten, sondern auch Familienangehörige und enge Freunde mit ihren eigenen emotionalen, spirituellen oder religiösen Vorstellungen. Um Konflikte zu vermeiden wird empfohlen, neben den Patienten deren Familienangehörige und ggf. enge Freunde in die Entscheidungsfindung einzubeziehen (shared decision making) [Härter et al. 2011]. Ein mögliches Modell hierfür sind Familienkonferenzen. Neben den bekannten Schwierigkeiten bezüglich der Ermittlung einer Prognose durch Intensivärzte werden Empfehlungen z. B. zu Therapiezieländerungen von den Angehörigen nicht immer als hilfreich angesehen. Einige Angehörige empfinden ärztliche Empfehlungen als unangemessene Einmischung. Trotzdem ist es unverzichtbar und auch juristisch geboten, die juristischen Stellvertreter in den Prozess der Entscheidungsfindung zu einer Therapiezieländerung einzubeziehen, nicht zuletzt um der Entwicklung von Angstzuständen, posttraumatischer Belastungsstörung und Depression bei diesen Personen entgegen zu wirken [Geiseler u. Schönhofer 2016]. Auch unabhängig vom juristischen Status sollten natürlich auch nahe Angehörigen oder Lebensgefährten in diese kommunikativen Prozesse mit einbezogen werden. Wenn der Patient nicht einwilligungsfähig ist, keine wirksame Patientenverfügung vorliegt und kein Stellvertreter (Bevollmächtigter oder Betreuer) bekannt ist, muss in jedem Fall umgehend eine Betreuung beantragt werden [Janssens et al. 2012].

Angehörigen von Sterbenden sollte das präfinale Rasselatmung (auch „Todesrasseln“ genannt) erklärt werden, weil es erfahrungsgemäß zu einer starken Verunsicherung und Beängstigung der Anwesenden führen kann. Das präfinale Rasselatmung wird durch vermehrte pharyngo-tracheale Sekretbildung oder ein terminales Lungenödem verursacht, es gehört zum Sterbeprozess und geht hierbei nicht zwingend mit Qual für den Sterbenden einher [Campbell u. Yarandi 2013]. Absaugmanöver sind wenig sinnvoll, es sollte keine unnötige Volumenzufuhr erfolgen, eventuell sind anticholinerge Medikamente (Butylscopolaminiumbromid oder Glycopyrroniumbromid) hilfreich.

17.9 Vorausschauende Behandlungsplanung (Advance Care Planning) und Patientenverfügung

Aus der Sicht des Patienten bedeutet die vorausschauende Behandlungsplanung, das Wissen bzw. Verständnis für die eigene Erkrankung zu erwerben und individuelle Ziele bzgl. des Lebensendes zu formulieren. Konkrete Themenfelder hierbei umfassen den Notfallplan, Hospitalisation, Beatmung, Intensivstation, Reanimation, bevorzugter Ort zu sterben und kulturelle bzw. religiöse Aspekte. Die Patientenverfügung und Vorsorgevollmacht haben einen hohen Stellenwert bei der vorausschauenden Behandlungsplanung. Hierbei ist sinnvoll, sich von einem mit der individuellen Situation und dem Krankheitsbild des Patienten vertrauten Arzt beraten und im weiteren Verlauf begleiten zu lassen.

Die COVID-19-Pandemie lenkt die öffentliche Aufmerksamkeit auf die ambulante Entscheidungsfindung für den Notfall, die unter dem akut gegebenen Handlungsdruck bisher häufig nach akutmedizinischen Standards abläuft, ohne dass das Therapieziel, die medizinische Indikation und die Einwilligung der betroffenen Person in einem gründlichen Prozess der Behandlungsplanung geklärt wurden [DiV-BVP 2020; Nauck et al. 2018]. Eine patientenzentrierte Entscheidungsfindung kann dazu beitragen, dass nur diejenigen Patienten ins Krankenhaus eingewiesen werden, bei denen die Intensivtherapie eine realistische Erfolgsaussicht hat und vom Betroffenen ausdrücklich gewünscht ist [DiV-BVP 2020]. Mögliche Entscheidungen über die Nicht-Aufnahme eines Patienten auf die Intensivstation aufgrund von Ressourcenknappheit sollten nicht im ambulanten Bereich, sondern unter Berücksichtigung regionaler und überregionaler Versorgungskapazitäten [DiV-BVP 2020] durch das jeweilige Einweisungs-Krankenhaus erfolgen.

Beatmung wird bei respiratorischer Insuffizienz häufig am Ende einer fortschreitenden Grunderkrankung eingesetzt. In diesem Zusammenhang kommen der vorausschauenden Behandlungsplanung und der Patientenverfügung eine wichtige Bedeutung zu. Gerade bei Patienten mit chronischen Atemwegs- und Lungenerkrankungen ist es daher wichtig, die konkrete Willenserklärung der Patientenverfügung ausführlich mit den behandelnden Lungenfachärzten zu besprechen. Im Einzelfall kann es sogar hilfreich sein, ein Gespräch mit den Intensivmedizinern einer Lungenklinik mit großer Erfahrung in der Beatmungsmedizin zu führen.

Damit eine Patientenverfügung zur wertvollen und brauchbaren Hilfe im Kommunikationsprozess aller Beteiligten werden kann, muss hier nach Abwägung der Entscheidungsalternativen der individuelle Patientenwille adäquat formuliert werden. Es ist sinnvoll, die Vorsorgevollmacht auf eine vertraute Person des Patienten, die die wesentlichen Inhalte der Patientenverfügung kennt, zu übertragen, um den Willen des Patienten auch in kritischen Situationen zu realisieren.

Im Vergleich zur invasiven Beatmung haben sich mit der Einführung von NIV in die Intensivmedizin die Voraussetzungen für die Willensbildung und -bekundung des Patienten auch während der Beatmung verbessert. Andererseits ist hiermit die Situation, bezogen auf das Thema „Beatmung", komplexer geworden, da eine Reihe unterschiedlicher Szenarien denkbar ist.

Zur Verdeutlichung der Wichtigkeit von möglichst konkreten Angaben, die Patienten mit fortgeschrittenen chronischen Atemwegs- und Lungenerkrankungen in der Patientenverfügung machen sollten, folgen hierzu einige Hinweise [Schönhofer u. Köhler 2016].

- *Patienten mit chronischem Lungenversagen infolge fortgeschrittener Lungenfibrose sollten dahingehend beraten werden, dass auf eine invasive Beatmung verzichtet wird, da anschließend fast immer eine ausweglose Langzeitbeatmung droht.*
- *Die Patienten mit COPD bzw. Emphysem, die im Endstadium ihrer Erkrankung ohne akuten Krankheitsschub (Exazerbation) eine progrediente Ateminsuffizienz entwickeln, sollten dahingehend beraten werden, dass bei ihnen keine invasive Beatmung mehr durchgeführt werden sollte. Der kurzfristige Einsatz von NIV kann in dieser Situation allerdings als reine Palliativmaßnahme sinnvoll sein.*
- *Kommt es im Rahmen einer Exazerbation der COPD bei Patienten ohne schwere Begleiterkrankungen anderer Organe (wie z. B. Herzerkrankungen) erstmals zur akuten Atmungsinsuffizienz, ist eine zeitlich begrenzte nicht-invasive bzw. invasive Beatmung zur Überbrückung der lebensbedrohlichen Krise zu befürworten.*
- *Patienten, die sich im Endstadium einer chronischen Lungenerkrankung befinden, sollten sich intensiv mit dem Thema „Beatmung über Tracheostoma" beschäftigen. Entspricht die Tracheotomie dann nicht dem Willen des Patienten, muss dieser in der Patientenverfügung klar zum Ausdruck kommen.*
- *Patienten mit invasiver außerklinischer Beatmung sollten möglichst früh ihren Willen formulieren, ob im Fall einer schweren Komplikation, wie z. B. dem „Hirntod", die Beatmung fortgesetzt oder beendet werden soll.*

- *Patienten mit häuslicher Maskenbeatmung, die mit hoher Wahrscheinlichkeit infolge des Fortschreitens der Erkrankung in absehbarer Zeit dauerhaft beatmungspflichtig werden, sollten in der Patientenverfügung frühzeitig entscheiden, ob sie bei kompletter Abhängigkeit von Maskenbeatmung eine Umstellung auf Langzeitbeatmung über ein Tracheostoma oder die Beendigung der Beatmung, d. h. Sterbebegleitung wünschen.*

Fallvignette (Fortsetzung)

Im weiteren Verlauf kommt es nicht zu der erhofften klinischen Besserung der Patientin. Trotz initialer Stabilisierung unter einer NIV wird die Patientin zunehmend unruhiger, die diskontinuierliche Therapie mit Morphium wird auf eine kontinuierliche intravenöse Therapie umgestellt. Trotz aller Maßnahmen verbessert sich die respiratorische Situation nicht und 30 Stunden nach Beginn der NIV nehmen die respiratorische Insuffizienz (pO_2 48 mmHg, pCO_2 82 mmHg) und Unruhe der Patientin weiter zu. Nach einem weiteren ausführlichen Gespräch mit den Töchtern, die sich mit dem inzwischen auf dem Weg der Besserung befindenden Ehemann abgestimmt haben, wird eine zusätzliche sedierende Therapie eingeleitet und das Therapieziel dahingehend geändert, dass ein würdevolles und möglichst schmerzfreies Sterben zugelassen wird. In der Endphase des Lebens wird die Patientin von der betreuenden Intensivkrankenschwester und Assistenzärztin empathisch betreut. Nach Anpassung sowohl der Analgesie als auch der Sedierung wird dann die NIV in Gegenwart der Töchter beendet. Entsprechend dem Willen der Patientin wird ein Seelsorger hinzugezogen und die Krankensalbung verabreicht. Wenige Stunden später verstirbt die Patientin friedlich im ventilatorischen Versagen.

Literatur

Angus DC, Barnato AE, Linde-Zwirble WT et al. (2004) Use of intensive care at the end of life in the United States: an epidemiologic study. Crit Care Med. 32, 638–643

Azoulay E, Demoule A, Jaber S et al. (2011) Palliative noninvasive ventilation in patients with acute respiratory failure. Intensive Care Med. 37, 1250–1257

Beauchamp TL, Childress JF (2009) Principles of Biomedical Ethics. Oxford University Press New York, Oxford

Becker G, Blum HE (2004) “Medical futility”: Der Arzt im Spannungsfeld von Behandlungsauftrag und Behandlungsbegrenzung. Dtsch.Med Wochenschr. 129, 1694–1697

Bellani G, Laffey JG, Pham T et al. (2016) Epidemiology, Patterns of Care, and Mortality for Patients With Acute Respiratory Distress Syndrome in Intensive Care Units in 50 Countries. JAMA 315, 788–800

Billings JA (2012) Humane terminal extubation reconsidered: the role for preemptive analgesia and sedation. Crit Care Med. 40, 625–630

Borasio GD, Heßler HJ, Wiesing U (2009) Patientenverfügungsgesetz – Umsetzung in der klinischen Praxis. Dtsch.Arztebl. 106, A1952-A1957

Bundesärztekammer (2011) Grundsätze der Bundesärztekammer zur Sterbebegleitung. Dtsch.Ärztebl. 108, A346-A348

Campbell ML, Yarandi HN (2013) Death rattle is not associated with patient respiratory distress: is pharmacologic treatment indicated? J Palliat.Med 16, 1255–1259

Carson SS, Kahn JM, Hough CL et al. (2012) A multicenter mortality prediction model for patients receiving prolonged mechanical ventilation. Crit Care Med. 40, 1171–1176

Curtis JR, Cook DJ, Sinuff T et al. (2007) Noninvasive positive pressure ventilation in critical and palliative care settings: understanding the goals of therapy. Crit Care Med. 35, 932–939

Deutschen interprofessionellen Vereinigung – Behandlung im Voraus Planen (DiV-BVP) (2020) Ambulante patienten-zentrierte Vorausplanung für den Notfall – Ein Leitfaden aus Anlass der Covid-19-Pandemie. URL: https://www.dgpalliativmedizin.de/images/Ambulante_patientenzentrierte_Vorausplanung_fuer_den_Notfall_LEITFADEN_20200409_final.pdf (abgerufen am 19. Februar 2021)

Dondorp AM, Hayat M, Aryal D et al. (2020) Respiratory Support in COVID-19 Patients, with a Focus on Resource-Limited Settings. Am J Trop Med Hyg 102, 1191–1197

Epker JL, Bakker J, Lingsma HF et al. (2015) An Observational Study on a Protocol for Withdrawal of Life-Sustaining Measures on Two Non-Academic Intensive Care Units in The Netherlands: Few Signs of Distress, No Suffering? J Pain Symptom.Manage. 50, 676–684

Fehnel CR, Armengol de la Hoz M, Celi LA et al. (2020) Incidence and Risk Model Development for Severe Tachypnea Following Terminal Extubation. Chest 158, 1456–1463

Gahl K (2005) Indikation – zur Begründungsstruktur ärztlichen Handelns. Dtsch.Med Wochenschr. 130, 1155–1158

Geiseler J, Schönhofer B (2016) Ethik und Palliativemdizin in Intensiv- und Beatmungsmedizin. Der Pneumologe 13, 104–112

Härter M, Müller H, Dirmaier J et al. (2011) Patient participation and shared decision making in Germany – history, agents and current transfer to practice. Z.Evid.Fortbild.Qual.Gesundhwes. 105, 263–270

Heppner HJ, Singler K, Sieber CC et al. (2011) Evidence-based medicine: implications from the guideline "noninvasive ventilation" in critically ill elderly patients. Z Gerontol Geriatr 44, 103–108

Janssens U (2010) Ethik. In: Welte T (Hrsg.) Handbuch IntensivUpdate 2010. 16\11–16\44. Med Publico Wiesbaden.

Janssens U (2010) Ethik in der Intensivmedizin. Intensivmed 47, 9–10

Janssens U, Burchardi H, Duttge G et al. (2012) Therapiezieländerung und Therapiebegrenzung in der Intensivmedizin. DIVI 3, 103–107

Janssens U, Karg O (2012) Sterben am/trotz Beatmungsgerät. DIVI 3, 145–155

Karagiannidis C, Brodie D, Strassmann S et al. (2016) Extracorporeal membrane oxygenation: evolving epidemiology and mortality. Intensive Care Med 42, 889–896

Karagiannidis C, Mostert C, Hentschker C et al. (2020) Case characteristics, resource use, and outcomes of 10,021 patients with COVID-19 admitted to 920 German hospitals: an observational study. Lancet Respir Med 8, 853–862

Lim ZJ, Subramaniam A, Ponnapa Reddy M et al. (2021) Case Fatality Rates for Patients with COVID-19 Requiring Invasive Mechanical Ventilation. A Meta-analysis. Am J Respir Crit Care Med 203, 54–66

Marckmann G, Neitzke G, Schildmann J et al. (2020) Entscheidungen uber die Zuteilung intensivmedizinischer Ressourcen im Kontext der COVID-19-Pandemie: Klinisch-ethische Empfehlungen der DIVI, der DGINA, der DGAI, der DGIIN, der DGNI, der DGP, der DGP und der AEM. Med Klin Intensivmed Notfmed 115, 477–485

Mark NM, Rayner SG, Lee NJ et al. (2015) Global variability in withholding and withdrawal of life-sustaining treatment in the intensive care unit: a systematic review. Intensive Care Med 41, 1572–1585

Meyer T, Dullinger JS, Munch C et al. (2008) Elektive Termination der Beatmungstherapie bei der amyotrophen Lateralsklerose. Nervenarzt 79, 684–690

Müller-Busch HC, Radbruch L, Strasser F et al. (2006) Empfehlungen zur palliativen Sedierung. Dtsch Med. Wochenschr. 131, 2733–2736

Münch U, Müller H, Deffner T et al. (2020) Empfehlungen zur Unterstützung von belasteten, schwerstkranken, sterbenden und trauernden Menschen in der Corona Pandemie aus palliativmedizinischer Perspektive. In: https://www.dgpalliativmedizin.de/images/DGP_Unterstuetzung_Belastete_Schwerstkranke_Sterbende_Trauernde.pdf (abgerufen am 07. April 2021)

Nauck F (2011) Ethische Aspekte in der Therapie am Lebensende. Med.Klin.Intensivmed Notfmed. 106, 137–148

Nauck F, Marckmann G, In der Schmitten J (2018) Behandlung im Voraus planen – Bedeutung fur die Intensiv- und Notfallmedizin. Anasthesiol Intensivmed Notfallmed Schmerzther 53, 62–70

Nava S, Sturani C, Hartl S et al. (2007) End-of-life decision-making in respiratory intermediate care units: a European survey. Eur.Respir.J. 30, 156–164

Nehls W, Delis S, Haberland B et al. (2020) Therapie von PatientInnen mit COVID-19. Pneumologie 74, 652–659

Neitzke G, Burchardi H, Duttge G et al. (2016) Grenzen der Sinnhaftigkeit von Intensivmedizin. Med Klin Intensivmed Notfmed 111, 486–492

Phua J, Dean NC, Guo Q et al. (2016) Severe community-acquired pneumonia: timely management measures in the first 24 hours. Crit Care 20, 237

Prendergast TJ, Luce JM (1997) Increasing incidence of withholding and withdrawal of life support from the critically ill. Am.J.Respir.Crit Care Med. 155, 15–20

Prina E, Ranzani OT, Torres A (2015) Community-acquired pneumonia. Lancet 386, 1097–1108

Quintel M (2012) Ziele und Aufgaben der Intensivmedizin. In: Salomon F (Hrsg.) Praxisbuch Ethik in der Intensivmedizin. 19–28. Medizinisch Wissenschaftliche Verlagsgesellschaft Berlin,

Quintel M, Gattinoni L, Weber-Carstens S (2016) The German ECMO inflation: when things other than health and care begin to rule medicine. Intensive Care Med 42, 1264–1266

Robert R, Le Gouge A, Kentish-Barnes N et al. (2017) Terminal weaning or immediate extubation for withdrawing mechanical ventilation in critically ill patients (the ARREVE observational study). Intensive Care Med 43, 1793–1807

Schönhofer B, Barchfeld T, Geiseler J et al. (2021) Grenzen und Ethik der Beatmung und Intensivmedizin im Alter. Pneumologie 75, 142–155

Schönhofer B, Geiseler J, Dellweg D et al. (2019) Prolongiertes Weaning. Pneumologie 73, 723–814

Schönhofer B, Köhler D (2016) Beatmungsmedizin. In: May AT, Kreß H, Verrel T, Wagner T (Hrsg.) Patientenverfügungen. 225–234. Springer Berlin, Heidelberg

Schönhofer B, Köhler D (1998) Therapeutische Strategien der ventilatorischen Insuffizienz bei amyotropher Lateralsklerose. Nervenarzt 69, 312–319

Schönhofer B, Köhler D, Kutzer K (2006) Ethische Betrachtungen zur Beatmungsmedizin unter besonderer Berücksichtigung des Lebensendes. Pneumologie 60, 408–416

Sold M, Schmidt KW (2012) Therapiebegrenzung und Therapiereduktion – praktisch umgesetzt. In: Salomon F (Hrsg.) Praxisbuch ethik in der Intensivmedizin. 247–281. Medizinisch Wissenschaftliche Verlagsgesellschaft Berlin

Sprung CL, Cohen SL, Sjokvist P et al. (2003) End-of-life practices in European intensive care units: the Ethicus Study. JAMA 290, 790–797

Truog RD, Brock DW, White DB (2012) Should patients receive general anesthesia prior to extubation at the end of life? Crit Care Med. 40, 631–633

van Beinum A, Hornby L, Ward R et al. (2015) Variations in the Operational Process of Withdrawal of Life-Sustaining Therapy. Crit Care Med. 43, e450-e457

Verrel T (2012) Die Rolle des Rechts bei Behandlungsentscheidungen am Lebensende. In: Salomon F (Hrsg.) Praxisbuch Ethik in der Intensivmedizin. 95–110. Medizinisch Wissenschaftliche Verlagsgesellschaft Berlin

Westhoff M, Schonhofer B, Neumann P et al. (2015) Nicht-invasive Beatmung als Therapie der akuten respiratorischen Insuffizienz. Pneumologie 69, 719–756

Windisch W, Dellweg D, Geiseler J et al. (2020) Prolonged Weaning from Mechanical Ventilation. Dtsch Arztebl Int 117, 197–204

Windisch W, Dreher M, Geiseler J et al. (2017) S2k-Leitlinie: Nichtinvasive und invasive Beatmung als Therapie der chronischen respiratorischen Insuffizienz – Revision 2017. Pneumologie 71, 722–795

Sachwortverzeichnis

B

F

G

H

M

N

O

P

S

T

U

V